D1747850

Frank H. Emmerich

Gesundheit auf allen Ebenen des Seins

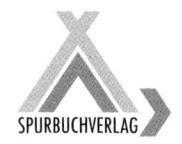

SPURBUCHVERLAG

Frank H. Emmerich

Gesundheit auf allen Ebenen des Seins

Bibliografische Information der Deutschen Nationalbibliothek

Die Deutsche Nationalbibliothek verzeichnet diese Publikation in der Deutschen Nationalbibliografie; detaillierte bibliografische Daten sind im Internet über http://portal.dnb.de abrufbar.

Copyright
Alle Rechte für Vervielfältigungen, Veröffentlichungen und Nachdruck, auch auszugsweise, liegen beim Spurbuchverlag.

1. Auflage, Juli 2013
© Spurbuchverlag, 96148 Baunach
info@spurbuch.de; www.spurbuch.de
Layout und Umschlaggestaltung: Monika Glück
Ausführung: pth-mediaberatung GmbH, Würzburg
www.mediaberatung.de

ISBN 978-3-88778-383-9

Rechtlicher Hinweis in eigener Sache

Die in diesem Buch gemachten Aussagen, Anregungen, Rezepte, Handlungssysteme sowie Mittel und Heilmethoden dienen ausschließlich der Information. Sie ersetzen in keinem Fall ärztlich erforderliche Diagnosen, Beratungen oder Therapien. Weder der Autor noch der Verlag übernehmen eine Haftung für Schäden, welcher Art auch immer, die sich aus der Anwendung der in diesem Buch geschilderten Methoden ergeben könnten. Eine Haftung für eine Veränderung oder Verschlechterung Ihres Gesundheitszustandes, für Personen-, Sach-, oder Vermögensschäden wird ausdrücklich ausgeschlossen. Wenden Sie sich in allen gesundheitlichen Belangen an Ihren Arzt.

Infolge der Dynamik des Internets können im Buch erwähnte Verknüpfungen, die zum Zeitpunkt der Herstellung dieses Buches aktuell waren, unter Umständen bereits verändert oder nicht mehr vorhanden sein.
Der Autor und der Verlag haben keinerlei Einfluss auf die Gestaltung und Inhalte der angeführten Internetseiten. Im Einklang mit der Rechtsprechung distanzieren wir uns hiermit ausdrücklich von allen verknüpften Seiten und Unterseiten. Dies gilt auch für alle auf diesen Seiten angegebenen Verknüpfungen und alle Inhalte der Seiten, zu denen Verknüpfungen führen.

Inhaltsverzeichnis

Vorwort 9
Zum Geleit 11
Rezeptur für eine erfolgreiche Nutzung dieses Buches 13

1 Bewegung als Schlüssel zum Wohlbefinden 15
    Bewegung dient der Fettverbrennung 16
    Welche Bewegung ist nun optimal? 16
    Warum gerade Laufen? 17
    Wie ist zu gehen und zu laufen? 18
    Das geeignete Schuhwerk 20
    Wie lange und wie schnell laufen? 20
    Wie oft laufen? 22
    Eine gleichwertige Alternative zum Laufen heißt Bergwandern 23
    Laufen macht nicht nur Spaß... 23

2 Gymnastik 25
    Grundsätzliches 25
    Das Komplettprogramm 26
    Gymnastik für Anspruchsvolle 40
    Zusatztraining zur Stimulierung des Muskelaufbaus 40
    Gymnastik im Kurzprogramm und für schwierige Fälle 41

3 Bewegungs-Alternative mit einem alles überragenden Gesundheitserfolg 45
    Das Trampolin als Genesungsmittel 45
    Welche Übungen kann man beim Trampolinschwingen ausführen? 48

4 Der gesundheitliche Nutzen von Bewegungstraining, Kraft- und Dehnungsgymnastik 52

5 Richtig atmen – der verlorene Schlüssel zur Gesundheit 53
    Durch richtiges Atmen genesen 54
    Die Atemschule nach Buteyko 55
    Der Atem als Steuerungsinstrument 61

6 Über die Ursachen von Krankheiten 63
    Übersäuerung als körperliches Grundproblem 63
    Wirkung von Medikamenten 67
    Der Tod liegt im Darm 69

7 Der Mensch ist, was er isst... und trinkt und in sich aufnimmt 71
    Energieaufnahme und Energieverbrauch des Menschen 73
    Der Energieverbrauch des Menschen aus anderer Sichtweise 75
    Moderne russische Erkenntnisse zum menschlichen Energiebedarf 78
    Lebensquelle Wasser 80

- Technische Wasseraufbereitungssysteme ... 84
- Schungit ... 86
Alkohol enthält auch eine Menge Kalorien! ... 87
Zucker, die tägliche Kalorienbombe ... 88
Körperfette und was Fett beseitigt ... 90
Diät- und Fastenkuren und der Jojo-Effekt ... 91
Ein paar Ernährungsgrundlagen ... 93
- Der bittere, moderne Nachgeschmack von *Du bist, was Du isst* ... 94
- Hohe Bioverfügbarkeit von grünem Blattgemüse und Nüssen ... 95
Moderne Experimente mit der Gesundheit ... 99
Erfahrungen zu einer gesunden, artgerechten Ernährung ... 103
Der Mensch ist, wie er isst und trinkt ... 108
Der Mensch ist, wie er das, was er in sich aufnimmt, verarbeitet ... 111

8 Resümee zur Ernährung ... 113
Einige Menüvorschläge ... 115
Glutenfreie Getreidesorten ... 116

9 Nahrungsmittel im eigenen Garten ... 118

10 Natürliche Darmpflege heilt und hält gesund ... 119

11 Wassertherapien ... 122

12 Energie im Schlaf und die Abwehr schädlicher Energien ... 124
Das E-Smog-Pflaster ... 128
Den Schlaf bessernde Hilfen ... 129
Unsere Einstellung zu uns selbst ... 130

13 Körperpflege – Körpergefährdung ... 132

14 Hilfen der Natur und naturnaher Forschung ... 136
Kräuter und Kräutertee ... 136
- Magen-Tee-Mischung ... 137
- Schwarzer und grüner Tee ... 137
- Brennnessel-Tee und mehr ... 137
- Apfelschalentee ... 137
- Lapacho-Tee ... 138
Spezielle Nahrungsmittel, Nahrungsergänzungsmittel und Natur ... 138
Naturheilmittel, die wirklich helfen… ? ... 139
Biologische Mineralien und Vitamine ... 140
- Honig und Propolis ... 141
- Magnesium ... 142
- Zeolith und anderes Vulkangesteinsmehl ... 143
- Bierhefe ... 144
- Maca ... 144
- Sauerkrautsaft ... 145

- Leinsamen-Balsam 145
- Spirulina 146
- Gerstengras 147
- Grüne Getränke und ihre Zubereitung 149
Ein Vitaminvergleich verschiedener Lebensmittel 151
Ölziehen 152
Prostataprävention 154
Besser gesunde und warme Füße 154
Xylit statt Karies & Co. 155
Atemluft und Sauerstofftherapien 156
Aquantin 159
Antioxidantien und Entzündungshemmer 162
- OPC 162
- Astaxanthin 163
Zelluläre Verjüngung durch Signalmoleküle (ASÉA) 165
Enzymtherapie durch Regulat 166
Wiedergewinnung des zellulären Säure-Basen-Gleichgewichts 169
Energie- und Muskelaufbau bei Fettverbrennung mit Vianesse 170
Quantum in Plus – ein Arkanum von den Philippinen 173
Mit dem Olivenblatt zu Harmonie im Körper 174
Entgiftung durch die Füße 175
Bion-tec 177
Die PowerTube von Martin Frischknecht 180
Positive Beeinflussung der Umwelt durch Skalarwellen 185
Heilsteine, Talismane, Symbole und Strichcodes 186
Das Energie-Amulett Medalon 189

15 Da capo: Die Wege zur Gesundheit 191

16 Meridiane und die Auflösung negativer Emotionen 193
Akupressur 194
- Ohrenmassage 196
- Gesichtsmassage 196
- Massage der Finger 197
- Massage von Kopfhaut und des Nackens 197
Überlieferte Heiltherapie des Jin Shin Jyutsu 197
Klopfakupressur – Schnellstraße zu höherer Lebensqualität 202

17 Schnellheilungen durch Körpergriffe und gezielte Stimulation des Lymphsystems ... 210

18 Beiträge der Glücksforschung zu besserer Gesundheit sowie positives Denken 218

19 Grundeinsichten zum Aufbau des menschlichen Körpers 221

20 Mensch – Schwingung – Gesundheit 226

21 Über die Bedeutung der Reinkarnation 230

22 Wollen, Denken, Fühlen und Handeln bestimmen Gesundheit und Schicksal ... 237
Haben wir einen freien Willen? ... 238
Autosuggestionstherapien können sehr erfolgreich sein ... 240
Heilen mit Placebo forte ... 242
Einige Erkenntnisse der Quantenphysik ... 244
Die Qualität von Gedanken und Haltung bestimmt unsere Gesundheit ... 245
Die Kraft der Gefühle und der Imagination ... 251
Genesung des Bewusstseins ... 254

23 Heilungswege und Schnellheilungssysteme ... 258
Energieoptimierung mit Medalon und den Energieschlössern ... 258
MMS (Miracle Mineral Supplement) ... 259
„Magische" Schnellheilungen durch Heiler ... 260
Quantenheilungen ... 261
– Pro und contra Quantenheilung ... 261
– Die Zwei-Punkte-Berührungsmethode der Quantenheilung ... 263
Russische Schnellheilungssysteme ... 267
– Seele, Geist und Bewusstsein nach Grabovoi ... 269
– Aktivierung der Steuerung durch das Bewusstsein ... 270
– Auspressen eines Ergebnisses aus einer Zahl ... 270
– Heilung durch Zahlencodes ... 271
– Das Feld der schöpferischen Informationen ... 272
– Arbeiten mit dem Lichtstrom des Schöpfers ... 273
– Heilen von Problemzuständen ... 274
– Wiederherstellung der Wirbelsäule ... 275
Energetische Kompensationstherapie ... 276
Heilung nach der Methode Shioya ... 282
Der Heilungsweg vom freudigen Ausdruck zum gesunden Leben ... 284
Ho'oponopono – Heilung für Psyche, Körper und Gesellschaft ... 286
Das christliche Heilsgebet ... 290
Heilung durch Befreiung von Besetzungen ... 293
Heilung mit Bruno Gröning ... 297
Heilung durch reines Empfinden und universelles Licht ... 300

24 Die Verankerung durch herzgesteuerte manuelle Heilprogrammierung ... 303

25 Ziel allen Seins ... 305
Der spirituelle Weg jenseits der Grenzen menschlicher Logik ... 305
Die Reinigung des Herzens ... 315
Wen oder was nennen wir Gott? ... 320
Folgen einer neuen Lebenseinstellung ... 322
Gelassenheit des eigenen Seins ... 324
Körperliche Heilung erfahren ... 325

Schlussbetrachtung ... 327
Literatur ... 329

Vorwort

Auch eine große Reise beginnt mit dem ersten Schritt
Lao Tse (6. Jh. v. Chr.)

Die Weltgesundheitsorganisation (WHO) definiert Gesundheit wie folgt: *„Gesundheit ist ein Zustand des vollständigen physischen, mentalen und sozialen Wohlseins und nicht nur die Abwesenheit von Krankheit und Gebrechen",* (*"Health is a state of complete physical, mental and social well-being and not merely the absence of disease or infirmity."* https://apps.who.int/aboutwho/en/definition.html). Der Leser wird im Lauf der Lektüre dieses Buches entdecken, was sich hinter dem scheinbar so einfachen Wort Gesundheit noch alles verbirgt. Es darf bereits hier gesagt werden, dass es keinen größeren und sinnvolleren Wunsch für den Menschen gibt, als Gesundheit auf allen Ebenen des Seins. Dies umfasst nicht nur den stofflichen Körper und die Lebenskräfte, sondern zugleich auch den menschlichen Willen, das Denken und Fühlen sowie die kleine oder größere Welt mit all ihren Aspekten, die sich der Mensch im Laufe seines Lebens wissentlich oder unwissentlich gestaltet hat oder die er als gegeben akzeptieren mag. Letztlich greift das Motto nach Gesundheit auf allen Ebenen des Seins weit über die genannten menschlichen Aspekte hinaus, es betrifft die menschliche Seele und letztlich auch die geistige Ebene.

Wer noch meint, Volksgesundheit sei Ziel oder Aufgabe des Staates oder läge im Aufgabenbereich der Kassen und Ärzte und ginge ihn selbst kaum etwas an, sollte aufwachen und Eigenverantwortung übernehmen, denn die Gesundheit ist ein zu hohes Gut, als dass man sie Dritten überlasse. Das haben Sie doch auch nicht bei der Wahl Ihres Ehepartners getan. Aber bei der Gesundheit wie auch der Geldanlage sind die meisten Leute leichtsinniger als beim Kauf eines Gebrauchtwagens. Man sei sich seiner Eigenverantwortung bewusst. Eigenverantwortung zu übernehmen ist nur am Anfang unbequem und in der heutigen Gesellschaft zumeist gar nicht gern gesehen. Aber Sie werden herausfinden, dass gerade die Übernahme von Eigenverantwortung in allen Bereichen des Lebens für eine große innere Sicherheit, mehr Freiheit und Lebensfreude sorgt.

Dieses Buch ist entstanden aus einem Lebensrückblick. Ihm liegen ausschließlich selbst gemachte Erfahrungen zu Grunde. Der Autor ist nicht Arzt und interessiert sich auch nicht für Krankheiten, von denen es bekanntlich weit über dreißigtausend gibt, sondern allein für eine möglichst vollkommene Gesundheit. Und da gibt es nur eine. Diese erfolgreich anzustreben und greifbar zu verwirklichen ist ein erreichbares Ziel. So lehrte es auch der größte Heiler der jüngsten Vergangenheit, Bruno Gröning, der wiederholt sagte: *„Es gibt kein unheilbar, es gibt allerdings Menschen, die nicht heilbar sind"* und bezog sich damit nicht nur auf eine übereinstimmende Aussage von Paracelsus, sondern vor allem auf ein entsprechendes universelles Gesetz, dass nämlich die Realität durch das Bewusstsein gestaltet wird und daraus beides erschlossen wird, Heil oder Unheil. Demokrit (460-371 v. Chr.) sagte bereits: *„Die Menschen erflehen von den Göttern Gesundheit und wissen nicht, dass sie in ihrer Hand liegt."*

Der Schlüssel zur Gesundheit liegt wahrhaftig im Menschen selbst verborgen. Wer wahrlich will, kann seinen Weg finden. Das vorliegende Buch ist in diesem Sinn unwissenschaftlich, hat aber dafür den Vorzug, dass die hier präsentierten Handlungsweisen funktionieren, wenn man sich an die gegebenen Bedingungen hält. Dieses Buch ist also kein allgemeiner Ratgeber zum Nachschlagen bei dieser oder jener Krankheit, sondern ein Regelwerk, das aufzeigt, wie man zu einer immer besseren Gesundheit kommt. An die Regeln zu glauben ist a priori nicht erforderlich. Sobald es aber funktioniert, werden nicht nur Glaube, sondern innere Gewissheit ganz von alleine hinzukommen. Mit der persönlichen Gesundheit wird es immer besser und eigene Erfahrungen werden die nachfolgenden Methoden bestätigen.

Alle angeführten Empfehlungen und Rezepte beruhen somit nicht a priori auf wissenschaftlich-logisch beweisbaren Folgerungen, sondern zumeist auf erprobter Lebenserfahrung und sind vom Leser an sich selbst nachvollziehbar, so er nur will. Dabei wird es sich herausstellen, dass es sich zum größten Teil um uralte, von großen Teilen der Gesellschaft nicht beachtete Lebensweisheiten handelt.

Rein wissenschaftliche Theorien umfassen demgegenüber auch die im kollektiven Denken gerade in Mode stehenden, ultimativen Irrtümer, die in aller Regel von späteren Generationen verworfen oder belächelt werden. Wissenschaftlich untermauerte Beobachtungen finden in den Ausführungen hingegen Berücksichtigung, soweit sie geeignet sind, die angestrebten Ziele zu verdeutlichen und den Leser zu motivieren, eigenverantwortlich für sein Gesund-Sein und Gesund-Werden zu sorgen.

Der Autor dankt von Herzen allen, die ihm bei seiner Arbeit geholfen haben. Zugleich bekennt er, dass er viele Dinge etwas überspitzt darstellt, was erfahrungsgemäß der besseren Anschaulichkeit dient, wohl wissend, dass nichts so heiß gegessen wird, wie es gekocht wird.

Erfolgsentscheidend auf dem Weg zur Gesundheit wird sein, ob man wirklich gesund sein möchte. Oder genießt Mann oder Frau zumindest teilweise oder auch unbewusst das Kranksein? Ernst zu nehmende Studien sagen, dass ein hoher Prozentsatz Kranker nicht genesen will oder zumindest nur teilweise genesen „kann", weil sonst die daraus resultierenden Konsequenzen für eine neue Lebenshaltung akzeptiert werden müssten. Falsch verinnerlichte, fest zementierte Denk- und Glaubensmuster können, wenn man Genesung wirklich will, nicht mehr koste es was es wolle aufrechterhalten werden. Alle bisher genutzten Mittel der „Scheinlogik", um das eigene Weltbild und damit die verderblichen Verhaltensmuster aufrechtzuerhalten, sind dann nämlich aufzugeben. Wer dies nicht tun will, wird erst durch das Tal der Leiden und Erfahrungen hindurchwandern, bis er gelernt hat, alles loszulassen, was ihn an der Genesung hindert, wenn er überhaupt so weit kommt …

Zum Geleit

Alle Menschen sind klug.
Die einen vorher, die anderen hinterher.

Chinesisches Sprichwort

Es gibt viele unterschiedliche Wege, sich vollkommener Gesundheit zu nähern. Die wesentlichsten Anknüpfungspunkte zu mehr Gesundheit sind für den westlichen Menschen ausreichende Bewegung (spielerisch betriebener Sport) und zweitens eine gesunde Ernährung. Beide Aspekte sind zwingend erforderlich, denn ohne diese wird der Mensch früher oder später krank.

Drittens hat der Mensch die Möglichkeit, sich zu entgiften und bestehende gesundheitliche Defizite aus der Natur selbst heraus zu beheben oder der Natur abgeschaute Heilmethoden anzuwenden.

Viertens ist es erforderlich, dass der Mensch die Kraft seiner Gedanken und Gefühle den Gesetzen dieser Natur entsprechend anwendet. Dazu muss er freilich um diese Kräfte und die fundamentalsten Regelgesetze dieser Natur wissen. Ansonsten wird er zumindest in Bezug auf seine Gesundheit vorzeitig Schiffbruch erleiden. Nichtwissen schützt auch hier nicht vor den Konsequenzen.

Und letztlich bleibt noch der spirituelle Weg des Entsteigens aus dieser Natur, der jedoch zweckmäßig nur angestrebt werden kann, wenn man die Fesseln der körperlichen, materiellen und psychischen Krankheiten, die an diese Erde ketten, löst und nicht durch eigenes Fehlverhalten verstärkt.

Alle diese Näherungsmethoden bedingen einander in letzter Konsequenz. Zwar können richtig gehandhabte Lebensweisen auf einem der fünf genannten Näherungspfade Fehler auf einem oder mehreren der anderen vier Zugangswege über eine lange Strecke kompensieren, aber auf Dauer wird jeder Mensch erfahren müssen, dass sich eine einseitige Vorgehensweise rächt. Denn ein Körper kann gar nicht anders als vorzeitig dem Leid anheimfallen, wenn er beispielsweise trotz viel Bewegung dauernd falsch ernährt wird. Wenn ein sich gut Ernährender in ungesunden Denk- und Gefühlsmustern hängenbleibt oder dem Körper die erforderliche Bewegung vorenthält, ist das ebenso wenig zielführend.

Es sollte nicht verwundern, dass am Anfang des Weges zur Besserung des Wohlbefindens die Reinigung des gesamten menschlichen Systems steht. Eine an sich uralte Erkenntnis. Der Leser wird jedoch sehr schnell an sich selbst feststellen dürfen, in welch immensem Ausmaß eine Systemreinigung die gesamten körperlichen Prozesse auf allen Ebenen beflügeln kann und er sich von Tag zu Tag nicht nur besser fühlt, sondern auch seine Leistungsfähigkeit neue ungeahnte Höhen wird erklimmen können. Dabei behalte man stets den Tatbestand im Auge: Wo die Aufmerksamkeit ist, dorthin wird die Energie gelenkt. Das heißt, bei allem Tun, bei allen nachfolgend besprochenen Übungen und Empfehlungen sei man voll dabei, mit dem Denken, dem Wollen und dem Fühlen. Dann realisieren sich die Prozesse schneller als man in seinen kühnsten Träumen erwartet hat. Warum dies so ist, werden wir im späteren Verlauf dieses Buches erkennen. Nicht jedoch wie diese Prozesse im Einzelnen zustande kommen und im Einzelnen funktionieren. Wiewohl funktionierend, bleiben sie weitgehend außerhalb der wissenschaftlichen Erkenntnis. Hierfür gibt es allenfalls

Vorstellungsbilder, die dann auch aufgezeigt werden.

Kennzeichnend für den Zustand der Volksgesundheit mag sein, dass nach Studien in den USA über 98% der Bevölkerung von einer oder mehreren schwerwiegenden Krankheiten befallen werden, bevor sie sich aus diesem Leben verabschieden dürfen. Das ist ein absolut erschreckendes Ergebnis dieser modernen Zivilisation, welches darüber hinaus inzwischen in den Vereinigten Staaten als geradezu normal angesehen wird. Sosehr ist die allgemeine Lebensweise von natürlichen Normen abgewichen. In Europa dürften die Prozentsätze vermutlich nur wenig darunter liegen. Gemäß einer repräsentativen Befragung mit dem EuroQol-Fragekatalog in 2002/2003 hatten über 1/3 aller Deutschen Krankheitsbeschwerden. Nachzulesen unter: http://epremed.org/docs/Konig_Gesundheitswesen_2005.pdf. In aller Regel handelt es sich allenthalben um unnötige, überflüssige Leiden, welchen die Menschen infolge falscher Angewohnheiten und einer Laisser-faire-, Laisser-aller-Haltung einerseits, sowie einer raffinierten Ausbeutung durch ein ungesundes System andererseits, unterworfen sind. Wie viele Menschen können sich noch bei klarem Verstand und in innerer Harmonie aus diesem Leben verabschieden? In der europäischen Statistik zumindest kommen sie nicht vor (www.euro.who.int/__data/assets/pdf_file/0011/97598/E91713.pdf).

Es sei noch folgender wesentlicher Rechtshinweis gegeben: Alle hier vorgestellten Wege zu einer besseren Gesundheit ersetzen nicht die ärztliche Betreuung, insbesondere bei ernst zu nehmenden Erkrankungen.

Rezeptur für eine erfolgreiche Nutzung dieses Buches

*Egal, wer der Vater deiner Krankheit ist,
die Mutter ist die Ernährung.*
Hippokrates (6. Jh. v. Chr.)

Der Mensch wird üblicherweise als eine Einheit von Körper, Seele und Geist bezeichnet. Inwieweit hierbei so manche Einschränkung oder Präzisierung zu treffen ist, wird sich im Laufe des Buches herausstellen. Gewiss ist jedoch, dass das menschliche Sein zahlreiche Ebenen umfasst. Neben dem grobstofflichen Körper ist die energetische Verfassung von hohem Rang. Hinzu kommt die Stimmungslage, die Psyche, die von Bedeutung ist; ferner unser Wille, unser Denken und das Bewusstsein, das wir tragen. Gerade letzteres entzieht sich zum größten Teil unserer Kenntnis und ist doch für unser Leben und Sein von nicht zu unterschätzender Bedeutung.

Einwirkungen auf stofflicher Ebene haben auch Auswirkungen auf energetischer Ebene und beeinflussen darüber hinaus die menschliche Psyche. Andererseits können, je nach Festigkeit unserer psychischen Verfassung, Informationen, die wir erhalten, unseren Stoffkörper sowie alle Lebenskräfte unmittelbar lähmen oder auch stimulieren. Alle Ebenen unseres Seins sind miteinander aufs Engste verknüpft und können nur in der Theorie, niemals in der Realität getrennt betrachtet werden. Deshalb werden Besserungen auf der körperlichen Ebene stets auch Besserungen auf anderen Ebenen hervorrufen und vice versa.

So wie ein Kind allmählich das Laufen lernt, wollen auch wir bei den einfachsten Rezepten für ein Mehr an Gesundheit anfangen und beginnen mit der körperlichen und energetischen Ebene. Richtige Bewegung, richtiges Atmen, richtige Nahrung und richtiges Essen machen bereits den Hauptanteil für ein körperlich fühlbares Wohlbefinden aus. Diese Dinge beanspruchen rund ein Drittel des Buches und sind essenziell. Auch wenn dem Leser vieles bekannt vorkommen mag, so ist der Kontext und das beabsichtigte Ziel, ein Mehr an Gesundheit, zu beachten. Es wird ausdrücklich darauf hingewiesen, dass nicht jede der unterbreiteten Anregungen bei jedem, der sie nachvollzieht, Erfolg zeitigen wird, denn dazu sind wir Menschen allzu verschieden. Man höre deshalb immer auf den eigenen Körper (nicht die Lüste), denn er ist das beste Kontrollinstrument, das Sie haben. Was ihm nicht gut tut, wollen Sie bitte unterlassen oder zumindest reduzieren. Der Körper braucht Anreize und Forderungen, damit Ihre Gesundheit wächst, niemals jedoch Überforderungen.

So enthält das Buch auch zahlreiche Vorschläge, die nur bei Vorliegen der spezifischen Situationen Hilfe versprechen. Sie erscheinen im Inhaltsverzeichnis als Aufzählungen wichtiger wie auch weniger wichtiger Problemkreise. Der Autor ist sich dieser auf den ersten Blick vielleicht recht zufällig erscheinenden Themenfolge bewusst. In Wahrheit aber wurde eine Abfolge gewählt, die von direkter körperlicher Tätigkeit über die Atmung und Ernährung, über Hilfen der Natur und Technik hin zu Fragen des Bewusstseins und dessen Erneuerung führt. Freilich ist und war dieses Konzept nicht ganz nahtlos durchzuziehen, denn viele der angesprochenen Themen erstrecken sich über den gesamten Fächer des menschlichen Seins. Da aber dennoch das eine auf dem anderen aufbaut, erscheint es empfehlenswert, das Buch vom Beginn her zu lesen und nicht einzelne Kapitel herauszugreifen. Der Leser darf darauf vertrauen, dass bei sinnvoller Anwendung der gegebenen Anregungen keine Schäden verursacht werden, sondern nachhaltige, die eigene Gesundheit steigernde Wirkungen, unabhängig davon, ob er daran „glaubt" oder nicht. Die große Bedeutung des Glaubens entwickelt sich ganz von alleine in dem Maß, wie erfahrbare Erfolge eintreten. Und erst dann kann die Heilung des eigenen Bewusstseins mit Erfolg realisiert werden.

Viele der Dinge liegen einfacher als unser komplexer und kritischer Verstand suggeriert. Der vorangestellte und heute nahezu vergessene Ausspruch des Hippokrates *„Egal, wer der Vater deiner Krankheit ist, die Mutter ist die Ernährung"* ist bis in unsere Tage gültig.

1 Bewegung als Schlüssel zum Wohlbefinden

Gib dem Körper die Bewegung, die er nötig hat.

Aus den Lebensregeln des Pythagoras (570-510 v. Chr.)

Der menschliche Körperbau ist von Natur aus auf Bewegung ausgelegt. Das ist jedem deutlich, der nach mehrwöchiger Krankheit mit strikter Bettruhe das Laufen gewissermaßen erneut erlernen musste. Wenn der „moderne" Mensch dies negiert durch stundenlange, sitzende Lebensweise im Büro, vor dem PC, dem Fernseher oder im Auto, dann zeigen sich allzu bald die Konsequenzen durch Muskelabbau und Fettaufbau. Der Leibesumfang schwillt am Bauch und übersteigt bald den der Brust. Die eigene Attraktivität und das Selbstwertgefühl schwinden und können durch ein gutes Einkommen oder andere erworbene Werte nur schlecht kompensiert werden.

Nicht nur um überflüssiges Gewicht zu verlieren, um den eigenen ästhetischen Vorstellungen entsprechen zu können und zugleich zumindest einen Teil des angesetzten Fetts abzubauen und Muskelmasse aufzubauen, sondern vor allem, um sich endlich wieder besser und gesünder zu fühlen, benötigen wir vor allem Bewegung. Es ist ein Allgemeinplatz unter ganzheitlichen Pädagogen, dass die psychische Entwicklung und die des Verstandes durch viel Bewegung gefördert wird. Der griechische Gelehrte und Philosoph Pythagoras war bei den Olympischen Spielen seiner Zeit der beste Faustkämpfer. Bewegung ist zwar nicht alles, sie fördert jedoch den Menschen in allen Bereichen.

In vergangenen Jahrhunderten war Fettleibigkeit im Volke weitgehend unbekannt und beschränkte sich auf wenige Reiche, vornehmlich Hochadelige, die es als „Privileg" ansahen, sich nicht bewegen zu müssen. Wie viel Gewicht ist nun gesund? Früher hieß es, das Idealgewicht entspreche der Körpergröße minus 100, dann hieß es Körpergröße minus 100 minus 10% = Idealgewicht und heute schließlich wird der BMI (Body-Mass-Index) bemüht. Die Körpermassenzahl errechnet sich wie folgt: Gewicht dividiert durch das Quadrat der Körpergröße in Metern. Wenn die Kennzahl dann zwischen 19 und 25 liege, sei das „normal". Zur Berechnung siehe http://www.novafeel.de/bmi/bmi.htm oder grundsätzlich http://de.wikipedia.org/wiki/Body-Mass-Index. Aber dieser Index, selbst wenn er nach Geschlecht und Altersklassen differenziert und verfeinert wird, hilft Ihnen nicht wirklich, da er nicht zwischen Körperfett und trainierter Muskelmasse unterscheidet. Und genau darauf kommt es vor allem an! Entscheidend, ob Sie sich wohlfühlen und gesund sind, ist nicht sosehr Ihr Gewicht, sondern Ihre Muskelmasse und für viele überraschend auch das Gewicht Ihrer Knochen, da diese als Mineralstoffspeicher dienen. Deshalb können Sie den BMI getrost vergessen, denn er ist für sich allein genommen nur sehr bedingt tauglich. Ihr persönlicher wohlwollend-kritischer Blick vor dem Spiegel und/oder Kleiderschrank ist da tendenziell zutreffender.

Es ist Allgemeingut: Wer sich hinreichend bewegt, lebt länger. Durch Bewegung werden nicht nur viele Krankheiten verhindert, sondern sie können durch Bewegung und Gymnastik auch geheilt werden. Ein unbewegter Mensch baut schnell Lebenssubstanz ab, leidet bald, wird unelastisch und verkürzt sein Leben. Diese Erkenntnis ist inzwischen sogar bis in die Wirtschaftspresse gedrungen. Die Financial Times Deutschland schrieb am 11.07.2011 einen Artikel unter der Überschrift: *Wer viel sitzt, stirbt früher* (http://www.ftd.de/wissen/leben/:gefahr-im-buero-wer-viel-sitzt-stirbt-frueher/60076112.html).

Bewegung, wie gute Atmung, stimuliert die innere Bewegung in den Organen, die osmotischen, elektromagnetischen, biochemischen und allgemein strömungstechnischen Vorgänge, die sich innerhalb des Körpers vollziehen, wenn als Träger genügend Wasser und Energie zugeführt wird. Deshalb: Ohne Bewegung bleibt Heilung eine Illusion. Allerdings bleibt ganz wesentlich folgende Erkenntnis hinzuzufügen: Muskelaufbau können Sie durch Bewegung nur begrenzt erzielen. Der Reiz zum Muskelaufbau wird wesentlich stärker durch Widerstand ausgelöst, weshalb Training mit Widerstand, also Krafttraining beziehungsweise Kraftgymnastik bei Bodybuildern neben der richtigen Ernährung als besonders produktiv gilt. Wir sehen also, dass beliebte einseitige Betrachtungsweisen vermieden werden sollten und eine umfassende Betrachtung aller Gesundheitsaspekte erforderlich ist.

Bewegung dient der Fettverbrennung

Der Mensch setzt Ruhm an wie das Schwein Fett.
Chinesischer Spruch

Man schätzt, dass über die Hälfte der Bevölkerung übergewichtig bis fettleibig ist. In manchen Ländern soll dieser Prozentsatz noch höher liegen. Dieses Übergewicht kommt einerseits durch falsche Ernährung mit einem sich daraus entwickelnden ungenügend arbeitenden Verdauungssystem zustande sowie andererseits durch eine unzureichende Fettverbrennung infolge von Bewegungsmangel. Eine erwünschte Fettverbrennung wird in erster Linie durch nachhaltig betriebene Dauersportarten, die einen gesteigerten Energieumsatz verursachen, in Gang gesetzt, wobei erfreulicherweise schwere Personen (i. d. R. mit hohem Fettanteil) mehr Energie verbrennen als normalgewichtige Personen. Auf der Seite www.novafeel.de/fitness/kalorienverbrauch.htm können Sie Ihr individuelles Körpergewicht einsetzen und den durchschnittlichen Kalorienverbrauch bei unterschiedlichen Sportarten ansehen, wohl wissend, dass die individuellen Werte ganz erheblich (!) abweichen können.

Übrigens bietet Tanzen, selbst wenn die Sauerstoffversorgung des Körpers im Allgemeinen zu wünschen übrig lässt, mit dem richtigen Partner bzw. einer Partnerin bekanntlich zusätzlich viel Freude, die das Wohlbefinden und den Gesundheitszustand beflügeln wird. Sie sollten es tun!

Sport steigert neben dem Kalorienverbrauch während der Sporttätigkeit auch denjenigen während der Ruhephasen (Grundumsatz). Er löst zugleich durch Widerstand (Muskelanspannung) Anreize zum Muskelaufbau aus. Sport fördert die natürliche Hunger- und Sättigungsregulation, falls richtige Nahrung aufgenommen wird. Bewegung hilft überdies, Stress abzubauen und fördert generell die Motivations- und Leistungsfähigkeit.

Welche Bewegung ist nun optimal?

Sport ist Mord.
Winston Churchill (1874-1965)

Leider kann das nicht für alle Menschen verbindlich gesagt werden, da die individuellen Ausgangssituationen allzu unterschiedlich sein können. Einen total Übergewichtigen tüchtig laufen zu lassen oder gar auf die Langlaufloipe zu schicken, dürfte mit einem Fiasko enden. Da ist es besser zu schwimmen, auch wenn beim einfachen Schwimmen, das in diesen Fällen oftmals einem Paddeln im Wasser gleichen dürfte, die Fettverbrennung tendenziell niedriger ausfällt als beim Dauerlauf. Erst später, wenn es die Gelenke zulassen, kann dann zum Wandern übergegangen werden. Aber sofort sollte die Ernährung umgestellt werden, denn ohne eine Umstellung der Essgewohnheiten in Richtung gesunde Ernährung bleibt der Erfolg aus.

Warum gerade Laufen?

*Eins, zwei, drei im Sauseschritt,
es eilt die Zeit, wir eilen mit"*
Wilhelm Busch (1832-1908)

Warum nicht Tennis, Squash, Fußball oder einen anderen Sport? Laufen kann jeder, Laufen kostet nichts als Schuhe, Laufen ist überall möglich und Laufen erfüllt die Bedingungen zur Fettverbrennung in nahezu optimaler Weise. Bei allen Sportarten, die durch einen schnellen Wechsel von hohem Körpereinsatz und Ruhe gekennzeichnet sind, neigt der Körper hingegen allzu leicht dazu, seine Zuckerreserven zu verheizen und schaltet nicht auf die unter gesundheitlichem Blickwinkel in aller Regel erwünschte Fettverbrennung. Die Folge ist, dass nicht nur dem Hirn der Zucker entzogen wird, der für das Denken erforderlich ist, sondern auch allzu leicht ein Sauerstoffdefizit auftritt, welches mit erhöhter Zuckerverbrennung verbunden ist. Es ist für gesundheitliche Zwecke besser, moderat, aber anhaltend so zu trainieren, dass kein Sauerstoffdefizit auftritt, denn dieses ist immer mit erhöhter Zuckerverbrennung verbunden und verursacht eine beschleunigte Muskelermüdung, die auch zu Muskelkater führen kann. Besser also ist, die Fettverbrennung zu aktivieren und den Körper nicht kurzzeitig zu überanstrengen, sonst wird er sauer, die Milchsäurewerte steigen. Es werden dann muskulär eingelagerte Zucker (Glukose) verbrannt und kein Fett. Die Fettverbrennung erfolgt nur bei Dauerbelastung des Körpers ohne jede Sauerstoffnot.

Wie aber kann man wissen, ob der Körper im Sauerstoffüberschuss läuft und damit sich nicht zu schnell erschöpft oder ob er bereits im anaeroben Bereich ist und tendenziell allmählich versauert? Der Mensch verfügt über kein eingebautes medizinisches Messgerät.

Erfahrene Läufer halten sich an die alte Formel, man müsse sich beim Laufen noch sehr gut unterhalten können oder noch besser: nur mit der Nasenatmung auskommen. Einfacher und gewiss zuverlässiger ist hingegen die Messung des Pulses mit einer Pulsuhr. Denn Puls und Erschöpfungsneigung sind beide eng miteinander verknüpft. Die gesunde Norm des Laktatwertes des Blutes (Milchsäure) mit 4 mmol/l gilt dabei auch heute noch vielfach als Richtschnur, auch wenn das Laktat nach neueren Erkenntnissen ein überschätztes und zugleich unterschätztes Molekül darstellt, vgl. die sportmedizinische Publikation www.ssms.ch/ssms_publication/file/354/Lactate_3-09.pdf. Solange der Puls im grünen Bereich bleibt, besteht keine Gefahr, dass es zu schnell zu einer Ermüdung kommt. Letzteres geschieht nur, wenn der Körper infolge Überforderung eine Sauerstoffschuld aufbaut und seine Zuckerreserven angreift. Die erwünschte Fettverbrennung bleibt dann aus.

Der Mensch ist nach seiner biologischen Ausformung zum Laufen geboren und wir wollen dieses Laufen nutzen, um eine bessere Gesundheit zu erreichen. Ehrgeiz auf sportliche Höchstleistungen ist nicht unsere Motivation, auch wenn die Beachtung der hier abgehandelten Regeln gute sportliche Leistungen erleichtern wird. Neben der Stimulation des Herz-Kreislauf-Systems beansprucht das Laufen viele Muskelgruppen, wobei die Belastung individuell geregelt werden kann. Selbstverständlich können ausgeprägte Leistungssportler dazu auch die genauen eigenen Blutwerte durch wiederholte Blutabnahmen unter Leistung ermitteln lassen, um gegebenenfalls eine von der Norm möglicherweise abweichende, individuelle anaerobe Schwelle (IANS) kennenzulernen. Für den Breitensport und Gesundheitsläufer ist die Beachtung der Pulsregeln (siehe Kapitel *Wie lange und wie schnell laufen?*) völlig ausreichend.

Wie ist zu gehen und zu laufen?

*In der Kindheit lernt man das Gehen.
Später lässt man sich gehen.
Und am Ende geht nichts mehr"*
Deutsche Volksweisheit

Diese Frage erscheint den meisten Lesern absurd, hat ein jeder doch von Kindesbeinen an das Laufen gelernt. Schon, ... aber die Mehrzahl der Erwachsenen macht es falsch.

Richtig laufen Sie, wenn Sie barfuß laufen, denn dann setzen Sie den Vorfuß oder auch den gesamten Fuß zuerst auf den Boden. Beobachten Sie kleine Kinder oder noch besser, laufen Sie selbst mal barfuß durch eine Parkanlage, über Ihren Rasen oder durch die Turnhalle. Dann werden Sie nicht mit der Ferse zuerst aufkommen wollen, denn das tut bei flottem Lauf sehr schnell weh. Das Mit-der-Ferse-zuerst-Aufkommen ist erst durch das Tragen von Schuhen üblich und zur Fehlnorm geworden. Wer beim Wandern, strammen Gehen und erst recht beim Dauerlauf zuerst mit der Ferse aufkommt, schädigt sich selbst. Das etwas dickere Fersenpolster hat uns die Natur nur als Ausgleich zu dem durch das Fersengelenk gut abgefederten Vorfuß gegeben, nicht zu dessen Missbrauch. Unser Schuhwerk federt auf Dauer eine permanente Fersen-Fehlbelastung nicht ab. Noch schlimmer wird es, wenn beim Voranschreiten die Knie jeweils durchgedrückt werden. Das gibt auf die Dauer die „allerfeinsten" Gelenkprobleme.

Sehr häufig sieht man diese Fehlhaltungen bei den Freunden von „Nordic Walking", der „Man-geht-am-Stock-Truppe". Der Stockeinsatz beim Gehen war die rettende Idee eines norwegischen Skistockproduzenten, der sich in finanzieller Not befand. Durch die erfolgreiche Kreierung dieser neuen Stockanwendung waren seine wirtschaftlichen Probleme bald gelöst. Mit Stöcken wandern bringt jedoch nur in alpinem, d.h. sehr steilem Gelände sichtbaren Gewinn, insbesondere beim Überqueren von Geröllhalden. Der Einsatz von Stöcken war und ist bei steilen Gebirgstouren seit jeher zu empfehlen, im Flachland bleibt er, insbesondere bei der zumeist zu beobachtenden schlechten Körperhaltung, fragwürdig und nicht mehr als eine gesellschaftliche Modeerscheinung.

Gut trainierte und erfahrene Läufer empfehlen die Vorfuß- oder Gesamtfuß-Lauftechnik, d.h. das Aufkommen mit dem Vorfuß, bzw. dem Gesamtfuß, aber nie mit der Ferse. Das machen auch Sie zwecks Schmerzvermeidung automatisch immer, wenn Sie übungshalber auf der Stelle laufen oder bei einem Sprint. Im Allgemeinen dürfte die ideale Vorfuß-Lauftechnik für die meisten Menschen auf Dauer zu anstrengend sein, denn sie bedarf anhaltender Übung. Nicht nur zu Beginn Ihrer Laufkarriere reicht es also völlig, wenn Sie mit dem gesamten Fuß aufkommen.

Vermeiden lässt sich ein Aufkommen mit der Ferse, indem die Schrittlänge erforderlichenfalls verkürzt wird und indem die Beine, sprich die Oberschenkel, mehr angehoben werden und der Fuß dann von oben aufgesetzt wird. Damit wird zugleich auch der Vorfuß gestärkt. Wer mit dem besseren Anheben der Oberschenkel Probleme hat, sollte sich insbesondere beim Dauerlauf vorstellen, er müsse bei jedem Schritt ein 5-15 cm hohes Hölzchen überspringen. Das trainiert zugleich die Fußmuskulatur. Je größer die Schrittweite, desto größer die Neigung, mit der Ferse zuerst aufzukommen. Deshalb gilt es, eine kleinere Schrittgröße, dafür aber eine leicht erhöhte Schrittfrequenz zu wählen. Denken Sie daran, im Marathon siegen nicht die Großen mit den langen Beinen, sondern zumeist die kleinen Körpergrößen. Denn: Schrittfrequenz schlägt Schrittlänge.

Das Barfußgehen ist zweifelsohne immer empfehlenswert, wenn Verletzungen ausgeschlossen werden können. Es trainiert und regeneriert die Muskulatur des Vorfußes, insbesondere der Zehen. Sie können dadurch

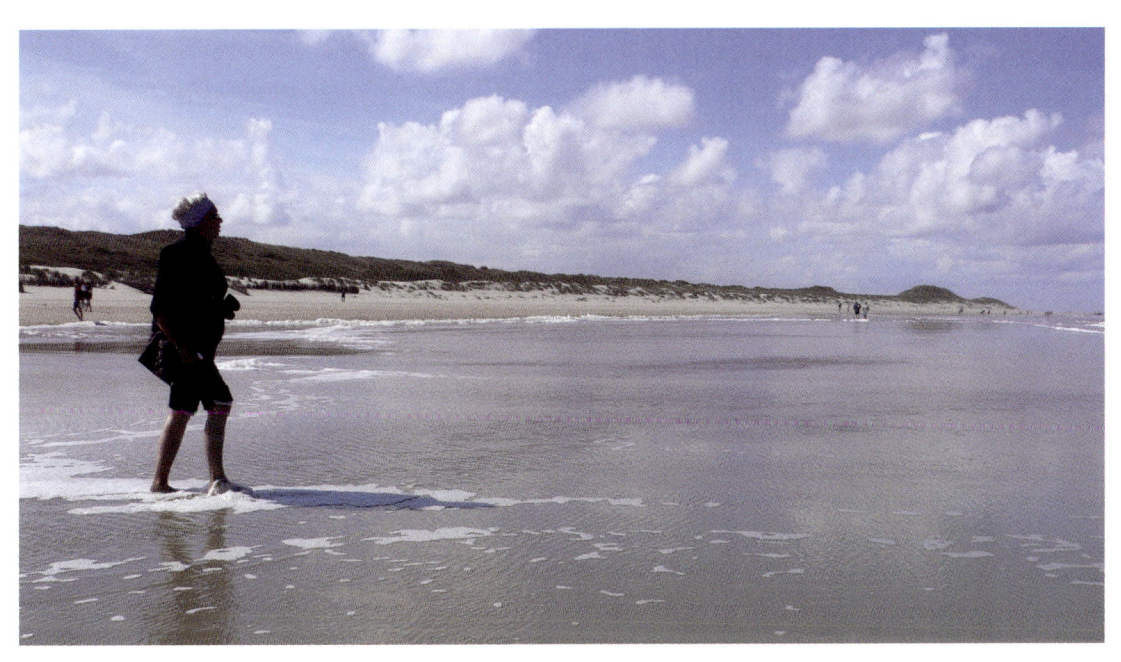

Ein gesunder sommerlicher Hochgenuss, barfuß im Wasser

eventuell bestehende Schiefstände wieder zurückführen. Ihr Gang wird harmonischer und ein weniger an unnützer Energie zehrendem Auf und Ab aufweisen als mit Schuhen. Es werden dann auch mehr Muskelgruppen, auch am Rücken, trainiert. Man läuft, wenn man barfuß geht, ganz von selbst aufrechter.

Das Barfußlaufen sollte zumindest während der Sommerferien am Strand praktiziert werden oder wo sonst sich die Gelegenheit bietet. Auf den deutschen Nordseeinseln können Sie dies, insbesondere bei Ebbe, unbegrenzt. Zum Training des besseren Fußaufsetzens mit dem Vorfuß oder dem gesamten Fuß und damit des Flusses Ihrer gesamten Bewegung kommt der starke gesundheitsfördernde kneippsche Effekt. Dadurch, dass der Fuß im feuchten Sand oder an der Wassergrenze feucht wird, entfaltet sich ein starker Reiz auf den Gesamtorganismus, der stark belebend ist. Dadurch werden u. a. auch die Nieren aktiviert. So erholsam und regenerierend dies in der frischen salzhaltigen Luft auch sein mag, so übertreibe man das Barfußlaufen im feuchten Sande nicht, insbesondere wenn nicht gerade hochsommerliches Wetter herrscht.

Durch das induzierte Entwässern könnten bei Unabgehärteten auch wesentliche Mineralsalze ausgespült werden (Magnesium, Kalzium) und sich eine Krampfneigung aus Mineraldefiziten einstellen.

Andere, häufig zu beobachtende Fehlhaltungen beim Dauerlaufen sind das seitliche Schlenkern der Unterschenkel (vorzugsweise bei Frauen) bei jedem Schritt, wodurch auf Dauer vor allem Kniegelenkprobleme entstehen können. Auch das Vornüberbeugen des Oberkörpers oder Kopfes, häufig bei großen Menschen, sollte man tunlichst vermeiden. Hier sind verkürzte Bauch- und Brustmuskeln der Auslöser. Oberkörper und Kopf seien stets aufrecht. Das hat auch eine positive psychologische Komponente, die jeder schnell an sich selbst erfahren wird.

Dass in der freien Natur und möglichst nicht in Hallen, auf dem Laufband oder in Straßenschluchten gelaufen werden sollte, ist wegen der besseren Umwelteinflüsse wie bessere Luft und vor allem Sonne (für die Entwicklung eines hohen Vitamin-D-Spiegels) selbstverständlich. Sonnenkinder sind nun mal nachhaltig gesünder als Nachtschattengewächse!

Es gibt in Deutschland zahlreiche Laufschulen unter dem Motto „In x Monaten von Null zum Marathon". Solche Laufschulen, wie z.B. von Dieter Bremer von der TH Darmstadt oder von www.lauffieber.de organisierte zu besuchen, macht Sinn und ist empfehlenswert, weil darauf geachtet wird, dass sich der Trainierende eine gute, aufrechte Körperhaltung angewöhnt. Es wird darauf hingewiesen, welche individuellen Schwächen in der Haltungsmuskulatur bestehen und wie sie auf Dauer behoben werden.

Man gehe grundsätzlich keinerlei Verpflichtung ein, am Ende einen gesamten Marathon zu laufen. Bei Laufanfängern dürfte dies auch gewiss nicht empfehlenswert sein. Man lasse sich durch die Gruppendynamik nicht verführen, etwas zu tun, was nicht oder noch nicht heilsam ist. Ein halber Marathon ist in aller Regel bereits genug, es sei denn Sie sind von Hause aus sehr sportlich und haben sich speziell darauf vorbereitet. Bedenken Sie stets, Sie haben nur diesen einen Körper. Also pflegen Sie ihn, indem Sie ihn nie mit Gewalt überfordern, aber sehr bewusst bis an seine individuellen Grenzen bringen und diese damit allmählich hinausschieben. Andererseits bildet die erlebbare Grenzerfahrung der eigenen Leistungsfähigkeit häufig eine starke Motivation, mit dem Lauftraining fortzufahren und sich für den nächsten Halbmarathon oder Marathon gut vorbereitet anzumelden.

Das geeignete Schuhwerk

Wessen Schuh drückt, denkt,
die Welt sei zu eng.
Irisches Sprichwort

Man nehme weder die ausgetretenen Tennisschuhe noch Laufschuhe aus der Jugendzeit, sondern möglichst Schuhe aus einem Lauffachgeschäft, das über ein Laufband mit Video-Kontrolle verfügt und wo Sie kompetent beraten werden. Nur anhand einer Videokontrolle können Fußfehler festgestellt werden und dann die jeweils geeigneten Schuhe (gelegentlich ist sogar eine spezielle Einlage zu fertigen) ausgewählt werden.

Wenn Sie das beachten, können Sie sicher sein, dass Sie sich beim Laufen keine schuhwerksbedingten Schäden einhandeln. Dies passiert nämlich öfter als man anzunehmen geneigt ist. Dass ein solcher Kauf ein paar Euro mehr kostet, sollte die Sache wert sein. Auch die besten Laufschuhe halten nicht ewig, und je nach Nutzung geht die Dämpfung und Stabilität des Schuhwerks verloren. Sie sollten deshalb, entsprechend der Laufleistung, mindestens alle 2 Jahre erneuert werden.

Wie lange und wie schnell laufen?

Dem Geduldigen laufen die Dinge zu.
Dem Eiligen laufen sie davon.
Tibetisches Sprichwort

Optimalerweise laufen Sie mindestens 45 Minuten bis zu rund einer Stunde, denn erst nach etwa zwanzig Minuten beginnt der Körper allmählich Fett zu verbrennen. Halten Sie diese Zeit deshalb möglichst durch. Erforderlichenfalls gehen Sie Ihren Parcours nur flott, aber locker und in aufrechter Haltung. Kürzere Zeit zu trainieren ist nur für absolut Ungeübte erlaubt, damit sich diese nicht übernehmen. Es macht gar nichts, wenn Sie einige Wochen benötigen sollten, bis Sie die anfänglich gewählte Strecke von ca. 7-10 km auch in gemächlichem Dauerlauf bewältigen können. Es darf sich nie ein zu hoher Herzschlag, erkennbar an Atemnot und hohem Puls, einstellen.

Es sollte selbstverständlich sein, nicht nach dem Essen zu laufen, sondern entweder vor dem Frühstück oder am Abend. Vor und nach dem Laufen sollte man ausreichend Wasser ohne (!) Kohlensäure trinken. Während der Frühlauf so allmählich Ihr gesamtes System aktiviert und Ihnen Energie für den ganzen Tag spenden kann, sofern Sie zeitlich und mit Ihrem Tempo maßhalten, bietet der Lauf abends den Vorteil, dass Sie auf diese Weise allen tagsüber angesammelten Stress glänzend „verarbeiten" und ihn laufend hinter sich lassen und …, so Sie sich nicht noch rasch neuen Stress reinziehen, auch gut schlafen werden.

Die Schnelligkeit, mit der man laufen sollte, um eine gute Dauerleistung aufzubauen, ist jedoch keineswegs ganz einfach zu bestimmen. Im Allgemeinen wird der Ratschlag gegeben, mit einem Puls von unter 60-80% der maximalen Pulsfrequenz zu laufen. Die maximale Pulsfrequenz wird mit der Formel 220 minus Alter angegeben. Das sind jedoch allein statistisch gewonnene Zahlen, die im Einzelfall zu erheblichen Fehlschlüssen führen können, denn die „normale" Pulsfrequenz kann von Mensch zu Mensch erheblich variieren. Es gibt nämlich durchaus Spitzensportler, die im Ausdauerbereich einen Puls von bis zu 185, in Einzelfällen sogar darüber haben und dabei ihr langsames und mittleres Training absolvieren, d.h. es kommt bei ihnen auch zu keinerlei erhöhten Laktatwerten und einer Übersäuerung. Dies alles bei einer Pulsfrequenz, die bereits jenseits des maximalen Pulses der Masse der Läufer liegt. Siehe hierzu auch die Internetseite der zweifachen österreichischen Marathonsiegerin Dr. Andrea Hofmann www.andreahofmann.at. Sie hält die höhere Pulsfrequenz für eine genetische Eigenart wie die Haarfarbe und ist der Auffassung, dass die Pulsfrequenz deshalb erhöht sei, weil das Herz jeweils nur eine kleinere Blutmenge auswirft als bei Personen mit niedrigerer Pulsfrequenz. Ob sich daraus Folgen für die Lebenserwartung ableiten lassen, ist nicht bekannt.

Die Pulsfrequenz ist somit eine individuelle Größe, die durch eine sogenannte Leistungsdiagnostik ausgetestet werden sollte. Allerdings sind die Werte der Leistungsdiagnostik nicht nur abhängig vom Lebensalter, sondern auch vom Trainingszustand. Der Herzmuskel reagiert nämlich ähnlich wie die Skelettmuskulatur auf Training. Gut trainiert kann der Puls spürbar sinken. Weitere, die Pulsfrequenz beeinflussende Faktoren sind unter anderem Mineralstoffmangel, Infekte, Allergie, Asthmaanfall und Sauerstoffmangel durch falsche Atemtechnik.

Eine ursprünglich hochpulsige Person kann die Zahl der Pulsschläge nur begrenzt beeinflussen. Der Puls der Frauen liegt im Allgemeinen auch etwas über dem der Männer. Es geht somit auch für den Hobbyläufer kein Weg vorbei an einer Leistungsdiagnostik, wenn er seinen Körper intensiver trainieren möchte. Eine Leistungsdiagnostik (angeboten von Sportärzten, Laufschulen, erfahrenen Trainern) ist übrigens nicht nur für alle Ausdauersportarten zu empfehlen.

Es gibt selbstverständlich zahlreiche sportmedizinische Tabellen, die je nach Alter und Geschlecht „ideale" Pulsfrequenzen errechnen. Das Köpergewicht und dessen Muskel- und Fettanteil sowie die Kondition und das biologische Alter, das wesentlich von dem tatsächlichen Alter abweichen kann, werden dabei allerdings nicht berücksichtigt. Immerhin werden grobe Anhaltswerte geliefert, die nicht einfach übergangen werden sollten. Eine schnelle, überschlägige Lösung für den Leser, seine optimale Pulsfrequenz für das Training zu ermitteln, findet sich auf der Internetseite www.novafeel.de/fitness/herzfrequenzzonen-fettverbrennungszone.htm. Wer immer in der Fettverbrennungs- und aeroben Zone bleibt, tut das maximal Mögliche für seine Gesundheit. Auch die Seiten www.laufszene.de/Training/Training.htm sind diesbezüglich von Interesse. Unter dieser Verknüpfung finden Sie einen Kalkulator, in welchem, je nach Alter und maximaler Pulsfrequenz, die optimale Herzfrequenz für unterschiedliche Trainingsbeanspruchungen im aeroben Bereich angegeben wird.

Dass Sportler mit leistungssportlichen Zielen auch Bereiche, die jenseits der aeroben Zone liegen, trainieren und in gewissem Umfang auch trainieren müssen, steht auf einem anderen Blatt. Es ist für die Zielsetzung Verbesserung der Gesundheit zunächst ohne Belang.

Im Normalfall gilt: Wenn Ihr Puls nicht nachhaltig über 70% der maximalen Herzfrequenz steigt, dürfen Sie sicher sein, dass Sie im grünen Bereich bleiben. Für den Autor, wie für wahrscheinlich die meisten Läufer, sind Pulsfrequenzen unter 125 voll im grünen Bereich und können ohne Bedenken kurzfristig bis 140 erhöht sein. Machen Sie jedoch eine Leistungsdiagnostik!

Je aufrechter und doch locker, je leichter Sie laufen, mit einem Lächeln im Gesicht, desto sicherer dürfen Sie sein, dass sich schneller ein höheres Wohlbefinden einstellt. Ihr Körper speichert diese erfreulichen Werte ab, Ihre Leistungsfähigkeit wird durch gute Haltung und gute Stimmung nachweislich gefördert. Gute Lauftrainer wissen dies seit Jahrzehnten und legen viel Wert auf dessen Umsetzung, also achten Sie auf Ihre Haltung und das Lächeln! Die Fettablagerungen in den Arterien, an den „beliebten" Stellen am Körper, an Herz, Leber und im Gehirn werden peu à peu aufgezehrt. Sie werden elastischer, ausdauernder und gewinnen an innerer Harmonie.

Zwecks Messung der Pulsfrequenz empfiehlt sich die Anschaffung eines Pulszählers mit Brustgurt, wie sie z.B. von „Polar" angeboten werden. Je langsamer Sie während der ersten Monate laufen, desto größer wird Ihr Gesundheitsgewinn. Dieter Bremer von der TH Darmstadt pflegte zu sagen: *„Wenn die Spaziergänger im Park Sie einzuholen drohen, dann laufen Sie richtig!"* Trainieren Sie dabei im aeroben Bereich nur mit Nasenatmung. Ihre Atemkapazität wird sich peu à peu steigern. Wer zugleich strikt auf einen niedrigen Puls achtet, wird bei gleicher Pulsfrequenz nach einigen Monaten umso schneller werden.

Wie oft laufen?

Man kann laufen so weit man will, man sieht überall nur seinen eigenen Horizont
Max von Eyth (1836-1906)

Wenn das Hochgefühl, das sich nach einiger Zeit bei und nach einem Lauf einstellen wird, fast wie eine Droge wirkt, da die Endorphinausschüttung des Körpers ansteigt, wenn die Kondition durch Steigerung der Sauerstoffaufnahmekapazität wächst und sich allmählich auch die Figur verbessert, wird die Neigung steigen, geradezu täglich zu laufen. Das können Sie gerne tun, aber erforderlich, um sich wirklich gesund zu fühlen, ist es gewiss nicht, eher ergibt sich eine gewisse Überlastungsgefahr, die nicht zu unterschätzen ist. Zweimal die Woche, jeweils 50-60 Minuten laufen, reicht völlig, wenn weitere Gesundheitsaspekte berücksichtigt werden. Und Letzteres sei den Leidenschaftlichen, nur am Laufen Interessierten ins Stammbuch geschrieben.

Wer gerne in der Gruppe läuft, für den bieten zahlreiche Lauftreffs wie z.B. die Spiridon-Laufgemeinschaften eine gute Möglichkeit, siehe www.spiridon-frankfurt.de. Hier kann jeder umsonst teilnehmen und unter den unterschiedlichsten Laufstrecken für eine Stunde zwischen 6 und 14 km wählen. Man lasse sich jedoch auch hier nicht von einer immer latent gegebenen Gruppendynamik anstecken, mit einem höheren Puls zu laufen, als einem auf Dauer gut tut.

Eine gleichwertige Alternative zum Laufen heißt Bergwandern

Ferne Berge sind erhabener als nahe.
Jean Paul (1763-1825)

Bezogen auf das Gesundungspotenzial sind ausgeprägte Bergwanderungen im Hochgebirge, in würziger Bergluft, sofern sie über mehrere Stunden gehen, keineswegs nachrangig. Also nicht etwa eine Stunde schlendern und anderthalb Stunden im Gasthof verbringen und wieder zurück, womöglich noch von Zigarettenpausen unterbrochen. Das wäre nur Betrug an sich selbst. Bitte mindestens zweieinhalb Stunden, besser vier bis fünf Stunden schön stramm gewandert mit leichtem Gepäck, aber gutem Schuhwerk und genügend Wasser zum Trinken und von nur kurzen (!) Pausen unterbrochen. Man denke daran: Immer mit dem gesamten Fuß auftreten und dann abrollen, die Füße hinreichend anheben, dass man nirgends hängen bleibt und niemals die Knie ganz durchdrücken, schon gar nicht beim Bergabgehen, sondern immer schön leichtfüßig laufen. Wenn Sie regelmäßig die Morgengymnastik gemacht haben und sich sogar auf einem Bein mit der Massagebürste bürsten können, sollten Sie auch keine Gleichgewichtsprobleme haben. Falls Sie jedoch bei steilen Felsabstürzen leicht Schwindel überfallen sollte, werden Sie sich dieser Schwindelgefühle nach Lektüre des Kapitels über Klopfakupressur binnen weniger Minuten entledigen können. Sind das nicht erfreuliche Aussichten?

Wussten Sie, was der „Wasserdoktor" Sebastian Kneipp als den besten Weg zur Gesundheit bezeichnete? Er pflegte zu sagen: „Der beste Weg zur Gesundheit ist der Fußweg!"

Auch Wanderrudern oder Paddeln mit Pulsmesser ist, so man die Gelegenheit dazu hat, gewiss eine schöne Alternative. Fahrradfahren eher nur in ebenem Gelände, da der Fahrer am Berg ansonsten regelmäßig die anaerobe Zone betreten wird. Trotzdem

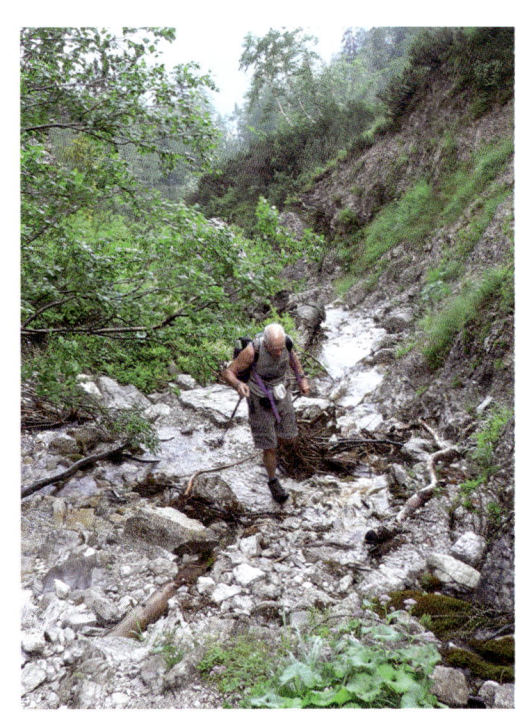

Im steilen Gelände geht es mit Stöcken fühlbar besser

kann dies verständlicherweise viel Spaß machen und ist – wie viele andere Sportarten - bei sinnvoller Ausgestaltung gesundheitlich keineswegs wertlos.

Laufen macht nicht nur Spaß...

Erst kommt der Spaß, dann das Vergnügen.
Gelesenes Graffito

Laufen führt auch zu einer besseren Gehirnfunktion. Verschiedene Studien berichten von einer nachhaltigen Verbesserung der Gedächtnis- und Konzentrationsleistung. Darüber hinaus soll sich das Immunsystem um rund 1/3 verbessern, wodurch Bakterien und Viren der Zugang zum Körper erschwert wird. Regelmäßiges Laufen ist einer der wesentlichsten Faktoren, die Ihnen helfen, die Medizinmänner aus Ihrem Leben rauszuhalten nach dem Motto: *Meine Gesundheit ist mir viel zu wichtig, als dass ich sie Dritten unbesehen anvertraue.*

Zugleich gilt es jedoch darauf zu achten, unsinnige Überbelastungen zu meiden, denn „*je gröber und anstrengender die Aktivität eines Menschen ist, desto mehr Verkrampfungen und Blockaden entstehen nicht nur in der Muskulatur sondern auch in seinem Nervensystem*", so Siegfried Beck, Gerd Ebeling, Ingeborg Oetinger, „Kleine Schritte zu langem, gesundem Leben", Verlag Buchdienst Oetinger, 3. Auflage 2010, S. 101. Das Geheimnis für ein Mehr an Gesundheit und Lebenserwartung liegt deshalb in Dauerleistung ohne exzessives Herzklopfen und ohne Stress. Seit Adams Zeiten ist Bewegung nicht nur ein hervorragendes Vorbeugungsmittel, sondern vor allem auch ein Mittel zur Therapie, auch wenn dies von manchen Meinungsmachern zeitweise negiert und Jahrzehnte später erneut mit Trara wiederentdeckt wird. Denn auch für Genesung Suchende gilt und galt schon immer: Wer rastet, der rostet.

Nun begünstigt das Laufen eine Verkürzung vieler Sehnen und Muskeln. Dehnungsgymnastik ist also geradezu zwingend angezeigt. Darüber hinaus werden manche Muskelpartien durch Laufen nicht oder nur unzureichend gefordert und die Figur bleibt hinter dem Optimum zurück. Fehler im Skelettsystem können in vielen Fällen durch einige der unten angezeigten Gymnastikübungen behoben werden. Falls sie sich jedoch wider Erwarten als hartnäckig erweisen sollten, führen sie letztlich zu einer erheblichen Beeinträchtigung der Bewegungsfähigkeit und des Lebensgefühls. Deshalb ist es in allen Zweifelsfällen zwingend geboten, einen orthopädisch versierten Fachmann aufzusuchen, der ggf. auch einen Beckenschiefstand, Ursache zahlreicher Gelenk- und Rückenprobleme, schnell beheben kann. Empfehlenswert ist hierbei die Dynamische Wirbelsäulentherapie nach Popp, siehe z. B. www.dw-popp.de.

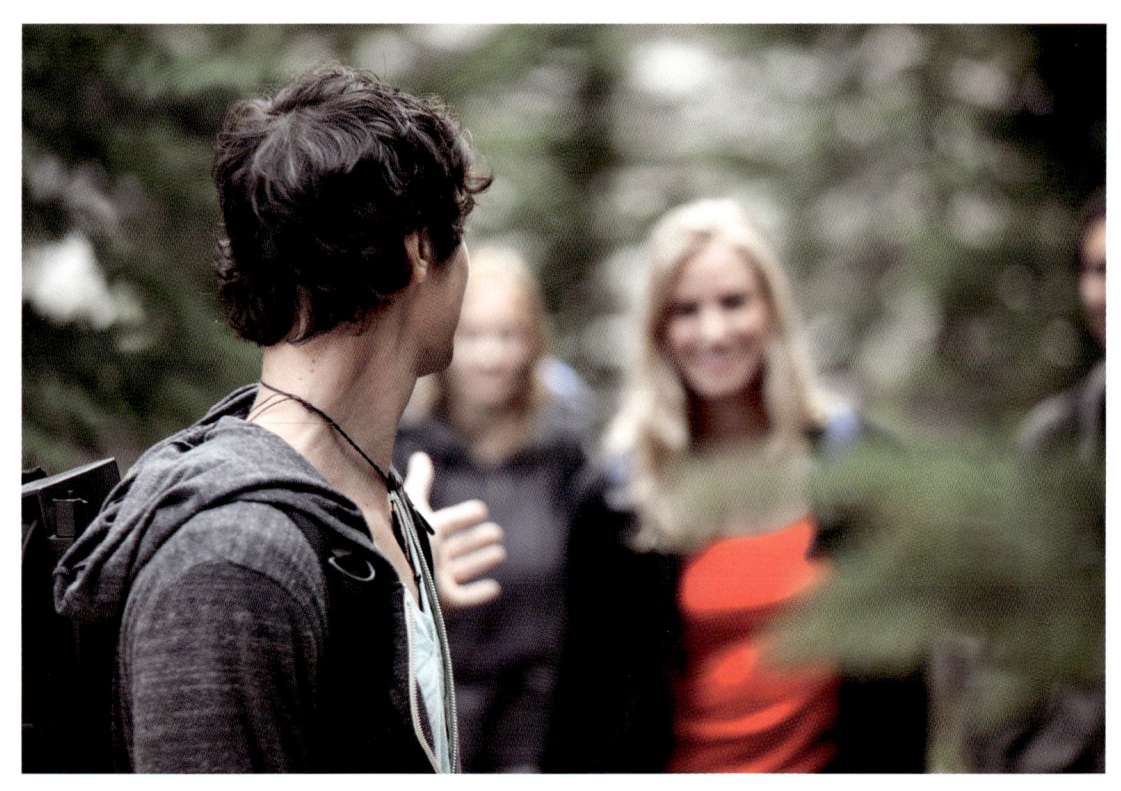

Gemeinsam laufen und wandern fördert Freude und Gesundheit

2 Gymnastik

*Wer nicht jeden Tag etwas Zeit für seine Gesundheit aufbringt,
muss eines Tages sehr viel Zeit für die Krankheit opfern.*

Sebastian Kneipp (1821-1897)

Grundsätzliches

Nach jahrelanger Übung der Fünf Tibeter, (siehe: www.fuenf-tibeter.org oder mit schöner Bilddarstellung unter www.naturheilt.com/Inhalt/5Tibeter.htm) und deren schrittweiser Ergänzung durch sportlich anspruchsvollere Übungen (21 Liegestützen u. a. m.) sowie der Kenntnis verschiedener teilweise überlegener Gymnastik- und Körperaufbausysteme ohne gefährliche Überbeanspruchung der Wirbelsäule, wie sie besonders bei Übung Nr. 2 der Fünf Tibeter nach geraumer Zeit eintreten kann, kam ich allmählich zu der Erkenntnis, dass es für den zumeist zivilisationsgeprägten europäischen Körper bessere Möglichkeiten gibt, mit den im Laufe des Lebens erworbenen Funktionsproblemen umzugehen bzw. diese aufzulösen.

Nach verschiedenen Gesundheitsberichten klagen über 50% der Erwachsenen über zumindest zeitweise auftretende Kreuzschmerzen. Andere haben Kopfschmerzen oder Schwierigkeiten mit ihren Kniegelenken. Probleme, denen durch eine angepasste Gymnastik vielfach sehr rasch abgeholfen werden kann.

Unter Sportlern wie Ärzten ist bekannt, dass Muskeln, die trainiert werden, sich verkürzen und dann Leistungseinbußen verzeichnen. Ein solches Training geschieht im „normalen" Leben auch und zumeist noch unbewusst, nämlich am Arbeitsplatz PC und/oder hinter dem Lenkrad. Der Rücken wird gedehnt und oftmals krumm gehalten, die Bauch- und die Brustmuskulatur dagegen „dürfen" in verkürzter Position ruhen, der Kopf ist häufig mehr oder minder stark nach hinten in den Nacken gekippt. Und das alles über Stunden. Die Folgen sind eingeübte, quasi automatisierte Fehlhaltungen, die erst zu Verspannungen und dann sehr häufig zu Schmerzen führen. Da das Rückgrat über das Nervensystem mit allen Organen verknüpft ist, resultieren aus einer eingeübten Fehlhaltung vielerlei körperliche Funktionsstörungen. Durch eine angepasste Gymnastik und Körperkorrektur können diese zumindest reduziert, idealerweise jedoch vollkommen behoben werden. Das Training des zumeist falsch belasteten und erschlafften oder verbogenen Rückgrats ist ein wesentlicher Gesundheitsfaktor.

Schließlich bedarf es beim Laufen, wie bei jeder Bewegung, gegenüberstehender Muskeln, die sich über ein Gelenk hinweg beugen oder strecken. Für jedes Gelenk also, vereinfacht beschrieben, zwei Muskeln: einen, der das Gelenk beugt und einen, der es wieder streckt. Ist zum Beispiel der beugende Muskel etwas verkürzt, was beim Training immer leicht geschehen wird, muss der korrespondierende streckende Muskel mehr Arbeit leisten, um das Gelenk wieder zu strecken und umgekehrt. Denn jeder infolge des Trainings verkürzte Muskel kann selbst weniger leisten und zwingt darüber hinaus seinen Gegenspieler zu Mehrarbeit, um die Verkürzung zu überwinden. Deshalb wird die Gymnastik im Wesentlichen auf diesen Sachverhalt eingehen müssen, um durch geeignete Dehnungsübungen der überproportional trainierten und verkürzten Muskeln einerseits sowie durch Aufbau der weniger geübten Partien ein gutes Zusammenspiel der Muskeln, Sehnen und Gelenke sicherzustellen. Nur ein gedehnter, durch Training jedoch erstarkter Muskel bringt gute Leistungen.

Beachten Sie bitte, auch bei der Gymnastik gilt das allgemein gültige Gesetz: Wo die Aufmerksamkeit ist, fließt die Energie hin. Daraus folgt: Konzentrieren Sie sich bei allen Übungen auf die jeweils zu dehnenden oder anzuspannenden Muskeln. Sie lösen damit zugleich, je nach Intensität des Widerstandes, auch Reize zum Muskelaufbau aus. Die Übungen werden dann schneller vom Körper angenommen und die gewünschten Ziele umgesetzt. Dies gilt umso mehr, wenn ein Lächeln das Gesicht ziert. Warum und wie dies alles im Einzelnen geschieht, weiß niemand ganz genau, aber es hat sich gezeigt, dass ein angestrebtes Ziel wesentlich schneller erreicht wird, wenn man sich darauf konzentriert und gleichzeitig in einer möglichst guten Stimmung ist. Lächeln Sie also!

Achten Sie darauf, dass Sie die jeweiligen Muskeln nicht über Gebühr belasten, da diese sonst verkrampfen. Krampf ist kontraproduktiv. Deshalb immer auf den eigenen Körper achten. Die Zahl der empfohlenen Wiederholungen beläuft sich anfänglich auf 3-5, es sei denn, es wäre etwas anderes angegeben. Dabei wird der jeweilige Dehnungs- oder Spannungszustand schrittweise auf mindestens 20 Sekunden ausgebaut werden. Wenn Sie den Dehnungs- bzw. Kontraktionszustand jeweils 25 Sekunden aufrechterhalten können, genügt bei den meisten Übungen eine täglich einmalige Ausführung, um das Trainingsniveau aufrechtzuerhalten. Es sind nachfolgend mehrere Übungsprogramme aufgeführt. Je nach Kondition, Zeit und Gelegenheit können Sie sich entscheiden, welches Sie wählen. Sie sind jeweils so aufgebaut, dass sie die wesentlichsten Kontraktions- und Dehnungsübungen enthalten.

Das Komplettprogramm (Variante A)

Auch der Geist hat seine Hygiene.
Er braucht sie, wie der Körper die Gymnastik.
Honoré de Balzac (1799-1850)

Nachfolgende Gymnastikübungen haben sich auf dem Weg zu mehr Gesundheit des Körpers als hilfreich bewährt. Die gegebene Reihenfolge ist zwar harmonisch ineinander übergehend, jedoch nicht zwingend. Alle Dehnungsübungen sollten, insbesondere wenn sie aus Zeitgründen nicht wiederholt werden, mindestens 20 Sekunden gehalten werden.

1. Hände über den Kopf

Im Stand sind die Hände seitlich am Körper. Nun werden mit gestreckten Armen und weit auseinander gespreizten Fingern die Hände unter voller Körperspannung im Halbkreis nach oben über dem Kopf, Finger auf Finger treffend, zusammengeführt. Gleichzeitig erheben wir uns auf die Fußspitzen. Dabei wird langsam durch die Nase eingeatmet. Beim langsamen Runterführen der Arme, Füße absenken und langsam gänzlich ausatmen. Beim Ausatmen ganz das Zwerchfell nach unten ziehen und die Gesäßmuskeln zusammenpressen.

So, und wenn Sie dies zweimal gemacht haben, dann führen Sie das nächste Mal auch die Arme unter voller Anspannung der Muskeln und indem Sie den Radius so groß wie möglich machen, die Arme, so weit es die Gelenke zulassen, nach hinten und dann nach oben. Die Handflächen sind dabei nach oben geöffnet und die Finger abgespreizt, soweit irgend möglich. Diese Übung unter kräftiger Anspannung aller Muskeln mehrere Male wiederholen. Alles in langsamem Modus und gut ein- und ausatmen. Wenn Sie dabei die Augen schließen, ist es schwieriger, das Gleichgewicht auf den Fußspitzen zu halten. Die Übung, wie einige andere auch, dient zugleich der Stimulierung der Meridiane, die gelegentlich auch als Laufbahnen der Gefühle bezeichnet werden. Diese ausgesprochen leicht ausschauende Bewegung wird als sehr belebend erfahren.

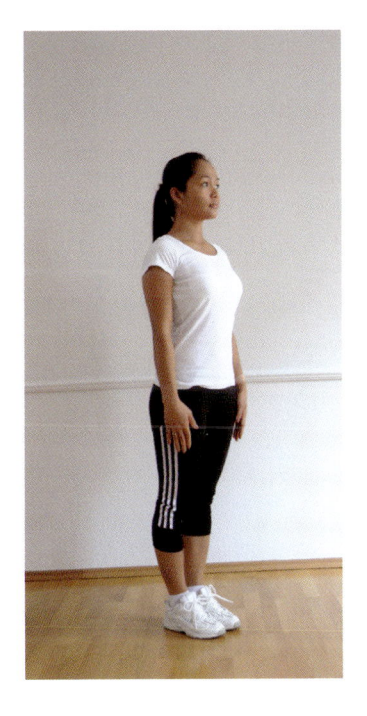

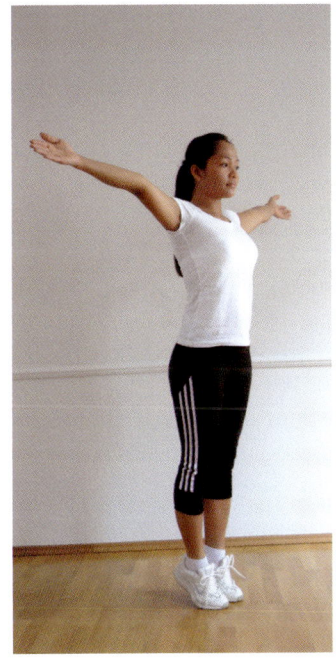

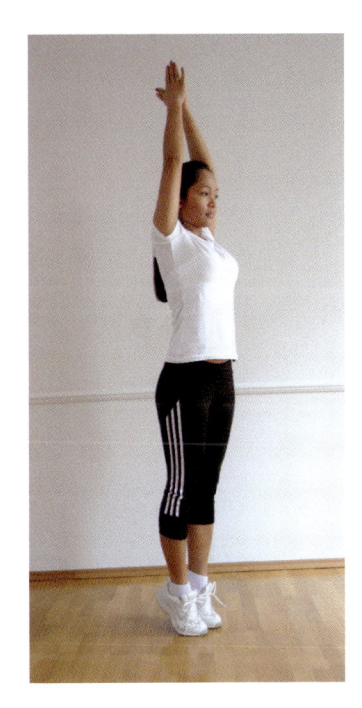

Jetzt folgen Übungen am Boden:

2. Päckchen auf dem Rücken und anschließendes Strecken am Boden

Man lege sich auf den Rücken und ziehe die Knie an. Die Hände um die Knie legen und zur Brust ziehen. Achten Sie darauf, dass Ihr Becken glatt auf dem Boden liegt, kein Hohlkreuz entsteht. Auch der Kopf liegt auf dem Boden. Jetzt beginnen Sie leicht vor und zurück sowie nach links und rechts zu schaukeln, auch die Schultern wechselweise hochziehen. Wenn Sie sich zuvor körperlich angestrengt hatten, z.B. durch Gewichtheben oder Skifahren oder durch eine schlechte Haltung am Schreibtisch, kann es leicht sein, dass es jetzt knackst. Dann haben sich Ihre Wirbel wieder richtig gestellt, was als angenehm und entspannend empfunden wird. Ein Knackgeräusch muss jedoch keineswegs zwingend auftreten. Durch Lösen der Knie in Richtung Brust wird die Lendenwirbelsäule entlastet.

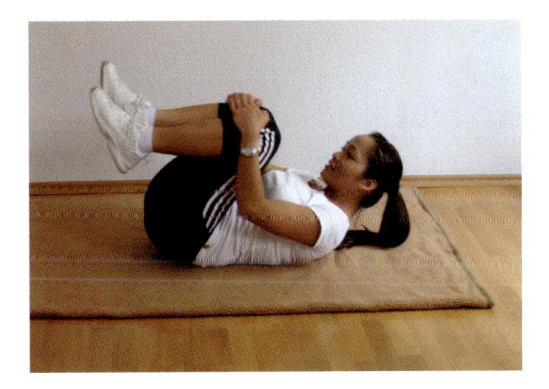

Strecken Sie sich jetzt und drücken die Fersen, die Lendenwirbelsäule und den Hinterkopf fest auf den Boden, dabei das Kinn auf den Hals pressen, Doppelkinn machen. Und viel Spannung aufbauen. Und Fersen, Lenden und Kopf fest in Richtung Boden drücken, die Waden berühren nicht den Boden.

3. Strecken der Brustmuskulatur auf dem Rücken liegend

Weiterhin auf dem Rücken liegend, legen wir die Beine aus der Hüfte heraus etwas auseinander, aber gerade auf dem Boden ab. Wir bringen die Arme seitlich neben dem Kopf auf den Boden. Die Handkante = Seite des Kleinfingers zeigt jeweils nach oben. Achten Sie darauf, dass Sie kein Hohlkreuz machen. Der gesamte Rücken einschließlich des Beckens hat flach auf dem Boden zu liegen. Es ist besser, die Knie etwas anzuwinkeln als ein Hohlkreuz zu machen. Je mehr diese Übung in der Brust und dem vorderen Schulter-Armebereich zieht, desto sicherer können Sie sein, dass ihre Brustmuskeln verkürzt sind und der Dehnung bedürfen. Dehnungsübung mehrmals wiederholen.

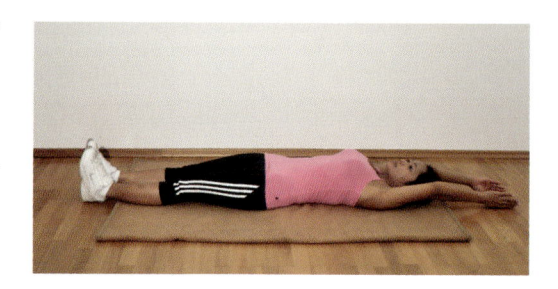

4. In Rückenlage ein Bein anheben

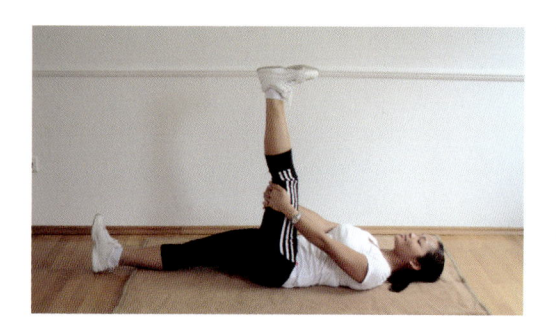

Weiterhin flach auf dem Rücken liegend wird ein Bein angehoben. Wir fassen mit beiden Händen um den Oberschenkel des angehobenen und gestreckten Beines und ziehen etwas. Das andere ausgestreckte Bein darf zur Erleichterung etwas aufgestellt werden. Es bereitet wahrscheinlich Schwierigkeit, das angehobene, gestreckte Bein in die Senkrechte zu bringen. Auch wenn sich die hintere Oberschenkelmuskulatur gegen die notwendige Streckung wehrt, einige Sekunden in der persönlich maximal möglichen steilen Stellung ausharren. Nicht dagegen andrücken, sondern die Dehnung mit Freude geschehen lassen. Jetzt die gleiche Übung mit dem anderen Bein. Anschließend nochmals wechseln.

Sie sollten die Streckung der hinteren Oberschenkelmuskulatur, welche für das Laufen sehr wichtig ist, zusätzlich vollziehen, indem Sie unverändert auf dem Rücken liegend jetzt das Knie anwinkeln und mit beiden Händen an das Schienbein unterhalb des Knies fassend das Knie mit Kraft so weit zur Brust ziehen wie nur möglich. Das andere Bein muss dabei vollständig gestreckt am Boden liegen. Sie spüren deutlich die Dehnung des jeweils beanspruchten hinteren Oberschenkelmuskels. Die Spannung baut sich an anderer Stelle der Beinmuskulatur auf als bei der vorangegangenen Übung. Die gleiche Übung mit dem anderen Bein.

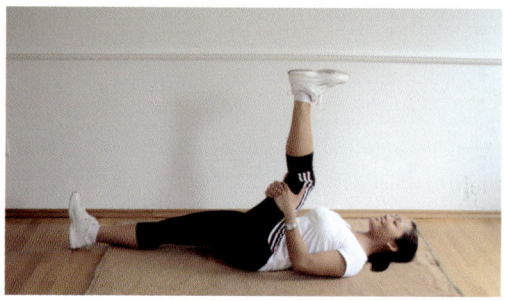

Abschließend die Beine auf dem Rücken liegend schnell ausschüttelnd hin- und herbewegen, was die Lymphzirkulation in den Beinen anregt.

5. Im Sitzen beide Füße anheben

Wir gehen in Sitzposition, die Beine gestreckt fest aneinander, die Fußspitzen nach außen gerichtet. Wir heben die Beine 5-10 cm an und balancieren mit den Armen. Diese Übung dient der Hüft- und Bauchmuskulatur und den die Beine stabilisierenden Muskeln. Längere Zeit in dieser Position ausharren, zählen Sie mindestens bis 10 oder 15, nur gut Trainierte mehr. Kurz ausruhen und dann nochmals wiederholen.

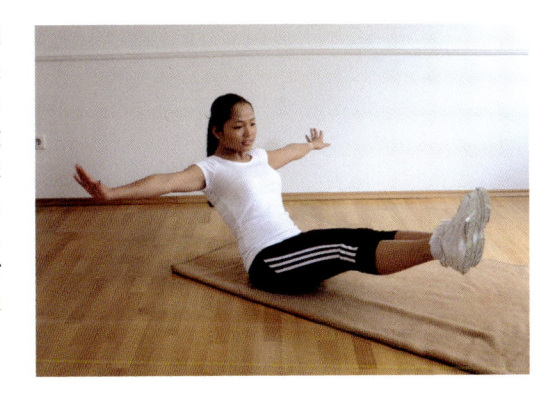

6. Brücke

Wir sitzen mit gestreckten Beinen am Boden, die Hände neben den Hüften am Boden und drücken uns in die Brückenstellung. Achten Sie darauf, dass Kopf und Rumpf zumindest eine gerade Linie ergeben. Besser ist, wenn ihr Rückgrat sogar eine Wölbung dabei vollzieht. Dabei stets die Gesäßmuskeln zusammenklemmen! Das Atmen nicht vergessen und in dieser extrem gespannten Stellung 5 Sekunden ausharren. Bei einem Ausatmen gehen wir zurück in die Ausgangslage ohne die Körperspannung, die sich besonders in den Beinen bemerkbar macht, aufzugeben. Eine Übung, die somit immer eine gewisse Erholungspause erlaubt. Die Übung mehrmals wiederholen.

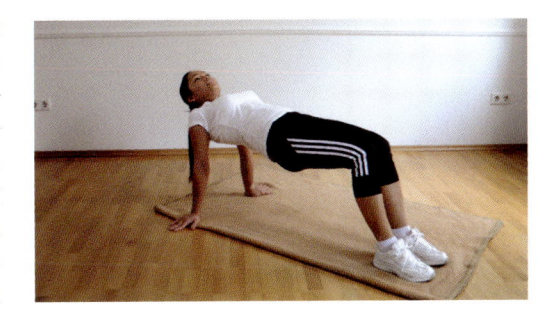

7. Hochstemmen des Körpers aus der Rückenlage mit den Beinen

Wir liegen auf dem Rücken, die Hände flach auf dem Boden neben den Oberschenkeln. Jetzt ziehen wir die Füße zum Körper hin ein und stemmen uns hoch, indem wir das Gesäß anheben. Wir berühren nur noch mit der Schulter und den Armen den Boden. Von den Knien bis zum Hals ist eine gerade Linie (sofern es der Bauch zulässt). Die Gesäßmuskulatur wird dabei kräftig angespannt. Mit der Streckung der Hüfte wird die Bauchdecke eingezogen. Bitte das Atmen nicht vergessen. Die Spannung wird sich jetzt in den Oberschenkeln aufbauen und sich dabei etwas verlagern, wenn wir die Knie zueinander bewegen. Diese Übung mehrmals durchführen und jeweils mehrere Sekunden in der gespannten Lage verweilen.

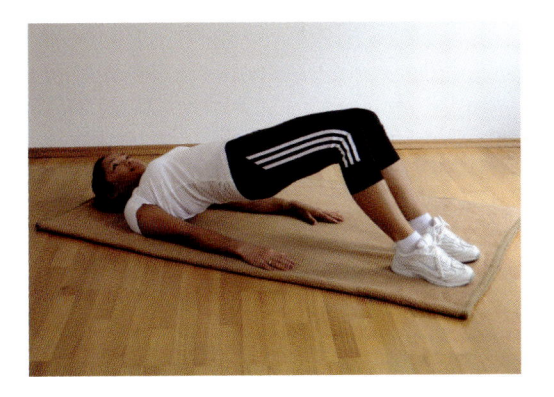

8. In rechter Seitenlage linken Arm und linkes Bein anheben

Aus der Rückenlage rollen wir auf die rechte Seite. In der gestreckten Seitenlage, der Kopf ruht auf dem rechten gestreckten Arm, heben wir jetzt das linke Bein so weit wie möglich und den gestreckten linken Arm. Bitte das Atmen nicht vergessen. Beim Absenken des linken Armes möglichst keinen (Ausruhe-)Kontakt mit dem anderen Bein wählen, sondern erneut schön langsam das Bein abgrätschen. Hier wird vor allem die Hüftmuskulatur trainiert. Aber auch der linke Arm ist nicht nur bis zur Senkrechten zu führen, sondern darüber hinaus, bis der Oberarm möglichst an den Kopf gelangt, sich auf diesem jedoch nicht abstützt. Das heißt, dass sich der Arm doppelt so schnell wie das Bein bewegen muss, um jeweils in die Belastungsphase zu gelangen. Dabei wird die obere Armmuskulatur gestreckt. Die gesamte Übung kann maximal bis zu 15-mal durchgeführt werden. Alles schön ruhig, nicht hudeln. Lieber weniger oft oder mit Ruhepausen als gepfuscht.

Anschließend auf die andere, linke Körperseite rollen und rechtes Bein abgrätschen sowie rechten Arm heben.

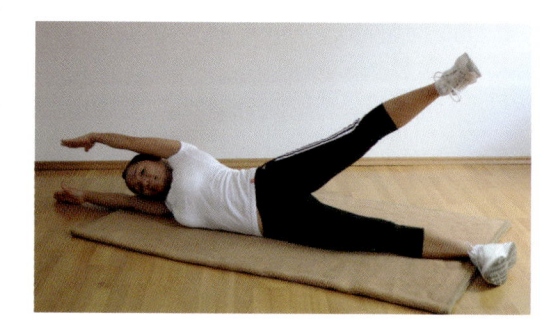

9. Aus der Bauchlage Arme und Beine anheben

Von der Seitenlage rollen wir auf die Bauchlage, Arme gestreckt vor dem Kopf. Die Hacken werden jetzt zusammengeführt, wodurch die gesamte Gesäß- und Beinmuskulatur unter Anspannung kommt. Jetzt werden das rechte Bein und der linke Arm beim Einatmen angehoben. In dieser Position einen Moment verweilen, dabei das Atmen nicht vergessen, dann ausatmen und Arm und Bein absenken. Wenn möglich, auf Bodenkontakt verzichten und erneut anheben und nochmals. Dann Wechsel: Das linke Bein und den rechten Arm anheben und jeweils in der erhobenen Stellung einen Moment halten. Ebenfalls dreimal. Die gesamte Übung kann auch im dauernden Wechsel geschehen, was wegen der häufigen Ruhepausen für die nicht aktiven Glieder einfacher ist. Dafür dann aber 15-mal anstreben, jedoch sich nicht übernehmen. Besser vorher aufhören und morgen erneut angehen. Die Übung stärkt die Rückenmuskulatur und die Koordination.

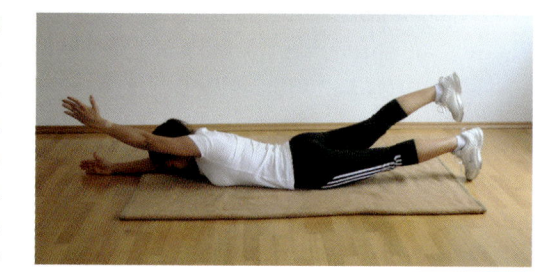

10. In Bauchlage Arme und Beine zugleich anheben

Auf den Bauch legen, Arme gestreckt. Beide Arme und Beine anheben (einatmen) und in dieser Position einen Moment (3-5 Sekunden) verweilen, dann ausatmen und absenken.

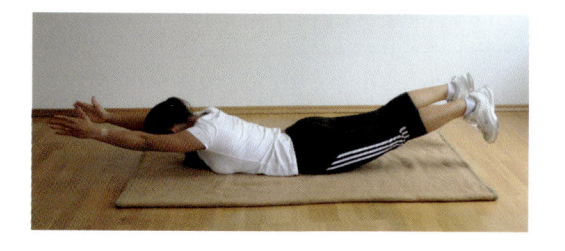

Wenn möglich auf Bodenkontakt der Hände und Füße verzichten. Die Übung stärkt die zumeist gut gedehnte, jedoch untertrainierte Rückenmuskulatur, die wichtig ist für eine gerade Haltung und zur Eindämmung vieler Rückenbeschwerden. Zum Abschluss nehmen wir die Hände neben den Körper und haben mit der Stirn, der Brust, dem Becken und den gestreckten Zehen, nicht jedoch den Knien Bodenkontakt und drücken unter Körperspannung diese Kontaktpunkte gegen den Boden. Falls Sie dabei einen Fußkrampf bekommen, fehlt Ihnen offensichtlich etwas Magnesium. Falls (vorübergehend) erforderlich, nehmen Sie dazu nicht die heiß umworbenen chemischen Brausetabletten, sondern vom Körper leichter absorbierbare Magnesiumgaben, wie z. B. magnerot classic, vor allem verbessern Sie Ihre Ernährung.

11. Langsame Schwingstütze

Aus der Bauchlage gehen wir langsam auf die Kniestütze. Die Hände werden bei gestreckten Armen am Boden in Richtung Körper gezogen, indem wir den Rumpf und Kopf absenken und dabei ein möglichst kleines Päckchen machen. Wir dehnen dabei insbesondere die Armmuskulatur, wobei wir die Handflächen am Boden belassen. Dann drücken wir uns hoch, zunächst in die Kniestütze (Zehen mit Laufseite auf dem Boden) und heben jetzt die Knie vom Boden, indem wir mit dem Gesäß nach oben schwingen. Die Beine werden dabei voll gestreckt und die Körperspannung aufrechterhalten. Jetzt nehmen wir die Hände um etwa eine Handlänge nach hinten, damit wir das Gesäß noch besser nach oben strecken können. Außer bei bestens Trainierten soll das in den Kniekehlen ziehen. Weiteratmen nicht vergessen. Bei einem Ausatmen wieder langsam nach vorne schwingen, bis Oberkörper und Beine über die gerade Linie hinausgehen, man sich also vollständig durchhängen lässt. Endlich mal darf man sich durchhängen lassen :-), aber bitte nicht über Gebühr! Körperspannung wieder aufbauen und erneut mit Gesäß nach oben und einige Sekunden in dieser Lage verharren. Und da capo. Bei der Übung sollten die Hände so weit zurückgenommen sein, dass man gerade noch sicher das Gleichgewicht hält und nicht nach vorne abkippt. Die Konzentration richtet sich dabei voll auf die sich jeweils dehnende Muskulatur.

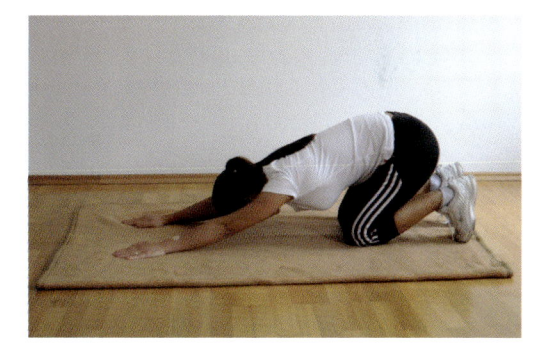

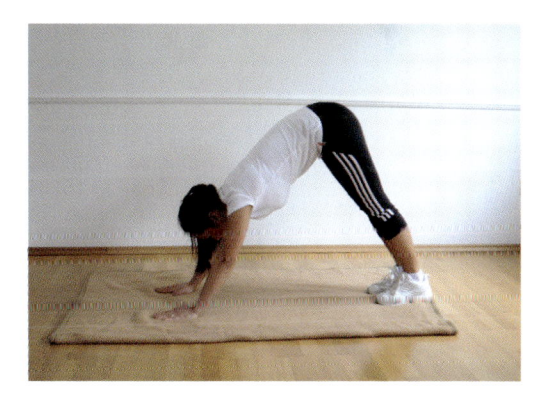

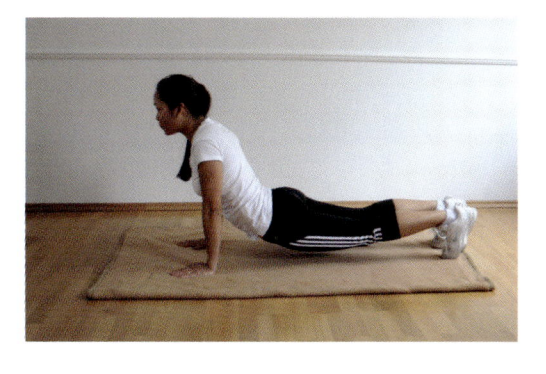

12. Sehr langsames Wippen des Oberkörpers auf den Knien

Wir lassen uns ab in den Kniestand und richten anschließend den Oberkörper auf. Dabei achten wir darauf, dass die Zehen jetzt nicht gestreckt sind, wir also nicht mit den Fußnägeln den Boden berühren, sondern mit der Laufseite der Zehen. Das gibt eine gewisse Spannung. Alles bei gestreckter Hüfte. Die Hände ruhen mit den Handflächen an den Oberschenkeln. Das Becken ist ganz nach vorne gedrückt und die Gesäßmuskeln sind fest angespannt. Jetzt langsam nach hinten biegen bis gut ca. 40 Grad. Bleiben Sie einige Sekunden (3-5) in dieser spannungsreichen Lage. Dann wieder aufrichten. Durch diese Übung werden u. a. die Sehnen der Oberschenkel gedehnt. Richten Sie deshalb Ihre Aufmerksamkeit auf die Oberschenkelspannung, nicht auf den Bauch. Übung langsam angehen, mehrmals wiederholen.

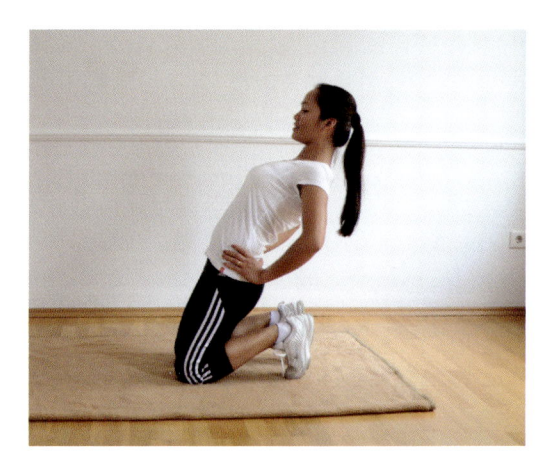

13. Langsames Wippen des Oberkörpers auf den Knien mit veränderter Fußstellung

Die Füße werden jetzt von den Knien ab im ca. 45-Grad-Winkel nach außen gedreht. Hierdurch werden andere Muskelgruppen um das Kugelgelenk des Knies aktiviert. Sie werden sich weniger weit zurückbeugen können. Achten Sie wieder auf Ihre Oberschenkelspannung. Übung mehrmals wiederholen.

Anschließend legen Sie die linke Fußfessel über die rechte Achillesferse. Die Knie sind etwas weiter auseinander am Boden. Nun wird der Oberkörper wiederum langsam nach hinten geneigt, so weit es geht. Hierbei ist es zur Erzielung einer besseren Ausgewogenheit zweckmäßig, dass die Zehen des unten liegenden Fußes platt auf dem Boden liegen. Der oben liegende Fuß hat dann Bodenkontakt mit der Laufseite der Zehen. Wiederum einige Sekunden in der Rückenlage bleiben. Und Wechsel der Fußstellung. Diese Übung verbessert vor allem die Kniehaltemuskulatur, was körperstabilisierend wirkt. Das ist besonders wichtig für Skiläufer, die sich bewegliche Knie erhalten wollen.

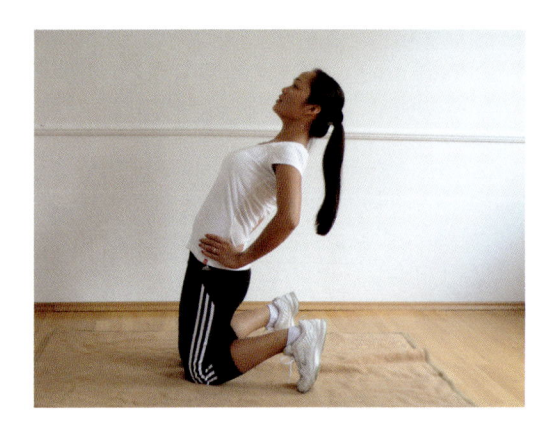

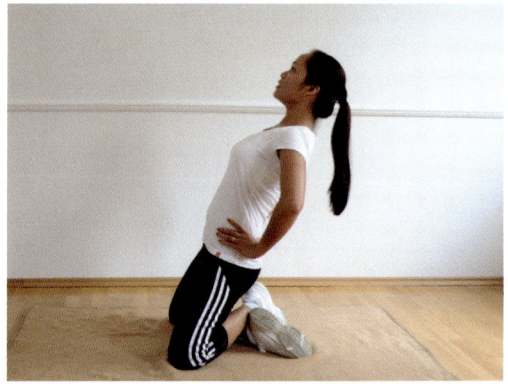

Es folgen Übungen im Stehen:

14. Koordinationsübung mit Ellenbogen und Knie

Im Stand führen wir abwechselnd das linke Knie an den rechten Ellenbogen und dann das rechte Knie an den linken Ellenbogen. Dabei werden die Hände zu Fäusten geballt und so fest als nur möglich zusammengedrückt. Diese Übung fördert unter anderem die Koordinationsfähigkeit des Gehirns. Je 10-mal, d.h. insgesamt 20 Bewegungen.

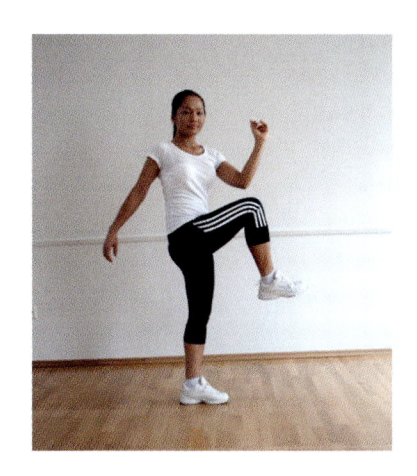

15. Kniebeugen aus dem Stand

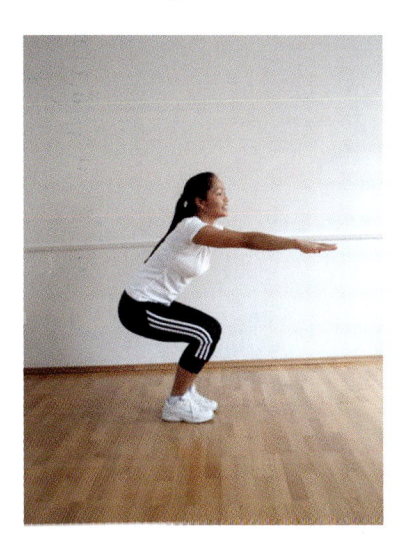

Zunächst reines Konditionstraining der Beinmuskulatur, dabei können die Arme seitlich runterhängen. Ziel sind 50 Kniebeugen, selbstverständlich an einem Stück. Wirklich gesund werden die Kniebeugen jedoch erst, wenn Sie beim Hochgehen auch die Arme schwungvoll nach oben führen, bis zur gestreckten Lage über dem Kopf. Dann wird aus den Kniebeugen und dem Hochdrücken mit gleichzeitiger Armstreckung zugleich ein vorzügliches Stimulustraining für Ihr Lymphsystem. Neuere Untersuchungen von Sportmedizinern weisen darauf hin, dass man es beim Runtergehen bei einem 90-Grad-Winkel belassen solle (siehe Bild), da ein allzu häufiges tieferes Runtergehen bis in die Hocksitzhaltung Knieprobleme auslösen könnte. Es macht nichts, wenn Sie mit nur 10 oder auch nur mit 5 Kniebeugen anfangen. Das sollte kein Problem sein. Wenn Sie jedoch schließlich 50 erreicht haben, bringt ein Mehr, das dann jederzeit leicht möglich ist, nur noch einen geringen zusätzlichen Trainingsgewinn. Falls die Knie Schwierigkeiten bereiten sollten, ist zuerst die Kniemuskulatur aufzubauen, siehe oben, Übungen 12 und 13. Achten Sie immer darauf: Sich ungeübt zu übernehmen ist unerwünscht!

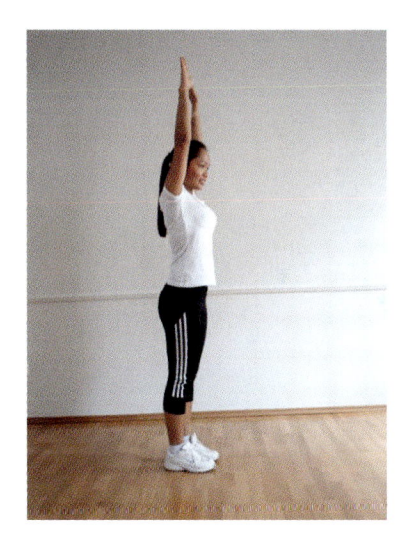

16. Wadenstrecker

Nach den Kniebeugen – wie nach jedem Dauerlaufen – ist es sehr zweckmäßig die Wadenmuskulatur zu strecken. Dazu lehnen wir uns mit ausgestreckten Oberarmen leicht an eine Wand (Schrank oder Baum) und setzen ein Bein etwa einen Fuß nach vorne auf den Boden. Dann knicken wir die Ellenbogen ein und lassen unseren Oberkörper nach vorne fallen, bis der Kopf unsere Hände an der Wand berührt. Jetzt ist das gestreckte Bein, dessen ganzer Fuß fest auf dem Boden steht, zu dehnen und zu strecken, so weit es nur geht. Eventuell müssen Sie noch einen halben Fuß weiter von der Wand zurück. Die Ferse des gestreckten Beines fest auf den Boden drücken. Jetzt den Oberkörper nach hinten nehmen. Die sich aufbauende Spannung sollten Sie in den Kniekehlen und Waden spüren, sie wirkt einer Sehnenverkürzung entgegen. Das alles im Wechsel, jedes Bein dreimal dehnen und jeweils langsam bis 12 zählen.

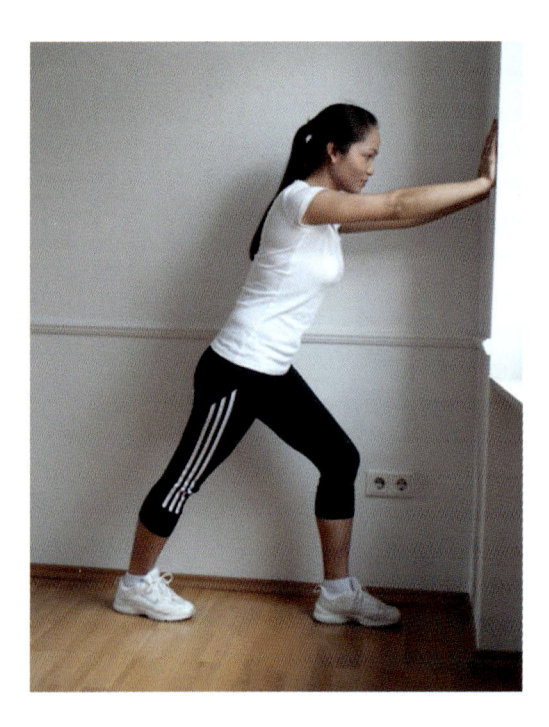

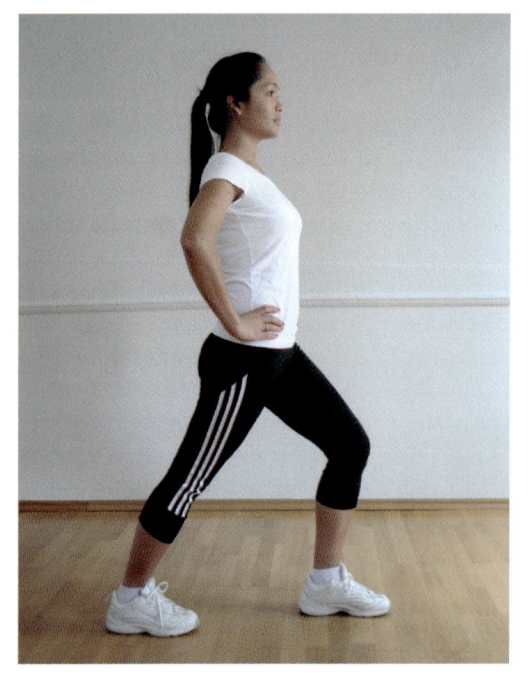

Alternativ: In normale Schrittstellung gehen, dabei muss der hintere Fuß haargenau nach vorne zeigen (nicht seitlich drehen!) und die Ferse am Boden sein. Den Oberkörper nicht nach vorne beugen, sondern ganz aufrichten. Jetzt mit dem vorderen Bein allmählich das Knie beugen, das Gewicht nach vorne verlagern. Dabei muss die Ferse des hinteren Beines fest auf dem Boden bleiben und der Oberkörper ganz aufgerichtet sein! Die Arme dienen zum Balancieren. Die gestreckte Wade sollte brennen, ggf. Schrittstellung vergrößern. Achten Sie darauf, dass die Spitze des hinteren Fußes weiterhin genau nach vorne geht. Probieren Sie, ob Sie bei Durchführung der Übung mit geschlossenen Augen Gleichgewichtsprobleme haben.

Der Wadenstrecker ist eine sehr wichtige Übung, da die Wadenmuskulatur zumeist verkürzt ist. Eine Übung, die auch unmittelbar nach dem Laufen zweckmäßig ist. Das Tragen hoher Absätze begünstigt diese Muskelverkürzung, die, falls eine Dehnung ausbleibt, zu erheblichen Haltungsschäden führen kann. Eine Wadenstreckung erzielen Sie auch, wenn Sie bei einem Fuß die Spitze so weit anheben wie irgend möglich und die Verse auf dem Boden lassen.

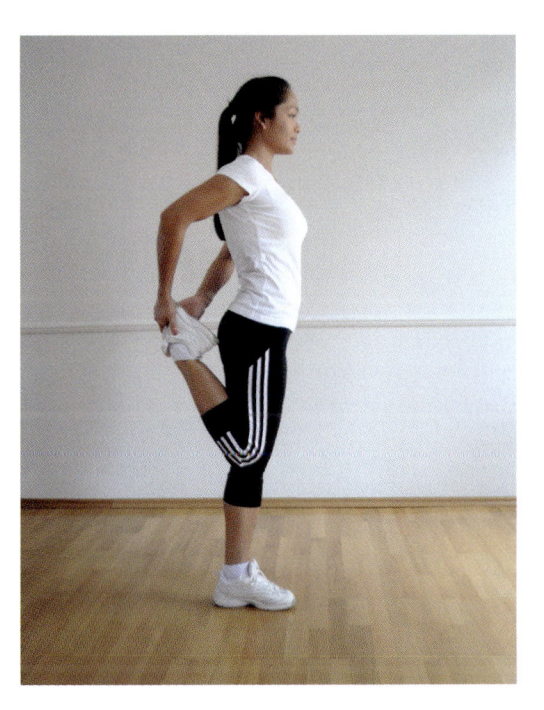

17. Oberschenkelstreckung

Nach dem Laufen empfiehlt sich auch das Strecken der vorderen Oberschenkelmuskulatur. Wir stellen uns aufrecht, beugen das rechte Knie an, umfassen mit der rechten Hand die rechte Fußfessel und ziehen nun den Fuß bis an das Gesäß. Dabei weist der Oberschenkel des gebeugten Beines gerade nach unten. Mehrere Sekunden so halten und Wechsel der Beine. Anschließend einen zweiten Durchgang.

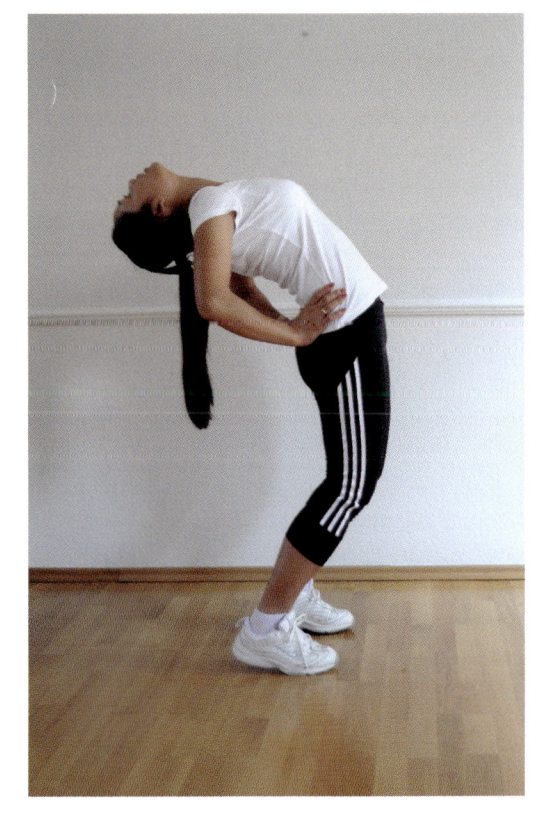

18. Stand auf dem Vorderfuß und Rumpfbeuge nach hinten und vorn

Wir stellen uns gerade auf mit dem Gewicht auf dem Vorfuß. Dann beugen wir den Oberkörper zurück, so weit es geht. Die Arme dienen zum Balancieren. Diese Dehnübung geht durch die gesamte vordere Muskelkette. Konzentrieren auf deren Dehnung. Verharren Sie in der Ihnen maximal möglichen Position einige (3-5) Sekunden. Wer seinen Oberkörper um mehr als 45 Grad nach hinten beugen kann, wird kaum je Rückenschmerzen kennenlernen oder, so er sie hat, loswerden. Ideal ist, wenn das Brustbein bis (annähernd) in die Horizontale bewegt werden kann. Zugleich ist es aber auch erforderlich, die Rückenmuskeln zu stärken. Dazu insbesondere die Übungen 9 und 10 sowie Übung 5 aus dem Kurzprogramm. Denn durch eine gleichzeitige Kräftigung der die Wirbelsäule stabilisierenden Rückenmuskeln können die „beliebten" Kreuzschmerzen vermieden werden.

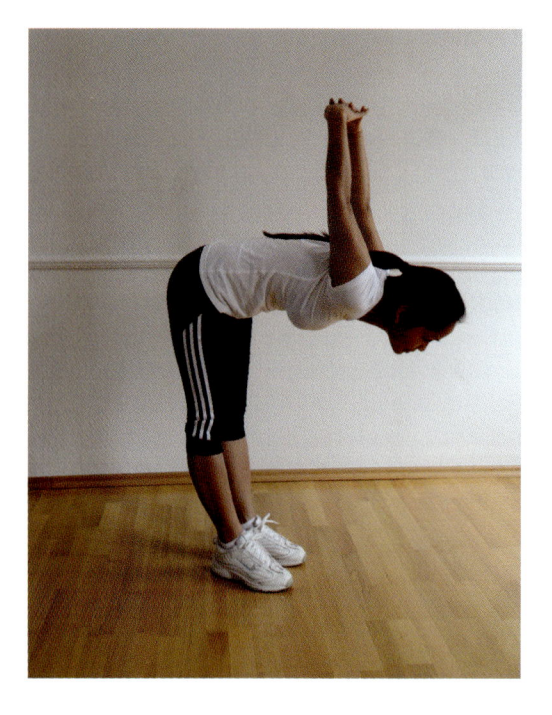

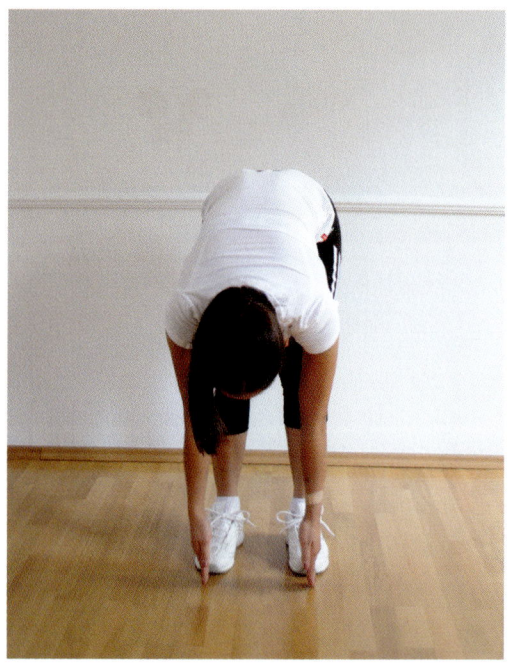

Nun machen Sie die Rumpfbeuge nach vorne, nachdem hinter dem Rücken die eine Hand die Finger der anderen Hand fest gefasst hat und nun die Arme, so weit als möglich, nach hinten oben geführt werden. Es geht höher als Sie vermuten, noch etwas höher! Sie werden feststellen, dass Sie bereits nach einer Woche Übung mit den Fingerspitzen (nächste Übung) viel leichter auf Ihre Fußspitzen kommen. Die Dehnung ist sehr ausgeprägt und trägt erheblich zu einem besseren Wohlbefinden bei.

Abschließend Rumpfbeuge nach vorne, bis die ausgestreckten Fingerspitzen ... die Knie berühren :-)

Ja, jetzt wissen Sie, dass sie noch reichlich üben müssen, bis Sie mit den Fingerspitzen Ihre Fußzehen erreichen. Zur Erleichterung, weil Ihre Arme etwas kürzer sind als bei den anderen und Sie keine langen Finger haben, dürfen Sie die Beine etwas grätschen.

Ein Trost: Jeden Tag wird der Dehnungsschmerz in den Kniekehlen etwas weniger. Wenn das keine Freude ist! Wippen Sie möglichst nicht, wenn Sie den Boden nicht errei-

chen, sondern machen Sie die Übung einfach mit etwas mehr Beinspreizung durchgängig von vorne an und achten Sie darauf, dass Sie zuvor den Oberkörper und die Arme so weit wie irgend möglich nach oben strecken, bevor Sie in die Beuge gehen. Dann geht es wesentlich leichter. Halten Sie die unterste Stellung so lange, bis Sie auf 12 gezählt haben. Und wiederholen Sie das Ganze dreimal. Gewiss gibt es auch sehr Gelenkige, die spielend mit der gesamten Handfläche den Boden berühren.

Wichtiger Hinweis: Die vielgepriesenen Situps (zur Stärkung der Bauchmuskeln) bewirken zugleich deren Kürzung, weil für deren Längendehnung i. d. R. nichts oder zu wenig getan wird. Deshalb wirken Situps auf Dauer tendenziell negativ auf die Rückseite des Körpers und es kann dort nach längerer Zeit zu erheblichen Problemen im Bereich der Lendenwirbelsäule kommen. Situps können wir somit guten Gewissens auslassen.

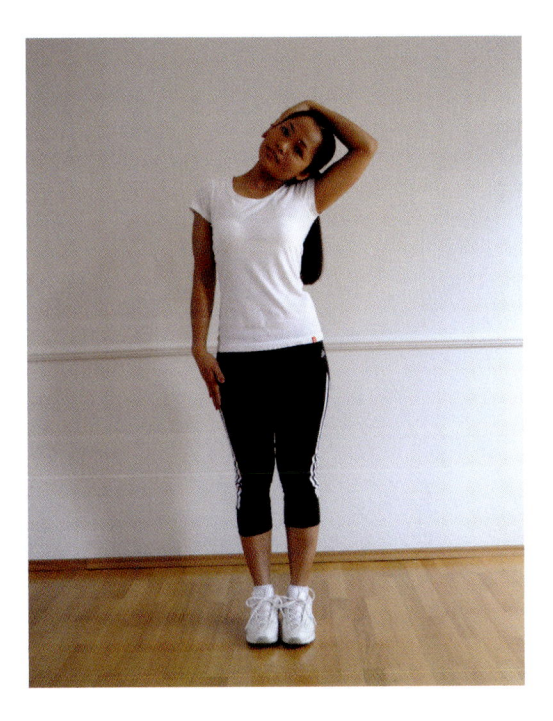

19. Ziehen des Kopfes nach links und nach rechts

In gerader Stellung stehend führen wir die rechte Hand über dem Kopf bis an das linke Ohr und ziehen den Kopf leicht nach rechts ohne mit dem Hals Widerstand zu leisten. Richtig die Dehnung fühlen, also mit dem Kopf und den Halsmuskeln nicht dagegenhalten. Die andere Schulter betont nach unten fallen lassen. Durch diese Übung werden die größeren und kleineren Halsmuskeln gestreckt, wodurch Steifheit im Halsbereich vermieden bzw. gebessert wird. Die gleiche Übung machen wir dann seitenverkehrt mit der linken Hand nach der linken Seite. Wenn Sie bereits Probleme hatten, beim Autofahren den Kopf zur Seite zu drehen, gehen diese weg, ebenso verschwinden alle durch Muskelversteifung induzierten Kopfschmerzen.

20. Seitliche Rumpfbeugen und Rumpfdrehung

Aus dem Stand, Beine in Schulterbreite, zunächst Arme lang nach oben strecken, so weit irgend möglich und erst dann den Rumpf langsam nach links und dann nach rechts beugen. Die vorangehende Streckung ist wichtig, um Quetschungen der Wirbelsäule zu vermeiden. Wenn es bei Ihnen leicht knirscht, waren diese Bewegungen dringend erforderlich. Nach jeder Seite langsam drei Beugungen durchführen.

Zum Abschluss nehmen Sie in aufrechter Stellung die Arme jeweils in waagrechter Seitenhaltung so weit nach hinten als möglich und drehen mit dem gesamten Rumpf langsam ganz nach links, so weit es geht, auch den Kopf ganz nach links bis zum Anschlag mitdrehen, den Bauchnabel jedoch vorne lassen, Füße und Hüfte drehen sich also nicht. Bleiben Sie unter Muskelanspannung einen Moment dort. Dann das Gleiche langsam ganz nach rechts. Dabei den Körper stets in starker Spannung halten und das Atmen nicht vergessen. Jeweils bis zur Grenze gehen. Jede Seite dreimal.

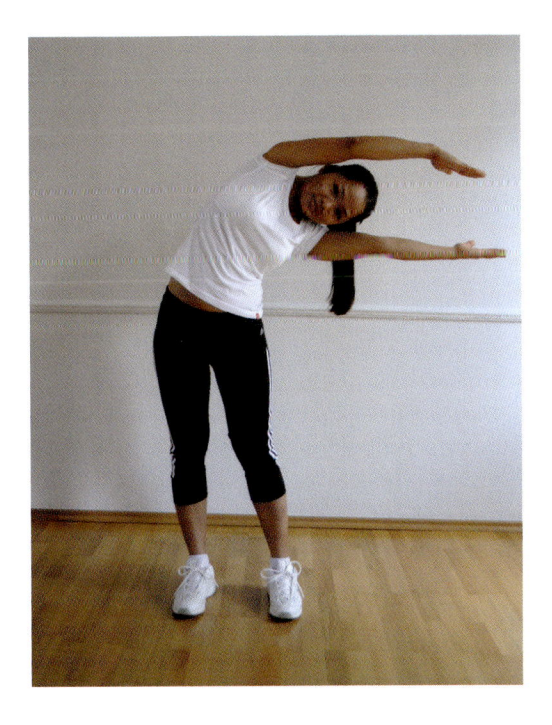

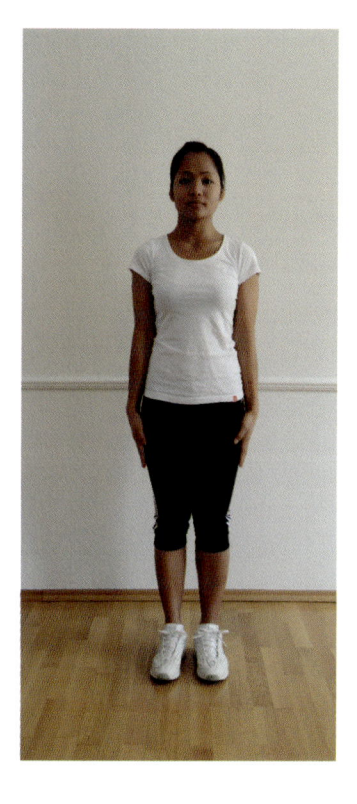

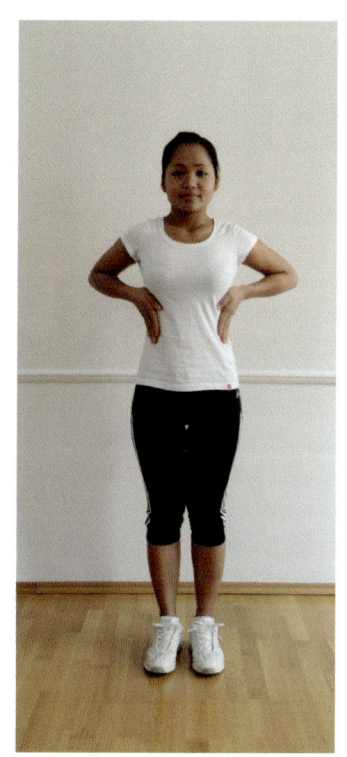

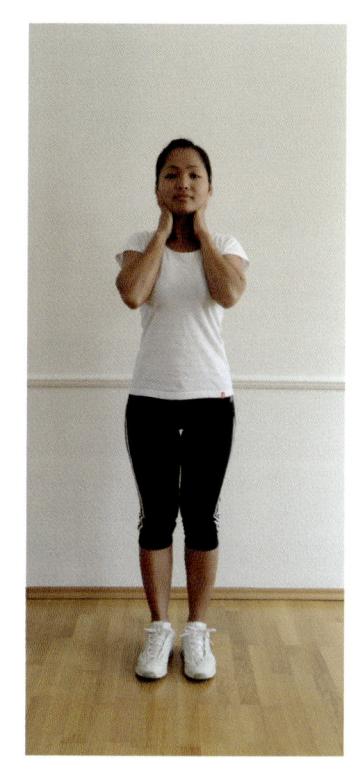

21. Stimulierung des Körpergefühls und der Lebensenergie

Zum Abschluss eine leichte Übung im Stand, Hände seitlich an den Oberschenkeln. Beim langsamen Einatmen werden die Hände seitlich mit andauerndem kräftigem (!) Druck am Rumpf nach oben geführt über Brust, Hals, Gesicht bis über den Kopf, die Handgelenke dabei noch auf dem Kopf aufliegend die Handflächen unter Druck wieder aneinanderführen. Dann zügig die Arme mit den aneinanderliegenden Handflächen senkrecht hochstrecken. Beim anschließenden Ausatmen werden die Hände im Halbkreis langsam nach außen schwingend in die Ausgangsstellung zurückgeführt. Sie können sich dabei vorstellen, dass Sie eine ganze Kugel mit Licht füllen, in deren Zentrum Sie stehen. Wenn Sie bei der Übung die Augen schließen, haben Sie vermutlich das Gefühl, dass Sie bei dem Nach-oben-Führen der Hände um einige Zentimeter wachsen...

Durch das während der Übung 21 nach oben gerichtete, unter kräftigem Druck durchgeführte Streichen der Hände am Körper werden wesentliche Meridianstränge und Energieschlösser des Körpers stimuliert, was als sehr angenehm und harmonisierend empfunden wird. Zugleich wird eine gute Durchblutung angeregt, Letzteres ist jedoch infolge der vorangegangenen Übungen ohnehin bereits sichergestellt. Diese Übung können Sie nach Gusto einige Male wiederholen.

Alle 21 Übungen zusammen benötigen, wenn Sie ohne Pause in der angestrebten Zahl wiederholt werden, weniger als eine halbe Stunde. Setzen Sie nicht Ihren Ehrgeiz daran, es in kürzerer Zeit zu schaffen. Machen Sie, wenn Sie wenig Zeit haben, die Übungen dann jeweils nur einmal, gegebenenfalls mit längerer Haltedauer, so Sie können, oder wählen Sie das unten folgende Kurzprogramm.

Machen Sie stets nur so viele Wiederholungen, wie sie es aktuell können, ohne sich zu übernehmen. Die Norm ist jeweils dreimal. Auch wenn Sie mehrere Monate benötigen sollten, ehe Sie die von Ihnen gewünschte Zahl an Wiederholungen machen können, beziehungsweise die Spannung die angestrebte Zeit von fünf oder mehr Sekunden aufrechterhalten, so macht das gar nichts. Auch hier gilt: Weniger, aber regelmäßig, bringt in aller Regel wesentlich mehr, als ab und zu viel in einer einzigen Kraftanstrengung.

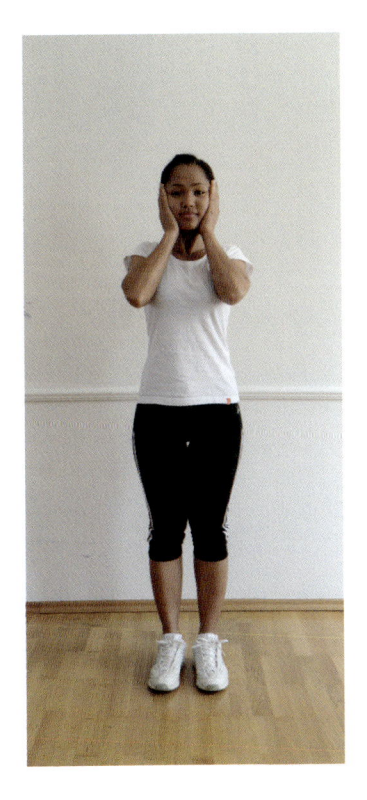

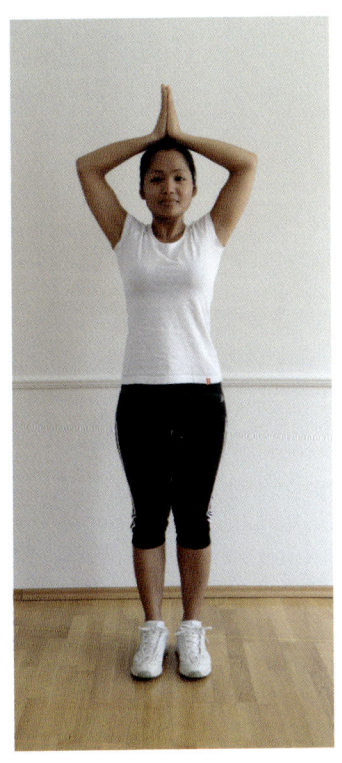

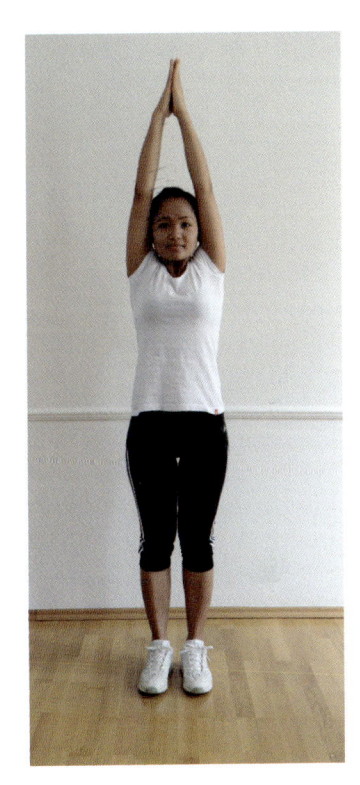

Die unterschiedlichen Ansprüche und Ziele der Übungen sind optimal geeignet, die Regeneration Ihres Körpers zu stimulieren und auf Dauer aufrechtzuerhalten. Mehr bedarf es in aller Regel nicht.

Am besten sind diese Übungen gleich morgens nach dem Aufstehen zu machen. Man steht einfach eine halbe Stunde vorher auf, was leicht geht, wenn man abends beizeiten zu Bett geht. Das Fernsehen bringt bekanntlich ohnehin selten genug Dinge, die wert sind, dass Sie sie sich anschauen. Ergänzendes dazu im Kapitel *Energie im Schlaf*.

Schon nach etwa einer Woche obengenannter Morgengymnastik stellt sich das Gefühl ein, ich freue mich auf die Morgengymnastik und mir fehlt etwas, wenn ich sie nicht durchführen kann. So den Tag anzufangen bringt Schwung in Ihr Leben. Der Autor macht die 21 Übungen nahezu täglich in der Frühe. Wenn Sie jedoch auf Reisen sind, machen Sie nur diejenigen, die aus dem Stand machbar sind, also 1 und 14 bis 21, denn viele der Hotelteppiche sind nicht so einladend wie der eigene zuhause.

Selbstverständlich gibt es über die aufgezeigten Übungen hinaus zahllose weitere Dehnungs- und Kräftigungsübungen, wobei den Dehnungsübungen erhöhtes Augenmerk zukommen sollte. Der Leser ist aufgefordert, diesbezüglich in seinen Körper hineinzuspüren, wo Schmerzen gegeben sind oder welche Muskulatur verspannt ist und also der Dehnung bedarf. Gelegentlich sind die Auswirkungen an anderer Stelle. Es gibt jedoch immer hilfreiche, passende Übungen.

Gymnastik für Anspruchsvolle

*Entschlossenheit strafft jeden Muskel
und erfüllt ihn wunderbar
mit einem belebenden Fluidum.*
Prentice Mulford (1834-1891)

Es sei hier klar festgehalten, dass es für einen stärkeren Muskelaufbau, den sportlich Interessierte anstreben, mehr bedarf als die oben angeführten Übungen. Wenn Sie neben einem durch Laufen und eine veränderte Ernährung erzielten Fettabbau einen stärkeren Muskelaufbau anstreben, empfehlen sich alle zwei Tage nachfolgende zusätzliche Übungen. Die Muskeln müssen dabei kräftig beansprucht werden, womit ein Anreiz zum Muskelaufbau geschaffen wird. Beanspruchte Muskeln sollten jedoch, insbesondere nach größeren Anforderungen, einen Tag Ruhe haben, denn nur während einer angemessenen Ruhepause ist Muskelwachstum möglich. Beim Anstreben des beschleunigten und stärkeren Muskelaufbaus sind gleichzeitig mit dem Training auch die innere Haltung sowie die Ernährung anzupassen, wie unter dem Kapitel *Der Mensch ist, was er isst*, dargelegt wird. Diese Aspekte sind zwingend erforderlich, wenn Sie einen sichtbaren Erfolg anstreben.

Zusatztraining zur Stimulierung des Muskelaufbaus

*Schon ist das Hantelpaar bereit
Zu frisch-fromm-freier Tätigkeit.
Der Bizeps wird zuerst geübt,
Er, der dem Arm die Spannkraft gibt.
Einseitig aber ist der Mann,
Der's nicht mit beiden Händen kann.*
Wilhelm Busch (1832-1908)

1. Fügen Sie in die Morgengymnastik allmählich bis zu 25 Liegestützen ein.

Das passt elegant nach der Übung 10. Übernehmen Sie sich aber auch in diesem Fall bitte nicht.

2. Kaufen Sie sich zwei Hanteln und machen Sie mit diesen folgende Übungen, bitte jeweils unter voller Muskelanspannung:

a) Nackendrücken. Im Sitzen die Hanteln von den Schultern aus in die Streckung nach oben bringen

b) Seitheben. Stehend, Hanteln an der Seite, gestreckte Arme seitlich anheben, bis Kopfhöhe führen

c) Frontheben. Stehend die Hanteln mit gestrecktem Arm nach vorne bis Kopfhöhe anheben

d) Frontziehen. Stehend die Hanteln mit gebeugten Armen vorne hochziehen bis zur Armstreckung

e) Schulternheben. Stehend, Arme seitlich am Körper, Schultern nach oben zu den Ohren ziehen

f) Bizeps- und Trizepsübung. Wechsel von Armstreckung und Armbeuge

3. Machen Sie Klimmzüge (Ziel 10) an der Teppichstange oder einer Reckstange, sei es in der Turnhalle oder auf einem Trimm-Dich-Pfad, wechselnd in der Grifftechnik.

Wenn Sie keine Reckstange finden, dann stellen Sie sich eine vor und unter Anspannung aller oberen Muskeln tun Sie so, als würden Sie sich hochziehen. Und das mit beiden Griffstellungen. Sie werden sich wundern, das funktioniert, es bauen sich Ihre Arm- und Rückenmuskeln auf. Wenn Sie das nächste Mal eine Reckstange erblicken, können Sie sich wesentlich besser als zuvor hochziehen.

4. Stützübung des eigenen Körpergewichts

Ideal zu üben am Barren, zur Not auch auf den zueinander gekehrten Armlehnen zweier Stühle (bitte auf Stabilität achten!). Körpergewicht bis zur Armstreckung hochdrücken.

Diejenigen, die an einem sehr starken Muskelaufbau interessiert sind, werden sich mit Bodybuilding befassen und dabei lernen müssen, alle Nebenabsichten der Anbieter auszuklammern. Der Besuch eines Fitness-Studios, wo man Ihnen gezielte Muskelübungen an Maschinen zeigt, könnte sich lohnen.

Gymnastik im Kurzprogramm und für schwierige Fälle (Variante B)

Frühling, Sommer und dahinter,
Gleich der Herbst und bald der Winter.
Ach, verehrteste Mamsell,
mit dem Leben geht es schnell.
Wilhelm Busch (1832-1908)

Wer sich absolut schwach und nicht in Form fühlt, wer mangels eines sauberen Bodens sich nicht hinlegen kann oder möchte, wer sich fühlt, als sei er zwischen 80 und Scheintod, muss keinesfalls auf körperliche Regeneration verzichten. Dafür gibt es nachfolgendes Schon- und Kurzprogramm, das aus dem obigen Komplettprogramm ausgefiltert ist. Zum besseren Verständnis sind einige der wesentlichen Textpassagen wiederholt. Konsequent angewandt führt das Kurzprogramm ebenfalls zu einem sehr großen Gewinn, insbesondere bei Ungeübten. Alle Übungen erfolgen im Stehen.

1. Hände über den Kopf

Hände seitlich am Körper und mit gestreckten Armen und weit auseinander gespreizten Fingern im Halbkreis nach oben über dem Kopf, Finger auf Finger treffend, zusammenführen und sich, sofern möglich, gleichzeitig auf die Fußspitzen erheben. Dabei wird langsam durch die Nase eingeatmet. Beim langsamen Runterführen der Arme Füße absenken und langsam gänzlich ausatmen. Beim Ausatmen ganz das Zwerchfell nach unten ziehen und die Gesäßmuskeln fest zusammenpressen. So, und wenn Sie dies zweimal gemacht haben, dann führen Sie das nächste Mal auch die Arme unter voller Anspannung der Muskeln und mit möglichst großem Radius, so weit es die Gelenke zulassen, nach hinten und erst dann nach oben. Die Handflächen sind dabei nach oben geöffnet und die Finger abgespreizt, so weit wie irgend möglich. Diese Übung unter kräftiger Anspannung aller Muskeln mehrere Male wiederholen. Alles in langsamem Modus und gut ein- und ausatmen. Die Übung dient zugleich der Stimulierung der Meridiane im Körper. Diese Bewegung wird als sehr belebend erfahren.

2. Koordinationsübung mit Ellenbogen und Knie

Im Stand führen wir abwechselnd das linke Knie an den rechten Ellenbogen und dann das rechte Knie an den linken Ellenbogen, wenn dieser jeweils anfangs nicht ganz erreicht wird, macht dies nichts. Dabei werden die Hände zu Fäusten geballt und so fest als nur möglich zusammengedrückt. Diese Übung fördert unter anderem die Koordinationsfähigkeit des Gehirns. Jedes Knie 5-mal zum gegenüberliegenden Ellenbogen im Wechsel, d.h. insgesamt 10 Bewegungen. Dabei den Oberkörper möglichst aufrecht halten.

3. Kniebeugen aus dem Stand

Aus dem geraden Stand gehen Sie in eine Kniebeuge, wobei die Fersen voll auf dem Boden bleiben. Es wird eine Skifahrerhaltung, mit aufrechtem Oberkörper eingenommen. Wenn Sie weiter in die Hocke können, immer mit den Fersen noch am Boden, tun Sie es, aber bitte ohne das Kniegelenk zu sehr zu beanspruchen, ein Winkel von 90 Grad reicht. Die Hände hängen seitlich runter und sind dabei hart zu Fäusten geballt. Anschließend richten Sie sich wieder auf und entspannen. Machen Sie diese Übung unbedingt unter voller Anspannung aller Ihrer Muskeln. Also auch Bauch-, Blasen-, Schließmuskel etc. anspannen. Letzteres ist sehr wichtig, da die Muskelanspannung die Muskelregeneration fördert. Die Übung dreimal wiederholen.

4. Arme nach oben stemmen, sowie kreiseln der Arme

Stemmen Sie Ihre Arme langsam unter voller Muskelanspannung hoch über den Kopf, als müssten Sie ein schweres Gewicht auf einen Schrank stemmen. Tun Sie dies dreimal.

Wenn Sie können, kreiseln Sie mit den Armen zur Lockerung, vorwärts und rückwärts. Die Handflächen sind, so weit wie möglich, nach außen gebogen.

5. Arme gestreckt aus der Seitenhaltung nach hinten führen

Die Arme sind dabei, so weit wie möglich, nach hinten oben zu strecken. Hierdurch werden die Brustmuskeln und Muskeln der vorderen Schulter gedehnt. Die Rückenmuskulatur zieht sich zusammen.

Dabei bitte gerade stehen und intensiv volle Muskelanspannung ausüben. Dreimal wiederholen.

6. Hände vor der Brust aneinanderpressen und Schulterkreisen

Kräftiges Drücken, etwa fünf Sekunden, stärkt u. a. die Brustmuskulatur und diejenige der Oberarme. Danach in gerader Haltung mit beiden Schultergelenken möglichst große Kreise beschreiben, sowohl vorwärts als auch rückwärts.

7. Wadenstrecker

Wir gehen in eine nicht zu große Schrittstellung und heben die vordere Fußspitze so weit wie möglich an, wobei die Ferse am Boden ruht. Dann gehen wir mit dem gesamten Gewicht auf den vorderen Fuß und strecken das hintere Bein voll durch. Gegebenenfalls mit den Armen balancieren. Dasselbe Manöver dann mit dem anderen Fuß nach vorne in Schrittstellung.

8. Oberschenkelstrecker

Wir stehen auf dem linken Fuß und winkeln das rechte Bein an. Wir umfassen den rechten Fußrist und ziehen die rechte Ferse bis an das Gesäß. Bei anfänglichen Gleichgewichtsproblemen bitte festhalten! Anschließend die Prozedur auf dem rechten Bein stehend.

10. Rumpfbeuge nach allen vier Himmelsrichtungen

Zu allererst strecken wir uns nach oben, so weit es nur irgend geht. Dann erfolgt die erste Rumpfbeuge, diejenige nach hinten: Dazu stellen wir uns gerade auf mit dem Gewicht auf dem Vorfuß. Dann beugen wir den Oberkörper zurück, so weit es geht. Die Arme dienen zum Balancieren. Diese Dehnübung geht durch die gesamte vordere Muskelkette. Verharren Sie in der Ihnen maximal möglichen Position einige Sekunden (3-5 Sekunden). Wer seinen Oberkörper um mehr als 45 Grad nach hinten beugen kann, wird kaum Rückenschmerzen kennenlernen oder, so er sie hat, bald loswerden. Ideal ist, wenn das Brustbein bis (annähernd) in die Horizontale bewegt werden kann. Anschließend erneut nach oben strecken, dann Rumpfbeuge nach rechts, so weit es nur geht. Der linke Arm darf dabei hochgestreckt werden. Wiederum Körper in gerader Haltung ganz nach oben strecken, nun Rumpfbeuge nach links, so weit es nur geht. Der rechte Arm darf dabei hochgestreckt werden. Danach folgt die Rumpfbeuge nach vorne, so weit es geht. Zuvor jedoch fasst eine Hand die Finger der anderen hinter dem Rücken. Die Arme und Hände werden dann nach hinten oben geführt und der Oberkörper gleichzeitig nach vorne gebeugt. Bitte noch höher! Mehrere Atemzüge in der maximalen Dehnung verharren. Je weiter Sie Ihre Hände nach oben strecken können, desto leichter fällt es Ihnen nach dem Aufrichten mit den Fingerspitzen die Fußzehen zu berühren. Um gut runterzukommen, strecken wir erst beide Arme so hoch wie nur möglich und, indem wir im Rumpf nach vorne abkippen, können wir (sogleich oder nach wenigen Wochen Übung) mit den Fingern unsere Zehen berühren. Dabei atmen wir aus.

11. Ziehen des Kopfes nach links und nach rechts

In gerader Stellung stehend führen wir die rechte Hand über dem Kopf bis an das linke Ohr und ziehen den Kopf leicht nach rechts, ohne mit dem Hals Widerstand zu leisten. Richtig die Dehnung fühlen, also mit dem Kopf und den Halsmuskeln keinen Widerstand leisten. Die andere Schulter betont nach unten fallen lassen. Durch diese Übung werden die größeren und kleineren Halsmuskeln gestreckt, wodurch Steifheit im Halsbereich vermieden bzw. gebessert wird. Die gleiche Übung machen wir dann seitenverkehrt mit der linken Hand nach der linken Seite. Wenn Sie bereits Probleme hatten, beim Autofahren den Kopf zur Seite zu drehen, verschwinden diese, ebenso verschwinden alle durch Muskelversteifung induzierten Kopfschmerzen.

12. Stimulierung des Körpergefühls und der Lebensenergie

Zum Abschluss Hände seitlich an die Oberschenkel halten. Bei langsamem Einatmen werden die Hände seitlich mit andauerndem, kräftigem Druck am Rumpf nach oben geführt, über Brust, Hals, Gesicht, bis über dem Kopf, bis – die Handgelenke noch auf dem Kopf aufliegend – die Handflächen der beiden Hände aufeinanderliegen. Dann Arme mit den aufeinanderliegenden Handflächen so weit nach oben über den Kopf strecken als möglich. Beim anschließenden Ausatmen werden die Hände im Halbkreis unter kräftiger Körperspannung langsam nach außen schwingend in die Ausgangsstellung zurückgeführt. Die Übung wirkt, da mit den kräftig drückenden Handflächen viele Meridiane und Energieschlösser am Körper aktiviert werden, sehr harmonisierend und wird als angenehm empfunden.

Wenn Sie nur das Kurzprogramm durchführen können, sollten Sie es abends nochmals wiederholen.

Vergessen Sie dabei nie die empfohlene gerade Körperhaltung, Brust raus, Schultern und Nacken zurück sowie ein Lächeln im Gesicht. Der Regenerationsgewinn ist erheblich. Nehmen Sie stets genug Flüssigkeit zu sich, nämlich kohlensäurefreies Wasser, das möglichst wenige Mineralsalze enthält. In manchen Gegenden ist Leitungswasser dazu besser als Mineralwasser. Das Wasser dient vor allem als Transportmittel zur Ausleitung von Giften und sollte daher möglichst keine weiteren anorganischen Salze beinhalten.

Wer darf das Laufen oder die Gymnastik partiell auslassen? Das dürfen Sie, wenn sie Briefträger sind oder einen anderen sehr bewegungsintensiven Beruf ausüben. Aber auch dann ist es sehr empfehlenswert, die Dehnungsübungen aus der oben aufgezeigten Gymnastik täglich zu üben. Sie werden Ihnen so manchen muskulär- und haltungsbedingten Schmerz ersparen, von dem es weit mehr gibt, als allgemein angenommen wird.

Wer trotz aller oben angezeigten Übungen und der Beachtung aller gegebenen Empfehlungen nach geraumer Zeit noch heftige Bandscheiben-, Schulter-, Kopf- oder Großzehschmerzen, Hüftarthrose, Schmerzen der Zehenmuskulatur oder schwere Migräne haben sollte, muss nicht das Skalpell fürchten. Er wende sich an einen erfahrenen Physiotherapeuten oder an die Klinik für Biokinematik, Bad Krozingen, wo durch geeignete Muskelübungen obige Schmerzen und noch andere Schmerzen, soweit nicht unfallbedingt, besser behoben werden können als traditionelle Schulmedizin dies für möglich erachtet. Siehe beispielsweise www.biokinematik.de. Schulungsprogramme sind dort ebenfalls erhältlich. Jeder nur halbwegs gute Masseur oder Chiropraktiker müsste in der Lage sein, einen Beckenschiefstand, Ursache vieler Beschwerden, schnell, das heißt binnen weniger Minuten, zu beheben. Zur Behebung von Kreuzschmerzen eignet sich auch eine „inverse Trampolinbehandlung" nach dem Kufsteiner Orthopäden Dr. Gundolf. Siehe www.gammaswing.at. Die Patienten werden hierbei an den Füßen aufgehängt und erfahren eine federnde Auf- und Abbewegung, wodurch Rücken- und Bandscheibenprobleme behoben werden können. Bei mehr und richtigem Eigeneinsatz gemäß der oben unterbreiteten Gymnastikübungen erscheint diese aufwendige Lösung jedoch zumeist überflüssig.

Jetzt ist es an der Zeit, eine Bewegungsalternative zum Laufen vorzustellen, die nicht weniger effektvoll ist. Allerdings erübrigt sich dadurch auch nicht die erforderliche Gymnastik. Laufen oder Wandern dürfen oder sollten Sie dennoch.

3 Bewegungs-Alternative mit einem alles überragenden Gesundheitserfolg

Nicht weil es schwer ist, wagen wir es nicht.
Sondern weil wir es nicht wagen, ist es schwer.

Lucius Annaeus Seneca (4 v. Chr.-65 n. Chr.)

Das Trampolin als Genesungsmittel

Wer den Platz im Garten oder einen Sportraum mit hinreichend hoher Decke hat, sollte sich ein großes Sporttrampolin zulegen. Bei Kleintrampolinen kommen ausschließlich solche mit Gummizügen in Frage. Trampoline mit Stahlfedern sind zu hart und sollten zwingend gemieden werden. Dann kann die gesamte Familie ihren Spaß haben. Auch die Fettverbrennung und der Muskelaufbau erfolgen im Eiltempo. Zugleich wird die Sauerstoffaufnahmekapazität fühlbar gesteigert. Laut einer in der Literatur vielzitierten Studie der NASA von 1980 erfolgt die Konditionsverbesserung mit Hilfe des Trampolins sogar um 68% schneller als beim Laufen.

Wichtig und richtig ist zweifellos, dass alle Zellen des Körpers durch die laufende Änderung der Gravitation in Anspruch genommen werden, also auch die inneren Organe und das Bindegewebe. Auch wenn man sich auf dem Trampolin noch so entspannt, so werden doch alle Muskeln und Zellen des Körpers periodisch in der Auffangphase angespannt und in der schwerelosen Gipfelphase entspannt. Aus dieser Tonisierung resultieren rhythmische Regenerationsimpulse, die kräftig zu Buche schlagen. Vor allem das Lymphsystem wird mittels des Trampolins stärker als bei jeder anderen Sportart aktiviert. Das Lymphsystem hat bekanntlich die Aufgabe, verbrauchte Stoffe aus dem Körper zu transportieren und es sorgt durch die Rückführung der Lymphe in die Blutbahn dafür, dass Zellzwischenräume von überschüssiger Flüssigkeit befreit werden. Die Lymphe ist quasi die Abwasserkanalisation des Körpers. Sie ist wesentlicher Teil unseres Immunsystems. Durch den laufenden Druckwechsel beim Trampolinschwingen wird der Flüssigkeitsaustausch stark begünstigt. Das ist wichtig, denn die Lymphe arbeitet nicht in unbewegtem Gewebe, sondern nur, wenn der Körper bewegt wird. Trampolinschwingen wirkt also wie eine Lymphdrainage. Der Lymphfluss wird beschleunigt und damit die Entgiftung des Körpers. Der Abtransport der körperlichen Abfallstoffe verbessert zugleich die Sauerstoffversorgung des Körpers, wobei das Trinken einer ausreichenden Menge Wassers erforderlich ist, damit das Kapillarsystem der Lymphe durch verbrauchte Proteine nicht verstopft wird. Das Schwingen aktiviert den gesamten Stoffwechsel und alle Vitalstoffe werden leichter in alle Körperzellen transportiert. Auf Dauer bringt Trampolinschwingen das gesamte Immunsystem auf Trab und verbessert bis ins hohe Alter signifikant jedwede Anfälligkeit gegenüber Krankheitserregern.

Wenn Laufen in der Natur, bergab verknüpft mit Hopsen und Sprüngen, die bei steilem Gefälle die schnellste und sicherste Fortbewegungsmöglichkeit darstellen, bereits so überaus gesund ist, so gilt dies in gleichem Maße für das Trampolinschwingen. Trampolinschwingen bringt nach vielen durch Versuchsreihen belegten Vergleichen mit anderen Bewegungsarten sogar eine schnellere körperliche Regeneration. Aus der Trainingslehre ist bekannt, dass eine gegen Widerstand bremsende Belastung (wie beim Abfedern) einen besonders hohen Wirkungsgrad und Anreiz zum Muskelwachstum darstellt. Deshalb sind alle Bewegungsformen, die eine abbremsende Belastung abfordern, besonders effizient; Also das Bergabgehen und erst recht das Bergabhüpfen, das allerdings eine gute Kondition und gesunde Gelenke voraussetzt und, wie alles, nicht übertrieben werden sollte. Der Wirkungsgrad des Trainings steigert sich dabei mit dem Bremsweg, wobei dieser, anders als im Gebirge, bei einem weich schwingenden Trampolin gut dosiert werden kann.

Auch den Bandscheiben tut der fortwährende Wechsel zwischen Be- und Entlastung gut. Bandscheiben und Gelenkknorpel sind darauf angewiesen, dass sie durch Diffusion, d.h. durch Einsickern von Körperwasser ernährt werden, da sie nicht durchblutet werden. Dies ist fast nur in entspannter Lage möglich, weshalb das Auf- und Abschwingen auf dem Trampolin auch für Bandscheiben und Gelenke förderlich ist. Achten Sie jedoch darauf, dass Sie ein möglichst weich schwingendes Trampolin erwerben, denn hart gefederte Geräte könnten, wie höheres Springen, das Rückgrat zu sehr belasten, was ausgesprochen kontraproduktiv wäre.

Etwa jeder fünfte Deutsche klagt über Rückenprobleme und meint, er müsse sich schonen. Dabei sind Rückenprobleme in den meisten Fällen Folge einer degenerierten Stützmuskulatur und einer damit verbundenen schlechten Haltung. Bedenken Sie: Es gibt so gut wie keine Gewichtsheber, die Bandscheibenprobleme haben, weil sie mit geradem Rücken bzw. gerader Wirbelsäule belasten! Wenn Sie also Ihre Rücken- und Stützmuskulatur nicht oder falsch trainiert oder eingewöhnt haben, sollten Sie sich nicht wundern, dass Sie unter Rückenschmerzen leiden. Neben den oben aufgezeigten Gym-

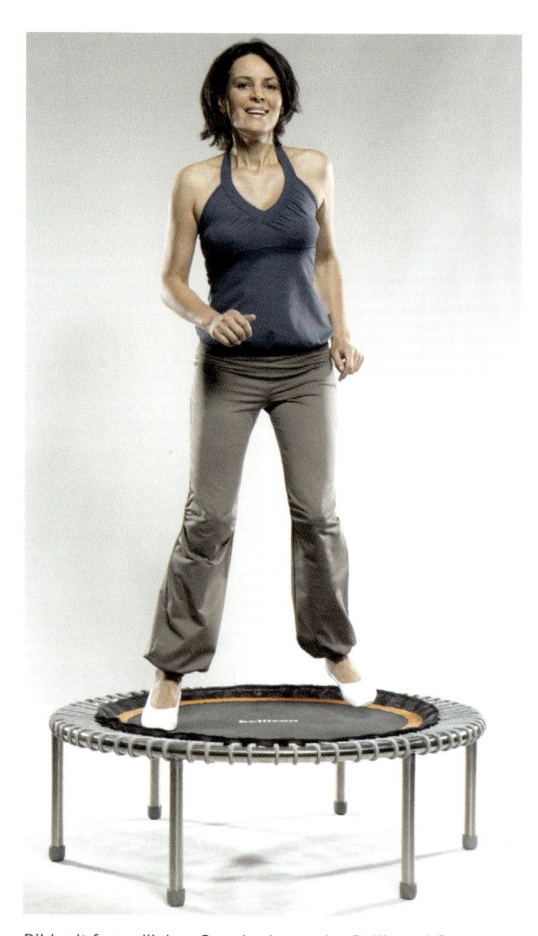

Bild mit freundlicher Genehmigung der Bellicon AG

nastikübungen ist Trampolinschwingen ein hervorragendes Therapiemittel! Dabei ist nochmals klarzustellen: Es ist nicht unter Schmerzen zu trainieren, sondern möglichst entspannt, in Harmonie, als leichtes Schwingen mit Be- und Entlastung. Dabei wird die Haltung des Rückens sehr gerade sein, keinen Buckel! Eine gerade Haltung des Oberkörpers ist überdies notwendig, damit Sie das Gleichgewicht halten. Bitte vergessen Sie nicht, dabei zu lächeln, das steigert Ihren Erfolg.

Zahlreiche orthopädische Ärzte empfehlen bei Beschwerden im Bereich der Lendenwirbelsäule (lumbal) nachdrücklich das Schwingen auf medizinischen, d.h. weich schwingenden Trampolinen. Auch bei bereits bestehenden oder sich anbahnenden Arthrosen und Knorpelschwund wirkt Trampolinschwingen kräftig regenerierend. Knorpel werden, wie die Bandscheiben, versorgt durch Be- und Entlastung, d.h. durch Diffusion. Wenn Sie sich richtig und basenüberschüssig ernähren (siehe nächste Kapitel) und hinreichend bewegen, sind und bleiben Ihnen steife Gelenke, poröse Knochen und Hüftprobleme „Fremdwörter" und das gilt auch in hohem Alter!

Darüber hinaus lehren Untersuchungen, dass durch Trampolinschwingen auch die Produktion roter und weißer Blutkörperchen im Rückenmark kräftig stimuliert wird. Nicht überraschend dürfte sein, dass mit der Aktivierung des Lymphflusses eine schrittweise Entgiftung des gesamten Körpers verbunden ist und sich zahlreiche, bisher als äußerst störend erachtete Symptome in Wohlgefallen auflösen. Das erstreckt sich bis zu nervlichen und psychischen Aspekten. Je weiter fortgeschritten die Entgiftung infolge der Aktivierung des Lymphflusses ist, desto besser wird Ihre Kondition. Sie können damit Ihre Leistungsgrenzen weit über das Ihnen bislang vorstellbare Ausmaß hinaus ausweiten. Sie trainieren und verlassen das Trampolin stets mit einem Lächeln, Ihre Ausstrahlung verbessert sich.

Beim Schwingen wie leichtem Springen sollte eine gute Sauerstoffzufuhr unbedingt sichergestellt werden, indem die Übungen möglichst im Freien oder aber zumindest in einem sehr gut belüfteten Raum durchgeführt werden. Wollen Sie bitte darauf achten, auf dem Trampolin gerade zu stehen, das heißt, die Knie sollten sich nicht gegeneinander neigen, das Gewicht wird also nicht auf die Innenseite der Füße gelagert, wozu auch im täglichen Leben eine große Neigung besteht. Das Kippen der Füße nach innen führt nämlich allzu leicht auf Dauer zu Gelenkproblemen am Fußgelenk oder Knie. Auch die Knie sollten beim Schwingen und erst recht bei eventuellen Sprüngen nie durchgedrückt sein. Wenn Sie das beachten, werden das Trampolin-Wippen und sogar das auch nur leichte Abheben sehr gelenkschonend sowie muskel- und bänderstraffend sein.

Auf der Seite www.gesundheit-mit-sport.de finden Anfänger weitere Hinweise. Beachten Sie bitte, dass für gesundheitliche Zwecke zu Beginn ein Wippen von 3-5 Minuten am Morgen wie am Abend ausreicht. Unter Umständen ist das für Kranke bereits zu lange. Schwingen Sie nur so lange, wie Sie keinen Stress und keinen Schwindel erfahren. Machen Sie gegebenenfalls eine kurze Pause und horchen in Ihren Körper hinein. Denn wenn Sie erstmals nach Anschaffung eines Trampolins zu lange und tüchtig auf dem Trampolin aktiv sind, kann im Körper sehr leicht zu viel aktiviert werden und Sie bekommen zu viele Bereinigungsprobleme auf einmal. Der Autor kennt eine Familie, die aus Begeisterung anfänglich extrem lange und intensiv Trampolin hüpfte. Das Ergebnis war, dass alle binnen einer Woche, ein jeder mit anderen Beschwerden, außer Gefecht war. Es gab keine Probleme mit Gelenken oder Muskeln, jedoch wurden Körpergifte zu schnell zur Ausscheidung aktiviert und brachten eine Systemüberlastung. Also, gehen Sie es langsam an, aber täglich und wiederholt.

Nach einiger Zeit packen Sie spielend mehr und erfahren, je mehr Sie üben, desto besser fühlen Sie sich. Aber denken Sie immer daran, dass (hohe) Sprünge auf einem großen Sporttrampolin nach wenigen Minuten durchaus anstrengend sind und u. a. Atem, Herz und Kreislauf beschleunigen und Sie in einen unerwünschten anaeroben Zustand katapultieren können. Grundsätzlich können Sie, wenn Sie eine gute Kondition haben, zwar alle möglichen Übungen ausführen, wenn Sie sicher wieder aufkommen können. Saltos und Überschläge jedoch tunlichst nicht, denn wer versehentlich mit dem Kopf oder Nacken aufkommt, kann diesen durchaus auch brechen, wenn er unglücklich aufkommt! Bleiben Sie dem abgedeckten Rand fern, um Verletzungen zu vermeiden. Damen sollten unbedingt einen Sport-BH tragen. Ein großes Sport-Trampolin im Garten wird schnell zum Anziehungspunkt für Jung und Alt.

Wer vom Laufen her bereits einen Pulszähler hat, sollte diesen zumindest anfangs auch auf dem Trampolin tragen, bis ein zuverlässiges Gefühl für den eigenen Puls besteht. Sie können so feststellen, wie lange es dauert, bis Sie, durch den Spaß an Sprüngen angetrieben, die aerobe Zone verlassen. Wenn Sie hingegen nur Schwingen, was hier empfohlen wird, kann dies nicht geschehen. Eine Ermüdung der Fuß- und Wadenmuskulatur tritt bei wenig Geübten allerdings nach geraumer Zeit ein. Stets sollte man bei gesundheitsorientiertem Trampolinsport auf ein allmähliches Ausklingen achten. Bitte keine abrupten Beendigungen.

Auch ältere Menschen sollten sich nicht scheuen, ein Trampolin mit Gummihalterung zu erwerben und vor allem zu nutzen. Es gibt übrigens auch Minitrampoline mit einer Haltestange, die von alten oder sehr schwachen Personen genutzt werden können. Es wirkt bereits sehr gesundheitsförderlich, wenn man darauf nur leicht schwingt, also permanent Fußkontakt zur Sprungdecke hält. Das Trampolin hilft laut Arztberichten auch bei Osteoporose (siehe: www.spielturm.de/huepfburg-spielturm-blog/trampolin/ndr-fernsehen-berichtet-ueber-osteoporose-studie-mit-trampolinen-205.html). Das Schwingen stärkt in jedem Fall den Gleichgewichtssinn (Raumorientierung) erheblich. Sprünge sind also aus therapeutischer Sicht nicht erwünscht. Der Erwerb eines Trampolins wird sich als eine der besten Gesundheitsanschaffungen herausstellen, die Sie tätigen können und Sie um Jahre verjüngen.

Welche Übungen kann man beim Trampolinschwingen ausführen?

Alle Dinge werden zu einem Quell der Freude, wenn man sie liebt.
Thomas v. Aquin (1224-1274)

Wenn Sie bereits einige Übung mit dem Trampolin haben und spielend eine Viertelstunde auf- und abschwingen können, bieten sich nachfolgende Übungen an, die Sie jedoch erst nach ca. 5 Minuten einfachem Schwingen beginnen sollten, wenn Sie warm und gut durchblutet sind. Es handelt sich nämlich teilweise um dynamische Dehnungen, die anders als die langsamen Dehnungen der Morgengymnastik zu Zerrungen führen können, wenn Muskeln und Sehnen nicht hinreichend gut erwärmt sind. Andererseits wirken sie stärker aktivierend:

- Schwingen, indem Sie beide Arme auf die Hüften stützen.

- Schwingen, indem Sie auf den Zehen stehen und nur im unteren Kompressionsbereich mit der Ferse leichten Kontakt mit der Sprungdecke haben. Diese Übung stärkt die gesamte Fußmuskulatur.

- Schwingen mit dem linken Arm nach vorne, während der rechte nach hinten geht. Wenn Sie dabei einmal auf Ihre Daumen achten, werden Sie sehen, dass, nur wenn der Daumen nach oben schaut, die Arme von alleine gerade schwingen (wichtig für Ihren Laufstil, siehe oben).

- Schwingen der Arme nach außen und Zusammenführen, bis die Ellenbogen vor der Brust in etwa hintereinander sind, mal der eine oben, mal der andere.

- Schwingen mit beiden Armen nach vorne und hinten, dabei immer schön im Rhythmus der Fußschwingung bleiben. Dabei können nach einiger Übung die Arme bis ganz nach oben in die Streckung geführt werden. Diese Übung kann nach geraumer Zeit anstrengend werden.

- Schwingen in der leichten Schrittstellung, linkes Bein nach vorn und abwechselnd das Gewicht auf das vordere linke und dann das rechte hintere Bein legen. Das Gleiche mit dem rechten Bein vorne.

- Schwingen, indem man in leichter Grätsche auf dem Trampolin steht. Nach einiger Zeit dann Gewicht mit dem Wipprhythmus vom linken auf das rechte Bein verlagern.

- Schwingen, indem man in leichter Grätsche den Rhythmus verändert in links zweimal und rechts zweimal oder auch dreimal, je nach Gusto hin und her.

- Schwingen, indem dauernd abwechselnd nur auf einem Bein gestanden wird, während das andere bei der nach oben gehenden Entlastungsphase leicht oder wahlweise stärker angehoben wird.

- Schwingen auf nur einem Bein. Das ist eine sehr schwierige Übung, die den Gleichgewichtssinn extrem fordert und fördert. Bitte nicht ins Hopsen geraten, immer mit Tuchfühlung. Je nachdem, wie kräftig Sie schwingen, werden Sie über die unterschiedliche Anforderung an das Gleichgewicht staunen. Wechseln Sie einfach auf das andere Bein, wenn Sie aus der Balance geraten.

- Schwingen mit Neigung des Oberkörpers nach links und rechts im rhythmischen Wechsel.

- Schwingen mit komplettem Rumpfkreisen. Die Arme werden zunächst in Rumpfbeugehaltung ganz nach vorne gestreckt und dann jeweils, so weit es geht, im Uhrzeigersinn nach außen über dem Kopf nach hinten geführt und wieder seitlich nach links.

Das ist eine bei mehreren flotten Wiederholungen den Gleichgewichtssinn sehr stark herausfordernde Übung, insbesondere, wenn Sie dabei nicht das Wippen mit den Füßen vergessen! Diese Übung dann auch gegen den Uhrzeigersinn.

- Schwingen in leichter Hocke. Dabei kann der linke Fuß eine halbe Fußlänge vorgeschoben werden. Anschließend auch in stärkerer Hocke. Auch wieder ein Fuß (abwechselnd) um halbe Fußlänge nach vorne geschoben, dabei bleiben beide Füße, auch die Fersen immer auf der Schwungdecke. Das stellt ein für Skifahrer sehr effizientes Muskeltraining dar.

- Schwingen in Schrittstellung und in Hocke, der Oberkörper bleibt gerade. Linkes Bein vorne, anschließend rechtes Bein vorne. Dabei darauf achten, dass der jeweils hintere Fuß genau in paralleler Schrittstellung steht zum vorderen Fuß. Das Gefühl für eine saubere Balance wird dabei sehr gefordert. Zugleich bietet diese Übung einen idealen Trainingseffekt für Snowboarder, wobei der Fußwinkel entsprechend der Stellung auf dem Board angewinkelt wird und die Hüfte dagegengedreht wird.

Übungen mit Abheben von der Matte werden hier nicht angeführt, die finden sportlich Interessierte gewiss ganz von selbst. Uns geht es hier nur um Übungen, die aller Wahrscheinlichkeit nach ausschließlich im aeroben Bereich verbleiben und geeignet sind, die Gesundheit und Vitalität zu stärken.

Besonders hochqualitative große Sport- und Gartentrampoline führt www.trampolinspecialisten.com. Besser jedoch ist fast immer der Erwerb eines weich schwingenden, medizinischen (!) Trampolins mit Gummifederung, zumal dies ganzjährig in der Wohnung genutzt werden kann. Besonders hochqualitative, weich schwingende Geräte bietet die Firma Bellicon an, siehe www.bellicon.de.

Bedenkt man den hohen gesundheitlichen Wert und die aktive Freude, die Trampoline bieten können, ist es überraschend, wie wenig sie verbreitet sind. Offensichtlich ist die Eigenschaft des Trampolins als Quelle für eine erstklassige Gesundheit noch immer viel zu wenig bekannt. Laut einer Pressemeldung vom Mai 2009 soll es in Japan eine Seniorengruppe geben, die aktiv Trampolinspringen ausübt mit einem Mindesteintrittsalter von 91 Jahren. Sie wetteifern mit Gruppen des Tai Chi, das sich durch langsame, geradezu meditativ anmutende und dehnungsbetonte Bewegungsabläufe auszeichnet (siehe www.youtube.com/watch?v=TBvF6r6DOvc), wer die bessere Gesundheit erringen werde.

Bei uns gilt das Trampolin noch immer als Kindervergnügen, obwohl es eine ausgezeichnete Therapiequelle darstellt. Es lässt Kinder sehr harmonisch werden und zaubert Aggressionen, auch bei Halbwüchsigen, bald hinweg. Entsinnen Sie sich nicht mehr, welches Vergnügen es Ihnen oder Ihren Kindern bereitete, durch die Betten zu hopsen oder auf dem Sofa? Wenn die Eltern den Bewegungsdrang der Kinder dann unterdrücken, statt ihn durch Erwerb eines Trampolins in geeignetere Bahnen zu lenken, schaffen sie sich quengelnde, unzufriedene Kinder und legen den Grundstein für künftige Krankheiten. Wenn Säuglinge unzufrieden sind, werden sie von der Mutter ganz instinktiv in den Armen sanft auf- und abgeschaukelt, bis sie – sofern nicht etwa eine falsche Ernährung permanente Bauchschmerzen bereitet – zufrieden lächeln. Diese Bewegung schafft also Zufriedenheit, sie ist von der Natur so gewollt, denn durch sie wird unser so überaus wichtiges Lymphsystem stimuliert. Übrigens können auch Behinderte, Erwachsene wie Kinder, durch Bewegungen im Sitzen fühlbare Regenerationsgewinne erzielen. Selbst nur die Füße auf ein Trampolin zu stellen, auf dem eine andere Person auf- und abschwingt, wird als sehr wohltuend empfunden. Kranke Kleinkinder, die auf ein

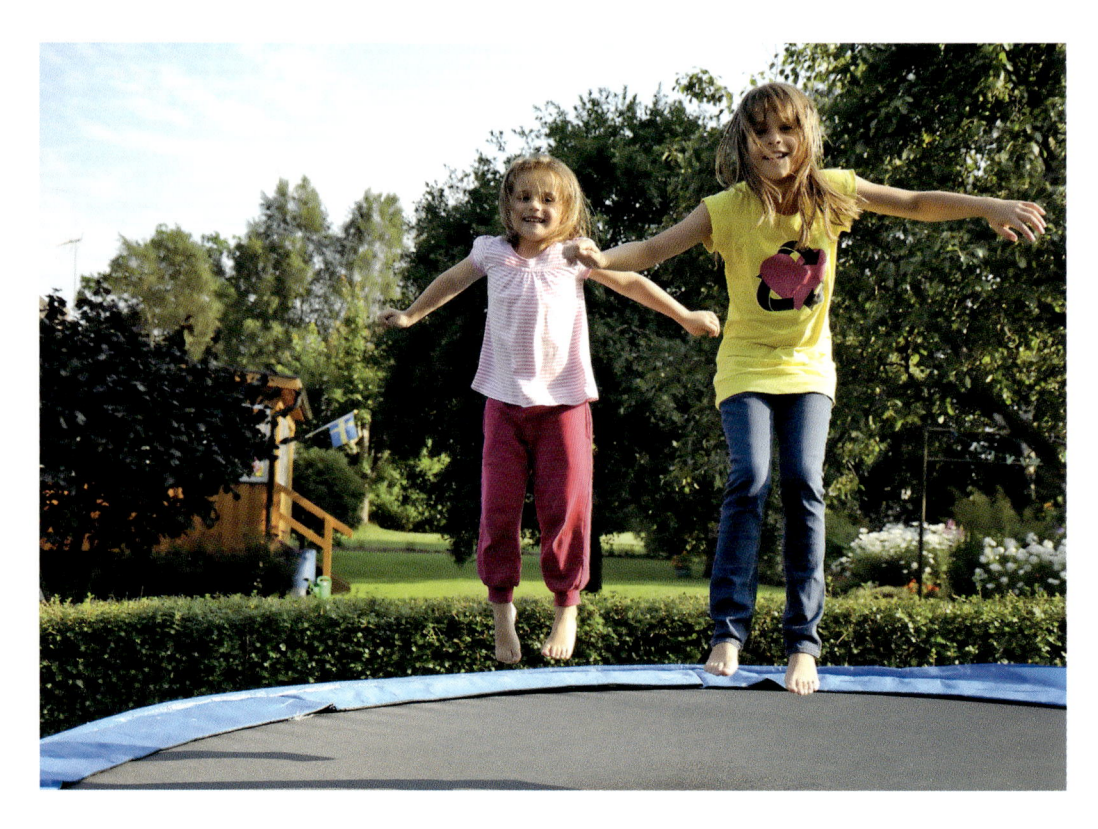

Trampolin gelegt werden, können durch das sanfte Auf- und Abschwingen eines über ihnen stehenden Erwachsenen zufriedengestellt werden. Sie profitieren gesundheitlich, denn die sanfte Schwingbewegung aktiviert ihre Lymphe und begünstigt damit die Körperentgiftung, wodurch der Heilungsprozess in Gang kommt. So, wie therapeutisches Reiten eine wohltuende, heilsame Wirkung auf den Reiter ausübt, entfaltet das Trampolin seine positiven rhythmischen Wirkungen auch bei neurologischen und orthopädischen Krankheitsbildern. Die zusätzliche Freude und die Förderung der Verantwortung im Umgang mit dem Pferd entfallen allerdings, geboten wird jedoch der Vorteil eines täglich beliebig häufigen Einsatzes bei sehr geringem Aufwand sowie eine andersgeartete Freude an der eigenen Bewegung.

Die mangelnde Verbreitung der Trampoline wird somit vor allem daran liegen, dass diese mangels Wissen nicht ernst genug genommen werden und dass dieser Sport (uns interessiert vorwiegend der therapeutisch-gesundheitliche Aspekt) nur einzeln ausgeübt werden kann. Denn wer erwirbt schon mehrere Trampoline? Wenn in der Vergangenheit schon mal ein Trampolin erworben wurde, dann war es üblicherweise ein billiges, minderwertiges Kindertrampolin, das sich bald als zu klein oder zu schwach erwies und vor allem wegen einer straffen Stahlfederung nichts taugte. Deshalb: Besorgen Sie sich ein qualitativ hochwertiges Exemplar, das dann auch über Jahre hält.

Wenn Sie an einem Urlaubsort die Chance haben sollten, ein Großtrampolin zu betreten, so nutzen Sie diese Chance, auch wenn rundum nur fröhlich lachende Kinder sind. Sie werden es nicht bereuen. Dem Autor ist kein Hilfsmittel bekannt, das auch nur annähernd gleichwertige gesundheitsfördernde Wirkungen hat wie Trampolinschwingen und (nur für Gesunde) kontrolliertes Hüpfen. Auch für Sportler, die die Steigerung ihrer Dauerleistungsfähigkeit vorzugsweise durch das leicht zu kontrollierende Joggen anstreben, bietet Trampolinschwingen eine zusätzliche, risikoarme Möglichkeit zur Konditionsverbesserung.

4 Der gesundheitliche Nutzen von Bewegungstraining, Kraft- und Dehnungsgymnastik

Es gibt nichts Gutes außer: man tut es.
Erich Kästner (1899-1947)

Fassen wir nochmals den Nutzen all der Anstrengungen, die Bewegungstraining sowie die Gymnastikübungen mit sich bringen, zusammen; denn die Neigung ist groß, nach dem bekannten Motto zu leben:

*„Ach wie schön ist's nichts zu tun,
und sich davon dann auszuruh'n."*

Wer jedoch seine Muskeln trainiert, stärkt diese. Bewegung verbessert die Atmung. Der Kreislauf wird stabilisiert, die Lymphe aktiviert. Ihre Dynamik wird verbessert. Je größer Ihr Muskelanteil am Gesamtgewicht, desto leichter bewältigen Sie Berghänge, Treppen und Gewichte. Sie tragen leichter an sich selbst und können auch Körperfette schneller verbrennen. Sie verlernen Rückenschmerzen und vielerlei Arten an Migräne. Sogar Ihre Knochen gewinnen an Stabilität, denn ihre Dichte wächst bei Widerstand und bei richtiger, das heißt gesunder Ernährung, was noch näher auszuführen sein wird. Vor allem denken Sie immer daran, Körperfette können ausschließlich durch Muskelarbeit verbrannt werden. Es gibt keine andere Methode, da Fette nicht durch Verdauung und kaum je durch Fasten oder Diäten abgebaut werden. Sorgen Sie deshalb für Muskelaufbau, der auch Ihr natürliches muskuläres Stützkorsett festigt. Je leistungsfähiger Sie werden, desto weniger anfällig werden Sie zugleich gegenüber vielerlei Belastungen. Ihr Gleichgewichtssinn wird gesteigert, Ihre Haltung verbessert sich und damit auch Ihre psychische Einstellung zu sich selbst, falls Sie nicht unbewusst fortwährend neue Krankheitsimpulse setzen. Kein Wunder, denn auch Ihr Aussehen hat sich binnen weniger Monate positiv verändert, die Muskulatur ist straffer geworden, sodass sowohl Ihr Selbstwertgefühl als auch Ihre Attraktivität steigen. Kurzum, nicht nur Ihre Beweglichkeit, sondern auch Ihr Wohlbefinden bessert sich von Monat zu Monat.

5 Richtig atmen – der verlorene Schlüssel zur Gesundheit

Der Weise atmet und spricht langsam.

Taoistische Weisheit

Der Atem bestimmt den Ur-Lebensrhythmus in uns. Er hat Einfluss auf Körper und Psyche, wie umgekehrt. Rein mechanisch werden innere Organe aktiviert. Der Atem wirkt auf das Nervensystem und hängt eng mit Herz-Lungen-Kreislauf und einer Aktivierung des Lymphsystems zusammen. Der Atem regelt die Sauerstoffzufuhr und CO_2-Abgabe des Körpers. Er ernährt und entgiftet. Beim Atmen werden i. d. R. von dem zu rund 21 % in der Luft vorhandenen Sauerstoff 5-7 %-Punkte verbraucht. Die Luft, die wir ausatmen, enthält somit noch immer ca. 14-16 % Sauerstoff, ausreichend für eine Mund-zu-Mund-Beatmung. Die Atemfrequenz variiert mit unserer Tätigkeit und dem Alter. Sie wird jedoch in besonderem Maße durch selbst anerzogene Gewohnheiten bestimmt. Erwachsene tätigen durchschnittlich pro Minute 12-18 Atemzüge, manche Kurzatmige sogar mehr als 25 Atemzüge. Eine solche Atmung ist jedoch eine per saldo zivilisationsgeschädigte, schwache und vorwiegend eine flache Brustatmung. Bei nicht forcierter Zwerchfellatmung und entspannter Haltung könnte hingegen die Atemfrequenz deutlich niedriger ausfallen, nämlich 5-10 Atemzyklen pro Minute. Interessant dabei ist, dass damit sogleich die Stressempfindung des Körpers nachhaltig sinkt.

Unser Atmen ist in aller Regel unbewusst, es sei denn, es werde durch den Willen beeinflusst oder aber im Rahmen zumeist gymnastischer Übungen indirekt beeinflusst und zugelassen. Da der Atem direkt mit dem Bewusstseinszustand korreliert, ist eine ausgeprägt willentliche Beeinflussung des Atmens häufig durch spekulative Elemente geprägt. Dennoch sollten wir uns bewusst sein, dass unsere Atmung so sein sollte, dass sie den Körper und unser Wohlbefinden unterstützt, nämlich primär Zwerchfellatmung, durch den Bauch, der sich beim Einatmen vorwölben wird und erst ergänzend, wenn es erforderlich sein sollte, zusätzlich die Brustatmung, welche die Brust beim Einatmen anschwellen lässt. Unverfälschte, natürliche Zwerchfellatmung können Sie bei Babys sehen. Die Zwerchfellatmung zeigt sich am deutlichsten im Dreieck zwischen den Rippen und dem Bauchnabel. Wenn man nur über die Brust atmet, atmet man flacher und nimmt entgegen dem subjektiven Eindruck weniger Sauerstoff auf, weil der Körper schnell unter Stress gerät. Man muss deshalb dann auch wesentlich öfter atmen.

Durch das Atmen mit dem Zwerchfell verbessert sich nicht nur die Sauerstoffversorgung, sondern erfährt auch der Lymphfluss im Körper eine Stimulierung. Die körpereigene Entgiftung wird aktiviert. Je ruhiger die Zwerchfellatmung, desto gesünder. Je flacher der Atem ausfällt (Brustatmung) und je häufiger Sie pro Minute atmen, desto höher wird die Arbeit, die Ihre Muskeln vollbringen müssen. Die Folge davon ist Stress für die Organe wie auch emotionaler Stress. Wenn es Ihnen gar den „Atem verschlägt", d.h. die Atmung unterbrochen wird, ist ein Stressgipfel erreicht. Wer schlecht atmet, hat also wenig Energie. Gut atmen heißt mit dem Zwerchfell atmen.

Die Kunst, genügend Sauerstoff einzuatmen, liegt im Ausatmen. Üben Sie täglich im Rahmen der empfohlenen Gymnastik vollständig mit dem Zwerchfell auszuatmen, indem Sie vor allem den Unterbauch zusammenziehen, bis es richtig muskulär zu spüren ist. Hierdurch werden auch die ansonsten wenig genutzten Muskeln in Bauch und Becken trainiert. Die Einatmung geht dann immer von selbst, wobei sich der Unterbauch etwas nach außen wölbt, das Rückgrat sich aufrichtet und die Luft auch in die hinteren unteren Partien der Lunge einströmt, da das Zwerchfell sich anspannt. Das vollständige Ausatmen mit Zusammenziehen des gesamten Unterleibes wie auch das tiefe Einatmen erfolgt dabei immer durch die Nase. Atmen Sie jedoch bitte sehr, sehr (!) langsam, denn schnelles tiefes Atmen wirkt sehr kontraproduktiv. Wer unsicher ist, was Zwerchfellatmung bedeutet, lege seine Hand auf den Bauch. Die Hand muss sich deutlich hin und her bewegen. Wer noch immer unsicher ist, lege sich hin und nehme eine Hand auf die Brust und die andere auf den Bauchnabel. Beim Einatmen darf sich idealerweise nur die untere Hand auf dem Bauch bewegen, diejenige auf der Brust allenfalls erst ganz am Ende des Einatmungszuges. Beim Ausatmen sinkt die Hand auf dem Bauch ab und erst zum Schluss die Hand auf der Brust ein kleines Bisschen. Üben Sie die Zwerchfellatmung, denn sie fördert Ihre Gesundheit mehr als Sie ahnen. Wer eine lange, ruhige Atmung hat, kommt selten in Stress.

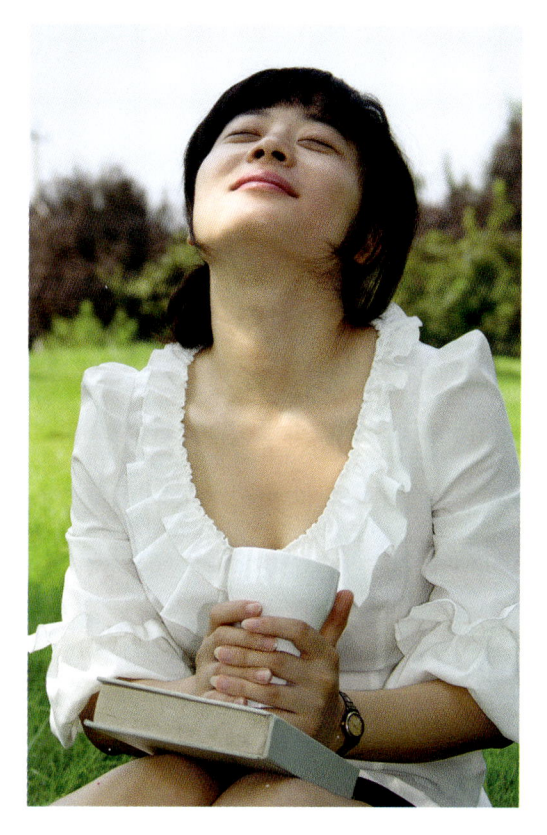

Durch richtiges Atmen genesen

Der Atem ist das Pferd, der Gedanke der Reiter.
Tibetischer Spruch

Das Atmen erfolgt im Normalfall immer durch die Nase. Wenn Sie jedoch „die Nase voll haben", ist Stress vorhanden. Die Ursachen, nicht die Symptome sollten behoben werden. Beim Atmen, erst recht beim Atmen in der Bewegung, beim Laufen wie beim Gehen gibt es die unterschiedlichsten Lehrmeinungen; von einem 5-Schritte-Rhythmus beim Einatmen und 5 Schritte zum Ausatmen bis hin zum „7 Schritte beim Einatmen und 7 Schritte beim Ausatmen" (W. R. Borg) und auch mehr. Lassen Sie sich durch Theorien nicht verunsichern, machen Sie bei der nächsten Wanderung und/oder dem nächsten leichten (!) Dauerlauf einen Test. Vielleicht will Ihr Körper nach dem Ausatmen länger ruhen, also eine richtige Pause machen, bevor er wieder und vor allem schneller einatmet! Und womöglich ist Ihr Rhythmus anders als Lehrmeister empfehlen. Schließlich ist die Atemfrequenz nicht zuletzt von Ihrem Tempo und dem Gelände abhängig. Atmen Sie jedoch in jedem Fall mit dem Zwerchfell (Bauch) und durch die Nase und nicht flach mit der Brust. Nur bei außergewöhnlicher Belastung kommt die bewusste Brustatmung ergänzend dazu. Sorgen Sie für eine freie Nase und hören Sie auf Ihren Körper und nicht auf Dritte. Tun Sie das, was Ihrem Körper guttut, aber tun Sie es! Der Rhythmus ergibt sich bald von alleine aus Einatmen, Ausatmen, Pause. Vermutlich werden Sie nach einiger Zeit darauf kommen, dass Sie beim Gehen zum Beispiel wenige (1-2) Schritte einatmen, aber 7 Schritte oder mehr zum Ausatmen inklusive Pause benötigen. Der Ausatmungsprozess inklusive Pause wird also länger andauern als die Einatmungsphase. Man spricht dann von einem natürlichen Rhythmus. Erst bei schnellerem Laufen oder bei steilem Anstieg mit erhöhter Atemfrequenz gleichen sich die Zeiten für Ein- und Ausatmung in aller Regel immer mehr an.

Da es unzählige Atemschulen gibt und deren empfohlene Methoden sich zumeist widersprechen, sei es an dieser Stelle mit der in allen Atemschulen übereinstimmenden Empfehlung der Zwerchfellatmung (Bauchatmung) belassen. Das Ein- wie auch das Ausatmen darf nur bei sehr hohem Stress, wie sportlichen Spitzenanforderungen, durch den Mund geschehen. Ansonsten ist Mundatmung stets zu meiden. Dies gilt auch für das Ausatmen durch den Mund. Der Hinweis, dass mutwillig übertriebene, extreme Tiefatmung, insbesondere in hoher Frequenz, zu erheblichen Problemen führen kann, sei erneut gegeben. Halten Sie also Maß. Wenn Sie hinreichend Sport treiben und dadurch zugleich eine gute, wenn auch zunächst vielleicht nur gute äußere Haltung erwerben, stellt sich im weiteren Verlauf auch schrittweise eine innere Umstellung und eine bessere Atmung ganz von alleine ein. Ein gutes Atmen wird somit Folge einer gesunden Lebenspraxis und braucht nicht spekulativ vorangestellt zu werden.

Insoweit erübrigte sich ein Befassen mit den unterschiedlichsten Atemschulen, insbesondere des Ostens und vor allem des Yoga, wenn da nicht gleichzeitig der offenkundige Tatbestand existierte, dass einige Yogis aufgrund eines von ihnen praktizierten speziellen Atemsystems bei bester Gesundheit und sehr jugendlichem Aussehen weit über hundert Jahre alt wurden. Glücklicherweise hat aber der russische Professor Dr. Konstantin Pavlovich Buteyko das Geheimnis der Genesung und Gesundheitserhaltung durch die Methode einer willentlich Kohlensäure ansammelnden Atmung offengelegt, sodass sie jedermann auf wissenschaftlicher Basis nachvollziehen kann.

Die Atemschule nach Buteyko

*Es freue sich,
wer da atmet im rosigen Licht!*
Friedrich von Schiller (1759-1805)

Der Russe Buteyko entdeckte, dass weniger intensives Atmen den Körper paradoxerweise mit mehr Sauerstoff versorgen kann. Diese Erkenntnis bedarf der Erläuterung. Kohlendioxyd ist neben Wasser Endprodukt aus der Verbrennung von Glukose im Zuge der Energiegewinnung unserer Zellen. Dieses Abfallprodukt des Stoffwechsels wird über die Lunge ausgeatmet. Gleichzeitig wird jedoch auch das Kohlendioxyd/Kohlensäure für den Menschen in einer bestimmten Konzentration im Blut dringend benötigt. Denn der durch die Lungen eingeatmete Sauerstoff wird in den Lungenbläschen (Alveolen) an das Hämoglobin, den roten Blutfarbstoff, gebunden und durch dieses über das Adersystem in alle Körperorgane und Zellen transportiert. Ist jedoch zu wenig Kohlendioxyd vorhanden, wird diese Bindung zu intensiv und der Sauerstoff kann nur unzureichend an das Gewebe abgegeben werden. Dieser Umstand wird nach dem dänischen Entdecker Bohr-Effekt genannt (http://de.wikipedia.org/wiki/Bohr-Effekt). Dieser Effekt tritt immer ein, wenn zu viel Kohlendioxyd infolge Hyperventilation abgeatmet wird. Der Kohlensäurespiegel im Blut wird dann zu niedrig. Der Kohlendioxyd-Mangel führt zu einer Kontraktion der glatten Muskeln und damit zu einer Verengung der peripheren Blutgefäße, was eine schlechtere Durchblutung und Sauerstoffversorgung des Gewebes zur Folge hat. Auf die Verengung der Blutgefäße reagiert der Körper mit einer Erhöhung des Blutdrucks, einem beschleunigten Herzschlag und gerät unter Stress. Dass

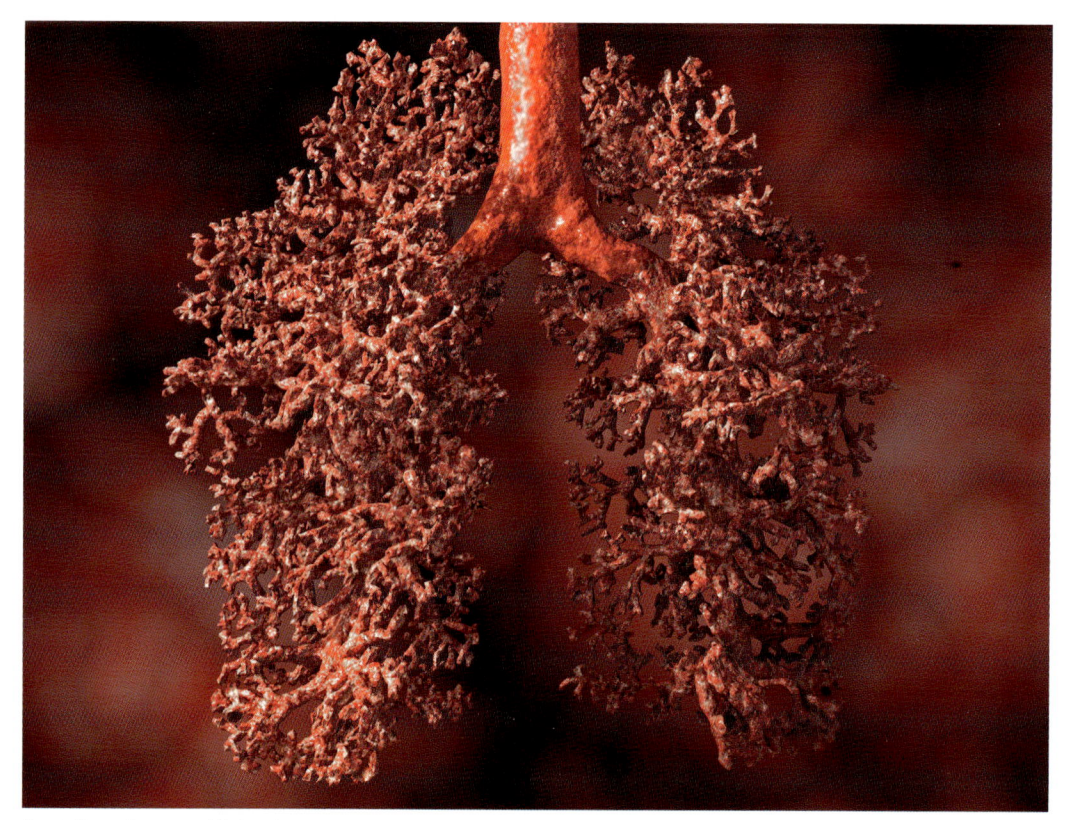

Darstellung der menschlichen Lunge

durch die Atmung zugleich ein unmittelbarer Einfluss auf das Säure-Basen-Gleichgewicht des Körpers ausgeübt werden kann, ist wenig bekannt.

Eine Reduktion der Atemluft nach der Buteyko-Methode führt zu einer Normalisierung der Sauerstoffversorgung des Körpers und bewirkt zusätzlich, dass infolge der verringerten Atmung – wie beim Training im Hochgebirge – mehr rote Blutkörperchen gebildet werden, sodass die Sauerstofftransportkapazität des Blutes nachhaltig steigt. In Therapiekursen empfiehlt Dr. Smolka (s. unten), eine Schülerin von Buteyko, unter anderem während eines Schrittes einzuatmen und auf fünf Schritte auszuatmen. Die Ausatmungsdauer kann individuell allmählich gesteigert werden.

Durch die übliche, schädliche Hyperventilation, die bei Brustatmung immer eintritt, werden die Zellen mit Sauerstoff unterversorgt. Hierdurch entstehen in den Körperzellen dann leichter organische Säuren, insbesondere Milchsäuren, die zu einer generellen Übersäuerung führen. Um diese Säuren dann auszuatmen, wird über das Atemzentrum mehr Sauerstoff angefordert. Da der Mensch nun statt mit einer verlangsamten Zwerchfellatmung üblicherweise mit einer beschleunigten Brustatmung reagiert, wird eine negative Spirale der beschleunigten Atmung in Gang gesetzt.

Dieser nachteilige Umstand trifft nach Buteyko bei über 2/3 aller Menschen zu und ist Ursache nicht nur für Formen der Atemwegserkrankungen wie Bronchitis, Sinusitis, Asthma, Heuschnupfen, Schlafapnoe und eine gesteigerte Infektanfälligkeit sowie vorzeitige Erschöpfung, sondern darüber hinaus für zahlreiche Erkrankungen wie z.B. Bluthochdruck, Depressionen, Fettsucht (Adipositas),

Allergien u.a.m. Sie alle können gemäß der von Buteyko in den 1950er Jahren entwickelten Methode geheilt, zumindest jedoch wesentlich gebessert bzw. vermieden werden. Diese Methode ist seit den 1980er Jahren von der Akademie der Wissenschaften in Moskau offiziell anerkannt und wird in den Ländern der ehemaligen UdSSR sehr erfolgreich angewandt. Dass diese einfache und unbestritten erfolgreiche Methode im Westen nur zögerlich Fuß fasst, wiewohl es auch in der westlichen Welt einige bemerkenswerte Studien dazu gibt, dürfte ausschließlich an wirtschaftlichen Gründen liegen und gewiss nicht daran, dass der gesamte Wirkmechanismus (wie bei vielen anderen Heilmethoden) noch nicht bis in alle Einzelheiten wissenschaftlich erklärt ist. So bereits das Urteil der BBC in einem Film über die Buteyko-Methode aus dem Jahr 1998.

Die Ursachen einer falschen Atmung (Brustatmung und eine zu tiefe und schnelle Atmung) liegen zum Beispiel im Stress, zu vielem Reden mit Mundatmung, Allergenen, falsch erlerntem Atemverhalten, dem Verzehr von zu viel tierischem Eiweiß und Zucker sowie anderen Stressfaktoren für den Körper.

Die Buteyko-Atemmethode ist ein Weg, die normale Atmung wiederzuerlangen. Nach Buteyko besteht normales Atmen in Ruheposition grob aus drei Phasen. Dem Einatmen (Zwerchfellatmung) durch die Nase, dem unmittelbar darauf folgenden Ausatmen durch die Nase und einer anschließenden Pause, während der die CO_2-Konzentration ansteigt. Die Atemfrequenz sinkt dabei geradezu automatisch von hohen Werten allmählich ab, bis sie bei vollkommener Entspannung eine Frequenz von 5-8 Atemzügen pro Minute erreicht hat. Der Weg dahin erfordert jedoch einige Disziplin, zumal am Anfang das Atemvolumen reduziert wird. Es besteht also stets ein leichter Lufthunger. Erst wenn dieser Zustand verinnerlicht wurde, folgt die Senkung der Atemfrequenz. Es ist zum Erlernen der Buteyko-Methode also kontraproduktiv, in zwar langsamen Atemzügen, zugleich aber sehr tief einzuatmen.

Man kann die Atemmethode bei bewusster Eigenbeobachtung zwar leicht anwenden, aber bis zu einer unterbewussten Praxis bedarf es einiger Übung. Das Atmen während des flotten Wanderns erweist sich als recht einfach. Der Autor hatte folgende Erfahrung: Bei geradem Gelände beim ersten Schritt einatmen (Zwerchfell und Nasenatmung) und während weiteren sieben Schritten durch die Nase ausatmen. Bei etwas steilerem und längerem Anstieg (Gebirge) bei 1 einatmen und bis 4 ausatmen, immer mit leichtem (!) Luftwunsch, aber normalem Puls ohne Herzklopfen.

Schwieriger ist jedoch das Einüben der Volumenminderatmung in ruhiger Position. Die Atemschule nach Buteyko kennt dazu zahlreiche Hilfen. Nachfolgend vier Übungsmethoden unter mehr als einem Dutzend zur Auswahl: Man atme mit leichtem Luftwunsch möglichst leise oder man atme gegen einen vor die Nase gehaltenen Finger so sanft, dass man die Luftbewegung kaum spüre oder man mache möglichst kleine Atemzüge, aber durchaus in der Reihenfolge einatmen, ausatmen, Pause oder man halte jeweils ein Nasenloch zu und atme dabei möglichst lautlos. Sinn dieser Übungen ist, dass die Lunge nicht so viel CO_2 ausatmet und sich an eine niedrige Luftvolumen-Atmung gewöhnt, wodurch allmählich die Sauerstoff-Transportkapazität des Blutes gesteigert wird. Als äußerst effizient haben sich auch die sogenannten Kontrollpausen, verlängerte Kontrollpausen sowie maximale Pausen erwiesen. Bei normaler ruhiger Nasenatmung werden am Ende der Ausatmungsphase die Nasenlöcher zugehalten und in Sekunden gemessen, wie lange dies ausgehalten werden kann, ohne dass der nächste Atemzug übermäßig tief und/oder durch den Mund erfolgen muss. Sofern diese Atemübungen täglich wiederholt durchgeführt werden, werden Sie erleben, dass sich die Kontrollpausen binnen weniger Tage zeitlich signifikant ausdehnen. Maximale Atempausen sind nur für gesunde Menschen geeignet und das auch möglichst nur einmal am Tage. Grundsätzlich gilt, dass Wohlbefinden und körperliche Leistungsfähigkeit mit der Länge der Kontrollpause ansteigen.

Bei durch Schwellung behinderter Nase halte man beim Einatmen ein Nasenloch zu und atme durch dasselbe Nasenloch wieder aus. Am Ende der Ausatmungsperiode verschließen Sie beide Nasenlöcher während der anschließenden gesamten Atempause. In der Atempause – Sie zählen in Gedanken bis 5 – sind somit beide Nasenlöcher und auch der Mund geschlossen. Bitte übertreiben Sie diese Atempause nicht, denn das nächste Atemholen soll nicht überzogen ausfallen. Sie werden also während der gesamten Übungsphase eine geringfügige Luftnot empfinden, die Ihrem Organismus zu einer erhöhten Kohlensäurekonzentration verhilft. Nicken Sie während dieser Prozedur leicht mit dem Kopf nach vorne und hinten, etwas über den Gleichgewichtspunkt des Kopfes hinaus. Beim Einatmen nach hinten, beim Ausatmen nach vorne. Bereits nach wenigen Atemzügen auf die geschilderte Art beginnen die Nasenschleimhäute abzuschwellen. Schleim aus der Nase und den Nebenhöhlen ist dabei in den Mund zu saugen und hinunterzuschlucken. Ihre Atmung wird dann schnell freier, die Sauerstoffversorgung und das Wohlbefinden bessern sich. Mundatmung ist also in jedem Fall strikt zu meiden. Kinder mit Mundatmung entwickeln sich in jeder Hinsicht (sic. Rakhimov, siehe unten) nicht optimal. Nach Buteyko sollte man auch das Husten vermeiden und allenfalls gegen die geschlossenen Lippen husten, da durch Husten bestehende Entzündungen stimuliert werden. Durch die Ausübung der Buteyko-Atemmethode werden übrigens sowohl die Infektionsdauer als auch die Anfälligkeit gegenüber Infektionen drastisch reduziert.

Darüber hinaus ist festzustellen, dass einige Tage nach Beginn dieser Atemmethode nicht nur über die Schleimhäute eine erhöhte Schleimabsonderung erfolgt, sondern auch über den Urin eine Entgiftung stattfindet. Letzterer wird nämlich bei konsequenter Anwendung der Buteyko-Atemmethode während der Anfangsphase dunkler.

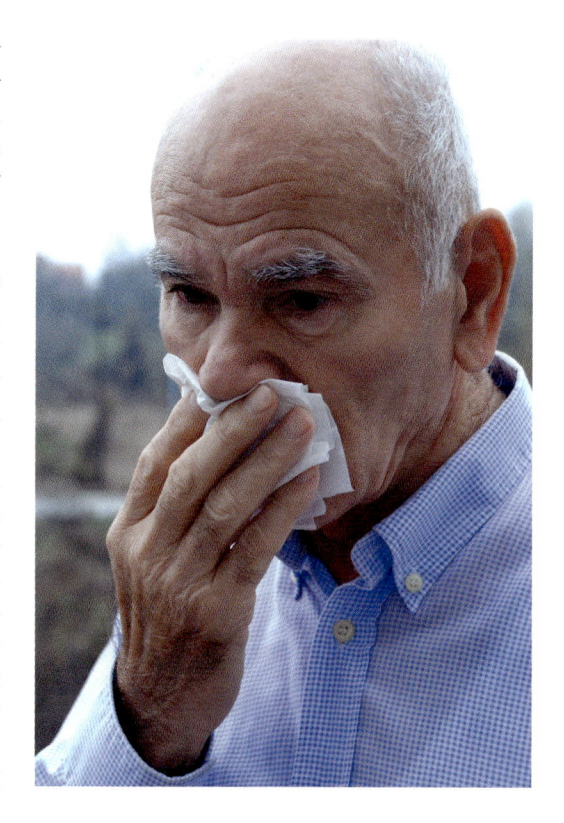

Warum ist die Nasenatmung so wichtig? Sie dient dazu, die kühle Luft auf die Körpertemperatur anzuheben, die Luft zu befeuchten und von Staub und Keimen und Allergenen möglichst auszufiltern, bevor sie die Lunge erreicht. Dadurch, dass bei Nasenatmung die Luft in den Nasennebenhöhlen schneller ausgetauscht wird, reduziert sich gegenüber der Mundatmung die Gefahr bakterieller Infektionen. Schließlich begrenzt die Nasenatmung das Atemvolumen und man gerät nicht so leicht in die Hyperventilation wie bei Mundatmung. Überdies schädigt die Mundatmung, bei der die Zunge nicht am Gaumen anliegt, bei Kindern die Entwicklung des Kiefers. Um während der Nacht eine unerwünschte

Mundatmung (Schnarchen) zu vermeiden, die neben einem Austrocknen der Schleimhäute und Zuschwellen der Nase Hyperventilation und eine zu starke Abatmung von CO_2 befördert, empfiehlt es sich nach Buteyko, den Mund während der Nacht zuzukleben, damit die Anstrengungen des Tages nicht umsonst sind. Hautfreundliche Papierklebestreifen (z.B. Leukopor, 2,5 cm breit, 5 m Rolle) erhalten Sie in der Apotheke. Kleben Sie damit einen einzigen etwa 5-6 cm langen Streifen von unter der Nase bis an das Kinn. Mehr ist nicht nötig. Sollte Ihnen die Klebwirkung zu intensiv sein, dann kleben Sie das Pflaster zuvor auf eine haarfreie Köperstelle und ziehen es wieder ab. Das Pflaster sollte jedoch seine Aufgabe noch erfüllen können. Nach spätestens drei Nächten haben Sie sich daran gewöhnt und werden besser schlafen als zuvor. Ihr Körper wird binnen geraumer Zeit lernen, auch nachts mit geschlossenem Mund zu atmen. Hyperventilation, Schnarchen und Pflaster fallen dann weg. Auch Ihr Partner dankt Ihnen.

Die Wirksamkeit der Buteyko-Methode beruht darauf, dass die zivilisationsbedingte Schädigung des Atemzentrums allmählich wieder umgekehrt wird. Indem regelmäßig über einen längeren Zeitraum hin mit etwas Lufthunger geatmet wird, verschiebt sich der übliche CO_2-Partialdruck von 35-40 mmHg in Richtung der Idealgröße (Buteyko) von 46 mmHg und verschafft damit dem Körper eine ideale Sauerstoffversorgung. Nähere Einzelheiten, die nur für Spezialisten von Interesse sein dürften, sind in der angegebenen Literatur detailliert erklärt.

Bei Zwerchfellatmung den Atemrhythmus und das Atemvolumen zu reduzieren, schafft einen ähnlichen Effekt wie im Hochgebirge, wo die Sauerstoffkonzentration etwas niedriger liegt als auf Meereshöhe. In der Alveolarluft, also der Luft der Lungenbläschen von Bergbewohnern, ist der Sauerstoffanteil niedriger und damit u. a. der Anreiz zur Bildung zusätzlicher roter Blutkörperchen höher. Der gesundheitlich förderliche Einfluss dieser Sauerstoffunterversorgung (Hypoxie) auf den Organismus war bereits Hippokrates bekannt. Im Hochgebirge ist deshalb auch ein höherer Bevölkerungsanteil langlebiger, d.h. älterer Menschen (Alp-Öhi) zu finden. Durch eine bewusst reduzierte Atmung werden die physiologischen Reserven gestärkt. Es ist eine einfache Methode, die zu einer Funktionsbesserung aller Organe des Körpers führt, welche dadurch letztlich eine bessere Sauerstoffaufnahme und Sauerstoffverwertung erfahren. Das gilt auch für das menschliche Gehirn. Nicht überraschend ist demnach die Zahl der breit wirkenden Verbesserungen auf den Gesamtorganismus, der sich deutlich regenerieren kann. Technische Hilfsmittel, wiewohl von manchen geschäftstüchtigen Nachfolgern von Buteyko empfohlen, sind zur Verinnerlichung der gesunden Atemmethode nicht erforderlich.

Über das Hyperventilationssyndrom haben Prof. Dr. Jörg Hermann und Prof. Dr. Andreas Radvila im Deutschen Ärzteblatt 1999 berichtet. Es gilt als weitverbreitet und ist mit einer Abatmung von zu viel Kohlendioxyd und Alkalose (http://de.wikipedia.org/wiki/Alkalose), einer zu starken Erhöhung des pH-Wertes des Blutes sowie einer Unterversorgung des Gewebes mit Sauerstoff (Hypoxie) verknüpft (siehe: www.aerzteblatt.de/v4/archiv/pdf.asp?id=16088).

Eine einfache Methode Asthmaanfällen sowie allen anderen Anfällen von Hyperventilation Herr zu werden, besteht darin, in eine Tüte oder notfalls in die Hände zu atmen und die ausgeatmete Luft, die eine erhöhte CO_2-Konzentration enthält, wieder einzuatmen. Bekanntlich legt sich dann der Anfall binnen kürzester Zeit. Genau das wird durch die Buteyko-Methode ganz methodisch-therapeutisch vorweggenommen und wird zur Ursache einer besseren Sauerstoffversorgung des Körpers, indem die Kohlendioxydkonzentration im Blut auf ein Optimum erhöht wird.

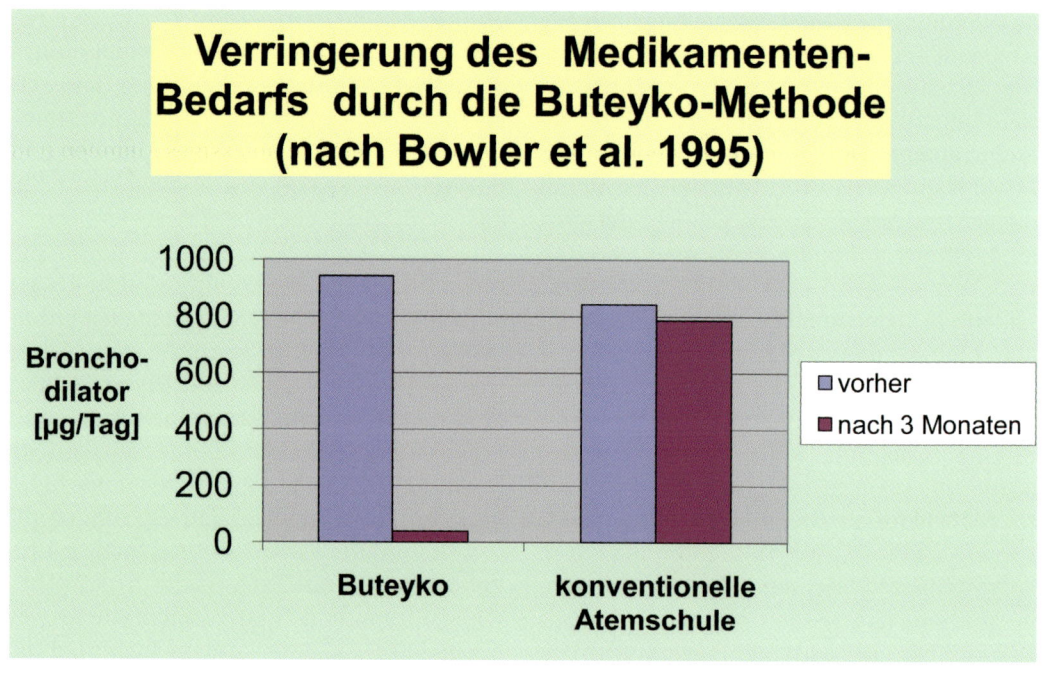

Verringerung des Medikamenten-Bedarfs durch die Buteyko-Methode (nach Bowler et al. 1995)

Quelle: Grafik mit freundlicher Genehmigung von Dr. Smolka http://atemweite.de

Genau das machen auch diejenigen Yogis, die durch eine große Gesundheit auffallen, nämlich indem sie verschiedene das Atemvolumen reduzierende Körperstellungen einnehmen und bei niedriger Atemfrequenz eine Kohlensäure ansammelnde Atmung praktizieren.

Buteyko konnte deshalb bereits 1970 sagen: „Während der 9 Jahre bei uns in unserer Klinik und in rund 40 Städten der UdSSR haben wir kein einziges Mal gesehen, dass ein Mensch, der unsere Methode angewendet und seine Atmung tatsächlich verringert hat, keine Erleichterung erlebt hat. So etwas gibt es nicht."

Zitiert nach: Viktor Krauter, „Die Buteyko-Methode – die Methode der willentlichen Kohlensäure ansammelnden Atmung", Problembewältigung-Verlag Krauter, Karlsruhe.

Die Buteykosche Atemmethode ist somit nicht nur für alle an Atembeschwerden, Heuschnupfen etc. Leidende geeignet, sondern auch für Sportler sehr attraktiv, da sie die Sauerstoff-Versorgungskapazität und damit die sportliche Leistungsfähigkeit kräftig steigert. Dazu wird beim Training strikt die Nasenatmung aufrechterhalten. Indem man nur so viel Luft aufnimmt, wie für die aktuelle körperliche Belastung tatsächlich erforderlich ist, wird der Kohlendioxyd-Gehalt in der Lunge gesteigert, was eine Erweiterung der Bronchien bewirkt. Der aerobe Bereich wird so allmählich hinausgeschoben. Überdies wird sichergestellt, dass Nasenschleimhäute abschwellen und optimal befeuchtet werden. Wie stark die Auswirkungen der Buteyko-Methode sind, sehen Sie auch an der Abbildung oben, einer australischen Studie (Universität Brisbane).

Für alle, nicht nur diejenigen, die gesundheitliche Probleme haben, insbesondere auch für Sportler, lohnt sich also eine nähere Auseinandersetzung mit der Buteyko-Methode. In deutscher Sprache ist das Buch von Andrey Novozhilov, „Leben ohne Asthma – Die Buteyko-Methode", Mobiwell Verlag, lesenswert. Novozhilov ist Nachfolger und

Leiter der Buteyko-Klinik in Moskau. Ferner das bereits zitierte Buch von Viktor Krauter. Hingewiesen sei insbesondere auf die Internetseiten von Dr. Silvia Smolka unter www.atemweite.de. Dort finden Sie neben einer zusammenfassenden Erörterung der Buteyko-Methode auch Ausbildungskurse und vor allem empfehlenswerte Therapiekurse.

Erfreulich ist, dass im Jahr 2009 die Buteyko-Methode schließlich auch in die bundesdeutsche „Nationale Versorgungsleitlinie Asthma" aufgenommen wurde. Wer weiteren wissenschaftlichen Hintergrund sucht, findet ihn vor allem bei dem nach Kanada ausgewanderten russischen Wissenschaftler Artour Rakhimovin in englischer Sprache unter www.normalbreathing.com.

Der Atem als Steuerungsinstrument

> *Gott ist der Atem von allem, was atmet.*
> Kabir, indischer Heiliger (1440-1518)

Der Atemrhythmus hat großen Einfluss auf alle inneren Organe und unser gesamtes menschliches System. Auch unser Herz richtet sich nach dem Atemrhythmus und sogar unsere Gedanken lassen sich durch seine Hilfe beruhigen und lenken.

Das können Sie leicht an sich selbst feststellen. Setzen Sie sich aufrecht auf einen Stuhl, die Füße nebeneinander, keinesfalls über Kreuz, die Hände links und rechts auf die Oberschenkel, den Rücken durchgedrückt, gerade und doch bitte nicht verkrampft. Es handelt sich um die Haltung, die bereits die ägyptischen Priester einnahmen und die noch heute auf vielen Reliefs zu bewundern ist. Atmen Sie mit dem Zwerchfell aus, Pause, einatmen und wieder ausatmen, Pause und wieder einatmen und so weiter. Alles locker durch die Nase, der Mund bleibt geschlossen. Nicht mit Fleiß exzessiv tief atmen, sondern leicht, ganz in Ihrem persönlichen Rhythmus. Ihre Atmung wird sich nach wenigen Atemzügen verlangsamen und auch Ihr Herzschlag; Denn er stellt sich automatisch auf den ruhigen Atemrhythmus ein. Achten Sie jetzt auf Ihre Gedanken. Deren unablässiges Kommen und Gehen wird schwinden, je mehr Sie sich auf Ihre Atmung konzentrieren. Schließen Sie dabei Ihre Augen und denken Sie „ausatmen" und „Pause" und „einatmen". Beobachten Sie, wie die Luft durch Ihre Nase bis in die tiefsten Lungenflügel hinabfließt und dort den Sauerstoff abgibt und wie die erwärmte Luft durch die Nase entweicht.

Nach fünf bis zehn solcher Atemzüge wird ein zuvor tonangebendes wildes Denken total verstummt sein. Ihre Gedanken kommen ganz zur Ruhe. Sie konzentrieren sich weiterhin auf Ihren Atem. Durch diese Übung werden Sie nach wenigen Minuten eine große Ruhe, Harmonie und innere Ausgeglichenheit erfahren können, sodass Sie eine solche Übung täglich mehrmals durchführen wollen.

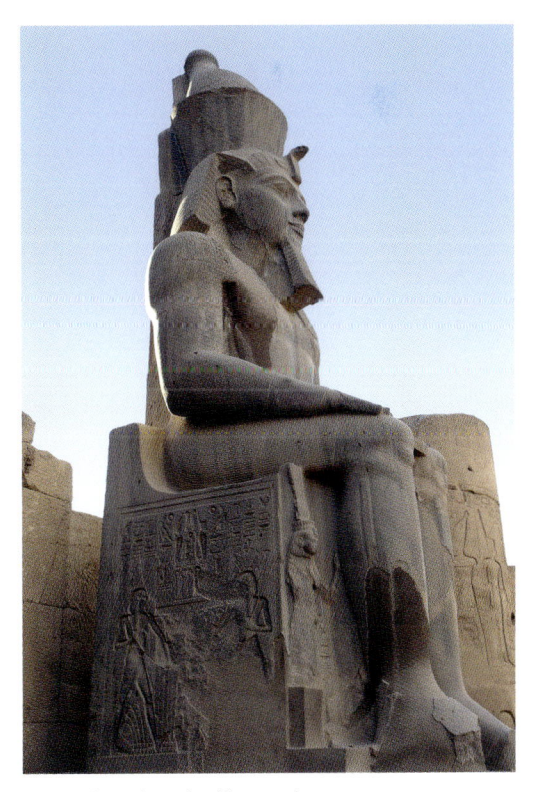

Statue eines sitzenden Pharaos, Luxor

Jetzt kann man noch einen Schritt weitergehen, so wie es indische Yogis oder auch der amerikanische Heiler und Prophet Edgar Cayce in Trance sowie wachbewusst Galina Schatalowa und viele andere praktizierten: Lenken Sie Ihre Aufmerksamkeit beim Einatmen auf dasjenige Körperteil, das am meisten Hilfe benötigt. Sie wissen, der Fluss Ihrer Körperenergie folgt Ihrer Aufmerksamkeit. Stellen Sie sich vor, wie das Lebensprana oder die Kraft Chi, die Sie einatmen und/oder Ihre liebevollen Gedanken, Gedanken der Dankbarkeit und der Freude nebst allen erforderlichen heilsamen Körperflüssigkeiten sowie dem essenziell notwendigen Sauerstoff zu der notleidenden Stelle (Organ) fließen und dort die Heilung voranbringen. Je positiver und liebevoller Sie dabei vorgehen, desto größer wird der Effekt sein. Machen Sie jeweils ein Dutzend Atemzüge. Die besonderen Lebenskontrollzentren Herz und Hirn lassen wir dabei bis auf Weiteres außen vor. Diese gelenkten Zwerchfell-Atemübungen, mehrmals täglich durchgeführt, haben einen sehr wohltuenden Einfluss auf das Nervenkostüm und begünstigen Heilungsprozesse.

6 Über die Ursachen von Krankheiten

Die Ursache aller Krankheit ist die Gottesferne der Menschen.
Bruno Gröning (1906-1959)

Es gilt heute unter alternativen Ärzten, einschließlich vieler Psychologen wie auch der Anthroposophen sowie sämtlicher als spirituell eingestufter Gruppierungen, die herrschende Überzeugung, dass alle Formen von Krankheiten über das Feinstoffliche zum grobstofflichen Körper gelangen. Demnach werden eigenes lebensfeindliches Denken, Fühlen, Wollen und insbesondere alle gegen die Gesetze der Natur vollzogenen Handlungen als Ursache für krank machende Impulse gewertet. Fortwährende negative Impulse führen zur Schaffung von Selbstvernichtungsprogrammen der Psyche, die den Körper immer stärker beeinträchtigen. Die zumeist gefühlsunterlegten, Krankheit verursachenden Impulse sind beispielsweise Neid, Urteile, Hass, Selbstsucht, Eifersucht, Verachtung. Hinzu kommen von den Eltern übernommene Überzeugungen oder Impulse aus vorangegangenen Inkarnationen. Scheinbare Zu-Fälle sind zugefallene Folgen früher gesetzter Ursachen.

Die offizielle Wissenschaft spricht demgegenüber nur in Ausnahmesituationen von selbstverursachten Krankheiten und negiert weitgehend die Idee der Eigenverantwortlichkeit. Ursächlich erscheint ihr vielmehr der natürliche Alterungsprozess, erbliche Belastungen, der zufällige Befall durch Viren, Bazillen, Pilze, Gifte, Unfälle und dergleichen. Der Zufall als auslösendes Krankheitsmoment wird dabei nicht als etwas angesehen, was einem zufällt, sondern als unkalkulierbares Ereignis verstanden, verknüpft mit der mehr oder minder stark ausgeprägten Annahme, dass der Mensch für seine Krankheiten nicht oder allenfalls nur unbedeutend verantwortlich sei.

Der Leser wird sich spätestens am Ende des Buches seinen eigenen Reim darauf machen können. Es langt bis auf Weiteres, die allgemein leicht ersichtlichen Krankheitsumstände, unter Ausklammerung der unfallbedingten, zu betrachten.

Übersäuerung als körperliches Grundproblem

Der ist ein Arzt, der das Unsichtbare weiß, das keinen Namen hat, keine Materie und doch seine Wirkung.
Paracelsus (1493-1541)

Es ist unbestritten, dass die meisten Krankheiten mit einer Übersäuerung des Körpers eng verknüpft sind, bzw. mit einer Übersäuerung Hand in Hand gehen. Diese Übersäuerung, die das natürliche Säure-Basen-Gleichgewicht im Körper beeinträchtigt und langfristig zerstört, findet wiederum ihren Ausgangspunkt in Stress, der durch falsche Lebensgewohnheiten dem Körper zugefügt wird, seien es Bewegungsmangel, schlechte Körperhaltung, widernatürliche Essgewohnheiten, Alkohol und andere Genussgifte, falsche Atmung, negative Denk- oder Gefühlsmuster und Glaubenssätze und/oder auch permanente Überbelastungen, auf die der Körper reagiert, ja reagieren muss. Wir werden „sauer", sagt der Volksmund und genau das vollzieht auch unser Körper. Übersäuerung bedeutet zugleich einen zu niedrigen Sauerstoff-Status des Körpers.

Die Symptome machen sich unter anderem in einer erhöhten Infektionsanfälligkeit bemerkbar, insbesondere in Erkrankungen

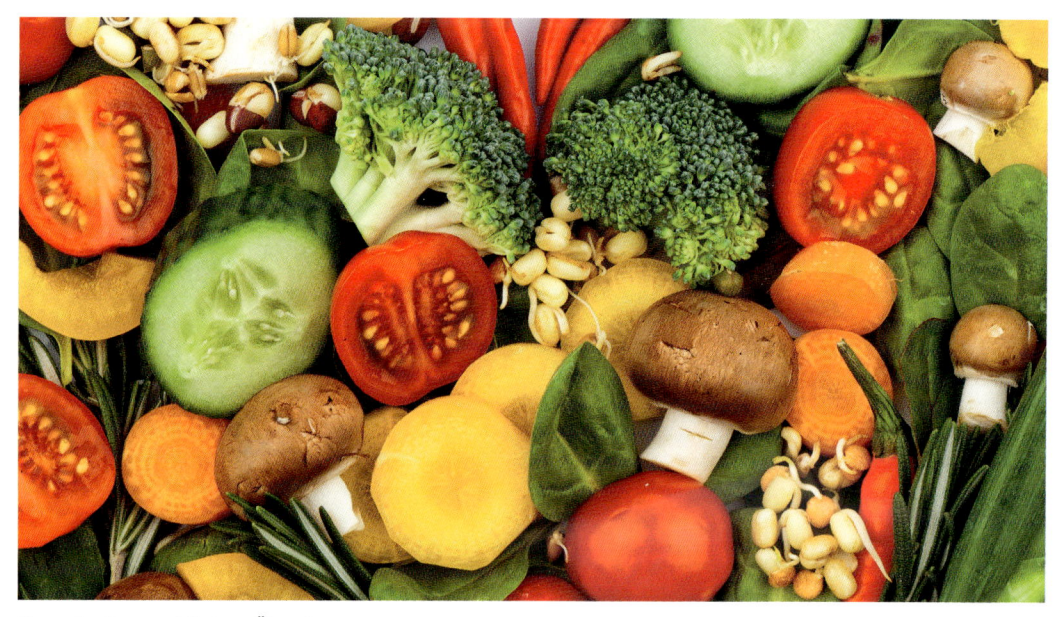

Gesundes Essen schützt vor Übersäuerung

der Atemwege, der Stirn- und Nebenhöhlen, einem steifen Hals, Augenentzündungen, Gesichtsblässe und Kopfschmerzen, einer erhöhten Neigung zu Hexenschuss, schneller Ermüdbarkeit und genereller Antriebsschwäche, Nervosität und depressiven Verstimmungen, steigenden negativen Cholesterinwerten (LDL) und vor allem Pilzerkrankungen, wovon als Erstes der Darm betroffen ist und auch zahlreiche stumme Entzündungen im Körper. Ferner Sodbrennen und Magenschmerzen, Magenschleimhautentzündungen und Verdauungsprobleme, Allergien und Hautprobleme sowie kräftig verzögerte Regenerationszeiten und eine zumeist nur unvollständige Ausheilung von Krankheiten.

Der Körper besitzt mehrere Puffersysteme und Entsäuerungsorgane, die den Säure-Basen-Haushalt des Körpers regulieren. Das sind: Leber, Niere, Haut, Darm und Lunge.

Die Leber sondert die Säuren und Stoffwechselgifte und andere unerwünschte Stoffe aus dem Blut aus. Sie werden, soweit die Ausgangsstoffe nicht zurückgewonnen werden, mit Hilfe der Galle über den Darm und die Nieren ausgeschieden.

Die Nieren, welche u. a. die im Blut gewechselten Substanzen des Stoffwechsels, wie Harnstoff, Kreatinin und andere Säuren und Gifte, ausfiltern und das Mineralgleichgewicht im Körper aufrechterhalten, werden durch falsche Ernährung und Kälte oftmals überfordert. Geschieht dies, erfolgt keine hinreichende Filterung und Ausscheidung der körperlichen Abfallstoffe. Eine Übersäuerung erfasst dann den gesamten Körper.

Drittens dient die Haut als wichtiges Entsäuerungsorgan und hat, weil sie mit der Entsäuerung des Körpers beschäftigt ist, mit einem durchschnittlichen, jedoch keineswegs optimalen pH-Wert von 5,5 eine saure Außenfläche. Je mehr Säure Sie in sich tragen, desto saurer wird auch Ihre Haut. Durch viel Bewegung oder auch in der Sauna werden über die Schweißbildung durch die Haut Säuren und Gifte ausgeschieden. Basenbäder unterstützen die Entsäuerungsfunktion der Haut, weshalb diese im Kapitel über Wasseranwendungen empfohlen werden. Durch übermäßiges Schwitzen werden allerdings zugleich auch Mineralsalze ausgeschieden, die durch die Nahrung wieder ergänzt werden müssen.

Der Magen ist während der Verdauungsphasen stark sauer, weil er nur mit Hilfe der Magensäure Eiweiße verdauen kann, weshalb die Einnahme von Säurelöschmitteln nach dem Essen eine große Dummheit darstellt. Besser wäre es, Sodbrennen und Völle auslösende Speisen zu meiden und vor allem nicht so viel und schlecht gekaut in sich hineinzustopfen und dabei noch zu trinken. Eine künstliche Reduktion der Magensäure erschwert die Aufnahme von Mineralstoffen (Eisen, Magnesium, etc.). Der Magen gibt schließlich den Speisebrei an den Darm (Dünndarm) weiter, versehen mit den basischen Säften der Pankreas. Wird der Magen jedoch durch Überlastung oder widernatürliche Speisen daran gehindert, seine Aufgabe zu erfüllen, wird die Nahrung zu früh in den Darm entlassen. Dies wird dann zur Ursache zahlreicher Probleme, wie Gärungs- und Fäulnisprozesse. Ein gesunder Darm wirkt nicht nur nahrungsverwertend, sondern zugleich entgiftend.

Schließlich wirkt auch die Lunge als ein Ausscheidungsorgan, nämlich für die Kohlensäure/CO_2, weshalb richtiges Atmen die Entgiftung nachhaltig fördern kann. Bei der Atmung ist allerdings die Abatmung der Kohlensäure in der Regel zu stark, was eine reduzierte Sauerstoffversorgung des Blutes und der Zellen zur Folge hat.

Solange der Mensch über hinreichende basische Mineraldepots verfügt, ist eine säureüberschüssige Ernährung, insbesondere bei genügend Bewegung, lange Zeit verkraftbar. Die basischen Mineraldepots befinden sich in den Zähnen und Knochen. Je besser diese gefüllt und damit schwerer sind, desto unwahrscheinlicher ist z.B. Osteoporose. Dann kostet auch nicht jede Geburt die Mutter einen Zahn, wie man früher sagte. Alles also eine Frage der richtigen Ernährung und Lebensführung. Ferner sind besonders basisch die Knorpel und Sehnen, Finger- und Fußnägel sowie Haut und Haare, solange sie gesund sind.

Aber Letztere, Haut und Haare, zeigen schnell die Folgen einer Übersäuerung. Dann können die Männer mit Geheimratsecken oder einem Mehr an Weniger nur noch mit Bedauern Lortzings Waffenschmied zitieren: Auch ich war einst ein Jüngling mit lockigem Haar (www.youtube.com/watch?v=biZr0kQhiWY) oder wer es humorvoller mag, mit Heinz Ehrhardt unter www.youtube.com/watch?v=kUbsyI2Rork&feature=related. Wenn der Haarboden erst mal sauer geworden ist, verschwindet die Mähne bald. Durch Vererbung werden nicht der Haarausfall, sondern allein die Stellen der Ablagerung der Übersäuerung vorgegeben, so die neuere Forschung. Da haben es die Frauen „besser". Offensichtlich dank der monatlichen Blutung und Entgiftung können sie ihren Säure-Basen-Haushalt länger aufrechterhalten als die Männer. Vielleicht leben und ernähren sie sich im Durchschnitt auch etwas besser. Aber im Laufe der Jahre schreitet bei konventioneller Ernährung und unzureichender Bewegung auch bei den Frauen die Übersäuerung der Körperflüssigkeit voran. Wenn dies der Fall ist, werden die bioelektrischen Prozesse der Zellernährung massiv gestört, was zu sichtbaren Gesundheitsverlusten führt.

Das menschliche Blut hat einen pH-Wert (pondus Hydrogeni = Gewicht des Wasserstoffs) von 7,35 bis 7,44 und wird in dieser engen Spanne durch die Regulationsmechanismen vom Körper aufrechterhalten (www.netdoktor.de/Diagnostik+Behandlungen/Laborwerte/pH-Wert-1411.html). Im Blut ist deshalb eine Übersäuerung praktisch nicht nachzuweisen.

Tendenzielle Abweichungen von der Normgröße werden durch den Stoffwechselprozess sowie die Entgiftungsorgane des Körpers kompensiert, beziehungsweise, wenn diese überfordert sind, durch Ablagerungen im Körper. In der Phase der Übersäuerung, von der das Gros aller Menschen betroffen ist, kommt es zu einer Verschiebung des pH-Wertes des Blutes, es wird geringfügig alkalischer. Ein erhöhter alkalischer Gehalt bewirkt jedoch einen erhöhten Mineralstoffverbrauch, die Mineralstoffdepots im Körper werden geräubert, was – mit Verzögerung – negative gesundheitliche Auswirkungen hervorruft. Gleichzeitig schreiten die allgemeine Verschlackung der Körperflüssigkeiten und Ablagerungen im Körper voran, da sie auf den natürlichen Wegen nicht mehr ausgeschieden werden können. Dr. Young schätzt, dass nur noch einer unter Hunderttausend über wirklich gesundes, säurefreies Blut verfügt. Siehe sein Buch: „Die pH-Formel für das Säure-Basen-Gleichgewicht", Goldmann Verlag. Je nach Grad der Übersäuerung nehmen die gesunden, schlackenfreien Anteile der Körperflüssigkeit sowie die Höhe der Enzym-, Spurenelemente- und Mineralstoffdepots im Körper ab. Die Lebensweise des Einzelnen ist also entscheidend, wie schnell dieser Prozess voranschreitet.

Woran erkennt man die eigene Übersäuerung? Die Übersäuerung des Urins kann man leicht an Teststreifen, die es in der Apotheke gibt, feststellen. Aber bitte morgens nüchtern messen, denn im Tagesverlauf schwankt der Wert beträchtlich. Auch den Mundspeichel kann man einfach testen, sofern man vorher mindestens zwei Stunden nichts gegessen oder getrunken hat (Wasser ausgenommen). Allerdings erfahren Sie bei den Messungen nichts über den Säuregehalt Ihres Zellwassers, der davon wahrscheinlich abweichen wird.

Wenn Sie beispielsweise öfters Sodbrennen haben, immer wieder Blähungen, unter Haarausfall leiden oder dank Glatze nicht mehr, wenn Sie zu kalten Füßen neigen oder bereits unter Pilzbefall leiden, dann dürfen Sie dies als starke Hinweise für eine Übersäuerung ansehen. Wenn überdies Ihre Nahrung viel Zucker, Weißmehlprodukte, Kaffee und Fleisch umfasst, dürfen Sie dessen sicher sein. Je höher die Übersäuerung, desto schlechter die Zellversorgung im Körper. Die Durchblutung, Ernährung und Sauerstoffversorgung nimmt ab. Der Mensch erschlafft und ersäuft, so hatte es bereits Paracelsus beschrieben, in den eigenen versäuerten Körpersäften. Merke: Viren, Bakterien und Parasiten gedeihen und vermehren sich exzessiv nur in einem sauren Milieu.

Ist die Übersäuerung erst einmal weit genug vorangeschritten, und dies geht immer Hand in Hand mit einer Verschlechterung des Darmes, ist der Boden für alle ernsthaften Krankheiten gelegt, die schließlich die Organe zuerst in ihrer Funktionsfähigkeit beeinträchtigen und schließlich in kaum noch umkehrbaren Organschäden enden. Üblicherweise treten sogenannte stumme Entzündungen im Körper auf, die schleichend unterhalb der Schmerzgrenze den Körper kaum wahrnehmbar beeinträchtigen, bis sie scheinbar plötzlich mit voller Kraft ausbrechen. Übersäuerung bewirkt ein schleichend voranschreitendes Absterben der menschlichen Jugendlichkeit und ein vorzeitiges Altern.

Die gute Nachricht lautet jedoch: Es ist völlig überflüssig, es so weit kommen zu lassen. Besser heute und täglich ein wenig Zeit und Gehirnschmalz für die eigene Gesundheit aufbringen, als später viel Zeit und viel Geld aufwenden für schwerwiegende, lebensbeeinträchtigende Krankheiten. Und die noch bessere Nachricht lautet: Der degenerative Prozess ist jederzeit umkehrbar, so man wirklich will.

Eine Heilung der Körperübersäuerung ist möglich, indem säurebildende Lebensmittel reduziert und basenüberschüssige Lebensmittel und Getränke den Schwerpunkt der Nahrung bilden. Hilfreich ist, den Aufbau des Darmmilieus mit den erforderlichen Milchsäurebakterien (Lactobacillus acidophilus und Bifidobacterium lactis) zu unterstützen, welche in jedem Reformhaus erhältlich sind. Es ist zugleich erforderlich, dass wir uns genügend bewegen sowie auf eine positive

Lebenseinstellung umschalten. Wie sehr Letzteres notwendig und nützlich ist, werden Sie im weiteren Verlauf dieses Buches erfahren.

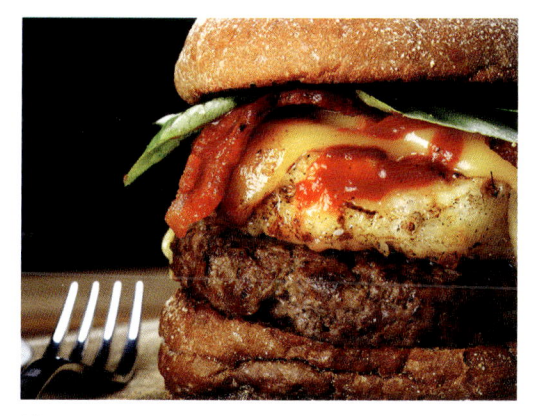

Säurebildende Lebensmittel sollten vermieden werden

Nun gibt es zweifellos auch somatische, d.h. körperliche Ursachen für zahllose Krankheiten oder Beeinträchtigungen, welche schwerwiegende psychische Belastungen hervorrufen können und oftmals aus Unwissenheit psychiatrisch behandelt werden. Es sollte klar sein, dass psychiatrische Therapien dann keine bleibende Abhilfe erwarten lassen, wenn und solange die wahre, oftmals banale körperliche Verankerung verborgen ist. Hier sind unter anderem zu nennen: Der Zappelphilipp (ADHS) wegen sträflich falscher Ernährung, immer wiederkehrende Schlaffheit wegen Schwermetallbelastungen, zum Beispiel durch Quecksilber/Amalgam in den Zähnen oder über die Haut. Ferner Verschiebungen der Wirbelkörper und Beckenschiefstände, Impfschäden und chronische Infektionsherde, z.B. Borrelien, auch Narben, insbesondere, wenn diese durch wichtige Meridiane laufen, sowie technische und geopathische Störfelder am Arbeitsplatz oder der Schlafstelle beeinträchtigen das psychische Empfinden. Sie sollten solche versteckten Ursachen, die recht häufig gegeben sind und eine fortwährende Lebensbeeinträchtigung verursachen, möglichst unter Zuratziehung eines neutralen Fachmannes eruieren, um zielgerichtet vorgehen zu können. Die in diesem Buch angeführten Hilfen zur Selbstheilung werden Sie dabei unterstützen. Erfolg haben wird derjenige, der die Verantwortung für jede Entscheidung selbst übernimmt. Er wird in Einklang mit sich selbst kommen und eine erhöhte Lebensqualität finden.

Wirkung von Medikamenten

*Der alleinige Arzt,
der Arzt aller Menschen,
ist und bleibt unser Herrgott.*
Bruno Gröning (1906-1959)

Unser Körper ist ein extrem hochkomplexes, sich selbst organisierendes System und die Wissenschaft ist noch immer sehr weit davon entfernt, die Wirkungszusammenhänge dieses Systems auch nur annähernd zu verstehen. Der Autor auch nicht. Was wir jedoch wirklich einigermaßen begreifen, sind biochemische Teilprozesse und auch grobe, ungefähre Zusammenhänge zwischen diesen Teilprozessen.

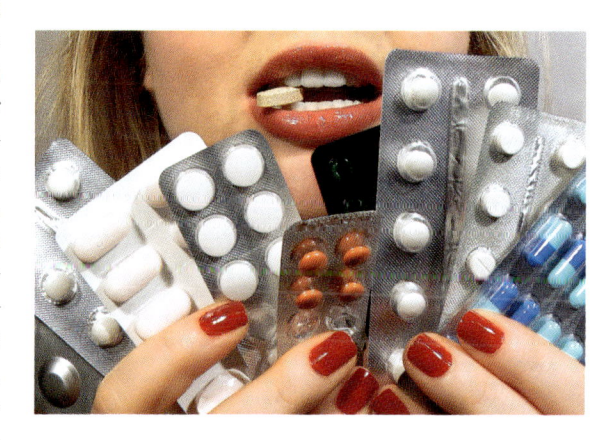

Die pharmazeutische Medizin greift fast immer in solche Teilprozesse mit Tabletten oder Spritzen ein. Hat der Mensch beispielsweise Kopfschmerzen, bekommt oder nimmt er ein Mittel gegen derlei Symptome. Das Mittel beseitigt jedoch zumeist nicht die Ursachen der Kopfschmerzen. Diese bleiben in aller Regel unbekannt. Wohl aber unterbrechen die Tabletten die Schmerzempfindung kurzfristig oder auch für längere Dauer. Und der Mensch ist damit zumeist auch zufrieden. Schön, die Pharmazie hat schnell geholfen. Aber hat sie auch auf Dauer geholfen? Der Körper muss mit der eingenommenen Chemikalie fertig werden. Es sei angemerkt, dass auch homöopathische Heilmittel Nebenwirkungen entfalten können. Dass das eingenommene Medikament nach getaner Arbeit vollauf den natürlichen Abgang fände, bleibt leider überwiegend Wunschdenken. Es entstehen vielmehr Nebenwirkungen und oftmals langfristig destruktiv wirkende Ablagerungen im Körper, deren Wirkmechanismus noch immer weitgehend unbekannt ist. Diese Sachverhalte begünstigen einen vorzeitigen Alterungsprozess, werden aber üblicherweise ausgeblendet. Hauptsache es erscheint die Besserung der aktuellen Beschwerden. Wenn sich später neue Probleme ergeben, wird man sich diese dann schon ansehen und die Symptome „ebenso wirksam" bekämpfen wie das letzte Mal, so geht das Kalkül. Die Ursachen sind mit einem Verschwinden der Symptome, falls es überhaupt so weit kommt und sich diese nicht an anderer Stelle offenbaren, keinesfalls immer behoben.

Unübersehbar hart klingt die Aussage von Dr. Hiromi Shinya: „Alle Medikamente sind Gift". Aus: „Lang leben ohne Krankheit", deutsche Erstausgabe 2008, Wilhelm Goldmann Verlag, München, S. 53.

Diese Aussage ist um ein Vielfaches härter als die freundlicheren Worte von Paracelsus, die wir alle nachvollziehen können, der sagte: *„Alle Dinge sind Gift, und nichts ist ohne Gift. Allein die Dosis macht, dass ein Ding kein Gift ist"*. Aber Paracelsus kannte noch nicht die gewinnorientierte moderne Nahrungsmittel- und Pharmaindustrie. Dr. Shinya hingegen wohl. Er ist Darmspezialist und hat bei weit über 300.000 Patienten Magen und Darm untersucht und die jeweiligen Ernährungsgewohnheiten protokolliert. In seinem sehr lesenswerten Buch „Lang leben ohne Krankheit", belegt er unter anderem, dass pasteurisierte und homogenisierte Milchprodukte Osteoporose fördern, dass der Fleischverzehr von Tieren mit einer Körpertemperatur über derjenigen des Menschen zu einer Vergiftung des Blutes führt, warum der Verzehr von bereits oxidiertem Gemüse schädlich ist und dass Alkohol, Tabak und andere Genussgifte sowie zahlreiche elektromagnetische Schwingungen Stress für unseren Körper verursachen. Eine seiner wesentlichen Erkenntnisse lautet: „Wenn man die natürlichen Mechanismen des Organismus ignoriert, indem man Medikamente einnimmt, führt das zu einer Verkürzung der Lebensdauer", a. a. O. S. 58. Dennoch darf nicht übersehen werden, dass oftmals akute, bedrohliche Krankheitssymptome am schnellsten durch Pharmazeutika aufgelöst werden können. Eine biologisch-regenerative Behandlung sollte sich jedoch anschließen!

Wenn in der Medizin die Ursache für bestimmte oder diffus erscheinende Symptome unbekannt blieben, dann bezeichnete man dies zu meiner Studienzeit unter Studien- und Ärztekollegen hochgelehrt als flatus cerebralis, was Molière etwas höflicher den „Eingebildeten Kranken" nannte. Man verordnete dann Placebos. Erst wenn ein Phänomen verstärkt auftrat, fand man einen neuen Namen und begann vereinzelt, die neu diagnostizierte Krankheit zu behandeln. Dass Menschen auch in diesen Fällen unter erheblichen Gesundheitsdefiziten litten und vordringlich einer Aktivierung der Selbstheilungskräfte bedurft hätten, wurde üblicherweise ausgeblendet.

Alle Umweltgifte, denen wir unfreiwillig ausgesetzt sind, wie auch schädliche elektromagnetische Strahlungen, bedeuten Stress für den Körper und sollten, soweit möglich, gemieden werden. Sie können im Einzelfall nicht weniger schlimme Belastungen hervorrufen als so manche Impfungen und Medikamente.

Der Tod liegt im Darm

*Krankheiten befallen uns nicht
aus heiterem Himmel,
sondern entwickeln sich
aus täglichen Sünden wider die Natur.
Wenn sich diese gehäuft haben,
brechen sie unversehens hervor.*

Hippokrates (460-ca. 377 v. Chr).

Wussten Sie, dass ein Kalb in vier bis fünf Tagen stirbt, wenn man es statt mit der Milch seiner Mutter mit der handelsüblichen homogenisierten und pasteurisierten Kuhmilch tränkt? Aber der Mensch vermeint den eigenen Kindern oder sich selbst durch die handelsübliche Milch etwas Gutes zu tun, was mit Einschränkung nur für unbehandelte Rohmilch gelten mag. Vgl. Shinya, a. a. O., S. 72.

Der Verdauungstrakt des Menschen reicht von der Mundhöhle, denn dort beginnt bereits der Verdauungsprozess, über die Speiseröhre, den Magen, den Dünndarm bis zum Dickdarm, der im Enddarm endet. Der Darm erstreckt sich dabei über eine Länge von ca. 8 Metern vom Magenpförtner bis zum After. Infolge der Auskleidung mit vielen Darmzotten hat er eine Oberfläche von 400-500 qm und ist von organismusfreundlichen anaeroben Bakterien besiedelt, die in Symbiose mit dem menschlichen Organismus leben. Diese Besiedlung erfolgt erst nach der Geburt eines Kindes allmählich, insbesondere durch Aufnahme der Muttermilch. Die Mikroorganismen sind sehr empfindlich und werden durch das Darmmilieu stark beeinflusst, indem sie sich im günstigen Fall schier unbegrenzt vermehren, bei schlechtem Milieu jedoch zum Nachteil des menschlichen Körpers eingehen und durch unwillkommene Bakterien und Pilze ersetzt werden.

Die menschliche Darmwand zeigt einen dreischichtigen Aufbau und gleicht bei einem gesunden jungen Menschen einem muskulösen Schlauch. Der Innenraum wird durch die eine mit Darmzotten besetzte Schleimhaut (Mukosa) gebildet. Ein gesunder Darmabschnitt sieht in etwa so aus:

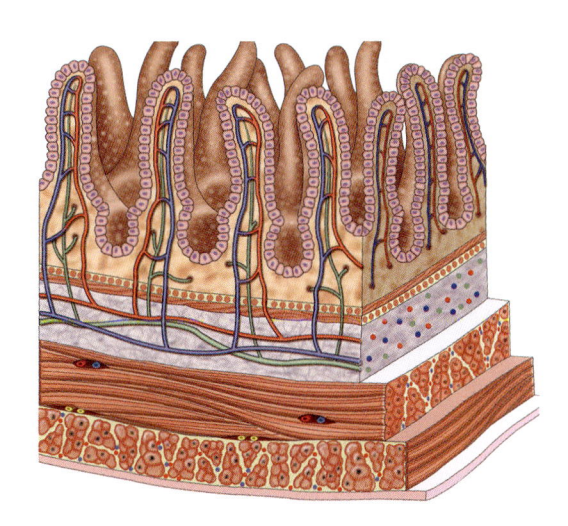

Illustration der Schichten einer Dünndarmwand

Infolge falscher Ernährungsgewohnheiten mit zivilisatorisch geschädigten Nahrungsmitteln und mangelnden Ballaststoffen, aber auch unzureichendem Training, wie durch unterlassene Bauchatmung und das Unterlassen von Übungen des Zusammenziehens der Bauchmuskulatur, sieht der Darm bei den meisten erwachsenen Menschen keineswegs nach dem Lehrbuch aus. Das Darminnere ist bei sehr vielen Menschen mit einer mehr oder minder fetten Haftschicht ausgekleistert und zeigt überdies zahlreiche Ausbuchtungen und Darmtaschen, sogenannte Divertikel (siehe: http://de.wikipedia.org/wiki/Divertikel).

In jedem Divertikel sammeln sich halb verdaute Speisereste und Kot an und können dort über Jahrzehnte zu einer Vergiftung des Organismus beitragen. In Lehrbüchern und bei wikipedia sehen Sie nur kleine Divertikel. Niemand sollte aber überrascht sein, wenn sich im Einzelfall zahlreiche recht große Darmtaschen ausgeformt haben. Klar, dass diese zusammen mit einer Verkleisterung der Darmröhre ein Tummelplatz für Pilze (rot in der folgenden Abbildung) und andere

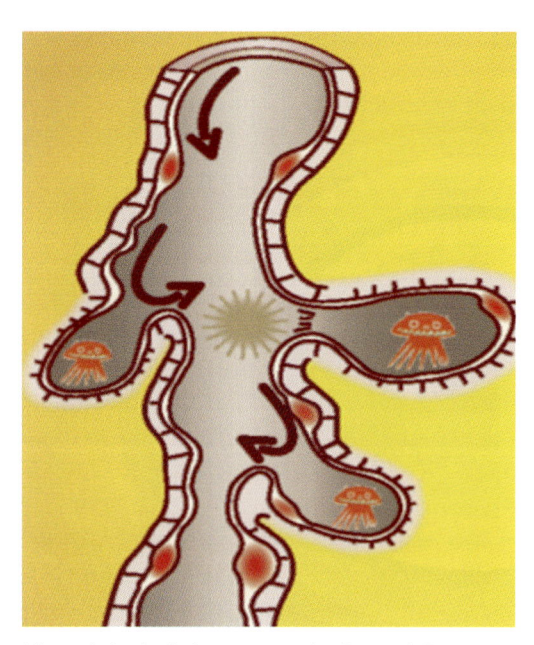

Längsschnitt durch einen ungesunden Darm mit Darmtaschen (Quelle: Bild mit freundlicher Genehmigung der Vianesse GmbH)

Herde darstellen, die auf Dauer zwangsläufig zu einer verminderten Nahrungsverwertung, einer ungesunden Verfettung der Bauchhöhle und einer Unterversorgung der Organe führen. Industriell verarbeitete Nahrung zerstört das menschliche Verdauungssystem geradezu systematisch durch Pasteurisieren, Homogenisieren, Pressen, Frieren, Härten, Backen, Raffinieren, Bestrahlen, Pulverisieren, durch Geschmacksverstärker, Schmiermittel, Konservierungsstoffe, Stabilisatoren, Emulgatoren, Süßstoffe, Zucker, Farbstoffe, Geliermittel, Dickungsmittel und noch vielerlei andere Stoffe, die leicht verderbliche oder minderwertige Ware als haltbar und attraktiv suggerieren, aber im Stoffwechsel säurebildend wirken, zumal sie viel Zucker enthalten. Wenn Sie diese Produkte zu sich nahmen, dann spiegelt Ihr Darm genau den Status Ihres Immunsystems wider. Erneut sei Dr. Shinya zitiert: „Im Allgemeinen herrscht die Meinung vor, dass es zwischen Brustkrebs und Darmkrebs keinerlei Beziehung gibt, aber in Wirklichkeit stehen sie in engem Zusammenhang." Denn der Darm bestimmt weitestgehend die Gesundheit des Menschen. Deshalb besteht die Aussage von Paracelsus zu Recht: Der Tod liegt im Darm. Und es ist richtig und wichtig, alles zu tun, um eine derart zerstörerische Entwicklung aufzuhalten. Industrienahrung zerstört Ihre Gesundheit. Deshalb sollten Sie, soweit wie irgend möglich, auf industriell vorverarbeitete Nahrungsmittel verzichten und andererseits vor allem einen regenerativen Prozess einleiten. So findet sich auch der Grund für Ausstülpungen des Darmes vor allem in einem zu geringen Ballaststoffgehalt der Nahrung.

Abfallstoffe, die durch die körperlichen Entgiftungsorgane nicht ausgeschieden werden können, werden im Körper abgelagert. So werden z. B. Flüssigkeiten mit einem pH-Wert von unter 4 durch die Niere nicht mehr verarbeitet, weil diese dann verätzt würde. Deshalb werden solche Giftstoffe mit Wasser und/oder Mineralsalzen ummantelt und beispielsweise als Cellulite oder Gichtsalze abgelagert. Es handelt sich also um Folgen falscher Ernährung und eines aus dem Gleichgewicht geratenen Verdauungstraktes.

7 Der Mensch ist, was er isst… und trinkt und in sich aufnimmt

Eure Nahrung sei eure Medizin und eure Medizin eure Nahrung.
Hippokrates (460-ca. 377 v. Chr.)

Der geflügelte Spruch, dass der Mensch ist, was er isst, stammt von Paracelsus. Unter Essen sei in obigem Sinne all dasjenige zu verstehen, was der Mensch in sich aufnimmt. Nahrung, Flüssigkeit, Luft mit ihren Gerüchen, Klang oder Lärm, Stimmungen, Gedanken, schlichtweg alles, was unser biologisches System aus der Umwelt aufzufangen in der Lage ist. Dazu zählen also auch alle angenehmen Strahlungen wie Licht und Sonne, aber auch die im negativen Bereich definierten Strahlungen unserer Umwelt.

Unser Leben gestaltet sich insgesamt durch Wille, Energie und Überzeugungen. Die Überzeugungen formieren sich aus einer Vielzahl von Informationen, die zumeist nur teilweise bewusste Vorstellungen formen. Der weitaus größere Teil der Informationen ist jedoch unbewusst und bleibt dem Träger verborgen. Wir werden an späterer Stelle diese Aussagen ausführlicher abzuhandeln haben.

Der menschliche Wille ist das erste entscheidende menschliche Prinzip. Was der Wille nicht mag, kann sich weder im Herz noch im Haupt verankern. Wer nicht genesen will, weil er damit Krankheitsgewinne aufgeben müsste wie z. B. das Mitfühlen und Betreuen durch den Ehepartner oder andere Wohlwollende, zieht die Flucht in die Krankheit vor, was Gesunde kaum für möglich halten. Die Wiedergewinnung der Gesundheit bedeutet für solche Kranken Machtverlust über andere und vor allem arbeiten zu müssen wie andere auch, sich unter Umständen sein Brot sehr hart verdienen zu müssen. Es

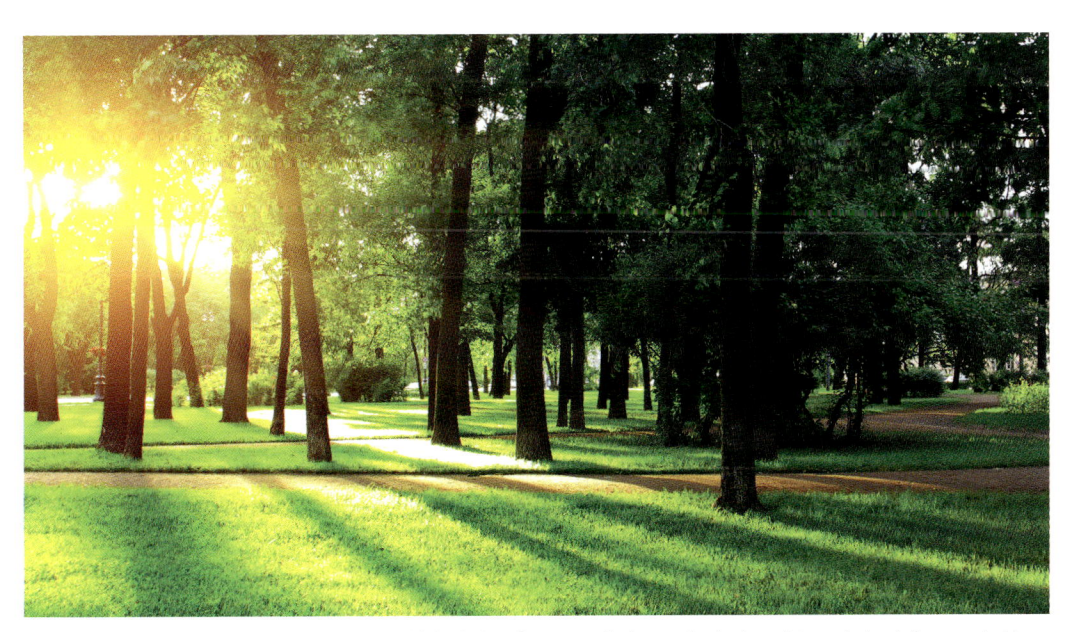

Der Mensch ernährt sich durch alles, was sein biologisches System aufzufangen in der Lage ist, auch durch Sonnenstrahlen

geht ja nachweislich auch bequemer! Eine ähnliche Haltung wird oftmals gegenüber dem gesunden Essen eingenommen. Man hat sich ja so an die Schweinshaxen, Würste, Drops, Chips, Bier und Korn gewöhnt und will nichts anderes. Es geht ja (noch) so gut, na wenigstens halbwegs. So lebt man weiter nach dem Motto: „Geh mir weg mit deiner Lösung, sie wär' der Tod für mein Problem!" (Annett Louisan, http://www.lyricstime.com/annett-louisan-die-l-sung-lyrics.html).

Wer sich nicht ändern will, sucht und findet immer plausible Gründe, warum es nicht geht. Aber in Wahrheit hat er schon verloren, weil er jede Anstrengung einer regenerierenden Lebenshaltung scheut. Wer hingegen wirklich will, sucht und findet seinen Weg und eine angemessene Lösung.

Bevor wir näher auf Essen und Trinken eingehen, sei an das Vorwort erinnert: Einen nachhaltig gesunden Körper werden Sie nur erhalten, wenn neben der Bewegung auch die Ernährung stimmt. Nun ist das Thema gesunde Ernährung extrem komplex. Dennoch kommen alle wirklich unabhängigen Ernährungswissenschaftler zu einer übereinstimmenden Einsicht: *Ausschließlich naturbelassene, nicht industriell aufbereitete Nahrungsmittel sind für den Menschen geeignet.*

Nahrungsmittelproduzenten, angestellte Ernährungswissenschaftler, Diätspezialisten mit und ohne akademischen Rang, Ärzte und Gesundheitsverbände und Behörden hingegen empfehlen Ernährungsweisen, die sich nicht nur in unwesentlichen Teilaspekten widersprechen, sondern auch alle paar Jahre umgeworfen werden. Dies erklärt sich keineswegs aus neuesten Forschungsergebnissen, sondern aus sich wandelnden Absichten sowie den jeweilig dominierenden wirtschaftlichen und politischen Interessen.

Jahrelange eigene Studien führten den Autor zu folgenden Ergebnissen, mit denen er keineswegs allein dasteht:

1. Die Aufnahme von Nahrung und Getränken sättigt nur zu einem Teil den täglichen menschlichen Energiebedarf. Überdies ist sie üblicherweise zu energiereich und problematisch zusammengesetzt.

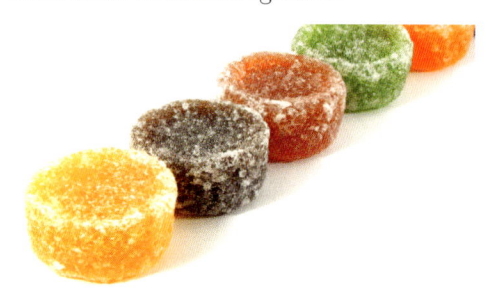

Industriell behandelte Nahrung wird vom Körper schlecht verwertet

2. Nur lebendige Nahrung kann vom menschlichen Körper problemlos voll aufgenommen, verwertet und in Lebensenergie umgewandelt werden.
Industriell behandelte „veredelte" Nahrung, einschließlich des industriellen Zuckers, wird vom Körper nur teilweise oder mit schweren Nebeneffekten verwertet. Sie führt, wie zu viel und unachtsam zusammengestellte Nahrung, zu Depotablagerungen im Körper sowie üblicherweise auf längere Sicht zu zahlreichen Krankheiten, charakterlichen Defiziten und vorzeitigem Altern.

3. Die Verwertung der aufgenommenen Nahrung kann durch die Essensweise stark beeinflusst werden, indem die inneren Organe entlastet werden und diese damit die Chance auf Regeneration erhalten. Milde Systemreinigungen führen zu einem erheblichen Gesundheitsgewinn.

Diese Thesen werden im Nachfolgenden abgehandelt und die daraus resultierenden Konsequenzen für unsere Gesundheit aufgezeigt.

Energieaufnahme und Energieverbrauch des Menschen

Rechte Energien und Informationen sind alles, mehr bedarf es nicht.

Die Nahrungsaufnahme ist so alt wie der Mensch selbst. Und dennoch ist der allgemeine Erkenntnisstand, wie die Nahrung auf den Organismus wirkt, weitestgehend unbekannt. Das Wissen um die Selbstregulierungskräfte des Organismus und das Ausmaß sowie die Bedingungen für eine Selbstregeneration sind rudimentär und weitgehend unerforscht. Es gibt kein wissenschaftlich fundiertes und damit unbestrittenes Gesamtkonzept für eine gesunde Ernährung. Es gibt wohl zahllose, oftmals sehr wertvolle, jedoch zumeist isolierte empirische Beobachtungen und Empfehlungen unabhängiger Gesundheitsforscher, die jedoch häufig aus wirtschaftlichen oder politischen oder prestigebedingten Gründen lächerlich gemacht wurden oder werden oder schlichtweg negiert wurden. Auch traditionelle und gewohnheitsmäßige Anschauungsweisen spielen eine große Rolle. Galina Schatalova, die große russische Ernährungslehrerin, Autorin mehrerer Gesundheitsbücher, sagt:

„Launen und Gewohnheiten, Dogmen und Vorurteile ersetzen ... wissenschaftliche Kenntnisse. Und das Traurigste dabei ist, dass die Erkenntnis der Naturgesetze auf einem sehr niedrigen Niveau stehengeblieben ist... Wir verwenden bis heute bei der Herstellung von Lebensmitteln und Medikamenten sowohl künstliche Stoffe als auch Substanzen, welche zwar natürlichen Ursprungs sind, aber bis zur Unvernunft konzentriert werden. Damit steuern wir auf eine kollektive Selbstvergiftung der Menschheit zu..." Ferner wörtlich: *„(...), dass kein anderer menschlicher Tätigkeitsbereich mit derart vielen pseudowissenschaftlichen, an Aberglauben grenzenden Vorstellungen verknüpft ist wie die Ernährung."* Zitiert aus: „Wir Fressen uns zu Tode", 9. Auflage, 1. dt. Auflage 2002, Arkana-Verlag, Goldmann. Deutlicher kann man kaum sagen, wie selbstzerstörerisch oftmals die Ernährung als Teil der modernen Zivilisation wirkt.

Die heutige Ernährungstheorie fußt auf im 19. Jahrhundert in Deutschland erfassten statistischen Mittelwerten einer gewöhnlichen Ernährungsration. Seit Carl von Voit (http://de.wikipedia.org/wiki/Carl_von_Voit) wird der Brennwert der Nahrung in Kalorien (Wärmeeinheit) bestimmt. Die festgestellten Werte waren und sind statistischer Natur, also wenig aussagekräftige Durchschnittswerte. Sie erfuhren im Laufe der Zeit zahlreiche Korrekturen sowie Modifikationen je nach Alter und Geschlecht. Die Ernährungstheorie ging von der mechanistischen Vorstellung des Menschen als Dampfmaschine aus, in welche oben Kalorien hineinzuwerfen sind, damit Wärme und Bewegung entstehe, wobei neben Kohlenhydraten und Fetten ein hoher Eiweißbedarf unterstellt wurde.

Der menschliche Kalorienbedarf wird von kopfbestimmten Menschen gern errechnet, um dann die Nahrung entsprechend einzuteilen. Wenn Sie das möchten, können Sie die Seite http://www.just-fit.de/diaet/uebergewicht/berechnung.htm zu Rate ziehen.

Im menschlichen Körper liefert in etwa	
1 g Fett	39 kJ = 9,3 kcal
1 g Kohlenhydrate	17 kJ = 4,1 kcal
1 g Eiweiß	17 kJ = 4,1 kcal

Kalorien und Joule sind also eine bestimmte Energiemenge. Eine Kalorie ist der Energiewert, der erforderlich ist, um 1 Gramm Wasser um einen Grad zu erhöhen (http://de.wikipedia.org/wiki/Joule). Wenn man mehr Kalorien aufnimmt, als man verbraucht, nimmt man zu. Freilich: Auch diese Aussage der Kalorientheoretiker wird vielfach angegriffen. So meint z.B. der Ernährungswissenschaftler Michel Montignac, es gäbe keinen bedeutenden Zusammenhang zwischen Übergewicht und Kalorienzufuhr. Doch zurück zur herrschenden Lehre: Ein erwachsener Mann benötige je nach Arbeit zwischen 4000 und

2600 kcal täglich. Diese Summe wird in der Ernährungslehre dann auf den Nahrungsbedarf an Kohlenhydraten, Fetten und Eiweiß heruntergebrochen und es werden dementsprechende Ess-Empfehlungen erteilt, die Energiezufuhr an Kohlenhydraten, Fetten und Eiweißen in bestimmten Relationen vorzunehmen. Dabei wird unterschlagen, dass die Relationen in unterschiedlichen Kulturen und historisch bedingt sehr divergierend sind, ohne dass dies einen messbaren Einfluss auf die Gesundheit oder Leistungsfähigkeit der Bevölkerung hätte.

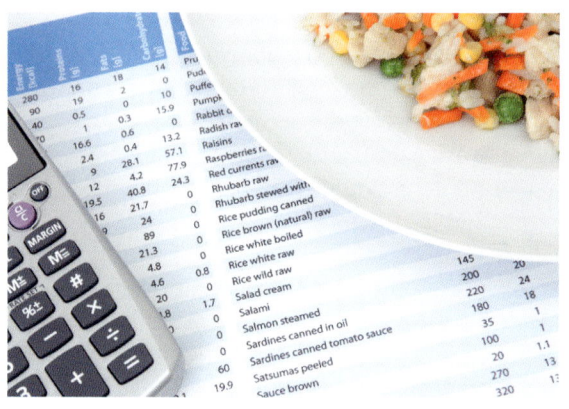

Eine Ausrichtung an Ernährungstabellen ist nur zur groben Orientierung sinnvoll

Das zentrale Problem, dass weder der Kalorienbedarf noch die Kalorienaufnahme und Verwertung noch der Kalorienverbrauch genau bestimmt werden können, wird häufig übergangen. Ernährungstabellen unterstellen, dass 100 g eines Apfels beispielsweise 49 kcal enthalten. In Wahrheit schwankt der Kaloriengehalt aller Nahrungsmittel erheblich je nach Bodenqualität, Sorte, Reifung und Zubereitung. Ganz und gar unbeantwortet bleibt die Frage, wie viel Energie Ihr Körper aus der jeweiligen Nahrung (hier Beispiel Apfel) ziehen kann und ob Sie überhaupt solch ein Nahrungsmittel vertragen, bzw. ob es für Sie derzeit vielmehr eine Belastung bedeutet.

Nur in der Theorie ist alles klar: Grundumsatz + Leistungsumsatz = Kalorienverbrauch. Bereits der Grundumsatz, der Energiever-brauch des Menschen bei Ruhe, ist individuell sehr unterschiedlich, da Menschen mit hohem Muskelanteil in Ruhe mehr Energie verbrauchen als gleichgewichtige Menschen mit einem hohen Fettanteil. Hinzu kommt die jeweilige Außentemperatur und Luftfeuchtigkeit, Kleidung, Gesundheitszustand und Abhärtung. Bereits leichte Unterschiede in der Körpertemperatur beeinflussen nachhaltig den Energieverbrauch bei Ruhe. Zur Ermittlung vergleichbarer Messwerte und statistischer Mittelwerte werden in der Kalorimetrie selbstverständlich die externen Faktoren durch Schaffung einer thermoneutralen Umgebung ausgeklammert (www.dr-moosburger.at/pub/pub014.pdf).

Der individuelle Leistungsumsatz binnen eines ganzen Tages ist letztlich infolge der Vielzahl der Bewegungen nur noch sehr ungefähr zu messen oder besser abzuschätzen, zumal die Faktoren Training/Übung, Abhärtung, Verdauung, Kleidung, Stress, Temperatur, Luftfeuchte etc. hinzukommen. Nur für kurze Zeitphasen lassen sich unter konstanten Bedingungen Näherungswerte ermitteln, siehe beispielsweise www.univie.ac.at/NuHAG/FEICOURS/WS0203/PROSEM/energie.doc.

Kalorienbilanzen, in denen eine zwangsläufig ungenaue Kalorienaufnahme durch Nahrung und ein nur ungenau messbarer Kalorienverbrauch gegenübergestellt werden, sind deshalb auch um ein Vielfaches weniger aussagefähig als der DIN-Verbrauch Ihres Autos laut Prospekt und der tatsächliche Spritverbrauch. Vor allem jedoch ist beim menschlichen Körper, der alles andere als eine Maschine ist, die implizite Gleichsetzung von Kalorienverbrauch mit dem jeweiligen Kalorienbedarf, der durch Ernährung dem Körper zugeführt werden müsse, wissenschaftlich nicht belegt.

Eine Ausrichtung an Kalorientabellen und Lebensmittel-Listen über den jeweiligen Kalorienverbrauch ist somit nur zur groben Orientierung und zum relativen Vergleich, z. B. einzelner Nahrungsmittel untereinander, sinnvoll.

Traditionell wird gelehrt, dass der Körper seine Energie aus Nährstoffen gewinnt, die er der täglichen Nahrungsaufnahme entzieht. Im Verdauungsprozess werden die Nahrungsmittel aufgespaltet und die Nährstoffe in die Körperzellen geliefert. Dort wird dann der Wasserstoff in den Nährstoffen, mit Hilfe des Sauerstoffs aus dem Blut, zu Wasser oxidiert. Dieser Schaffungsprozess von Oxidationswasser gilt als der wesentliche Energie liefernde Vorgang im Körper. Die durch diese Nahrungsverbrennungsprozesse freiwerdende Energie ist überwiegend Wärmeenergie, aber (u. a.) auch biochemische Energie, die der Körper zur Aufrechterhaltung der Körperwärme, für interne Körperprozesse sowie für Arbeitsleistungen benötigt.

Der Energiegehalt der Nährstoffe wie auch der Energieverbrauch des Körpers werden, wie bereits erwähnt, entweder in Kilokalorien (kcal) oder in Kilojoule (kJ) gemessen. 1 kcal = 4,1868 kJ oder 1 kJ = 0,2388 kcal. Aber es gibt auch Messwerte, die in Watt oder auch anderen Maßeinheiten vorgenommen werden.

Neuere Forschungen jedoch sagen aus, dass der Photonengehalt in frischen Pflanzen, Nüssen, Eiern etc. entscheidend für ihren Nährwert ist. Mit Hilfe der Biophysik ist er messbar. Deshalb ist Frischnahrung stets vorzuziehen und sind Küchen mit einem sehr hohen Frischnahrungsanteil mit Abstand die gesündesten.

Der Energieverbrauch des Menschen aus anderer Sichtweise

Energie ist ewige Freude.
William Blake (1757-1827)

Von allgemeinem Interesse dürften Überlegungen japanischer Wissenschaftler sein, die nicht nur den täglichen Energieverbrauch des Menschen gemessen hatten, sondern dem Verbrauch die Quellen der Energieaufnahme gegenüberstellten. Sie kamen, so der allzu früh verunfallte österreichische Forscher Richard Wagner, zu folgenden überraschenden Ergebnissen:

Durch die Nahrungsaufnahme Essen, Trinken und vor allem die Atmung, nehmen wir nur etwa 30% des erforderlichen Energiebedarfs auf. Dies geschieht neben der Atmung, mit ca. 15 kg Luft täglich, die uns neben Sauerstoff auch mit Stickstoff versorgt, unter anderem durch bio-chemische sowie elektrische Prozesse in der Lunge und im Darmtrakt im Rahmen der Nahrungsverwertung und durch piezo-elektrische Energien, welche durch den Pulsschlag, die Atmung sowie physische Bewegung gewonnen werden, indem Druck auf die salzhaltige Zellflüssigkeit ausgeübt wird. Sie kennen das Prinzip von der Funkenbildung eines piezo-elektrischen Gasanzünders, bei dem durch Druck auf Salzkristalle elektrische Funken erzeugt werden.

Doch woher kommt die restliche erforderliche Energie?

Die japanischen Forscher fanden heraus, dass wir mittels der Meridiane, die in sehr hoher Zahl durch den menschlichen Körper laufen, aus dem Magnetfeld der Erde Lebensenergien absorbieren. Die Meridiane, über die in einem späteren Kapitel noch ausführlicher zu sprechen sein wird, durchziehen den menschlichen Körper und stellen Energie- und Verbindungskanäle zwischen den verschiedenen Körperebenen und Organen dar. Mittels dieser Meridiane sind wir, so sie nicht blockiert sind, in der Lage, Energien aus dem Magnetfeld der Erde in unser komplexes Körpersystem aufzunehmen. Die Erde wirkt dank ihrer Rotation als riesiger elektromagnetischer Dynamo, aus dem wir Energien beziehen. Ohne die Zufuhr elektromagnetischer Energien fällt der menschliche Energiestatus schnell ab. Dies zeigte sich deutlich während der Frühphase der Raumfahrt, als die Raumkapseln noch ohne eigenes Magnetfeld waren und die Astronauten und Kosmonauten nach der Rückkehr zur Erde weder selbständig aufstehen noch gehen konnten. Sie mussten aus den Raumkapseln herausgehoben werden und benötigten längere Zeit für die Energiewiedergewinnung auf der Erde. Deshalb wurden die Raumstationen und Kapseln bald mit einem eigenen, künstlichen Magnetfeld ausgestattet. Aus diesem energetischen Grund wird auch von allen Schlafforschern eine Ausrichtung des Bettes nach Norden oder nach Osten empfohlen, da hierdurch die menschliche energetische Kraftaufnahme in besserer Harmonie mit den kosmischen Prozessen abläuft. Durch die elektromagnetische „Atmung" werden nach Meinung der japanischen Wissenschaftler weitere knapp 30% des Energiebedarfs gedeckt.

Noch immer fehlen uns rund 40 Prozent. Neben der Ebene der Lebensenergien gibt es gleichzeitig die Ebene der Empfindungen, die Welt der Gefühle und Gedanken. Und aus genau diesen Ebenen stammen ca. weitere 30 Prozent. Viele Esoteriker sprechen diesbezüglich von der Astralebene oder der Emotionsebene des Planeten wie des Menschen. Der amerikanische Forscher Rupert Sheldrake spricht von morphogenetischen Feldern. Verständlich, dass eine dem Materialismus verhaftete Wissenschaft diese Erkenntnisse ignoriert, siehe http://de.wikipedia.org/wiki/Morphisches_Feld.

Der emotionale Energiefluss nutze ebenfalls die Meridiane des Körpers. Allgemein bekannt ist: Wenn wir uns freuen, egal aus welchem Anlass, steigt unser Energiestatus. Wenn wir traurig sind, fällt unser Energiestatus. Wenn wir uns mit fröhlichen Menschen umgeben und in Harmonie leben, erhöht sich unsere Laune und Zuversicht, unser Energiestatus steigt spürbar. Wir sind oder werden immer gesünder. Schauen wir hingegen Katastrophenbilder an, Bilder der Zerstörung oder des Hasses und der Krankheit, hören wir destruktive Musik, dann werden wir dramatisch geschwächt. Jeder kennt dieses

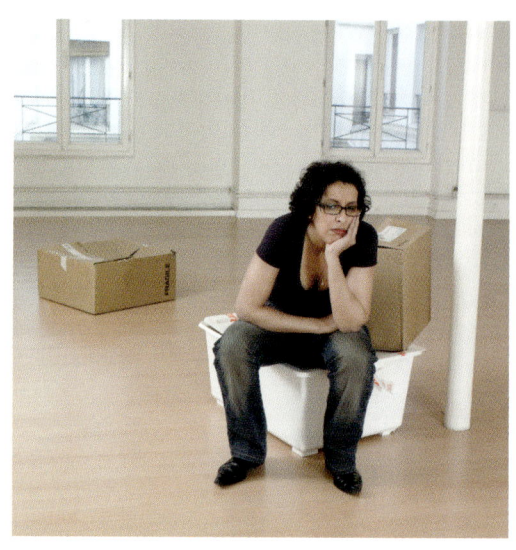

Allgemein bekannt ist: Wenn wir traurig sind, fällt unser Energiestatus

Phänomen: Gute wie schlechte Einflüsse und Ausstrahlungen können leicht anstecken, weil wir mit unserem gesamten Körpersystem permanent in Resonanz zu unterschiedlichen kosmischen Emotionsfeldern stehen.

Diese Emotionen fließen also über Meridiane und Nerven in alle Organe und Stoffansichten des Körpers. Dasselbe gilt ebenso für die darüberliegende mentale Ebene, die Welt der Gedanken und Ideen. Deshalb ist es so überaus wichtig, dass ein jeder Mensch beizeiten lernt, was ihn froh und gesund macht und weiß, welche Bilder und Ideen das Gegenteil bewirken. Es ist und bleibt äußerst töricht, kritisch bei den Bildern und Eindrücken zu verweilen, die krank machen und schwächen. Die überwiegend destruktiv programmierten Medien könnten sich umstellen. Schließlich ist es ja eine bewiesene Tatsache, dass, wer glücklich ist, länger lebt.

Letztendlich besteht eine weitere Energielücke, die durch ein seelisches Prinzip bestimmt und geschlossen werden kann. Der Leser dieser obengenannten Aussagen wird sich dabei gewiss an das geflügelte Bibelwort erinnert fühlen: *Der Mensch lebt nicht vom Brot allein...*

Die Annahme, dass der menschliche tägliche Energiebedarf ausschließlich durch Essen und Trinken zu befriedigen sei, ist damit nicht nur durch die Raumfahrt, durch die angeführten Erkenntnisse der japanischen Wissenschaftler, unsere eigenen Erfahrungen sowie durch die Experimente von Galina Schatalova, über welche in einem folgenden Kapitel gesondert zu sprechen sein wird, zu verwerfen. Die Ernährung des Menschen im umfassenden Sinn ist offensichtlich sehr viel komplexer und umfasst wesentlich mehr Ebenen als die bloße Energiegewinnung durch Oxidation im Verdauungstrakt, wie die Verfechter der Kalorientheorie behaupten. Vielmehr gilt: Je höher wir die weitergehenden Energiequellen wertschätzen und dafür dankbar sind, desto besser stellt sich unser Gesamtzustand.

Die Wissenschaft des Westens hat bislang alle Erkenntnisse, die nicht in ihr Konzept passen, schlichtweg ausgeblendet. So auch die sinnvolle Idee von Dr. Bircher-Benner (www.reformhaus-fachlexikon.de/fp/archiv/reformer/bircherbenner.php), alle Lebensmittel nach der in ihnen akkumulierten Sonnenenergie einzuteilen. Er unterschied dabei intuitiv drei Kategorien. Die wertvollste umfasst Produkte, die wir in ihrer natürlichen Form verzehren, nämlich Beeren, Obst, Salate, Mandeln, Nüsse usw. In die zweite Gruppe nahm er auf: Möglichst mäßig erhitzte Nahrungsmittel wie Gemüse, Kartoffeln, gekochte Getreidekörner sowie geschmorte Früchte, Butter, jungen Käse, gekochte Eier etc. Zur dritten Gruppe gehörten schließlich Produkte, die nicht in der Lage sind, selbständig Sonnenenergie zu speichern und üblicherweise nur in gekochter oder gebratener Form konsumiert werden, wie Pilze, Fleisch, Fisch, Geflügel, geräucherte oder gesalzene Fisch- und Fleischprodukte (www.gesundheit.com/gc_detail_1_aheilw17_3.html).

Modernste Messungen des Photonengehalts verschiedenster Nahrungsmittel belegen, dass die Einstufung von Bircher-Benner der Wirklichkeit wesentlich näher kommt, als die offensichtlich überholte Kalorientheorie. Dass die Zellen Speicher und Resonatoren für Sonnenlicht sind, wurde inzwischen durch das Fritz-Albert-Popp-Institut bestätigt. Die Qualität unserer Ernährung wird nach den jüngsten Forschungen der Quantenbiologie in Photonen gemessen. Im Verdauungssystem

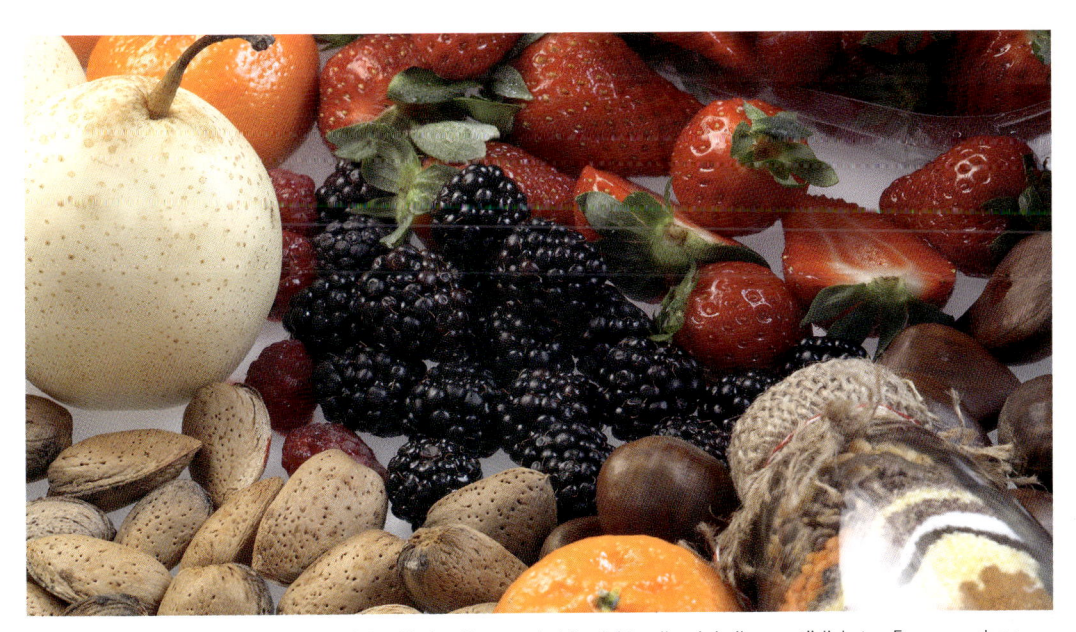

Die wertvollste der drei Kategorien nach Dr. Bircher-Benner sind Produkte, die wir in ihrer natürlichsten Form verzehren

wird dann die in den Pflanzen gespeicherte Lichtenergie extrahiert. Sie sollten sich den Vortrag von Professor F. A. Popp, „Kohärenz als Grundprinzip biophysikalischer Informationsprozesse" unter http://biophotonik.de/video.php?Video=133&Teil=01&Sprache=DEU ansehen. Aber auch er macht darauf aufmerksam, dass die deutsche Wissenschaft den Erkenntnissen aus Japan, Russland und anderen Ländern weit hinterherhinkt.

Moderne russische Erkenntnisse zum menschlichen Energiebedarf

Wes der Mensch bedarf,
er weiß zumeist es selber nicht.

Die russische Ärztin Galina Schatalowa suchte nach den Grundlagen für einen seelischen und körperlichen Gesundheitszustand, da die Gesundheitsdefinition der Weltgesundheitsorganisation WHO: „Unter Gesundheit versteht man einen Zustand, in dem der Mensch nicht krank ist und sich in der Lage seines vollständigen physischen, geistigen und sozialen Gedeihens befindet" keinerlei objektive physiologische Gesundheitskriterien bietet. Dr. Schatalowa stellte fest, dass ein wirklich gesunder Mensch ca. fünfmal weniger Sauerstoff benötigt als ein „praktisch gesunder" Mensch im Sinn der WHO. Dass wirklich gesunde Menschen bei vollständiger Ruhe nicht 1200 bis 1700 Kilokalorien verbrauchen wie die „praktisch Gesunden", sondern nur einen Bruchteil dessen, nämlich 250-400 Kilokalorien. Sie betrachtete Krankheiten nicht an Hand der Symptome, nicht als Störung einzelner Organe, sondern als Störung der Selbstregulierung eines ganzheitlichen Organismus in seiner Einheit mit der Umwelt. Ihr Genesungs-System beruht nach ihren Worten auf der Wiederherstellung geistiger, psychischer und physischer Gesundheit. Und zwar genau in dieser Reihenfolge. Ziel ist die Verabschiedung von Egoismus und die Zuwendung zu schöpferischer Arbeit zum Wohl der Gesellschaft, das Streben nach Selbstverwirklichung und Einheit mit der Natur, Geduld und Toleranz, Verständnis der Gesetze der Einheit alles Lebenden und kosmische Liebe. Auf dieser Basis könne psychische Gesundheit, die vor allem ein harmonisches Zusammenwirken des Bewusstseins mit dem Unterbewusstsein umfasst, gedeihen. Die physische Gesundheit fand sie am schwierigsten zu erforschen, da diese in unserer deformierten Zivilisation eine Seltenheit darstelle.

Schatalowa stellte fest, dass der Mensch in der Regel falsch atmet und sich nicht artgerecht ernährt, dass er zu wenig Bewegung hat und eine mangelhafte Abhärtung besitzt. Richtige Atmung, Bewegung, Abhärtung und Selbstdisziplin sind die Faktoren, die ihn in die Lage versetzen, die natürliche Wärmeregulation auch unter ungünstigen Bedingungen aufrechtzuerhalten. In wiederholten langen Wüstenmärschen (über 20 Tage) fand sie heraus, dass alle Teilnehmer mit Tagesrationen von 50-100 gr. Buchweizen und 100 gr. Trockenfrüchten und 1-2 Liter mit Bergkristall oder Jaspis strukturiertem Wasser, Quellwasser oder strukturiertem destilliertem Wasser pro Tag ohne Gewichtsverlust mit bester Laune bewältigen konnten, während oftmals Läufer aus Kontrollgruppen mit reichlicher Versorgung an Eiweiß, Fett und Kohlenhydraten und den für Wüstenaufenthalte offiziell empfohlenen 10-16 Liter Wasser buchstäblich vor Erschöpfung zusammenbrachen. Die traditionelle Theorie der „ausgewogenen" Ernährung, welche die Auffassung vertritt, der Nährstoffbedarf des Menschen werde ausschließlich durch Nahrungsaufnahme gedeckt, wurde von ihr als absurd entlarvt. Es gab bei ihren Märschen nie ein Eiweißdefizit der Teilnehmer. In Eiweiß sind Stickstoff, Sauerstoff, Wasserstoff, Kohlenstoff und andere chemische Elemente enthalten, gerade wie in der Erdatmosphäre. In der Atemluft sind annähernd 79% Stickstoff und fast 21% Sauerstoff sowie Spuren von Kohlendioxid, Helium und anderen Gasen. Pflanzen, Tiere und auch der Mensch sind in der Lage, verbrauchtes Eiweiß zu einem Teil mittels der Aneignung von gasförmigem Stickstoff über den Atmungsprozess zu ersetzen. Diese Aussage ist durch zahlreiche russische Wissenschaftler gesichert, auch wenn sie hier im Westen nur vereinzelt wahrgenommen wird.

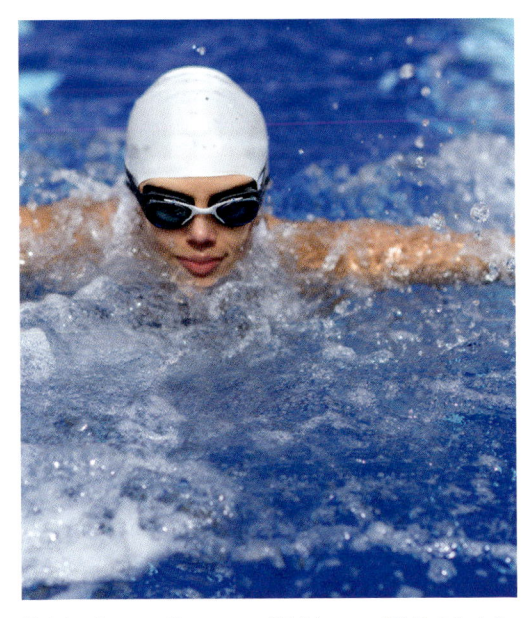

Richtige Atmung, Bewegung, Abhärtung und Selbstdisziplin

Übrigens liegt nach Auffassung des Autors die in jüngerer Zeit verstärkt diskutierte „Lichtnahrung" (http://de.wikipedia.org/wiki/Lichtnahrung), genau auf einer von Einzelnen entwickelten Fähigkeit, über die Atmung die erforderlichen Eiweiße aus dem Stickstoff der Luft zu gewinnen. Der Autor kennt eine Dame aus NRW, die nach eigener Aussage und derjenigen von Familienangehörigen sowie Dritten offensichtlich seit Jahren ohne weitere Nahrungsaufnahme lebe und dabei quicklebendig sei. Diese hier ausdrücklich nicht zur Nachahmung empfohlene Lebensweise (!) wird in dem geschilderten Fall zumindest mit ergänzender Wasserzufuhr unterstützt.

Schatalowa verweist darauf, dass Neugeborene, die ausschließlich mit Muttermilch ernährt werden, binnen 180 Tagen ihr Gewicht verdoppeln, obwohl in 100 Gramm Muttermilch lediglich 2 Gramm Eiweiß und eine winzige Menge an Fetten und Kohlenhydraten enthalten sind. Dies ist ein durch die derzeitige Wissenschaft nicht erklärbares Phänomen, dass bei so minimaler Aufnahme von Eiweiß, Fett und Kohlenhydraten solch eine Gewichtsverdoppelung möglich ist. Schatalowa weist darauf hin, dass Materie nicht nur Energie liefert, sondern auch Informationen – eine Aussage, die derjenigen der modernen Quantentheoretiker entspricht – und dass der Mensch auch aus Kräften des Kosmos lebt.

Bei einem Supermarathon über 500 km in sieben Tagen schnitten die von ihr vorbereiteten Läufer, die mit täglich nur 1200 Kilokalorien versorgt wurden, während die übrigen von Experten betreuten „normalen" Sportler 6000 Kilokalorien erhielten, hervorragend ab. Während letztere während des Laufs allesamt an Gewicht verloren, erwiesen sich die nach den Instruktionen von Schatalowa laufenden Sportler als robuster. Sie behielten ihr Gewicht bei oder legten sogar noch zu. Dieses Phänomen wiederholte sich bei zahlreichen Tests mit den unterschiedlichsten Teilnehmern. Die wesentlichsten Voraussetzungen für die größere Leistungsfähigkeit waren stets eine erneuerte mentale und psychische Einstellung „ihrer" Teilnehmer, ein regenerierter, gesunder Darm, eine vitalstoffreiche vegetarische Ernährung und eine Atemtechnik, bei der der CO_2-Ausstoß reduziert wird, indem die Ausatmungsphase (siehe *Die Atemschule nach Buteyko*) stets länger dauert als die Einatmungsphase und eine Atempause enthält, sowie die entwickelte Fähigkeit, bewusst Energieströme in willentlich bestimmte Teile des Körpers zu lenken. Die Übungen, die dazu verhalfen, wurden in Kursen weitergegeben und sind teilweise in ihren drei Büchern beschrieben: „Wir fressen uns zu Tode", „Heilkräftige Ernährung" und „Philosophie der Gesundheit", allesamt Verlag Goldmann – Arkana.

Lebensquelle Wasser

*Das Prinzip aller Dinge ist Wasser;
Aus Wasser ist alles,
und ins Wasser kehrt alles zurück.*
Thales von Milet (um 625-545 v. Chr.)

Unter den Getränken sollte Wasser die primäre zu sich genommene Flüssigkeit darstellen. Das uns bekannte Universum besteht zu 90 Prozent aus Wasserstoff. Bei der Geburt liegt der Wasseranteil des menschlichen Körpers bei rund 82 Prozent. Das menschliche Kindlein kommt dabei mit einer Schwingung von 9000 Hertz auf die Welt und mit etwa 30 Jahren hat der gesunde Körper dann noch eine Schwingung von etwa 7000 Hertz. Der Wasseranteil beläuft sich dann nur noch auf gut 70 Prozent, das sind etwa 43 Liter. Im Alter sinkt der Wassergehalt des Körpers rapide weiter ab und mit ihm die Eigenschwingung. Je biologisch älter, desto geringer der Wasseranteil, bis auf ca. 50 Prozent oder gar darunter bei Vergreisung des Menschen.

99 Prozent der chemischen Reaktionen in unserem Körper benötigen Wasser. Alle aufgenommenen Energien werden in den körpereigenen Flüssigkeiten transportiert und gespeichert. Deshalb benötigt jeder Körper täglich hinreichend Wasser einer möglichst hohen Güte. Ohne Wasser ist das menschliche Leben schnell zu Ende. Der französische Forscher und Hydrologe Louis-Claude Vincent erforschte in den 40er Jahren des letzten Jahrhunderts die Wasserqualität in Frankreich. Er stellte fest, dass die Lebenserwartung der Menschen innerhalb von 30 Jahren fast überall gesunken war, in einer Stadt jedoch signifikant angestiegen war: in Volvic. Von dort stammt das bekannte Volvic-Quellwasser, „ein Wasser, das nicht nur den Durst löscht". Nun gibt es zahlreiche andere Quellwasser mit nicht nur ähnlich hohen, sondern sogar noch deutlich besseren Eigenschaften.

Auch ein Osmosewasser, durch Umkehr-Osmose aus Trinkwasser, jedoch ohne elektrische Drücke gewonnen, ist im Wasservergleich den üblichen Sprudelwässerchen weit überlegen.

Die Leitfähigkeit des Wassers wird durch die Zahl der vorhandenen Ionen bestimmt. Sie lässt sich leicht durch ein Messgerät bestimmen und wird üblicherweise in Mikro-Siemens (1 Siemens = 1/Widerstand (Ohm)) gemessen. Umkehrosmosewasser misst in der Regel zwischen 9 und 15 Mikro-Siemens, während bei Leitungswasser die Schwankungsbreite in etwa zwischen 150 und 300 liegen mag. Es gibt aber in manchen Gegenden Abweichungen mit weit darüber liegenden Messwerten. Dem Leitungswasser wird zumeist Chlor zu Desinfektionszwecken zugesetzt. Durch die Gabe von Chlor entstehen im Wasser große Mengen an freien Radikalen, die dann vorhandene Mikroben vernichten. Dabei wird allerdings auch das Wasser verändert. Überdies enthält das Trinkwasser zumeist Dioxine oder andere Toxine, selbstverständlich innerhalb „sicherer" und gut überwachter Grenzwerte, die in der Vergangenheit in manchen Ländern allerdings schon angehoben wurden, weil sie wegen der sich ausbreitenden Grundwasserverseuchung nicht eingehalten werden konnten.

Mineralwässer haben in aller Regel höhere Ionengehalte als Leitungswasser, da sie zumeist in höherem Umfang gelöste Mineralsalze (Sole) enthalten. Dadurch wird tendenziell die weitere Aufnahmefähigkeit des Wassers begrenzt. Die Leitfähigkeit des Wassers sagt im Übrigen nichts über den chemischen Mineralstoffgehalt aus. Messungen des oben genannten Volvic-Wassers ergaben eine Streuweite der Leitfähigkeit zwischen 74 und 99 Mikro-Siemens, wohingegen das *Lauretana-Wasser* einen sensationell niedrigen Wert von nur rund 17 Mikro-Siemens aufweist (www.lauretana.de/herkunft.php?a=2). Ähnlich hervorragend ist das *Meraner Mineralwasser* aus der St. Vigilquelle in 1540 m am Vigiljoch oder noch besser das *Plose-Naturwasser* aus der Nähe von Brixen, das in einem Test vor Jahren als bestes Wasser abschnitt, siehe www.acquaplose.it. In manchen Gegenden, besonders den Alpen, wenn auf eine Chlorierung verzichtet wird, ist auch das aus der normalen Wasserleitung fließende Wasser von guter Qualität und vielen der im Handel erhältlichen Mineralwässern in Bezug auf die Aufnahmefähigkeit von Giftstoffen des Körpers, die ausgeschieden werden möchten, überlegen. Ergo, seien Sie bei der Auswahl Ihrer Getränke aufmerksam.

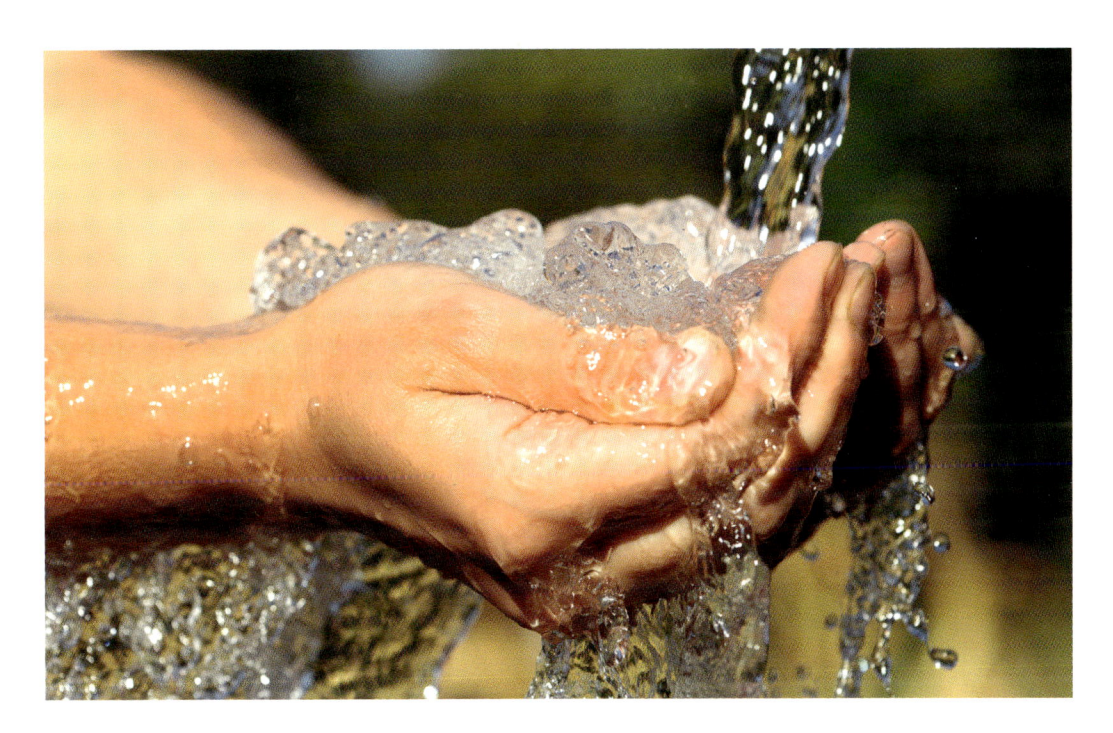

Das heißt nicht, dass alle Heilwässer, die bekanntlich eine erhöhte Mineralstoffkonzentration und erhöhte Leitfähigkeit aufweisen und damit tendenziell eher gesättigt sind, untauglich seien! Nein, diese Heilwässer sind oftmals für spezifische Krankheitsbilder (z.B. Beseitigung von Nierensteinen) sehr geeignet, jedoch nicht so sehr als Dauergetränk und als ungesättigtes Medium, das möglichst viele Abfall- und Ausscheidungsstoffe aufnehmen soll und kann. Sprudelwasser, vulgär Rülpswasser, das besonders in Deutschland eine weite Verbreitung genießt, ist ob seines künstlichen CO_2-Gehalts unstrittig gesundheitsschädlich und sollte in jedem Fall gemieden werden!

Eine andere, noch wichtigere Methode, die auch Laien leicht anwenden können, ist die Messung des pH-Wertes eines Wassers. Dieser sollte nahe bei 7, also dem neutralen Bereich liegen. Mit einem pH-Wert-Messgerät, das sehr preisgünstig zu erhalten ist, kann man Messungen aller Flüssigkeiten vornehmen. Coca-Cola, als Medikament erfunden (!), hat z.B. einen pH-Wert von knapp 4. Es ist nicht nur durch den hohen Zuckeranteil alles andere als ein Gesundheitsmittel und als Dauergetränk ziemlich ungesund. Plosewasser zeigt hingegen einen pH-Wert um 7.

Darüber hinaus gilt, dass harte Wässer, also Wässer mit einem hohen Kalkgehalt sowie die weiteren in gelöster Form enthaltenen anorganischen Mineralien vom Körper kaum verwertet werden. Sie werden vom Körper, insbesondere vom erkrankten Körper, häufig nur teilweise ausgeschieden. Der andere Teil setzt sich ab wie in einem Teekessel der Kesselstein und sorgt für eine Verkalkung des Organismus. Harte Wässer, egal ob aus dem Wasserhahn oder aus der Mineralwasserflasche, sind also zu meiden.

Alle Entgiftungsbemühungen mit Wasser und auf anderem Wege sind allerdings weitestgehend vergeblich, sofern der Mensch eine erneute Vergiftung mit der Ernährung und aus Schwermetalldepots (Amalgamfüllungen der Zähne) nicht unterbindet. Die vornehmlich durch Quecksilber- und Aluminiumablagerungen verursachten Schäden sind extrem weitreichend und beeinträchtigen noch nach Jahren das körperliche Immun- wie Nervensystem. Traditionelle Hilfe bieten Chlorella-Algen, Bärlauch und frisches Korianderkraut. Die dabei beste Vorgehensweise beschreibt Dr. Dietrich Klinghardt, Freiburg (www.ink.ag). Die hier wenig bekannte, aber gut wirkende Methode der Schwermetallentgiftung mittels japanischer Entgiftungspflaster ist in einem besonderen Kapitel beschrieben.

Wasser ist ein sehr geheimnisvolles Medium und kann, wenn es nicht chemisch aufbereitet ist, eine hohe Vitalstruktur aufweisen. Dies gilt für alle natürlichen Quellwässer, die von alleine an die Erdoberfläche treten. Da wir nur in Ausnahmefällen über solche hervorragenden Wässer verfügen, sollte man das verfügbare Wasser in einem Krug zuhause vor dem Konsum zumindest strukturieren. Dies geschieht durch Gabe eines Bergkristalls in den Krug. Die klare Struktur des Kristalls überträgt sich auf das Wasser. Es wird bekömmlicher. Dies ist kein „esoterischer Humbug", sondern durchaus erprobt. Die russische Ernährungswissenschaftlerin Galina Schatalova, die ob ihrer sensationellen Heilungserfolge und Forschungsergebnisse wesentliche Impulse zu einem allgemeinen Umdenkungsprozess setzte, bekräftigt diese Aussagen. Wegen ihrer die eingefahrene degenerative Lebensweise umkrempelnden Konsequenzen werden diese Erkenntnisse hier im Westen freilich der Einfachheit halber negiert.

Dass Wasser ein erstklassiger Informationsträger ist, wusste nicht nur Paracelsus, sondern die gesamte Homöopathie. Denn hohe Potenzen von über 24 enthalten kein einziges Atom mehr von der Urtinktur, sind jedoch wirksam. Siehe Prof. Dr. Fritz Alfred Popp in seinem Gutachten für die Bundesregierung, beschrieben in seinem Buch: „Bericht an Bonn – Ergebnisse eines Forschungsauftrages zum Wirksamkeitsnachweis der Homöopathie" (ISBN 3-88699-012-5).

Wasser oder Alkohol fungieren in der Homöopathie in hohen Potenzen also nur noch als Informationsträger. Dass die pharmazeutische Industrie seit einigen Jahren mit ihrem großen publizistischen und politischen Einfluss diese wissenschaftlichen Ergebnisse unter den Tisch kehrt und zum eigenem finanziellen Vorteil das Gegenteil verbreitet, ist allerdings nicht zu übersehen.

Die bekannten Wasser-Kristall-Fotografien des japanischen Wasserwissenschaftlers Masaro Emoto, der sagt, dass Wasser nicht nur Lebenselement und bekanntermaßen ein hervorragender Informationsträger und Informationsspeicher ist, sondern auch Gedankenbilder und Emotionen reflektiert und er dies durch Fotografien belegen möchte, gelten bei der wissenschaftlichen Konkurrenz als umstritten. Er setzt Wasser in Glasfläschchen Bildern, Emotionen, Worten oder Musik aus und friert kleine Proben dann bei minus 25 Grad ein und fotografiert die Spitze der Probe unter dem Mikroskop. Ist die Wasserinformation harmonisch, gewinnt er schöne Kristallbilder. Seine Aufnahmen gelten vornehmlich deshalb als unwissenschaftlich, weil sie infolge der unendlichen Einflussfaktoren nicht genau, sondern nur ungefähr reproduzierbar sind. Dabei erzeugen negative Bilder, Worte oder Musik stets hässliche, disharmonische Kristallstrukturen, während harmonische zu schönen, aber untereinander abweichenden Kristallen führen. Das gilt, nebst seiner Aufnahmetechnik, die mit Ausschuss verbunden ist, jedoch der herrschenden Wissenschaft als unzureichend. Hier Emotos Wasserkristall-Bild zu den übertragenen menschlichen Emotionen: *Liebe und Dankbarkeit* (s. folgende Abbildung).

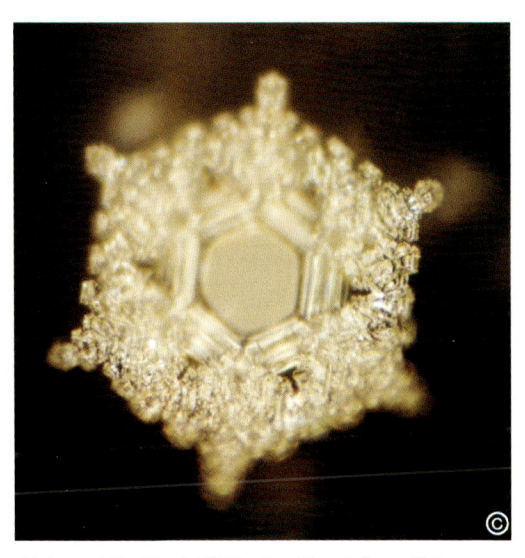

"Liebe und Dankbarkeit" (Quelle: Bild mit freundlicher Genehmigung www.masaru-emoto.net)

Kritische, jedoch nicht immer sachdienliche Kommentare zu Emotos Aufnahmen finden Sie unter http://de.wikipedia.org/wiki/Masaru_Emoto. Fundierter erscheinen die Ausführungen des deutschen Wasserforschers Bernd Bruns, der primär auf den hohen Ausschuss bei der Aufnahmetechnik verweist. Siehe sein Buch, „Wasser ist ein ganz besonderes Erlebnis – Neue Forschungen und Bilder aus dem Wasser", Radionik Verlag, 2008, S. 73ff. Bernd hat einfachere, wissenschaftlich reproduzierbare Fototechniken entwickelt mit interessanten, allerdings weniger spektakulären Aufnahmen von Wasserstrukturen. Sie belegen grundsätzlich Emotos These, dass Wasser empfangene Informationen widerspiegelt und weiterträgt. Übrigens wird inzwischen unter Emotos Gütezeichen das Heilwasser aus Bad Mehrn als besonders hoch schwingend vertrieben (www.mehrnerheilwasser.com). Eine signifikante Schwingungserhöhung und damit Steigerung der Bekömmlichkeit von Wässern über die Abfüllwerte hinaus kann durch zahlreiche in späteren Kapiteln angeführte Informationsmethoden durch den Verbraucher selbst erzielt werden.

Bei allen Hobby-Gärtnern gilt es als ausgemachte Sache, dass Blumen, die beim Gießen freundlich besprochen werden, besser wachsen und dass in modernen Geburtskliniken Säuglinge bei Mozartklängen harmonischer gedeihen als bei destruktiver Musik. Wie dem auch sei, der Umstand, dass Wasser ein hervorragender Informationsträger ist und der Mensch zu hohen Teilen aus Wasser besteht, sollte Anlass zu einem behutsamen Umgang geben, zumindest solange als die Wirkmechanismen noch nicht klar erforscht sind.

Wie hoch ist nun der durch Trinken aufzufüllende Wasserbedarf eines erwachsenen Menschen, um eine schleichende Dehydration zu vermeiden? Leider lässt sich das nicht genau sagen, da zu viele Faktoren hierbei mitspielen. Es hängt unter anderem von der Außentemperatur, der Art Ihrer Nahrung, beziehungsweise von deren Wassergehalt, von dem Gesundheitsniveau Ihres Verdauungssystems und vor allem von der körperlichen Aktivität ab. Grundsätzlich gilt, dass die insgesamt benötigte Wassermenge sich für den erwachsenen Körper pro Kilogramm Körpergewicht auf 20-40 g Wasser beläuft. Eine Person von 70 kg Gewicht bedarf also zwischen 1,4-2,8 Liter Wasser. Nun ist theoretisch nicht immer diese Menge Wasser zu trinken, sondern der Wassergehalt des Gemüses, der verzehrten Früchte, von frischem Brot etc. pp. sowie der getrunkenen Tees wäre davon abzuziehen. Darüber hinaus ist zu beachten, dass im Körper durch den Abbau von Kohlenhydraten, Eiweiß und Fetten sogenanntes Oxidationswasser anfällt. Letztlich könnte sich der theoretisch minimal notwendige Trinkbedarf auf gut 1 Liter Wasser belaufen. Dieser wird sich jedoch bei Anwendung vieler der hier vorgestellten Entgiftungskuren und der Ausübung von Sport als wesentlich zu gering herausstellen! Denn das von uns empfohlene mineralstoffarme Trinkwasser soll ja vor allem auch der unbedingt erforderlichen Körperentgiftung dienen. Wie notwendig dazu klares Wasser ist und nicht etwa gesüßter

Tee oder Kaffee können Sie ersehen, wenn Sie damit Fensterscheiben reinigen wollten. Ihrem Darm geht es ähnlich.

Der Wasserbedarf wird je nach Witterung und Aktivität bei 1,5-2,5 Litern täglich anzusiedeln sein. Dies gilt insbesondere für ältere Personen, die wegen zu wenig Wasseraufnahme zu vorzeitigem Dehydrieren und Altern neigen. Eine vermehrte Wasserzufuhr verbessert letztlich auch den Blutfluss, fördert den Stoffwechsel und senkt die Neigung zu Migräne und den Cholesterinspiegel. Zu wenig Wasser trinken heißt, sich nicht richtig entgiften und dadurch Krankheitsherde ansammeln und vorzeitig „verhutzeln". Obwohl diese Erkenntnis wissenschaftlich unbestritten ist, hat die EU-Bürokratie im November 2011 eine dieses Wissen herausstellende Werbung durch Wasserabfüller ohne jede Begründung untersagt (siehe http://idw-online.de/pages/de/news452353).

Wer die Erfahrung macht, dass seine Nieren zu viele lebensnotwendige Salze ausscheiden, (zeigt sich an einer Krampfneigung) kann morgens dem ersten Trunk etwas Sole (gelöste Salze) hinzufügen. Das dürfte jedoch nur in wenigen Fällen erforderlich werden, da die Salzaufnahme in den Speisen hinreichend sein sollte.

Nur wer sich ausschließlich von Früchten und rohem Gemüse ernähren sollte, könnte hierdurch bereits genügend Wasser aufgenommen haben und bedarf in aller Regel dann nahezu keiner zusätzlichen Wasseraufnahme durch Trinken. Aber auch das gilt nur, wenn der menschliche Verdauungstrakt bereits in einem hervorragendem Zustand ist und nicht mehr entgiftet werden muss! Der Autor gehört nicht zu dieser seltenen Ausnahmespezies.

Technische Wasseraufbereitungssysteme

Zufriedenheit wandelt Wasser in Wein.
Alter deutscher Spruch

Die Wasserwerke stehen weltweit vor steigenden Problemen, die Wasserqualität auch nur einigermaßen konstant zu halten, denn zu der düngungsbedingten Grundwasserverseuchung durch Pestizide und Gülle tritt diejenige der pharmazeutischen Industrie, nicht so sehr die durch Industrie verursachte Produktion, als vielmehr diejenige durch die Konsumenten. Hormone (Anti-Baby-Pillen) und Drogen sind zunehmend in den Abwässern enthalten und fordern die Klärwerke in besonderem Maße, sodass es immer schwererfällt, die Wasserqualität im bisherigen Rahmen zu halten. Erste Kommentatoren sprechen bereits von einer lebensbedrohenden Entwicklung (www.naturalnews.com/029314_waterways_contamination.html).

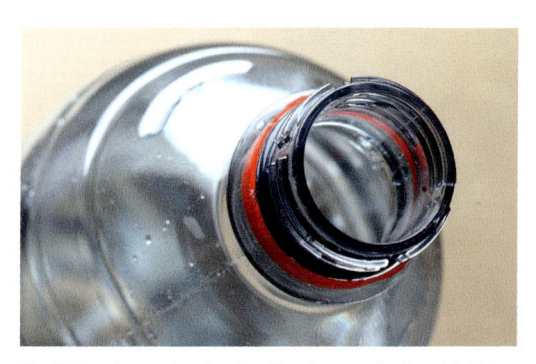

Plastikflaschen geben in aller Regel gesundheitsschädliche Weichmacher ab

Die Suche nach dem idealen Wasser zum Trinken wie zum Kochen ist mit Hinweisen auf exzellente Wasser wie Lauretana, Meraner oder Plose gewiss für viele Leser noch immer unbefriedigend gelöst. Die Suche nach einem ähnlich guten Wasser beginnt da ja erst. Gewiss wird es auch in vielen Regionen der Schweiz, Österreichs und Deutschlands hervorragende Wässer geben, gelegentlich hilft die Suche. Aber achten Sie darauf, dass

Sie Wasser nur in Glasflaschen kaufen. Plastikflaschen geben in aller Regel sehr gesundheitsschädliche Weichmacher ab, die Sie und Ihre Familie vermeiden sollten. Besonderes trinkwassergeeignetes Hartplastik ist den Wasserabfüllbetrieben zu teuer. Es bliebe also das lästige Schleppen der Wasserkästen. Und teuer ist dieser Spaß dann auch noch.

Hier eröffnet sich ein Tummelplatz für die 1001 verschiedenen Wasseraufbereitungssysteme. Für Entsalzungsanlagen, um den Grad deutscher Härte, in manchen Gegenden sogar über 30, auf etwa 6 zu ermäßigen, sind erhebliche Investitionen gefragt. Und am Ende hat man zwar ein weicheres Wasser, gut für die Wäsche und einen ermäßigten Waschmittelverbrauch, aber es ist ein gepanschtes Wasser, das nicht den Wunschvorstellungen für Trinkwasser entspricht. Magnetsysteme und andere, wenn auch nicht immer fragwürdige Systeme gibt es en masse, sei es für ganze Häuser oder nur für die Trinkwasserentnahme in der Küche. Auch Osmosewasser in der Küche ist wegen des Verwurfs von rund 2/3 des Wassers relativ teuer. Auch wenn es sauber gefiltert und auf Widerstände von 5-15 Mikro-Siemens reduziert wird, so schmeckt es zwar weich, aber doch eher fade und ist fast immer mit elektrischen Informationen angereichert, auch wenn man diese nicht schmeckt. Der Autor kennt zwar viele technische Systeme; wegen des damit verbundenen hohen Investitionsaufwands und laufender Änderungen wird hier aber keine Empfehlung ausgesprochen.

Unter den einfach zu handhabenden Wasseraufbereitungssystemen erscheint das Gerät *Lotus*, das nicht nur durch ein vertretbares Preis-Leistungs-Verhältnis gekennzeichnet ist, sondern vor allem ein gutes Wasser liefert, das sich annähernd mit Quellwasser vergleichen lässt, als geeignet und wird im eigenen Haushalt genutzt.

Die Wasseraufbereitung des ausschließlich der Trinkwasserversorgung dienenden Lotus-Gerätes erfolgt in 5 Stufen:

1. Ein feinporiger Keramikfilter, der die Aufgabe hat, Bakterien auszufiltern
2. Ein Silberaktivkohlefilter zum Ausfiltern von Schwermetallen, Pestiziden und anderen Schadstoffen
3. Ein Filter zur Reduktion von Kalk und Nitraten
4. Wasserbelebung durch Zeolith, Silikatsand und Bio-Keramik, wodurch das Wasser weicher und die Wasserclusterstruktur verkleinert wird
5. Eine Magnettechnologie zur Verleihung der ursprünglichen, hexagonalen Struktur des Wassers, wodurch zugleich dessen Speicherfähigkeit gesteigert wird
6. Mineralsteine fügen wesentliche Mineralien hinzu und haben einen basischen Einfluss. Zusätzlich hat der Anwender die Möglichkeit, beispielsweise einen Bergkristall hinzuzufügen, der gemäß Galina Schatalova (siehe oben) das Wasser strukturiert und damit besonders bekömmlich macht. Siehe die Internetseite www.koeglmayrjoseph.de/002trinkwasserfilter/index.php. Nach Beurteilung des Autors kann das Gerät empfohlen werden.

Ein weiteres und vor allem extrem einfach zu handhabendes und überdies sehr preiswertes Wasseraufbereitungsgerät ist der *Cristallwasser-Aktivator* von Högerle Energiesysteme, siehe www.cristallwasser.com. Die Begeisterung von Anwendern ist hoch, weil offensichtlich durch Informationslöschung und Informationsübertragung die Wasserqualität nachhaltig verbessert wird, wenngleich der Hersteller über die ablaufenden Prozesse keine wissenschaftlich nachvollziehbare Erklärung gibt. Der mit zwei Kabelbindern von außen an das Hauptwasserrohr im Haus angebundene, speziell gefräste und mit Informationen geprägte Metallkolben hat überraschende Effekte: In Rohren und Boilern vollzieht sich tatsächlich ein Kalkabbau. Es dauert dabei mehrere Wochen, bis sich die Aufheizzeiten in Heizkesseln reduzieren und der Waschmittelbedarf sinkt. Das Wasser wird weicher.

Högerle Energiesysteme berichtet: *„In verschiedenen Versuchen wurde das Wasser in Glasflaschen abgefüllt und nach zwei Jahren untersucht. Dabei stellte sich heraus, dass das Wasser ohne Einschränkungen trinkbar war. Normalerweise ist herkömmliches Leitungswasser nicht so lange haltbar. Es wurden weitere Versuche gemacht bezüglich der energetischen Qualität des Wassers. In der Mikrowelle sollte sich zeigen, ob die energetischen, aufmodulierten Energien haltbar sind. So wurde beispielsweise in vielen Versuchen immer wieder ein Glas Wasser für unterschiedliche Zeit sowie in unterschiedlicher Intensität der Bestrahlung ausgesetzt, um zu sehen, ob die gesunde Aktivität des Wassers noch vorhanden sei. Das Ergebnis ist eine einmalige Sensation. Die Wasseraktivität wurde durch die Mikrowelle nicht beeinträchtigt. Das Cristallwasser ist weltweit das erste Wasser, das diesen Test bestanden hat."*

Üblicherweise halten alle energetisch behandelten Wässer wie auch reines Quellwasser einem solchen Test nicht stand. Ein ebenfalls interessanter Effekt des *Cristallwassers* war im landwirtschaftlichen Bereich zu beobachten: Das Wurzelwachstum der bewässerten Pflanzen wurde signifikant stimuliert. Diesen Effekt kann man auch beim einfachen Blumengießen nutzen. Durch das Trinken dieses Wassers dürften bei Mensch und Tier der Stoffwechsel und die Körperentgiftung begünstigt werden. Das *Cristallwasser* zeichnet sich durch eine sensorisch erfassbare Reduzierung von Chlorgerüchen sowie einen besseren Geschmack aus. Die weichere Wasserqualität wird als angenehm empfunden. Der Stoffwechsel und die Körperentgiftung dürften aktiviert werden.

Bernd Bruns, Leiter des Grundlagenforschungslabors Alternative Energie, Wiesbaden, schreibt auf seiner Internetseite www.alternative-energie.com/ae-arbeiten-wasser-behandlung/index.html: *„Es ist inzwischen unumstritten, dass alle diese (Wasserinformations-) Geräte eine energetische Wirkung aufweisen... Trotz aller Anstrengungen vieler Hersteller kann die Qualität des Quellwassers nicht erreicht werden, auch, wenn dieses von einigen Firmen behauptet wird. Dennoch ist es erstaunlich, mit welchen (feinstofflichen) Reinheitsgraden eine derartige Technik in der Lage ist, unsere Gesundheit positiv zu beeinflussen."*

Das Labor von Bernd Bruns hat eine Analyse des Wasseraktivators der Högerle Energiesysteme bislang nicht vorgenommen.

Schungit

Der Teufel malt sich immer schwarz an,
aber wir sehen ihn immer rosafarben.
Finnisches Sprichwort

Schungit ist ein schwarzes Kohlenstoff-Gestein, welches in der Natur an nur wenigen Orten in Karelien und Finnland vorkommt. Dieses Kohlenstoff-Gestein, eine Sonderform des Graphits, beinhaltet kugelförmige Fullerene (C_{60} und C_{70}, siehe http://de.wikipedia.org/wiki/Fullerene). Diese haben einzigartige Eigenschaften. Wenn sie ins Wasser gelangen, strukturieren sie die Wasserstoffatome um und verleihen ihnen heilende Kräfte. Schungit enthält je nach Fundstätte neben 20-95% Kohlenstoff, 5-60% Silizium, bis zu 4% Aluminium, bis zu 3,5% Magnesium und bis zu 3,5% Eisen, ferner bis zu 1,5% Kalium, bis zu 1,2% Schwefel, bis zu 0,58% Kalzium, bis zu 0,34% Phosphor sowie zahlreiche weitere Mikroelemente.

Schungit werden außergewöhnliche Eigenschaften zugeschrieben. Neben einer hohen antibakteriellen Wirkung werden ihm heilende Eigenschaften zugesprochen. Schungitwasser, so die Erfahrungen, absorbiert Krankheitsinformationen und fügt dem Menschen diejenigen Elemente hinzu, die er gerade benötigt. Diese Fähigkeit beruhe auf der Fähigkeit des Schungits, Ionen auszutauschen. Dabei wähle der Körper diejenigen Elemente aus, die er benötige und stelle so sein Mineraliengleichgewicht wieder her.

Die Heilwirkung des Schungits wurde in Russland bereits vor über 300 Jahren genutzt. Erstmals urkundlich erwähnt im Zusammenhang mit der Mutter der Romanow-Dynastie. Peter der Große rüstete gut 100 Jahre später seine Soldaten mit jeweils einigen Schungitsplittern aus, damals Aspidenstein genannt, womit die Soldaten ihr Trinkwasser entseuchten und im Gegensatz zu den Feindarmeen keine Darmvergiftungen erlitten. Am damaligen Fundort (martialische Gewässer) errichtete Peter der Große das erste russische Heilbad.

Die Nobelpreisträger für Chemie des Jahres 1996 wurden für ihre Forschungsergebnisse der Fullerene geehrt. Inzwischen weiß man, dass Fullerene besonders intensiv wirkende Antioxidantien sind. Sie normalisieren den Stoffwechsel der Zellen, erhöhen die Zellstabilität und den genetischen Apparat und steigern die Vitalität und Immunität des Körpers und seine Stressresistenz. Der schmerzlindernde und antiallergene Effekt wird hoch veranschlagt. Durch die Katalysatoreigenschaften der Fullerene wird nicht nur Wasser von Bakterien gereinigt, sondern auch von schädlichen Mikroorganismen, Erdölprodukten, Pestiziden, chlororganischen Stoffen und auch von Nitraten sowie Wurmeiern. Die Entseuchungsfunktion des Schungits auf Wasser ist somit außerordentlich hoch. Dabei wird das Wasser überdies beigeschmacksfrei. Schungitwasser wird für die Prophylaxe und Behandlung zahlreicher innerer Krankheiten empfohlen. Da der Wirkmechanismus des Schungits bzw. der Fullerene wissenschaftlich noch immer ungeklärt ist, hat Schungit, der überdies nicht künstlich hergestellt werden kann, noch keinen Eingang in die pharmazeutische Vorsorge gefunden und dürfte vielen Lesern unbekannt sein. Nähere Informationen finden Sie unter www.schungit-mineralien.de/de/schungit.html.

Zur Bereitung des Schungitwassers gibt man eine Handvoll Schungitsplitt in einen Krug Wasser. Nach etwa einer halben Stunde hat das Wasser antibakterielle Eigenschaften

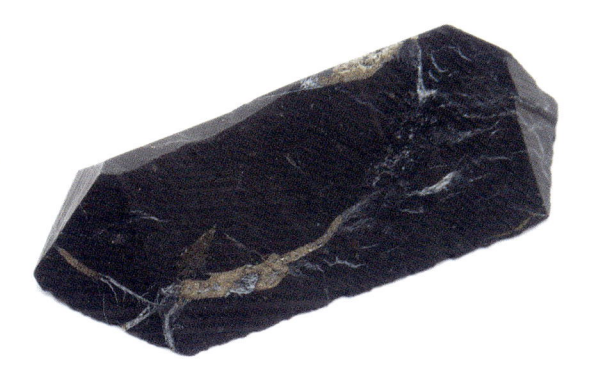

Schungit, eine Sonderform des Graphits

angenommen, nach drei Tagen auch alle heilenden Eigenschaften. Schungit färbt schwarz wie Anthrazit. Die schwarzen Schwebestoffe setzen sich jedoch bald im Wasser ab, das dann klar wird. Das Wasser sollte dann auch verbraucht werden. Die Schungitsplitter können immer wieder genutzt werden. Es erscheint naheliegend, das gesamte tägliche Trinkwasser mit Schungit zu behandeln. Eine Handvoll Schungit reicht für lange Zeit. Bezugsquelle für Schungit-Splitt oder auch für weitere Verwendungszwecke, wie z.B. Schmuck, ist die Internetseite www.schungit.com. Mit Schungitwasser lassen sich mit günstigem Ergebnis auch Tiere tränken und Blumen gießen.

Alkohol enthält auch eine Menge Kalorien!

Bier und Schnaps – Getränke der Völker, denen Nebel und Regen vertraut sind.
Heinrich Heine (1797-1856)

Aus dem Abschnitt die Energieaufnahme des Menschen konnten wir ersehen, dass es darauf ankommt, jeweils die höchstmögliche Lebensenergie aufzunehmen. Diejenigen Energiequellen, bei denen vitalstoffreiche Nahrungsmittel vom Körper am leichtesten integriert werden können, sind tendenziell zu bevorzugen, nämlich das Blattgrün und reife Früchte.

Auch wenn Alkohol über beträchtliche Kalorien verfügt, 1 g Alkohol liefert 30 kJ oder 7,2 kcal, so hat doch Alkohol, neben den schönen Seiten vor allem den weniger bekannten Effekt, dass er bereits in allerkleinster Dosis **die Fettverbrennung im Körper deutlich reduziert und gleichzeitig den Muskelaufbau vermindert.** Das ist ein schwerwiegender Negativposten, der kaum je in Rechnung gestellt wird. Darüber hinaus trägt Alkohol, wie auch Tabak, zur Bildung freier Radikale im Körper bei. Andererseits kann die menschliche Leber konditioniert werden, sodass die Alkoholkapazität steigt, freilich geschieht dies bei einem deutlich erhöhten Enzymverbrauch. Schade drum, mag man denken, aber ist es nicht um vieles sinnvoller, die vorgegebenen Gesetze der Natur zu beachten? Die logische Folge wäre, zumindest auf einen gewohnheitsmäßigen, täglichen Konsum zu verzichten. Glücklicherweise bewirkt eine Ernährungsumstellung zugleich eine starke Minderung des Verlangens nach Spirituosen, sodass von bewusstem Verzicht keine Rede sein muss.

Auch wenn so mancher gesundheitsbewusste Bürger meint, keinen Alkohol zu trinken, so tut er es vielleicht dennoch, indem er täglich öfters homöopathische Mittel auf Alkoholbasis oder auch nur einen Schwedenbitter zu sich nimmt. Auch das führt folgerichtig zu einer Blockade der obengenannten sehr gesundheitsrelevanten Prozesse im Körper, bis der Alkohol abgebaut ist. Was bleibt, ist die Verwunderung, dass der Fettanteil am Körper wächst, wo man doch „fast nichts" isst und kein Trinker ist. Aber Sie erinnern sich wohl, die „nur" Bier trinkenden, fastenden Mönche waren kugelrund und strotzten vor Fett. Der beliebte Grappa oder Digestif lähmt also den Verdauungsprozess für Stunden! Ein Espresso ist, wenn es schon sein soll, das Sinnvollere. Noch dramatischer wird die Lage, wenn in Magen und Darm infolge falscher Ernährung (Kohlenhydrate mit frischem Obst am Abend) und unzureichender Verdauungskraft die Nahrung vergärt, man also in seinem Verdauungstrakt eine eigene Schnapsfabrik geschaffen hat!

Mit diesen Ausführungen, die zum Nachdenken und zu neuem Handeln anregen mögen, soll nicht gegen den gelegentlichen Genuss von einem Glas Wein, insbesondere Rotwein zum Mittagstisch oder das Trinken eines Glases Bier gewettert werden. Genießen Sie es und sagen Sie sich, dass es Ihnen gut tut, wenn und solange es Ihnen Freude bereitet, aber bitte sehr nicht im Maß, sondern in Maßen.

Zucker, die tägliche Kalorienbombe

*Wenn dein Herz verbittert ist,
hilft auch Zucker im Munde nicht.*
Jüdisches Sprichwort

Zucker ist ein hochkonzentriertes isoliertes Kohlenhydrat ($C_{12}H_{22}O_{11}$) und liefert gut halb so viel Kalorien (ca. 17 kJ) wie Alkohol. Er ist unbegrenzt haltbar. Seit Zucker industriell hergestellt wird, hat er praktisch alle vorgefertigten Speisen wie die Küchen erobert und gilt als preiswertes und einfach zu handhabendes „Nahrungsmittel".

Hierbei hat jedoch der so erfindungsreiche Mensch die Rechnung ohne Berücksichtigung der Belange seiner Mutter Natur gemacht. Der industriell gefertigte Zucker enthält im Gegensatz zu den natürlichen Zuckern in reifem Obst oder auch Honig keine Enzyme, Mineralstoffe, Spurenelemente und keine SOEF-Energien. SOEFs sind **s**ubtil **o**rganisierende **E**nergie-**F**elder, die das menschliche Verdauungssystem als Energie aus der Nahrung extrahiert (www.biotic-institute.com/pmwiki.php/Veranstaltungen/Tachyon-SOEF). Es ist deshalb nicht verwunderlich, dass starker Zuckerkonsum auf Dauer zu einem chronischen Vitalstoffmangel führt und Stoffwechselstörungen nachhaltig begünstigt

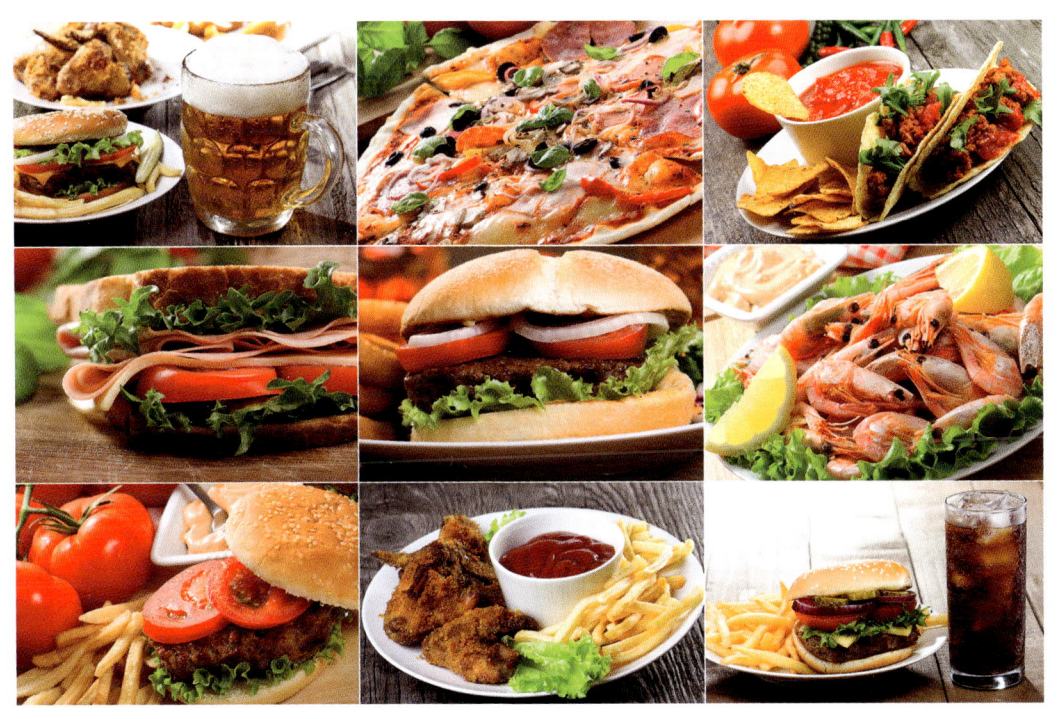

Zucker ist in fast allen industriell hergestellten Produkten vorhanden

werden. Der Verdauungsprozess von Zucker verbraucht im Körper vorhandene Vitalstoffe! Das Endergebnis sind schwerwiegende Zivilisationskrankheiten.

Zucker ist nicht nur in der Zuckerdose, sondern in fast allen vorfabrizierten Lebensmitteln. Zu mehr als 50% in Schokolade, zu rund 30-50% in dem vermeintlich ach so „gesunden" Fertigmüsli, zu rund 30% im Tomatenketchup, im Gebäck, in Riegeln, Pizzas, Teigwaren, Limonaden und Eis, ja sogar in vielen Brotsorten. Zucker bringt zumindest tendenziell den gesamten Stoffwechsel in Disharmonie.

In der EU ist der Zuckerverbrauch sehr unterschiedlich hoch, in Belgien bei 48 kg pro Einwohner und Jahr, in der BRD bei 36 kg und im relativ gesünderen Italien bei nur 23 kg pro Kopf jährlich (www.zuckerinfo.de/inhalte/1_europa/1_1_5_verbrauch.htm). Durch den hohen Zuckerverbrauch werden Zivilisationskrankheiten begünstigt, wie Karies, Diabetes, Nieren- und Leberleiden, Verhaltensstörungen der Kinder, Magengeschwüre und andere mehr. Das ist wissenschaftlich vielfach belegt. Klar, dass diese Erkenntnisse insbesondere in den europäischen Ländern mit ausgeprägtem Zuckerrübenanbau von einer gewinnorientierten Industrie verharmlost und bagatellisiert werden. Durch die Wahl von Süßstoffen (Diätlimonaden) tauscht man in aller Regel nur den Teufel mit dem Beelzebub. Das dämmert so allmählich auch den Medien (www.faz.net/aktuell/wissen/medizin/diaetlimonade-verdaechtiger-zuckerersatz-11729066.html). Im Rahmen dieses Buches erhalten Sie deshalb Hilfen an die Hand, wie Sie sich von diesen unerfreulich hohen Abhängigkeiten befreien können.

Bitte beachten Sie, dass der gelegentliche Genuss von Eis oder eines anderen „Zuckerl" sehr wohl vom menschlichen Körper vertragen werden kann und deshalb nicht ausgeschlossen werden muss. Den regelmäßigen und üblichen Konsum und die damit verbundenen destruktiven Folgen gilt es jedoch zu meiden.

Körperfette und was Fett beseitigt

Ein guter Hahn wird selten fett.
Deutsches Sprichwort

Körperfette sind essenziell, aber die Menge macht's, wie zumeist. Fette speichern nicht nur Kalorien zur späteren Energiegewinnung mittels Fettverbrennung, sondern beeinträchtigen bei übermäßigem Vorhandensein durch eine Vielzahl von Signalen den gesamten Bios. Sie begünstigen Entzündungen und beeinflussen den Blutdruck (www.heise.de/tp/blogs/3/148562).

Die Gewichtsanteile des ungeliebten Körperfetts stehen vielfach im Mittelpunkt des Interesses vieler Menschen. Dabei wird gelegentlich vergessen, dass ein Mindestfettanteil zwingend zum Leben gehört und dass eine fettarme Kost keinesfalls automatisch einen fettarmen Körper beschert! Auch Kohlenhydrate können fett machen. Darüber hinaus gilt, dass das, was der Mensch isst und das, was der Körper daraus produziert, zweierlei Stiefel sind.

Grundsätzlich gilt, dass ein gewisser Fettanteil an der Gesamt-Körpermasse für einen gesunden Stoffwechsel unabdingbar ist. Er beläuft sich bei Männern auf mindestes 5% und bei Frauen auf mindestens 9%. Normalerweise liegt der Körperfettanteil bei gesunden und leistungsfähigen Männern je nach Alter zwischen 10 und 22%. Bei Frauen ist er etwas höher, nämlich zwischen 18 und 27%. Auch wenn dies nur Richtwerte sind, ist es durchaus empfehlenswert, deutlich unterhalb des jeweiligen Mittelwertes zu liegen.

Zum Leidwesen eines jeden Interessierten lässt sich der genaue Fettanteil, also der Anteil des abgelagerten Fettes an der Gesamtmasse des Körpers nicht exakt messen, es sei denn auf dem Seziertisch. Es gibt deshalb eine ganze Reihe von mehr oder minder zutreffenden Messverfahren, Fettwaagen und Formeln, die den Hals-, Bauch und Hüftumfang in die Berechnung einbeziehen. Alle kommen zu (untereinander freilich etwas abweichenden) Näherungswerten.

Über die verschiedenen zahlreichen Methoden zur Messung des Körperfettanteils können Sie sich orientieren bei http://de.wikipedia.org/wiki/K%C3%B6rperfettanteil. Wenn Sie es jedoch ganz einfach haben möchten und sich doch erstaunlich zutreffend über den Fettanteil Ihres eigenen Körpers informieren möchten, dann wählen Sie die Methode der US-Navy. Dazu brauchen Männer neben der Größe nur den Halsumfang (Kragenweite) und den Bauchumfang in Nabelhöhe,

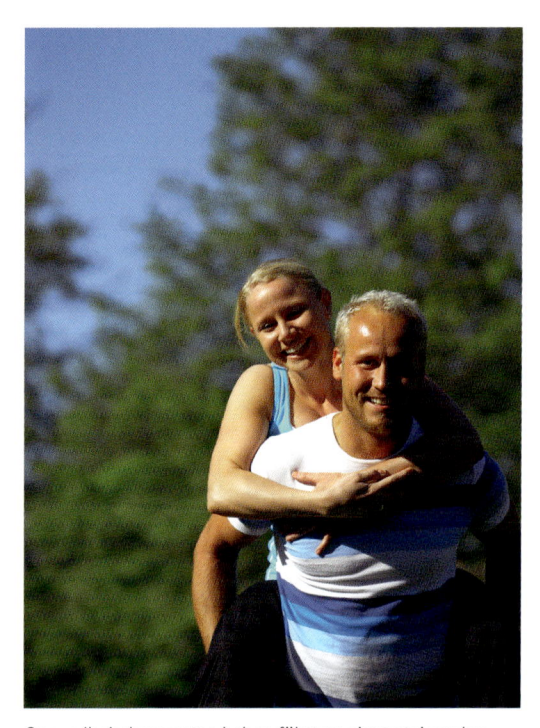

Gesundheitsbewusstes Leben führt zu einer steigenden Zufriedenheit

Frauen messen neben dem Halsumfang und dem engsten Taillenumfang zusätzlich den Hüftumfang. Ihr Messergebnis erfahren Sie unmittelbar unter www.cactus2000.de/de/unit/massfat.shtml.

Entscheidend für denjenigen, der zu mehr Gesundheit kommen möchte, ist weniger der gemessene oder errechnete Prozentsatz an Fett als vielmehr dessen Veränderung im Zeitablauf. Wenn Sie die empfohlene Gymnastik durchführen und auch Sport treiben und Ihre Ernährung gesundheitsbewusst umgestalten, werden Sie bereits durch den Blick in den Spiegel positive Veränderungen erkennen, nämlich weniger Fett und mehr Muskelmasse und damit eine steigende Zufriedenheit mit Ihrem eigenen Körper.

Es ist ein weitverbreitetes Ammenmärchen, dass Fett essen fett mache. Zwar ist Fett kalorienreicher als Eiweiß (Proteine) und Kohlenhydrate, doch Ihr Körper benötigt es dringend und zwar in gesunder Form. Es gibt kein magisches Verhältnis, wie das Verhältnis der Nahrungskomponenten von Kohlenhydraten zu Proteinen und zu Fett sein solle. Es gibt zum Beispiel Volksstämme, die rund 2/3 ihres gesamten täglichen Kalorienverzehrs in Form von gesättigten Fettsäuren, nämlich Kokosfett zu sich nehmen und dabei doch schlank sind. Auch die mediterrane Ernährung hat einen sehr hohen Fettanteil und ist dennoch eine der gesündesten traditionellen Küchen. Erfahrungsgemäß sollte der Fettanteil in der Kalorienaufnahme auf Dauer 20% nicht unterschreiten. Entscheidend ist dabei, dass die Fette stets in natürlicher Form zu sich genommen werden und nicht in industriell verarbeiteter oder „aufbereiteter" Form (Margarine).

Da der Mensch Fette benötigt, ist es sinnvoll, diese in einer biologisch gut verwertbaren Form aufzunehmen (Avocados). Dies ist immer bei Nüssen, Getreide und Samen (z.B. Sonnenblumenkerne) der Fall, die stark fetthaltig sind, sowie auch bei Ölen, die durch die Kaltpressung von Früchten, Nüssen und Samen sowie von Kernen gewonnen werden. Zu empfehlen sind ausschließlich kaltgepresste Öle: Olivenöle, Sonnenblumenöl, sowie diejenigen Öle, die besonders reich an ungesättigten Fettsäuren sind, wie Weizenkeimöl, Leinöl mit hohem Gehalt an Omega-3-Fettsäuren, die u. a. wesentlich für den Aufbau der Zellwände sind. Ferner Arganöl, das besonders harmonisierend für die Haut ist und auch als Schönheitsmittel benutzt wird, Kürbiskernöl zur Prävention von Prostataerkrankungen und mein Favorit seit Jahrzehnten: Schwarzkümmelöl. Letzterem werden seit Jahrtausenden besonders starke, das Immunsystem regulierende Wirkungen zugeschrieben. Es ist nach neueren Untersuchungen besonders hilfreich bei Allergien. Gemäß Dr. Peter Schleicher, München, sind bei Allergien in rund 70% der Fälle deutliche Besserungen oder Heilung zu verzeichnen, siehe: Dr. Peter Schleicher, „Natürlich heilen mit Schwarzkümmel", Südwest-Verlag. Wenn zusätzlich die Ernährung umgestellt wird, steigt die Erfolgsquote rasant.

Diät- und Fastenkuren und der Jojo-Effekt

Erfahrungen nennt man die Summe aller unserer Irrtümer.
Thomas Alva Edison (1847-1931)

Übergewichtige Menschen denken bei dem Thema *gesunde Ernährung* oftmals an eine ihnen gut stehende Gewichtsabnahme und Verbesserung ihrer Figur. Da ist der Gedanke schnell bei den 1001 Diäten (nicht denjenigen der Abgeordneten), die allesamt nicht halten, was sie versprechen. Denn was passiert bei den heiß umworbenen Diätkuren?

Zum ersten verliert der Körper Gewebswasser, weil zumeist die Flüssigkeitszufuhr gedrosselt und/oder der Abfluss gesteigert wird. Zweitens verliert der Körper Muskelmasse, weil u. a. zumeist kein Wert auf Reizung der Muskulatur gelegt wird, was ja Voraussetzung für ein erwünschtes Wachstum und die Straffung des Muskelgewebes hätte sein müssen. Drittens verliert man etwas Fett. Warum so wenig Fett? Weil Fett die Energiereserve des Körpers ist und dieser an die Glukosespeicher in den Muskeln viel leichter rankommt und sie leert, bevor er auch die

Fettpolster angreift. Deshalb bringt auch ein zu kurzes Laufen und das Auslassen von Kraftgymnastik nicht die erwünschte Neuverteilung von Fett und Muskeln im Körper, nämlich ein Weniger an Fett und ein Mehr an Muskelmasse. Wenn die Diät dann endlich vorbei ist, sehen viele Leute bekanntlich gehörig gestresst und gealtert aus. Und dann wird wieder aufgeholt. Man nimmt schnell wieder Gewebswasser zu und vor allem Fett, aber leider nur wenig Muskelmasse, da der für ein Muskelwachstum erforderliche Widerstandsanreiz (Training) sowie die optimale Ernährung verpasst werden. Und so geht der Jojo-Effekt von Diätkur zu Diätkur weiter. Der Fettanteil am Körper wächst und das Maß der Zufriedenheit mit dem eigenen Aussehen schwindet. Merke: Heißhunger entsteht nicht infolge körperlicher Anstrengung, sondern infolge falscher Ernährung.

Andere propagieren oder denken bei Übergewicht an Fastenkuren. Letztere sollten jedoch nicht dem Abnehmen dienen, sondern primär der Reinigung des Gesamtsystems, denn jede Reinigung führt zu einer nachhaltigen Stärkung der körperlichen Leistungsfähigkeit. Wann immer jedoch die Gewichtsreduktion mit im Vordergrund steht, seien Sie auf der Hut! Es könnte Ihnen geschehen wie bei den Diätkuren. Fastenkuren werden in diesem Buch deshalb ausdrücklich nicht propagiert.

Wiewohl es über Fastenkuren ausreichend Literatur gibt, sollten solche Kuren nur unter sportärztlicher Aufsicht vorgenommen werden und auch nur unter Anweisung eines hierauf spezialisierten Arztes, denn Sie sollten weder Wasser- noch Vitamin- noch Mineralsalzmängel erdulden müssen und vor allem **keinen Muskelschwund** erleiden. Das sind Forderungen, die oftmals unter allgemeiner ärztlicher Überwachung nicht garantiert sind. Der Autor kennt zu viele abschreckende Beispiele.

Oftmals, jedoch nicht immer, wirkt bei Übergewicht die Streichung des Abendessens, nicht etwa des Frühstücks! Nicht zu Abend essen hält den Blutzucker- und Insulinspiegel niedrig und begünstigt eine nächtliche Organverjüngung. Die Regeneration erfolgt dann nämlich viel entspannter und besser, so Professor Dr. Johannes Huber von der Universität Wien. Nach vielen Tierversuchen, u. a. bei Fadenwürmern, Mäusen und Schimpansen, ist es wissenschaftlich unbestritten, dass eine reduzierte, aber dennoch werthaltige Nahrungsmittelzufuhr signifikant lebensverlängernd wirkt. Offensichtlich neigt der Mensch dazu, zu viel zu essen. Essen Sie also nur bei echtem Hungergefühl, nicht bei Gelüsten und schon gar nicht zum Zeitvertreib die umworbene „kleine Mahlzeit zwischendurch".

Um es nochmals mit Nachdruck zu sagen: Alle Diäten und Fastenkuren, die mit einer Abnahme der Muskelmasse verbunden sind, reduzieren Ihre künftige Lebensfreude! Nur wenn auf Grund eines ganz speziellen Zuschnitts der Therapie ein Muskelschwund ausgeschlossen werden kann, das heißt, während des Fastens ein Muskelaufbauprogramm durchgeführt wird, haben Fastenkuren eine Berechtigung. Spaziergänge oder einfache Wanderungen sind dabei nicht genug.

Wenn Sie das oben aufgezeigte Trainingsprogramm und die im weiteren Verlauf gegebenen Empfehlungen durchführen, werden Sie sich auch ohne Fastenkuren oder teure Diätkuren, die derzeit wieder mal sehr en vogue sind, bald ohnehin immer akzeptabler finden und sich wohler fühlen. Denn alle diese Diätsysteme, die mal Fette, mal Kohlenhydrate, gelegentlich auch Eiweiße (Proteine) in der Nahrungsaufnahme minimieren oder auch zu eliminieren trachten, haben trotz werbeintensiver und „wissenschaftlicher Untermauerung" gemein, dass sie als Dauerernährungsquelle ihre Tragfähigkeit noch nicht unter Beweis gestellt haben. Bei Licht besehen ist fast überall der Wurm drin.

Ein paar Ernährungsgrundlagen

*Der Mensch lebt nicht vom Brot allein,
sondern von einem jeden Wort,
das aus dem Mund Gottes geht.*

Matthäus 4, Vers 4

Nachdem ihm professorale Gutachten in jungen Jahren ein absehbares Ableben als zwangsläufig vorhersagten, begann der Autor sich mit alternativer Ernährung zu befassen und hat mehrere Meter Ernährungsliteratur gesammelt. Durch eine radikale Ernährungsumstellung konnte er das sichere Ableben um inzwischen über 50 Jahre hinauszögern, wobei nach 4 Wochen reiner Rohkost (einschließlich gekochter Kartoffeln und Roter Bete) und dem totalen Absetzen aller pharmazeutischen Produkte die „unheilbaren" Krankheiten sich weitestgehend aufgelöst hatten. Das war ein aus Lebensnot geborener Riesenschritt, vor allem im Bewusstsein, denn die Einstellung, Gemüse sei nur akzeptabel, wenn es zuvor durchs Schwein oder Rind gelaufen sei, wurde über Bord geworfen. Es folgte bald ein Übergang zu einer „normalen" vegetarischen Kost. Aus heutiger Sicht war dies viel zu früh und mit sehr vielen Fehlern behaftet. Zahlreiche der Übel waren nicht vollständig ausgeheilt und meldeten sich von Zeit zu Zeit zurück. Immerhin wurden der allgemeine Gesundheitszustand und das Wohlbefinden bisher mit dem Lebensalter, wenn auch in recht ausgeprägten Wellen, nachhaltig besser. Erst jedoch das Erkennen wesentlicher Lebensgesetze und vor allem deren Beachtung führten zu einem großen Gewinn an Lebensqualität und einer phänomenalen Verjüngung. Über diese Regeln handelt dieses Buch. Und deshalb werden Sie mit Ihrer Beachtung ebenfalls einen riesigen Gesundheitsgewinn auf allen Ebenen erzielen und, wenn Sie nur wirklich wollen, von Monat zu Monat immer jünger, d.h. aktiver und dynamischer werden und sich Ihres Lebens freuen.

Lebendige Nahrungsmittel sind all diejenigen Nahrungsmittel, die dem Körper Le-

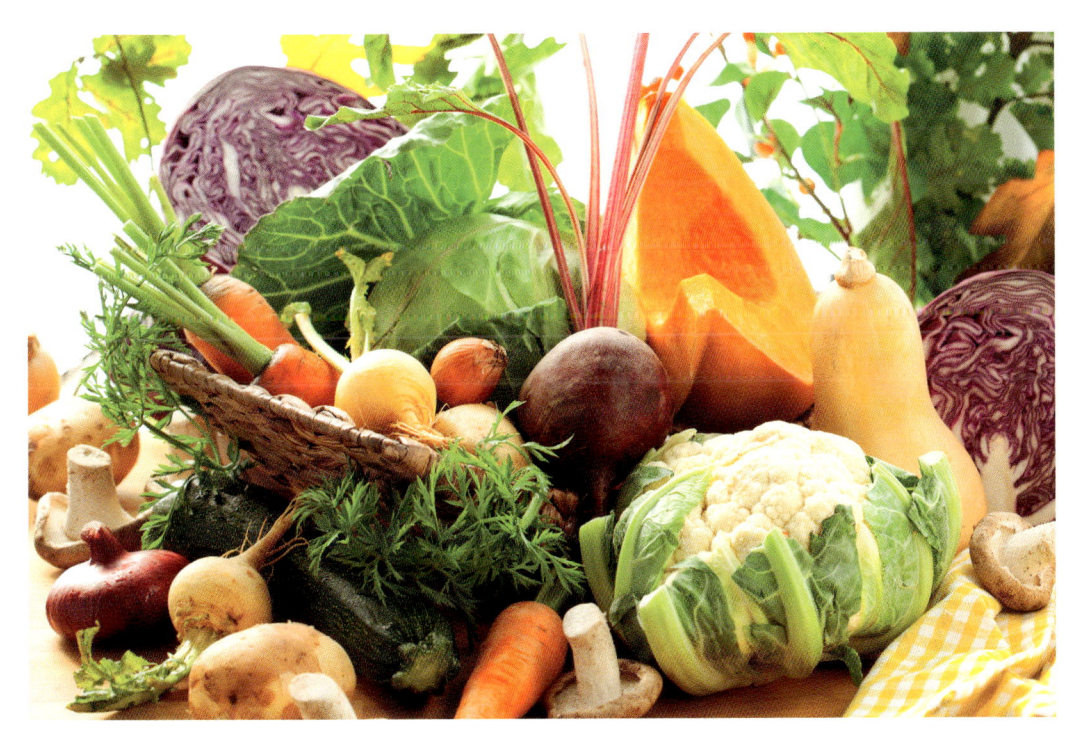

Von einer vorübergehenden radikalen Ernährungsumstellung z.B. auf reine Rohkost profitiert die Gesundheit

bensenergie spenden und/oder den Aufnahmeprozess von Lebensenergien begünstigen. Diese Aussage trifft für alle naturbelassenen Lebensmittel zu, nicht aber für industriell vorbehandelte, sogenannte „veredelte Nahrungsmittel". In aller Regel benötigen industriell aufbereitete Nahrungsmittel viel zu viel Energie für ihre Verarbeitung im Verdauungstrakt und bei der Ausscheidung durch den Körper, sofern nicht sogar Teile an unliebsamen Stellen im Körper abgelagert werden. Industriell aufbereitete Nahrungsmittel enthalten Zucker, Geschmacksverstärker, künstliche Aromen, Haltbarkeitszusätze und zahlreiche andere Beigaben. Sie sind oftmals bestrahlt und lebensfeindlich. So führen sie sehr häufig zu Ablagerungen und damit zu vorprogrammierten Langzeitproblemen. Deshalb sollten industriell aufbereitete Nahrungsmittel – und darin sind sich unabhängige Ernährungsspezialisten einig – gemieden werden.

Eventuelle Schwierigkeiten bei der Umstellung verlangen eine bewusste Willensentscheidung für mehr Gesundheit und eine Abkehr von weitgehend bereits unbewusst gewordenen Denkmustern, Gewohnheiten und Süchten. Wo die Romanze aus *„Borstenvieh und Schweinespeck"* einst endete oder heute um ein Vielfaches schneller endet, dank *„Industrie- und Junkfood"*, dürfte hinlänglich bekannt sein. Inzwischen sollen knapp 1/3 der amerikanischen Bevölkerung ausgeprägt, d.h. extrem fettleibig sein (www.heise.de/tp/blogs/3/148130) mit wachsender Tendenz. Und Europa zieht nach.

Erfreulich ist, dass die Hürde *Industrie- und Junkfood* relativ leicht zu nehmen ist. Wenn, ja wenn man wirklich gesund sein will, meidet man dieses Zeug. Hat man zugleich erst einmal mit dem Bewegungsprogramm angefangen und bereitet die eigenen Mahlzeiten selbst, dann fallen nämlich die falschen Gelüste auf Dinge, die Sie bislang so zwischendurch zu sich genommen haben, wie Schokolade, Chips und anderes mehr, weg! Ihr Körper verlangt dann ganz von selbst nach Vitalstoffen. In schweren Fällen einer Sucht bringt übrigens die Klopfakupressur, über die in einem späteren Kapitel berichtet wird, schnelle Abhilfe.

Sehr hohe Vitalkräfte enthalten grüne Nahrungsmittel, ferner Nüsse, Samen, Keimlinge und Blattgrün. Diese Nahrungsmittel enthalten die wesentlichsten der für den menschlichen Körper unabdingbaren Nahrungskomponenten, die im menschlichen Verdauungstrakt leicht aufgeschlossen werden können.

Der bittere, moderne Nachgeschmack von *Du bist, was Du isst*

Bittere Früchte werden nicht süß,
auch wenn man sie mit Honig beschmiert.
Indische Weisheit

Eine aktuelle russische wissenschaftliche Studie hat herausgefunden, dass Hamstern die angeblich „gesunde" Gen-Nahrung bereits in der zweiten Generation ein langsameres Wachstum und eine erhöhte Krankheitsanfälligkeit beschert. In der dritten Generation waren die Hamster nahezu alle steril und Haare wuchsen gar im Maul. Die Wissenschaftler fragen sich zu Recht, ob und inwieweit dies auch bei Menschen zutreffen werde. Quellen in englischer Sprache sind:

www.psfk.com/2010/06/research-links-genetically-modified-food-to-long-term-sterility.html oder auch www.responsibletechnology.org/utility/showArticle/?objectID=4888#hair. Eine wissenschaftliche Studie, die im „International Journal of Biological Sciences" 2009 veröffentlicht wurde, belegt, dass Gen-Nahrung zu Degeneration führt: www.biolsci.org/v05p0706.htm#headingA11. Diese Erkenntnisse blieben jedoch im Interesse der Gen-Industrie ohne Beachtung!

Bemerkenswert ist, dass andererseits das Eintreten für gesunde Ernährung nach

Ansicht eines im Londoner *Guardian* veröffentlichten Artikels bereits als ernsthafte psychische Störung hingestellt wird, die zu bekämpfen sei (www.guardian.co.uk/society/2009/aug/16/orthorexia-mental-health-eating-disorder). Entdeckt oder „erfunden" wurde diese „Krankheit" von dem kalifornischen Arzt Steven Bratman und als Orthorexia bezeichnet. Ziel ist offensichtlich, gesundheitsbewusste Menschen, unter denen es sicherlich – wie in allen menschlichen Gruppen – Hysteriker und/oder Fanatiker geben mag, generell in eine Defensivposition zu drängen, damit genmanipulierte Nahrung und Industrienahrung noch breitflächiger durchgesetzt werden können (http://infokrieg.tv/wordpress/category/umwelt-gesundheit/skandale/).

Aus allen bisher angeführten Beiträgen, insbesondere der unabhängigen Wissenschaftler, ist erkennbar, dass „Ernährungswissenschaft" keinesfalls ein freies, wissenschaftlich zu erörterndes Feld darstellt, in welchem die für das menschliche System optimale Ernährung herauskristallisiert wird, sondern es sich hierbei ausschließlich um wirtschaftlich und politisch mit voller Verve durchgezogene Interessenschlachten handelt. Siehe dazu auch die 3-sat-Fernsehsendung unter: www.3sat.de/page/?source=/ard/sendung/151494/index.html. Thema: *Was essen wir wirklich?*

Hohe Bioverfügbarkeit von grünem Blattgemüse und Nüssen

Grau, treuer Freund, ist alle Theorie
Und grün des Lebens goldner Baum.
J. W. v. Goethe (1749-1832)

Grünes Blattgemüse, so es auf gesundem Boden gewachsen ist, hat wenig Kalorien, aber den gleichen pH-Wert wie Muttermilch. Es enthält neben einem hohen Wassergehalt von um die 90% alle lebenswichtigen Stoffe:

Enzyme
Chlorophyll
Vitamine
Spurenelemente
Mineralstoffe
kurzkettige Eiweiße = Proteine (Peptide)
Ballaststoffe
Kohlenhydrate
Fette
Sekundäre Pflanzenstoffe

Alle Phytostoffe (Pflanzenstoffe mit hormonähnlichen Wirkungen) sind miteinander verbunden und können z. B. für Arzneimittel nicht voneinander isoliert entnommen werden, ohne dass ihre Wirksamkeit beeinträchtigt wird. Deshalb ist ihr natürlicher Verbund so wichtig für den menschlichen Organismus, da dieser die Nährstoffkomponenten in der natürlichen Form besonders gut aufnehmen kann.

Enzyme sind Biokatalysatoren in Form komplexer Proteine, welche die Aufspaltung und Verwertung der Speisen im Verdauungstrakt steuern und ermöglichen. Sie sind an allen körperlichen Lebens- und Stoffwechselvorgängen beteiligt einschließlich des Kopierens der DNS. Ohne Enzyme ist ein Leben nicht möglich. Diese Proteinkatalysatoren werden in allen Zellen benötigt und auch gebildet, überall wo es pflanzliches oder tierisches Leben gibt. Dabei gibt es eine Unzahl von spezifischen Enzymen, nicht nur Verdauungsenzyme, die im Darm die Verdauung bewirken, sondern auch andere Stoffwechselenzyme. Man spricht von über 5000 im menschlichen Körper, die weitgehend aus Nahrungsbestandteilen gebildet werden (www.klassenarbeiten.de/oberstufe/leistungskurs/biologie/proteineenzyme/proteineenzyme.htm). Es ist klar, dass deshalb eine enzymreiche Kost für ein gesundes Leben unabdingbar ist. Sie ist der wesentlichste Schlüssel zur Kontrolle unserer Gesundheit.

Es ist das Verdienst von Prof. Dr. Hiromi Shinya, dem Entdecker des Enzymfaktors, auf die durch Enzymmangel ausgelösten zahlreichen Fehlentwicklungen nachdrücklich hingewiesen zu haben. Er sagt: *„Alle Menschen mit guten Merkmalen des Magen-Darmtrakts ist gemeinsam, dass sie eine Menge enzymhaltige Frischkost verzehren. Auf diese Weise nehmen sie nicht nur Enzyme von außen auf, sondern schaffen zugleich ein Darmmilieu, das für die aktive Enzymproduktion durch Darmbakterien günstig ist."* A. a. O. S. 60. Der Enzymvorrat des Körpers wird nicht nur erschöpft durch falsche Ernährung und große körperliche Anstrengungen, sondern auch durch Sorgen, psychische Überbelastung und Stress aller Art.

Die antioxidativ wirkenden Enzyme, durch welche die freien Radikale in Zaum gehalten werden, sind in ungekochten und unpasteurisierten Lebensmitteln enthalten und bringen den Körper auf Trab. Je höher die Kochtemperaturen, desto mehr der lebenswichtigen Enzyme werden zerstört. Sie sterben bei Temperaturen zwischen 48 und 115 Grad. Deshalb sollte man sehr schonend kochen und vor gekochten Mahlzeiten stets etwas Grünes (Salat) essen. Durch hinreichende Aufnahme von Enzymen kann die Nahrung vollständig ausgewertet werden. Je höher der Enzymanteil in der Nahrung ist, desto besser für die Regeneration. Wenn im Körper zu wenige Enzyme vorhanden sind, fangen wir an zu altern, da die von Geburt an gegebene Enzymmenge begrenzt ist. Fresslust entsteht nicht aus Hunger, sondern ist die Folge falscher Ernährung. Der Körper hat Hunger nach Enzymen, Mineralien und Mikronährstoffen. Also geben Sie ihm diese und das Hungergefühl wird erlöschen.

Chlorophyll enthält Magnesium als zentrales Atom, wohingegen unser Blut (Hämoglobin) als zentrales Ion Eisen enthält, ansonsten sind beide identisch. Blut ist rot, weil es den oxidierenden Sauerstoff trägt. Das pflanzliche Chlorophyll ist also dem Blute sehr eng verwandt und kann leicht im Verdauungsprozess absorbiert werden. Es ist wesentlich für unsere Ernährung, da es Sonnenenergie speichert, also große Biophotonenkräfte enthält. Das gilt für sonnenbeschienenes Blattgemüse und noch mehr für Wildkräuter und Wildgemüse. Die biologische Wirksamkeit liegt weit über der der messbaren Kalorien. Chlorophyll ist wichtig für Muskeln und Herz und stärkt das Nervensystem. Da es hohe basische Werte aufweist, ist es gut für die Darmflora und das Säure-Basen-Gleichgewicht.

Vitamine sind im Blattgemüse reichlich enthalten. Es finden sich Vitamin A, Vitamin C, Vitamin K, Vitamin B3, B5, B6 und B12 (Petersilie), ferner Folsäure, die gelegentlich auch Vitamin B9 oder Folat genannt wird. Folsäure wird für die Produktion zahlreicher lebenswichtiger Botenstoffe und Substanzen benötigt. Sie ist wesentlich für das Immunsystem, das allgemeine Wohlbefinden sowie die Reproduktion der DNS.

Spurenelemente sind in tiefgrünem Blattgemüse enthalten, sofern dieses auf gesunden Böden gewachsen ist. Ein Defizit an Spurenelementen, wie z.B. Selen, kann zu deutlichen Gesundheitsbeeinträchtigungen führen. Doch wenn diese Spurenelemente nur in Spuren aufgenommen werden, fördern sie die Vitalität.

Mineralstoffe sind im Gegensatz zu den Spurenelementen in größerer Menge zur Aufrechterhaltung einer guten Gesundheit erforderlich. Die Pflanzen spielen die entscheidende Rolle, indem sie die anorganischen Mineralien der Erde in organische Verbindungen umwandeln: Die Mineralien werden an pflanzliches Eiweiß gebunden. Nur diese organischen mineralischen Verbindungen sind vom menschlichen Organismus gut zu verwerten. Ein in der Nahrung aufgenommener eventueller Überschuss von beispielsweise Magnesium oder Eisen wird primär in die Knochen eingelagert, diese werden dadurch schwerer und widerstandsfähiger. Die angelegten Depots stehen für zukünftigen Bedarf zur Verfügung. Bei chemisch gewonnenen oder anorganischen Mineralien (wie Vitaminen) ist hingegen eine körperfreundliche Verarbeitung nicht festzustellen.

Eisen ist bekanntlich wesentlicher Bestandteil des Hämoglobins. Menschen mit Eisenmangel fühlen sich zumeist schlapp und sind blass. Kalium und Natrium sind wesentliche Funktionsbestandteile gesunder Körperzellen. Mineralstoffe und Spurenelemente sind überdies unabdingbar, damit Enzyme aktiv werden können.

Proteine oder Eiweiße sind aus Aminosäuren aufgebaut. Aminosäuren sind die Grundbausteine des menschlichen Körpers. Die Proteine aus grünen Pflanzen sind sehr kurzkettig und leicht verwertbar, wenngleich ihr Anteil sich nur auf circa 2% bis 3% beläuft. Im Gegensatz dazu sind langkettige Proteine (z. B. Fleisch mit hohem Proteinanteil) für den Körper schwer verdaulich. Sie müssen erst in kurzkettige Proteine umgebaut werden, ehe sie aufgenommen werden können. Der Enzymverbrauch steigt dabei extrem und wird anderen Körperteilen entzogen. Der Körper gerät in Stress und die Neigung wächst, diesen Stress durch Alkohol zu betäuben. Pflanzliches Eiweiß wird vom menschlichen Organismus überdies, im Gegensatz zu tierischem Eiweiß, nicht sauer, sondern basisch verwertet. Dieser Tatbestand ist entscheidend zur Vermeidung einer Übersäuerung, welche die Basis aller Zivilisationskrankheiten ist. Eine vorhandene Übersäuerung ist durch grünes Blattgemüse heilbar. Es kann sicherstellen, dass unsere Ernährung basenüberschüssig ist. Grünes Blattgemüse ist damit eine wesentliche Quelle menschlicher Gesundheit. Im grünen Blatt sind, im Gegensatz zu Samen und Nüssen, relativ wenige Eiweißanteile vorhanden. Es sind jedoch genug, um die größten und stärksten Landtiere zu versorgen, die allesamt von Pflanzen leben.

Ballaststoffe sind wesentliche, wenngleich weitgehend unverdauliche Nahrungsbestandteile, die zum großen Teil aus pflanzlichen Faserstoffen bestehen. Sie können im Verdauungstrakt durch Enzyme nicht aufgeschlossen und verstoffwechselt werden. Ballaststoffe sind unbeschadet dessen jedoch wichtig in der Nahrung. Wenn sie durch „Nahrungsaufbereitung" entfernt sind (Weißmehl, geschälter Reis), führt dies auf Dauer stets zu gravierenden Problemen. Im gesunden Dickdarm sollte durch Mikroorganismen eine Fermentierung erfolgen und Fettsäuren entstehen. Dort bilden sich dann auch Enzyme. Da die von der Natur aus vorgesehene gesunde Funktion jedoch zivilisatorisch geschädigt ist, unterbleibt nach Schatalova zumeist diese wichtige Aufgabe und Enzyme müssen verstärkt über die Nahrung zugefügt werden. Ballaststoffe, die im Dickdarm nicht verwertet werden, dienen auch der Anbindung von Toxinen und Gallensalzen, die dann ausgeschieden werden. Sie sind somit wichtig für eine gute Entgiftung des Körpers (siehe: http://de.wikipedia.org/wiki/Ballaststoffe).

Kohlenhydrate sind im grünen Blattgemüse ebenfalls geringfügig in Höhe von ca. 0,5% vorhanden, mehr jedoch in allen Getreidearten in Höhe von 40-70%, wo sie allerdings oftmals, jedoch nicht bei allen Getreidearten, vom Körper säurebildend verarbeitet werden. Wenn wir Kohlenhydrate zu uns nehmen, werden diese im Verdauungssystem zerteilt und beeinflussen den Zuckerpegel, welcher durch von dem Pankreas ausgeschüttetes Insulin aus dem Blut entfernt wird. Körperfreundlicher Zucker (Glykose) wird in den Glykolen- oder Zuckerspeichern der Leber sowie der Muskeln abgelegt. So weit, so gut. Wenn jedoch diese Speicher voll sind, wird der überschüssige Blutzucker in Fett verwandelt, um als künftige Energiereserve zu dienen. Das Fett wird hingegen dort abgespeichert, wo es Ihnen nicht gefällt, insbesondere wenn es über ein vertretbares Maß hinaus geschieht. Wenn jedoch die Muskelglykolenspeicher nach einer intensiven sportlichen Anstrengung leer sind, wird das Insulin aus einer kohlenhydratreichen Mahlzeit die Nährstoffe und den Blutzucker in den Muskeln speichern. Deshalb ist es durchaus sinnvoll, geraume Zeit nach einer sportlichen Anstrengung auch verstärkt natürliche zuckerhaltige Früchte wie Bananen und/oder Kohlenhydrate zu essen; zu anderen Tageszeiten zusätzlich langsam verdauliche Eiweißprodukte, wie Bohnen, Quark, Käse, Nüsse.

Auch vor ausgedehnten körperlichen Dauerleistungen empfiehlt es sich, nebst Fetten stark kohlenhydrathaltige Nahrung, die nur langsam verbrannt und in Zucker umgewandelt wird, wie z.B. Naturreis oder Spaghetti zu essen. Gezuckertes oder „veredelte" ballaststofffreie Nahrungsmittel, die nur kurzzeitige Glykolenspitzen verursachen, die bald darauf in einen steilen Abfall münden, sollten Sie meiden.

Fette sind in natürlichem Blattgemüse zu etwa nur 0,3% enthalten. Mehr ist, wie wir sahen, auch nicht erforderlich, denn der Körper kann Kohlenhydratüberschüsse in Fett verwandeln. Ebenso kann er auch Fett, das bekanntlich ein hervorragender Geschmacksträger ist, durch aerobe Dauerbelastung (Wandern, Joggen, Trampolin) in Körperenergie umwandeln. Avocados bringen beispielsweise einen Fettanteil von erstaunlichen 23% und einen Eiweißanteil von 2% und werden vom menschlichen Körper hervorragend verwertet.

Sekundäre Pflanzenstoffe, sogenannte Phytamine, sind in grünem Blattgemüse als auch in reifen Früchten enthalten (http://de.wikipedia.org/wiki/Sekund%C3%A4re_Pflanzenstoffe). Sie werden anders als z.B. die Kohlenhydrate, Proteine und Fette in einem sekundären Stoffwechselprozess der Pflanze gebildet. Sie erfüllen eine Vielzahl unterschiedlicher Funktionen und dienen u. a. als Abwehrstoffe gegen Krankheiten und Schädlinge, als Pflanzenfarbstoffe (Anthocyane), die antioxidativ wirken und auch als Wachstumsregulatoren. Bei allen essbaren Pflanzen wird ihnen deshalb eine besonders hohe gesundheitsfördernde Wirkung zugeschrieben. Phytamine gelten unter anderem als entzündungshemmend, das Immunsystem stärkend, Blutdruck und Blutzucker regulierend. Viele wirken antioxidativ, antikarzinogen, antibakteriell und hormonähnlich. Bisher wird die Zahl der sekundären Pflanzenstoffe bei rund 30.000 entdeckten Stoffen auf über 100.000 geschätzt. Der menschliche Verzehr an sekundären Pflanzenstoffen liegt bei gemischter Kost bei ca. 1,5 Gramm täglich.

Insgesamt kann festgehalten werden, dass grünes Blattgemüse, Obst und Keimlinge sehr wertvoll sind und wesentliche Nahrungsbestandteile sein sollten. Dabei sind die Bodenqualität und natürliche Umgebung (Sonneneinstrahlung) sowie die jeweilige Sorte bedeutend für die angestrebte Reichhaltigkeit an Vitalstoffen. Eine große Vielfalt ist seitens der Natur gegeben und sollte vom Menschen unbedingt auch genutzt werden, um ein hohes Gesundheitsniveau sicherzustellen. Das geschieht nicht nur durch den Verzehr von Salaten, Kräutern, Gemüse und Obst, sondern auch durch das Trinken von grünen Getränken.

Der Verzehr von **Nüssen und Samen** kommt in den Speiseplänen üblicherweise zu kurz. Nüsse und Samen haben einen sehr hohen Proteingehalt und werden vom menschlichen Körper leicht aufgeschlossen. Sowohl für den Muskelaufbau als auch für das Selbstwertgefühl der Männer bei erektiler Dysfunktion ist eine hinreichende Versorgung mit dem Protein L-Arginin von entscheidendem Stellenwert. Pro 100 g Lebensmittel enthalten Walnüsse 2278 mg, Pinienkerne 2716 mg und Kürbiskerne sogar 5353 mg Arginin (siehe http://de.wikipedia.org/wiki/Arginin). Hohe Werte haben auch Sonnenblumenkerne, Erdnüsse und alle anderen essbaren Nüsse sowie Hülsenfrüchte. Eine dauerhafte Aufnahme von 5000 mg täglich ist ausreichend. Das vielgerühmte Ei liefert hingegen nur

180 mg Arginin, sofern es aus Freilandhaltung stammt. Auch Fleisch und Milch sind schlechtere Lieferanten dieses entscheidenden Aufbaustoffes und verbrauchen bis zu ihrer Freisetzung viel Energie. Chemische Aufbaumittel haben bekanntlich Nebenwirkungen. Sie sind überdies nicht erforderlich.

Bei der Ernährung gilt es, wie beim Sport, auf die Bedürfnisse des eigenen Körpers zu hören. Frauen verlangen üblicherweise weniger proteinhaltige Nahrung als Männer. Dies ist durch den geringeren Muskelanteil am Gesamtgewicht und hormonell bedingt. Infolge ihrer bedeutenderen Funktion bei der Erhaltung der menschlichen Art, haben sie eine bevorzugte biologische Ausstattung mitbekommen, die ihnen gegenüber den Männern ein um durchschnittlich rund fünf Jahre längeres Leben beschert. Wen Näheres dazu interessiert, der sei auf die Ausführungen von Professor DDr. Huber von der Universität Wien hingewiesen: http://www.youtube.com/watch?v=rmReC6nDLGY.

Grundsätzlich gilt, dass Verallgemeinerungen hinsichtlich der Nahrungszusammensetzung, soweit die bereits angeführten Grundsätze beachtet werden, fehl am Platz sind, denn die individuellen Bedürfnisse sind von Mensch zu Mensch sehr unterschiedlich und von vielen Rahmenbedingungen abhängig. Die Bedingungen und Voraussetzungen für eine „richtige" Essenszusammenstellung sind nicht nur abhängig von externen Faktoren wie Hitze, Kälte, Luftfeuchtigkeit, Wind, der eigenen Konstitution, von Größe, Gewicht, Körperbau, Geschlecht, Verhältnis der Muskel- zur Fettmasse, sondern auch dem eigenen Gesundheitsniveau, der eigenen Essensweise, also der Kaupraxis, der Effizienz des Verdauungstraktes und vor allem von den absolvierten oder noch zu absolvierenden Leistungen. Es können also kaum mehr als generelle Tendenzen aufgezeigt werden. Wer da mehr behauptet, ist bereit, eine extrem hohe Fehlerquote in Kauf zu nehmen. Das wollen wir den „Erfindern" der Modediäten und ihren Protagonisten überlassen. Deshalb sind auch alle im späteren Verlauf genannten Essensempfehlungen, auch bei der zitierten Literatur, bitte unter diesem Vorbehalt zu genießen. Tun Sie nur, was Ihnen nachhaltig gut tut!

Moderne Experimente mit der Gesundheit

Viele versprechen Berge und machen dann Maulwurfshügel.
Griechische Lebensweisheit

Wie sehr der moderne Gewohnheits- und Faulheitseffekt wirkt, hat der amerikanische Regisseur *Morgan Spurlock* eindrucksvoll und krass an sich selbst demonstriert.

„Spurlock war 2003 in einem für sein Alter überdurchschnittlich guten Gesundheitszustand, als er mit dem in seinem Film „Super Size Me" dokumentierten Projekt begann. Für 30 Tage aß er drei Mahlzeiten täglich bei der US-Fast-Food-Kette McDonald's, wobei er die Super-Size-Option nur dann nutzen sollte, wenn sie ihm ohne Aufpreis angeboten wurde. Während des Experiments bewegte sich Spurlock so viel wie ein durchschnittlicher Amerikaner. Sein Gesundheitszustand litt bald drastisch, er nahm über elf Kilogramm zu, und es zeigten sich Leberschäden sowie Depressionen." (Siehe: http://de.wikipedia.org/wiki/Morgan_Spurlock). Auch wenn das wohl kaum sonst jemand so tun wird, so signalisiert doch die rasant steigende Zahl an Dicken in Europa neben Bewegungsmangel einen Zerfall der Esskultur. In Deutschland habe angeblich bereits jeder zweite Übergewicht, so „Die Welt": www.welt.de/gesundheit/article7881199/Jeder-Zweite-in-Deutschland-hat-Uebergewicht.html.

Morgan Spurlocks Film „Super Size Me" können Sie sich gebührenfrei ansehen unter http://www.youtube.com/results?search_quer

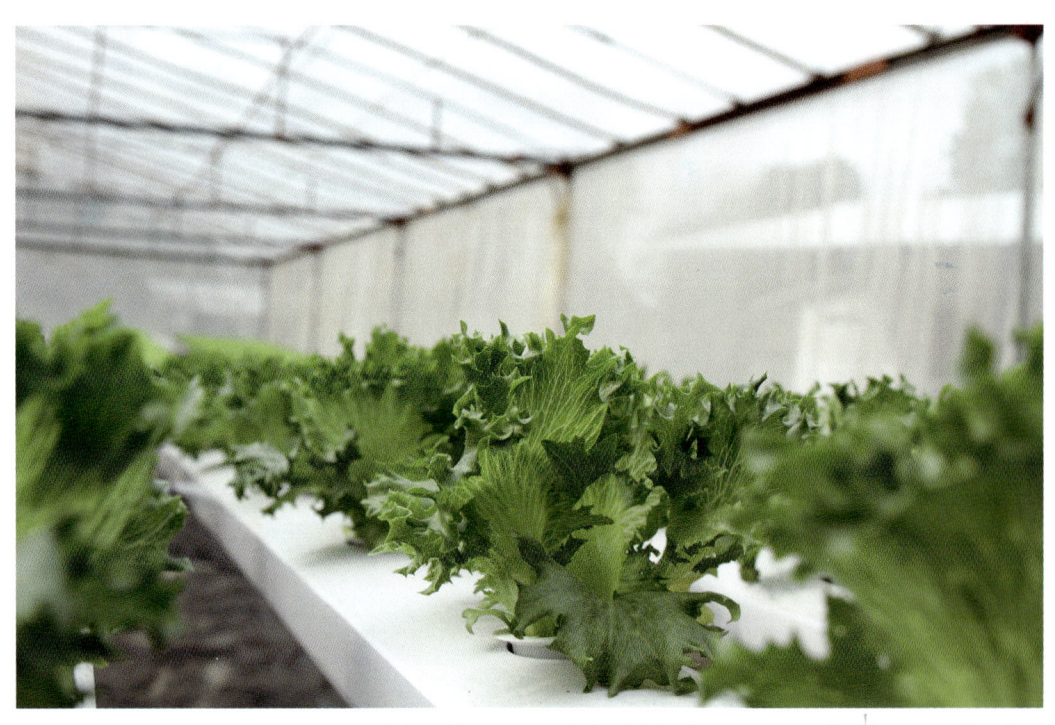

Industriell hergestellte Lebensmittel sehen häufig schöner aus, sind aber infolge Kunstzucht zumeist sehr arm an Vitaminen und Mineralstoffen

y=supersize+me&aq=0s&oq=super+size. Der Film beschreibt „schön" die sich einstellende Fresslust. Alle daraus resultierenden Krankheiten werden aufgezählt einschließlich des bitteren Endes, das die ganz natürliche Konsequenz darstellt. Es wird allerdings nicht erklärt, woher Fresslust und Gewichtszunahme kommen. Manche vermuten süchtig machende Zusätze in den Speisen, aber diese sind angesichts des „guten" Geschmacks dank Geschmacksverstärker, all der anderen Zusätze und toxischer Bestandteile gar nicht nötig. Der Körper leidet nicht trotz, sondern wegen der überbordenden Kalorienversorgung und der steigenden toxischen Belastung und vor allem wegen Enzymmangel Not. Offensichtlich gilt der Grundsatz: Je höher die toxische Belastung des Körpers und je geringer die Enzymversorgung, desto höher wird das Nahrungsverlangen. Der Körper signalisiert: „Füttere mich!". Warum? Weil er hofft, dass er endlich Enzyme, Mineralien, Vitamine und andere Vitalstoffe in verwertbarer organischer Form erhält. Dann, aber auch nur dann wäre er nämlich schnell satt. Aber er wird stets aufs Neue betrogen. Die Wirtschaft hat erkannt, dass auf dieser Grundlage die besten Geschäfte mit Diät- und Gewichtsverlustkuren und Wunderpräparaten aller Art gedeihen. Eine komplette „Gesundheits-Industrie" lebt von den „Leistungen" der Fast-Food-Ketten.

Der Sender N24 berichtete im Oktober 2010 unter www.n24.de/news/newsitem_6387283.html, dass McDonald's in Erklärungsnot sei. Ein McDonald's-Burger habe über sechs Monate keine Anzeichen eines biologischen Abbaus – wie bei gesunden Nahrungsmitteln üblich – gezeigt. Er sei nur steinhart geworden. McDonald's habe einen Kommentar verweigert.

Allein die Fast-Food-Kette McDonald's, das Wort Restaurant-Kette will nicht zu Papier, versorgt täglich um die 50 Millionen Bürger. Kein Wunder, dass die Jugend von heute im Durchschnitt der Schulklassen um Längen sportlich weniger leistungsfähig ist als die Generationen von vor 50 oder 100 Jahren.

Beim Essen kommt es also darauf an, dem Körper durch gesunde Lebensmittel das Potenzial an Lebensenergie zur Verfügung zu stellen, das er am besten verwerten kann. Leider sind die Lebensmittel nicht mehr das, was sie einst waren. Sie sehen häufig zwar schöner aus als einst, sind aber durch Kunstzucht in Treibhäusern vieler ihrer Vitamine und Mineralstoffe beraubt. Dafür gibt es immer mehr verarbeitete, aufbereitete Lebensmittel der Nahrungsmittelgiganten. Das Neueste ist der Einzug der **Nanotechnologie** bei der Nahrungsmittelindustrie. Nanoteilchen sind bei Instant-Kaffee, Trockenpulver oder Kaugummis bereits üblich. Ihre Verwendung ist in den USA inzwischen en vogue. So wie sie hier in breiterer Front auftauchen, hat der Verbraucher mangels Kennzeichnung bislang keine Möglichkeit, sie zu erkennen. Nach Studien sammeln sich diese Partikel, die der Körper nicht abbauen kann, in Leber und Niere an! (www.1a-krankenversicherung. de/nachrichten/greenpeace-warnt-haeufig-nanopartikel-in-lebensmitteln-10162)

Statt natürliche, lebensnotwendige Vitamine und Mineralstoffe zu verwenden, werden durch die Nahrungsmittelhersteller billigere, künstliche, anorganische Ergänzungsstoffe hinzugefügt, ferner künstliche Aromastoffe auf Strohbasis entwickelt, um vorzutäuschen, was nicht ist. Letztlich ist auch das Speiseeis nahezu vollständig durch künstliche Aromastoffe verfälscht. Echte Vanille ist Fehlanzeige. Auch Schmelzkäse enthält zumeist alles andere, aber keinen Käse (www.stuttgarter-zeitung.de/stz/page/2669846_0_7891_-falscher-kaese-saegespaene-und-ein-dicker-werbeetat-gelesen.html). Wenn Sie bei Ihren Einkäufen nicht äußerst achtgeben, haben Sie bereits verloren.

Meiden Sie deshalb alle Fertiggerichte, fertige Tiefkühlgerichte und alle industriell aufbereiteten, sogenannten „veredelten" Nahrungsmittel. Ferner Zucker, Zuckergebäck, Torten, Speisen, die mit Zucker versetzt wurden, wie sehr viele Fertig-Müsli und erst recht sogenannte fettreduzierte Speisen und Chips sowie alle homogenisierten und sterilisierten Produkte. Sie sind allesamt gesundheitlich mehr oder minder bedenklich, zumeist mehr. Diese minderwertigen Produkte auf Dauer zu essen, ist eine sichere Option für Mangelzustände, Verfettungen und vorzeitiges Leiden.

Wer meint, seinen Heißhunger auf Süßes (Psychologen sagen, er stamme von einem Mangel an Liebe) statt durch Zucker lieber durch Süßstoff befriedigen zu können, hat unwissentlich weit Ärgeres gewählt: Alzheimer, den schleichenden Tod. Aus einem langen Artikel über den verheerend wirkenden Süßstoff Aspartam sei zitiert:

„Der süße Killer Aspartam nennt sich chemisch L-Aspartyl-L-Phenyl-Alanin-Methylester oder lapidar E 951 – ein Zuckerersatzstoff mit der 200-fachen Süßkraft des Zuckers. Aspartam ist weltweit in über 90 Ländern in mehr als 9000 Produkten enthalten. Wieder einmal haben der Chemiegigant Monsanto und seine Tochterfirma Kelco dabei ihre Totengräber-Finger im Spiel; allerdings ist jetzt das Patent zum ‚biologisch langsamen Erkalten' abgelaufen. Andere Lebensmittelhersteller können jetzt auch Aspartam ... in ihre Produkte ‚einbauen'". (www.goldseiten.de/content/diverses/artikel.php?storyId=11477)

Aspartam wird wie Eiweiß im Organismus verarbeitet und unter hohem Enzymverbrauch wieder in seine Grundsubstanzen zerlegt. Viele Menschen können jedoch die in Aspartam enthaltene Aminosäure Phenylalanin nicht vertragen. Deshalb müssen Lebensmittel mit Aspartam den Hinweis aufweisen „enthält Phenylalanin". Aber wer liest schon diesen in Minischrift geschriebenen Hinweis oder die nichtssagende Kennzeichnung E 951. Die meisten Menschen wissen nicht, was diese Kennzeichnung bedeutet, nämlich, dass ein erhöhter Phenylalaningehalt im Blut einen verringerten Serotoninspiegel im Gehirn verursacht, mit der möglichen Folge von emotionellen Störungen, etwa Depressionen bis hin zum Schwachsinn.

Man stellte fest, dass hohe Mengen Aspartamsäure schwere chronische neurologische Störungen verursachen. Gewöhnlich verhindert die Blut-Hirn-Schranke einen erhöhten Aspartam-Spiegel im Gehirn. Diese natürliche Barriere ist jedoch im Kindesalter noch nicht voll entwickelt. Außerdem ist die Sperre durch extremen Gebrauch von Aspartam bei täglich Limos und Industrienahrung überfordert. Das Gift beginnt langsam die Nervenenden zu schädigen. Bevor sich klinische Krankheitssymptome zeigen, wie z. B. hormonelle Probleme, Verlust des Hörvermögens, Epilepsie, Alzheimer, Parkinson, Hypoglykämie u. a. m. sind bereits mehr als 75% der Gehirnzellen geschädigt. Des Weiteren wurde beobachtet, dass sich Aspartam in der Retina, der Augennetzhaut, zu Formaldehyd umwandelt und zur Erblindung führen kann, denn die Giftigkeit von Formaldehyd entspricht der von Zyanid und Arsen. Vorstadien zeigen häufig folgende Symptome: Muskelschmerzen (Fibromyalgie), Krämpfe, Gefühllosigkeit in den Gliedern, Schwindel, Kopfschmerzen, Ohrensausen, Gelenkschmerzen, Depressionen, Panikattacken, unscharfes Sehen oder Gedächtnisschwund. Nicht nur in Cola-light ist Aspartam enthalten, selbst in heftig beworbenen Schweizer Kräuterbonbons.

Wissenswert erscheint, dass Aspartam ursprünglich als Mastmittel (!) entwickelt wurde, weil es das Sättigungszentrum im Gehirn außer Funktion setzt. Aspartam ist also alles andere als ein Diätmittel, sondern fördert die Fettablagerung. Die bühnenreife Zulassungsprozedur des Süßstoffmittels in den USA ist ansatzweise unter http://de.wikipedia.org/wiki/Aspartam geschildert. Dann doch lieber den normalen oder auch braunen Zucker verwenden oder wesentlich besser die Ernährung ganz umstellen. Essen Sie und geben vor allem den Kindern lieber getrocknete Datteln oder getrocknete, ungeschwefelte Aprikosen etc., so sie nach Süßigkeit verlangen. Wenn es Ihnen über die Ernährung, Bewegung oder Ihren Partner wider Erwarten nicht gelingen sollte, ein überzogenes Bedürfnis nach Süßem zu löschen, erhalten Sie unter den Kapiteln *Klopfakupressur* und *Xylit statt Karies & Co.* sichere Rezepte dazu.

Die Süßstoffmittelhersteller und die staatlichen, offensichtlich nur bedingt an der allgemeinen Volksgesundheit interessierten „Gesundheitsbehörden" der meisten Länder hüllen sich diesbezüglich in Schweigen. Der neueste Coup des Konzerns ist das von der Tochtergesellschaft mit dem irreführenden Namen „*The Nature Sweet Company*" hergestellte Neotame, das als Nachfolgeprodukt von Aspartam eine „verbesserte" Version des Neurotoxins (Nervengiftes) darstellt (www.holisticmed.com/neotame/toxin.html). Aus Neotame wird das Produkt Sweetos gebraut, das als Ersatzstoff für Melasse im Viehfutter genutzt wird, weil es unangenehme Geschmäcke von ranzigem sowie teilweise verdorbenem Futter überdeckt (http://bungalowbillscw.blogspot.com/2010/12/sweetnos-monsanto-ready-to-market-super.html). Über das Fleisch der Tiere können somit auch Sie in den „Genuss" von Neotame kommen, denn es wurde in den USA von der FDA (Food and Drug Administration) von der Kennzeichnungspflicht befreit und die EU-Behörden sind dem am 1. Januar 2010 stillschweigend gefolgt (http://julius-hensel.com/2011/01/neotame-nicht-kennzeichnungspflichtig-das-schmutzige-geheimnis-nach-aspartame/). Seien Sie also gewarnt. Die Quittung für falsche Ernährung kommt, wenn auch mit zum Teil erheblicher Verzögerung.

Wen es interessiert, kann im Internet oder in der Fachliteratur eine Menge über die unsere Lebensbasis zerstörenden Aktivitäten lesen. Etwa unter http://freeviewdocumentaries.com/2010/02/22/the-world-according-to-monsanto. In den USA sind die Hauptanbaugebiete allesamt durch gentechnisch manipulierte Samen verseucht. Gen-Samen soll und kann sich vor allem nicht selbst reproduzieren, wodurch Abhängigkeiten geschaffen werden. Hinzu kommt der hohe Spritzmittel-/Düngerverbrauch, der die Böden verseucht und für Bienensterben verantwortlich sein soll: http://thetruthnews.info/wordpress/?p=1259. Sehr informativ ist auch der Vortrag des kanadischen Widerstandskämpfers Percy Schmeiser: *Die Auswirkungen der Gentechnik (*http://lotus-online.de/modules/news/article.php?storyid=155).

Die bewusste Landschaftszerstörung schreitet somit weitgehend von der Politik gebilligt voran, gerade wie diejenige der Meere durch Ölhavarien und Ölverklappung sowie atomare Verseuchung, die auf allen Weltmeeren massiv voranschreitet, siehe www.biokontakte.com/artikel/essen-trinken/radioaktivitaet-in-fischfanggebieten. Auch in Europa fördern die Brüsseler Behörden die Interessen der Giganten zu Lasten der Allgemeinheit. Inzwischen gewinnt offensichtlich jedoch die Erkenntnis der Schädlichkeit immer mehr Raum. Ein erstes großes Fiasko berichtet *ABC rural* vom 16. Juni 2011: Zwischen 20 und 55% der durch Genfutter aufgezogenen Tiere erleiden schwerwiegende Erkrankungen bis hin zum vorzeitigen Tod (siehe: www.abc.net.au/rural/content/2011/s3245624.htm). Die Regierungen haben bislang nicht reagiert.

Wer es mag, kann sich auch folgende Filme ansehen: „*Good Food, Bad Food*" oder „*Unser täglich Fleisch gib uns heute*" oder „*Unser täglich Gift gib uns heute*". www.youtube.de bietet verschiedene Kurzversionen oder zumindest eine Filmvorschau.

Abschließend eine Bitte: Auch wenn die Realität hier offen ausgesprochen wurde, ärgern Sie sich oder verbittern Sie deshalb nicht, denn dadurch beschleunigen Sie zunächst vor allem den *eigenen* gesundheitlichen Niedergang. Heilen Sie sich vielmehr selbst, gemäß der vielfältigen, im Buch dargestellten Methoden. Damit tragen Sie mehr zur Heilung der Welt bei, als Sie ahnen!

Erfahrungen zu einer gesunden, artgerechten Ernährung

Essen und Trinken
hält Leib und Seele zusammen.
Sokrates (470-399 v. Chr.)

Dem gesundheitsbewussten Bürger bleibt nur die Suche nach Bio-Produkten, sofern drin ist, was draufsteht, und der Weg in Naturkostläden, zu Bio-Bauern oder in den eigenen Garten, um – so vorhanden – dort anzupflanzen, was er sonst nicht in dieser Qualität bekommt. Ist es bei diesem Umfeld verwunderlich, dass Nahrungsergänzungsmittel Hochkonjunktur haben?

Denken Sie immer daran: Es gilt, Lebensenergie aufzunehmen. Machen Sie es deshalb Ihrem Körper etwas leichter, indem Sie hinreichend gut kauen und die Nahrung gut einspeicheln, dann haben es der Magen und die nachfolgenden Organe leichter. Trinken Sie auch nichts zum Essen, weil dies nur die Verdauungssäfte verdünnt und damit den Verdauungsprozess erschwert. Speicheln Sie vielmehr Ihr Essen gut ein. Es wird dann bekömmlicher. Trinken Sie stattdessen rechtzeitig vor dem Essen, aber keine Limos und „Fruchtsäfte" aus dem Supermarkt. Ausschließlich frisch bereitete Säfte und gutes Wasser sind dienlich.

Wenn Sie auf Ihren Körper, nicht etwa auf „antrainierte" Gelüste, sondern wirklich auf den Körper achten, sendet er Ihnen die Signale. Sie brauchen nur noch auf ihn zu hören, um zu wissen, was für Sie wertvoll ist. Er verlangt vor allem nach viel gutem Wasser, bei gekochter Ernährung rund zwei Liter täglich, dazu ggf. Suppen, frische Fruchtsäfte etc. pp. Vor allem gilt: Zerstören Sie die Speisen niemals durch eine Mikrowelle. Mikrowellen haben nichts, aber auch gar nichts in einer gut eingerichteten Küche zu suchen. Die Mikrowelle zerstört sämtliche Vitalstoffe der Nahrung und ist zusätzlich ein Herd für Elektrosmog. Es ist belegt: Die Mikrowelle in

Daueranwendung denaturiert das Blut und ist ein Dickmacher erster Güte, da wegen der Vitalstoffzerstörung der Körper nach mehr Nahrung verlangt in der zumeist vergeblichen Hoffnung, er bekäme biologisch Höherwertiges geboten. Nur rücksichtslose Geschäftemacher, Rabenmütter und Ahnungslose nutzen die Mikrowelle, übrigens eine deutsche Erfindung, die von der Wehrmacht wegen ihrer negativen Effekte bald aus dem Verkehr gezogen wurde. In Russland ist folgerichtig ihre Verwendung im Haushalt verboten. Wenn Sie mehr wissen wollen, lesen Sie den folgenden Beitrag: www.zentrum-der-gesundheit.de/mikrowelle.html. Ein Heißluftofen, der nur eine Minute länger benötigt, ist die wesentlich bessere Alternative.

Für denjenigen, der daran interessiert ist, gibt es in einem späteren Kapitel einige einfache Menüvorschläge. Klar sollte sein, dass zu jedem Mittagessen Salate der Saison in jeder Variation gehören. Dabei sind die Salate stets vor, nicht während oder nach der Hauptspeise zu essen. In denjenigen Gegenden Europas, wo dies Usus ist, leben die Menschen länger und sind gesünder.

Nahezu alle Speisen enthalten Kohlenhydrate, Eiweiß und Fette, wenngleich in den unterschiedlichsten Verhältnissen. Alle drei Komponenten sind nebst hinreichenden Ballaststoffen für unseren Körper erforderlich. Nüsse haben hohe Eiweißgehalte, hohe Fettgehalte, aber wenig Kohlenhydrate. Auf jeden Fall gilt, dass langsam verbrennende Kohlenhydrate mit vielen Ballaststoffen ideal sind, da hierdurch Heißhungersituationen vermieden werden. Einer Blutzucker-/Insulinschaukel, die anfällig für Diabetes macht, wird damit zuvorgekommen. Die erwünschte langsamere Verbrennung wird auch erreicht, wenn Kohlenhydrate nicht pur, sondern zugleich mit Fett und Eiweiß aufgenommen werden.

Aus gesundheitlicher Sicht ist es dabei empfehlenswert, kein oder zumindest so wenig wie möglich Fleisch oder Wurst zu essen. Denken Sie daran, die Urgroßeltern aßen nur gelegentlich Fleisch, manchmal, zu Festtagen, und sie sind dabei uralt geworden, falls die Frauen nicht im Kindbett oder die Männer auf dem Schlachtfeld starben. Es ist vielfach nachgewiesen, dass die Kombination von grünem Blattgemüse mit Getreide, erst recht wenn es angekeimt ist, sowie Hülsenfrüchte und Nüsse eine höherwertige, eine dem Körper leichter verwertbare, eiweißhaltige Nahrung verschaffen können als tierisches Eiweiß, Eier oder Milchprodukte. Gegen einen kontrollierten Verzehr von Butter, Schichtkäse/Ricotta und Hartkäse wie Parmesan sowie Rohmilchkäse bestehen keine Einwände.

Der menschliche Darm ist so lang wie derjenige des nahezu ausschließlich Pflanzen und Früchte konsumierenden Gorillas. Er hat etwa siebenmal die Körperlänge. Fleischfressende Hunde und Raubtiere haben einen viel kürzeren Darm, der in etwa der zweifachen Länge ihres Körpers entspricht. Sie können Fleischnahrung deshalb ausscheiden, bevor diese „Leichengifte" entfalten. Denn die Fleischverdauung dauert im menschlichen Körper schlichtweg zu lange. Toxische Darmbelastungen schädigen Nieren, Leber und den gesamten Kreislauf und führen mit zeitlicher Verzögerung häufig zu rheumatischen Beschwerden. Infolge der Gutmütigkeit unseres Körpers, d.h. der langen Reaktionszeit, wird dieser ursächliche Zusammenhang jedoch selten evident, er besteht aber dennoch. Der Genuss von Fisch statt Fleisch ist da aus gesundheitlicher Sicht wesentlich besser. Siehe die langlebigen Bürger Japans, die traditionell jedoch den Fisch roh verspeisen. Für Asiaten eine erwägenswerte Alternative, vorausgesetzt der Fisch stammt nicht aus bedenklichen oder gar radioaktiv verseuchten Gewässern oder von Fischfarmen, wo er gelegentlich auch mit Antibiotika und Hormonen gefüttert wurde, um einen schnellen Gewinn zu bringen.

Bekanntlich führt das exzessive Fleischessen auch zu gesamtwirtschaftlichen und ökologischen Problemen in der Wasserwirtschaft und der (fragwürdigen) CO_2-Bilanz. Es wird vor allem mehr Energie und Fläche benötigt als bei einer gesünderen, vegetarischen Ernährung. Durch vegetarische Ernährung können nämlich bis zu sechsmal mehr Menschen ernährt werden als bei vorwiegender Ernährung mit Fleisch. Medizinische Untersuchungen, unter anderem Prof. Dr. Lothar Wendt, haben nachgewiesen, dass Eiweißüberschüsse in der Nahrung die Hauptursache für Gefäß-, Blut- und Gewebeveränderungen sind (www.naturheilbund.de). Tierisches Eiweiß in der Nahrung wird insbesondere dann zu einem gravierenden Problem, wenn dieses nicht durch erschöpfende körperliche Arbeit oder intensivsten Sport umgesetzt werden kann. Andererseits sollten jedoch Eiweißdefizite vermieden werden, was durch pflanzlich eingebundenes Eiweiß erreicht werden kann.

In der Ernährungskrise ab 1917, die dem neutralen Dänemark ebenso wie Deutschland im Ersten Weltkrieg durch Großbritannien aufgezwungen wurde, ist Dänemark andere Wege gegangen als das Deutsche Reich. Im Nachhinein gesehen handelte es sich zugleich um das größte je durchgeführte Ernährungsexperiment. Während in Deutschland unzählige Menschen Hungers starben, sind die Dänen unter Anleitung von Mikkel Hindhede weitestgehend zu einer vegetarischen Ernährung umgeschwenkt, was nebenbei auch die CO_2-Bilanz eines Landes in hohem Ausmaß senkt. In der allgemeinen Volksgesundheit hatte die Ernährungsumstellung folgende Ergebnisse: Bereits im ersten Jahr der Ernährungsänderung sank die Sterblichkeitsrate in Dänemark um 17% gegenüber dem letzten Friedensjahr 1913. Zugleich reduzierten sich die Krankheitsfälle so signifikant, dass sich die Ärzte wegen Beschäftigungsmangel beklagten! Und Hunger gab es überdies keinen. Nachzulesen unter: http://en.wikipedia.org/wiki/Mikkel_Hindhede. Im Deutschen Reich, wo man mangels besseren Wissens Viehwirtschaft und Fleischkonsum fortführte, herrschte jedoch bald große Hungersnot, die sich in wachsender Unzufriedenheit der Bevölkerung niederschlug. Da England seine totale Blockade auch nach dem Waffenstillstand am 11. November 1918 zu Compiègne unvermindert (auch gegen Dänemark) aufrechterhielt, resultierten daraus im Deutschen Reich neben Arbeitslosigkeit (wenig Außenhandel) Hunger und Hungertod. Das waren wesentliche Negativfaktoren, die zu der darauf folgenden unheilvollen politischen Entwicklung beitrugen.

Die Ergebnisse dieser einzigartigen, zwangsweise erfolgten Großstudie werden, wie alle weiteren Studien, bis auf den heutigen Tag von den interessengebundenen staatlichen Organen überall auf der Welt bewusst negiert. Dies gilt auch für die wissenschaftlich detailliert dokumentierte, langjährige amerikanisch-chinesische Großstudie von T. Colin Campbell und Thomas M. Campbell, die in den USA 2004 erschien, aber in deutscher Sprache erst 2010 veröffentlicht wurde. Der Titel lautet: *Die „China Study" und ihre verblüffenden Konsequenzen für die Lebensführung: [die wohl umfangreichste Studie zu Ernährung und Krankheit],* Verlag für Ganzheitliche Medizin.

Dr. Shinya belegte bereits vorher durch seine Untersuchungen, dass eine übermäßige Proteinzufuhr in Form von Fleisch und Fisch wie auch von Milchprodukten zu Kalziummangel(!) führt und damit Osteoporose begünstigt wird. Das ist also genau das Gegenteil von dem, was die Reklame der Molkereien verspricht. Osteoporose ist denn auch in Ländern mit gesteigertem Proteinverbrauch überdurchschnittlich hoch vertreten. Hohe Mengen von Aminosäuren machen das Blut sauer. Um den insbesondere durch Fleischverzehr erhöhten Phosphoranteil im Blut auszugleichen, werden die Kalziumdepots im Körper, das sind Knochen und Zähne, geplündert. Darüber hinaus wird ein allgemeiner Energiemangel begünstigt, weil die Verdauung hoher Proteingaben sehr energieaufwendig ist (Müdigkeit nach üppigem Essen statt neuer Elan) und es überdies im Darm häufig zu

Fäulnisprozessen mit Bildung toxischer Nebenprodukte (freie Radikale) kommt. Einen krassen Überzeugungsfilm können Sie sich hier anschauen: www.youtube.com/watch?v=2rm3TSOKFZ0&feature=player_embedded#.

Bei Säuglingen und Kleinkindern wirkt die Zufütterung von Fleischprodukten aus Gläschen besonders verheerend. Hier werden aus Gewinnsucht und wider besseres Wissen Ursachen für künftige Krankheiten gelegt. Andreas Fasel hat in *Die Welt* am 24.07.2010 unter dem Artikel *Stillkinder brauchen kein Fleisch aus Gläschen – Die Ernährung mit Muttermilch ist ausreichend* diese verderbliche Torheit und die unheilige Verquickung von Wirtschaft und „Wissenschaft" angesprochen und aufgezeigt, wie mit falschen Argumenten Interessenpolitik gegen die Gesundheit von Kleinkindern durchgezogen wird. Er nennt dankenswerterweise Ross und Reiter (www.welt.de/die-welt/wissen/article8613514/Stillkinder-brauchen-kein-Fleisch-aus-Glaeschen.html).

Wann immer Sie also Aussagen der Fleischindustrie über die Notwendigkeit und hohe Gesundheit des Fleischverzehrs lesen, dann wissen Sie, dass es sich um reine Werbemaßnahmen handelt, die oftmals noch bestückt sind mit bezahlten Gefälligkeitsgutachten. Überdies speichern Fleisch und Fisch, aber auch Milch, ein Vielfaches an Pestiziden und Dioxin als pflanzliche Nahrungsmittel, was verschwiegen wird. Wenn solche Gutachten auch nie über die im Fleisch vorhandenen Fäulnisbakterien sprechen, sind sie partiell doch insoweit richtig, als dass Fleisch manche wichtigen Stoffe in hoher Konzentration enthält. Verschwiegen wird allerdings üblicherweise, dass diese Stoffe auch in anderen Lebensmitteln, insbesondere den Samenkörnern und Nüssen enthalten sind und dass diese dort in einer für den Körper wesentlich einfacher aufzunehmenden Weise vorliegen. Demgegenüber führt eine extreme Ernährung mit ausschließlich Rohkost zu einem

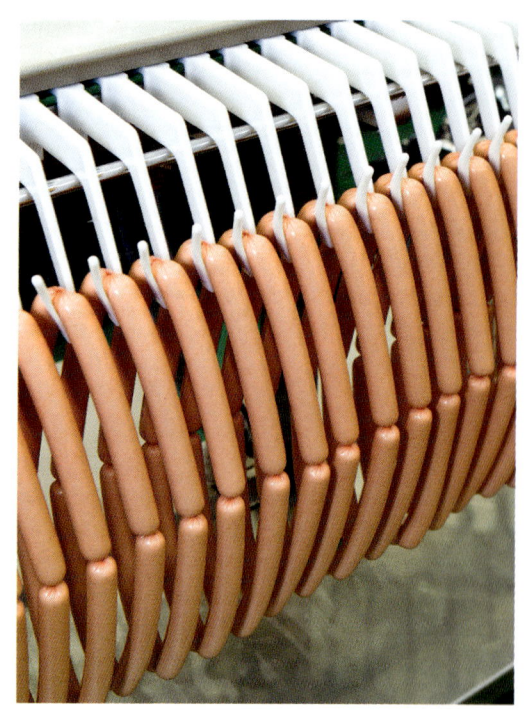

Industriell hergestellte Wurst

fühlbaren Energie-Impuls und beschert Gesundheitsgewinne, die für eine lange Zeit anhalten. Dazu langt eine solche, zweifellos von den meisten Menschen als sehr gewöhnungsbedürftig empfundene Kur von einigen Wochen. Für den Rest des Jahres ist es absolut überflüssig, sich zu einem Außenseiter zu machen. Vielmehr können Sie sich an Hand der unten vorgeschlagenen Rezepte und Literatur bequem ernähren, ohne dass unerwünschte Defizite auftreten. Auch hier gilt: Fanatismus ist einer der schlechtesten Ratgeber. Wenn Sie meinen, gelegentlich Anderes essen zu müssen, tun Sie sich bitte keinen Zwang an. Aber der Wunsch nach wenig Bekömmlichem wird Ihnen ohnehin weitgehend abhandengekommen sein, wenn Sie die wesentlichen, hier vorgestellten Ernährungsempfehlungen erst einmal umgesetzt haben. Tun Sie, was für Sie nachhaltig gut ist und achten Sie weder auf Dritte, die das Zipperlein plagt, noch auf besserwisserische, interessengeprägte Fachleute oder „wohlmeinende" Berufskollegen und Familienmitglieder.

Grundsätzlich erscheint es sehr empfehlenswert, die eigenen Blutwerte in einem großen, über den bei Hausärzten üblichen (kleinen) Umfang hinaus durch ein Bio-Labor alle zwei Jahre untersuchen zu lassen, um sicherzustellen, dass nicht Mängel oder Überschüsse, etwa Eiweiß- oder Eisenmangel bestehen oder bezüglich einer der vielen anderen Aspekte, was bei so manchen unzureichend ausgewogenen Ernährungsweisen der Fall sein könnte. Tun Sie dies am zweckmäßigsten gleich, also mit Beginn Ihrer neuen Lebensgewohnheiten, dann können Sie – ohne dass Sie irgendwelche Pillen schlucken – bereits nach einem halben Jahr sehen, wie sehr sich Ihre Werte verbessert haben. Schauen Sie nicht nur auf die beiden Cholesterinwerte HDL und LDL, und die Männer auf ihren PSA-Wert (Prostata). Wichtig ist auch der ATP-Wert, der Auskunft über Ihren zellulären Energiestatus gibt. Die Mitochondrien, das sind kleine zelluläre Strukturen (Organellen) in den Körperzellen, sind für die Umwandlung der aufgenommenen Nährstoffe in die Form chemisch-organischer Energie, dem sogenannten ATP, dem **A**denosin**tri**phosphat verantwortlich. In den Mitochondrien einer jeden Zelle werden also Sauerstoff und Nährstoffe in ‚zelluläre Energie' (ATP) umgewandelt. Der messbare ATP-Wert ist Ausdruck Ihrer Vitalität. Der ATP-Wert bestimmt den Energiestatus und ist entscheidend für die meisten physiologischen Prozesse einschließlich der Stoffwechselreaktionen im Körper. Ein guter ATP-Wert ist somit essenziell. Ein Energiestatus mit einem ATP-Wert unter 1 ist miserabel, z.B. typisch für sehr bewegungsfaule Raucher. Aber auch ein Wert von 1 entspricht nichts anderem als dem Durchschnitt von 10.000 untersuchten Personen. Wenn Sie sich jedoch hinreichend bewegen und neben einer vitalstoffreichen Ernährung eine optimale Sauerstoffversorgung sicherstellen, wird sich Ihr ATP-Wert vervielfachen. Überflüssigen Zivilisationskrankheiten ist dann die Basis entzogen.

Tierische Fette können, so Dr. Frédéric Stahl, sogar zu einem Eiweißmangel führen. Siehe: http://www.dr-schnitzer.de/forum-hunger-bekaempfen-fst.html. Der Ernährungsexperte Dr. Johann Georg Schnitzer, der durch einfache Ernährungsumstellung nicht nur Bluthochdruck, sondern zahlreiche andere Krankheiten zum Verschwinden bringt, ist in seinen durchaus erprobten, ziemlich naturnahen Ernährungsvorschlägen wesentlich strenger (siehe http://www.dr-schnitzer.de) als die weiter unten vorgeschlagenen *Menühinweise*, die für einen zumindest halbwegs gesunden Menschen geschrieben sind. Eine Beachtung der in diesem Buch vorgetragenen Bewegungsempfehlungen und sonstigen Regeln erlaubt es, etwas weniger strikt zu sein als Dr. Schnitzer. Sein Standardwerk „Bluthochdruck heilen" ist nicht nur für Kranke eine zu empfehlende Lektüre. Eine weitere, wesentlich kürzer gefasste und deshalb vorzuziehende Lektüre für „Gesunde" ist sein Buch „Schnitzer-Intensivkost/Schnitzer-Normalkost mit Einführung, Beurteilung der gesundheitlichen Wirkungen und genauen Rezepten für jeweils 14 Tage", Friedrichshafen, 2007.

Weitere unzählige Quellen internationaler Studien, die belegen, dass Fleischkonsum die Gesundheit gefährdet, können Sie unter www.fleisch-macht-krank.de nachlesen. Wenn Sie jedoch Ihre Lebensführung nicht ändern wollten, werden Ihnen gewiss 1001 dagegen sprechende Argumente einfallen. Bedenken Sie stets, dass Fehler auf einem Lebensgebiet durch richtige Verhaltensweisen auf anderen Gebieten (z.B. viel Bewegung) lange Zeit weitgehend ausgeglichen werden können und die Quittung unter Umständen nur Jahre später, dann jedoch massiv erfolgen wird.

All dieses Ernährungswissen einschließlich der Bedeutung von Bewegung ist nicht neu. Bereits im 19. Jahrhundert hat der aus Freiburg stammende Professor Dr. Arnold Ehret (1866-1922, verunglückt) bewiesen, wie man dank veganer Kost gesundet und dabei sogar Langstreckenrekorde aufstellt (www.lebensbewusstsein.de/naturpur/ehret.html). In den USA, wo er seit 1914 lebte, gibt es noch heute sogenannte „Ehretisten", die dank seiner Rohkostdiät über sensationelle Erfolge berichten.

Siehe auch den allerdings nur auf Englisch zu findenden Bericht im Internet unter Wikipedia: http://en.wikipedia.org/wiki/Arnold_Ehret. Ehret lebte über zwei Jahre nur von Früchten (bitte nicht nachahmen, weil es schiefgehen wird!) und stellte dabei zahlreiche Langstreckenrekorde auf. Das Credo von Professor Ehret lautete, dass Kraft nicht primär vom Essen, sondern viel mehr aus einem gereinigten, giftfreien Körpersystem erwächst.

Bis heute hält der vegetarisch lebende griechische Superläufer Yiannis Kouros alle Rekorde in Ultradistanzläufen von 100 Meilen bis 1000 Meilen, von 200 km bis 1600 km, von 1 Tag bis zu 10 Tagen. Er läuft sogar drei Tage ohne Schlaf (www.yianniskouros.com/). In diesem Zusammenhang ist auch der 1973 verstorbene erfolgreichste Leichtathlet aller Zeiten, der Finne Paavo Nurmi zu nennen, der neun Goldmedaillen und 22 Weltrekorde realisierte (http://www.olympia-lexikon.de/Paavo_Nurmi).

Was man bislang nicht für möglich gehalten hatte, ist, dass auch im Kraftsport kein tierisches Eiweiß notwendig ist und eben dadurch die Leistungen gesteigert werden können. Seit November 2011 ist Patrik Baboumian mit armenischen Wurzeln der stärkste Mann Deutschlands. Er sagte: *„Vor 6 Jahren wurde ich als vegetarischer Strongman noch belächelt. Mittlerweile fragt sich meine Fleisch verzehrende Konkurrenz, ob sie etwas falsch macht"* (www.peta.de/petatvthema).

Aber so beeindruckend all diese Superleistungen auch sein mögen, sie nachzuahmen oder in die Fußstapfen dieser Athleten zu treten, ist gewiss nicht unser Ziel.

Der Mensch ist, wie er isst und trinkt

Die Fresssucht tötet mehr Menschen als das Schwert.
Französisches Sprichwort

Es geht hier um die leicht erlernbare Kunst, eigene Fette zu verbrennen und abzunehmen; um die „Kunst", ohne jede Anstrengung weniger essen zu müssen und das ohne irgendwelche Hungergefühle zu unterdrücken, um ein besseres Verdauen, eine bessere Leistungsfähigkeit sowie um den sicheren Erfolg, bald eine bessere Figur zu machen.

Zugegeben, das alles zusammen klingt zunächst ganz unglaubwürdig. Es ist jedoch wahr. Und es ist überdies auch noch ganz einfach zu realisieren. Es bedarf allerdings wiederum, wie die Umsetzung aller zuvor genannten Empfehlungen, einer gewissen Portion Selbstzucht und den Willen, die eigenen falschen Angewohnheiten abzulegen. Zunächst sollten wir daran denken, in der rechten Haltung zu speisen, das ist rein körperlich als auch emotionell gemeint: nämlich in aufrechter Sitzhaltung ohne Buckel, dafür mit einem Lächeln im Gesicht. Dies signalisiert dem Körper und dem so wesentlichen Unterbewusstsein *Selbstachtung und eine angenehme Erwartungshaltung.* Sodann speisen Sie in Ruhe und mit Genuss, frei von Kritik, dafür jedoch voller Dankbarkeit. Dies ist wesentlich für die Aufnahme und Verwertung der Speisen durch Ihren Körper!

Bezüglich der rein technischen Seite kauen wir im Allgemeinen, je nach Person und Speise, vielleicht 5-25 Mal und dann kommt bereits der Schluckreflex. Das amerikanische Motto hieß bekanntlich *Zeit ist Geld* und deshalb galt es auch schnell zu essen, ergo: Fast Food. Das Ergebnis sind mehr Dicke als sonst auf der Welt. Schnell essen heißt nämlich vor allem *schnell schlucken,* zumeist unter Vernachlässigung der oben angegebenen grundsätzlichen Haltung.

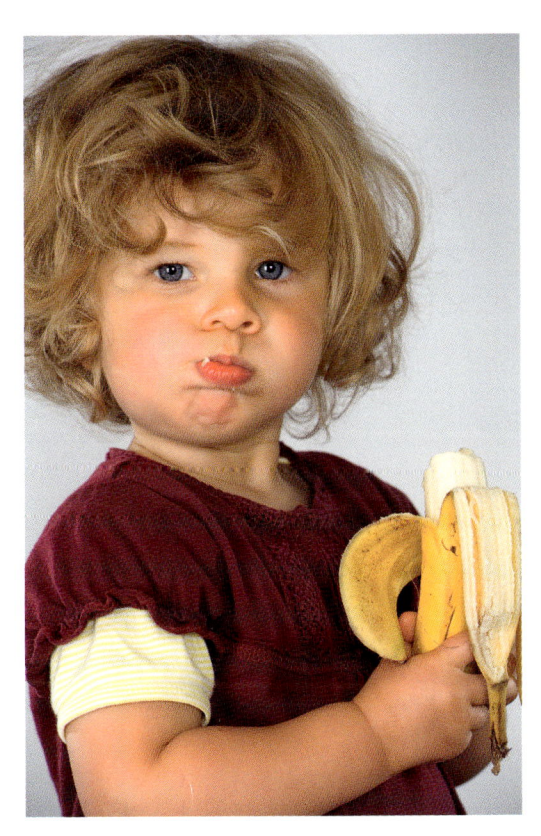

Nicht nur für die Kleinsten heißt es, richtig zu kauen

Wir wissen, dass die in der Nahrung aufgenommene Energie, die weder ausgeschieden noch abgerufen wird, als Fett abgelagert wird. Zu viel Fett ist somit Ausdruck überfüllter körperlicher Energiespeicher. Und ehe es so weit kommt, kann und sollte man sich nachhaltig umstellen. Ein hohes Essenstempo ist, im Gegensatz zu schnellem Gehen, der Gesundheit äußerst abträglich. Wenn Sie ein mittelhartes Stück Brot (mit oder ohne Belag) essen, dann kauen Sie es bitte so lange, bis es flüssig geworden ist. Das kann bis zu 100 Bisse oder mehr (!), geschätzt 130-150 Kauakte bedeuten. Was hat dies für Folgen?

Erstens wird die Speise viel besser eingespeichelt als je zuvor und gewissermaßen bereits im Munde aufbereitet.

Zweitens haben Sie durch vieles Kauen wesentlich schneller das Gefühl, bereits eine Menge gegessen zu haben. Und das ist dann insofern keine Täuschung, sondern Realität, weil Sie aus der gut gekauten Nahrung viel mehr Nährwerte gewinnen.

Drittens schmecken Sie auf einmal viel besser, was Sie essen und erleben zum Beispiel beim Kauen von Brot die Verwandlung in Stärke und Zucker im Munde. Der bekannte Heißhunger auf Süßes (im Extremfall droht Diabetesgefahr) wird abnehmen.

Viertens haben Magen und Pankreas sowie die nachgeordneten Organe viel weniger Arbeit.

Der Lohn ist fünftens eine größere Bekömmlichkeit des Essens. Sodbrennen, Aufstoßen und ein Völlebauch sind unwahrscheinlich geworden. Deshalb fühlen Sie sich nach einer so gut gekauten Mahlzeit wesentlich leistungsfähiger und ermüden auch nicht mehr so nach dem Essen.

Probieren Sie es aus! Einerlei, was Sie essen, sei es Brot, Reis, rohe Karotten oder das vornehmlich wegen der zu langen Verweilzeit im Darm suboptimale Fleisch. Durch gänzliches Aufbereiten und Verflüssigen wird jedoch auch dieses für Ihren Körper bekömmlicher. Alles, aber auch wirklich alles wird Ihnen, wenn Sie es erst flüssiggekaut haben, besser bekommen und Sie werden mit weniger Nahrung und ohne Blähbauch und Verdauungstabletten oder Verdauungsgetränken aller Art allmählich eine bessere Figur erreichen, selbst wenn Sie sich nur teilweise an die Bewegungsempfehlungen halten. Auch Getränke, nicht nur Wein, sollten Sie kauen und nicht nur so runterlaufen lassen.

Die Erkenntnis, dass gutes Kauen zu einer Besserung der Gesundheit und des Sichwohlfühlens führt, ist keineswegs neu, auch wenn Sie weder von der Pharmaindustrie noch den Nahrungsmittelherstellern oder dem gesamten medizinischen System, das ja gerade von Ihrer unvollkommenen Gesundheit lebt, jemals propagiert wurde noch empfohlen werden wird.

In diesem Zusammenhang seien nur zwei Protagonisten des guten Kauens erwähnt. An erster Stelle der österreichische Arzt Dr. Franz Xaver Mayr. Er hatte seinen Patienten altbackene, zähe Brötchen verordnet, in Hessen als „Offenbacher Lederwaren" ironisiert. Jeder Bissen durfte erst nach sehr langem, bis zur Verflüssigung dauerndem Kauen, zu dem die Patienten angehalten wurden, geschluckt werden. So weit, so schön. Doch die Erfolge seiner Semmelkuren wurden und werden durch die verabreichten Glaubersalzgaben und/oder andere brutal wirkende Abführmittel geschmälert, die zur Beschleunigung der Darmreinigung und ggf. Abnahme verschrieben werden (http://de.wikipedia.org/wiki/Franz-Xaver-Mayr-Kur). Sie führen nämlich in aller Regel zu einer Vergewaltigung des Körpersystems und deshalb allzu oft nur zu kurzlebigen Scheinerfolgen.

Deshalb werden solche Gewaltkuren an und mit Ihrem Körper hier nicht empfohlen. Es gilt auch in diesem Fall, wie oben beim Sport ausgeführt: Fordern, jedoch niemals überfordern! Man kann schließlich auch genesen und/oder abnehmen, ohne sich elend zu fühlen oder, wenn das Abnehmen nicht im Vordergrund steht, einfach durch besseres Kauen (bis 100-mal und mehr, z. B. bei einem Vollkorn-Brotkanten bis zu ca. 140-mal) seine Leistungsfähigkeit steigern, indem die inneren Organe entlastet werden. Die Resultate, die Sie erzielen werden, sind phänomenal.

Die häufig in der Literatur genannte Zahl von 30-mal kauen, bevor geschluckt werden könne, ist völlig irreführend und nicht zu halten. Sie ist nur bei wässrigen Früchten ausreichend. Der Ehrlichkeit halber sei jedoch angeführt, dass die Zahl der Kauakte nicht nur von der Konsistenz der zu sich genommenen Nahrung abhängt, sondern auch von der Größe des Bissens, der Qualität Ihres Gebisses und der Menge Ihres Speichelflusses. Sie müssen es selbst ausprobieren. Geschluckt wird im Idealfall erst, wenn eine völlige Verflüssigung der Nahrung gegeben ist, man diese also bequem durch die Zähne schlenzen kann. Probieren Sie das mal bei einer Möhre, nichts geht über eigene Erfahrungen.

Genau nach dieser Erkenntnis richtete sich auch der in den Vereinigten Staaten lebende Horace Fletcher, der es mit 40 Jahren und einer Körpergröße von nur 1,67m auf über 94 kg brachte, als er sich entschloss, seinem Elend ein Ende zu machen, indem er künftig alles, was er aß, erst schluckte, nachdem er es in eine völlig dünnflüssige Suppe verwandelt hatte. Auch die Getränke kaute er einige Zeit, um sie im Munde vorzuverdauen, bevor er sie schluckte. So gewann ein Bewegungsmuffel einen sportlichen und sehr leistungsfähigen Körper. http://en.wikipedia.org/wiki/Horace_Fletcher.

Wer auch immer wirklich will, kann dasselbe erreichen, nämlich genesen.

Und noch Folgendes: Wenn Sie Ihr Essen so kauen, werden Sie sich zweckmäßigerweise auch auf das Essen, Schmecken und Kauen konzentrieren und logischerweise während der Mahlzeiten kaum sprechen. Oder sprechen Sie mit vollem Mund gut verständlich und angenehm anzuschauen? Ihr Vorbild und intensives Kauen überträgt sich schnell auch auf Ihre Kinder und Tischnachbarn. Es wird viel friedlicher in der Tischrunde. Während des Essens ist unser System ganz auf „Aufnahme" geschaltet, weshalb unangenehme Gesprächsthemen als besonders belastend erfahren werden. Lesen Sie auch beim Essen nicht und haben Sie keinen Fernseher laufen, denn Schreckensmeldungen aller Art, einerlei ob wahr oder nur gespielt, schlagen bekanntlich auf den Magen. Und Ihnen und Ihren Kindern soll das Essen ja bekommen. Auch hier gilt der bereits mehrfach zitierte

Grundsatz, wo die Aufmerksamkeit hingelenkt wird, dorthin fließt Ihre Energie. Beim Essen also werden Sie Ihre Aufmerksamkeit auf das Essen, Kauen und Schmecken lenken, d.h. in den Aufbau eines gesunden Körpers. Das Bedürfnis, viel oder oft zu essen wird dann sehr schnell abnehmen. Das gilt insbesondere, wenn vollwertige Nahrung gewählt wird. Ganz nebenbei trainieren Sie auf diese Art auch Ihre Kaumuskeln und sorgen für eine bessere Sauerstoffzufuhr in Ihrem gesamten Kopf, was Ihrem Denkvermögen zugute kommen wird. Siehe dazu u. a. Dr. Siegfried Lehrl von der Uniklinik Erlangen, Vorsitzender der Gesellschaft für Gehirntraining, der genau dies aussagt (www.gfg-online.de/index.html?frameurl=http://www.gfg-online.de/lehrl.html).

Der Rat des Flüssigkauens, d.h. des Kauens bis zur vollständigen Verflüssigung des Speisebreis ist einer der wichtigsten Gesundheits-Ratschläge dieses Buches und hat zur Konsequenz, dass zahlreiche Ihrer Zivilisationskrankheiten und Unpässlichkeiten verfliegen und Ihr Energiestatus einen Satz nach oben macht. Also nicht bereits im Breizustand, sondern erst bei Verflüssigung schlucken. Sie werden dann feststellen, dass auch Ihr Stuhl angenehmer wird. Sie werden weniger Toilettenpapier benötigen. Eventuelle Schuppenbildungen der Kopfhaut gehen zurück. Tränensäcke unter den Augen, Zeichen für überbeanspruchte Nieren, verschwinden. Und Ihr Teint, besonders wichtig für die Damen, wird wieder von innen heraus frisch, straff und jugendlicher, weil alle Ihre inneren Organe entlastet werden und sich damit regenerieren. Deshalb werden Sie binnen kürzester Zeit biologisch um mindestens 10 Jahre jünger und entsprechend leistungsfähiger.

Eine gute, übergewichtige Bekannte hat auf die Empfehlung des Flüssigkauens binnen 3 Monaten über 16 kg überflüssiges Gewicht verloren, ohne sonst etwas umzustellen. Sie fühlt sich seither wesentlich leistungsfähiger und wird diese Kautechnik fortsetzen. Sie kann gewiss sein, dass sich ihr Körper ganz allmählich auf dasjenige Gewicht einstellen wird, das von der Natur her für sie ideal ist. Interessant ist jedoch, dass man durch Flüssigkauen – falls untergewichtig und mit nicht optimal arbeitenden inneren Organen versehen – auch zunehmen kann, vorausgesetzt die Ernährung ist richtig, d.h. vitalstoffreich gewählt. Durch eine bessere Verarbeitung der Nahrung kann auch an Muskelmasse zugelegt werden. Wie bereits an früherer Stelle erwähnt, die innere Steuerungsintelligenz unseres Bios ist unschlagbar. Sie müssen ihr nur die Möglichkeit einräumen, ihre Arbeit zu verrichten.

Der Mensch ist, wie er das, was er in sich aufnimmt, verarbeitet

Ende gut, alles gut.
Deutsches Sprichwort

Auch wenn es wie eine Binsenweisheit erscheint, kommt es nicht nur darauf an, was wir essen und trinken und auch wie wir essen und trinken, sondern ebenso darauf, wie wir das, was wir in uns aufnehmen, verarbeiten. Dazu bedarf es vor allem eines gesunden, beziehungsweise eines regenerierten Verdauungstraktes. Dieser wird erfreulicherweise von der Natur automatisch erneuert, wenn wir uns artgerecht ernähren. Ein erforderlicher, normalerweise eine längere Zeit in Anspruch nehmender Regenerationsprozess kann jedoch beschleunigt werden. Der Zustand des Verdauungstraktes ist für die Güte der Nahrungsverarbeitung essenziell, für das Niveau Ihrer Gesundheit dennoch keineswegs alles entscheidend. Es kommen, wie wir bereits sahen, zahlreiche weitere Faktoren hinzu. Vor allem sind unter anderem noch der menschliche Wille und die menschliche Vorstellungskraft zu nennen. Über diese

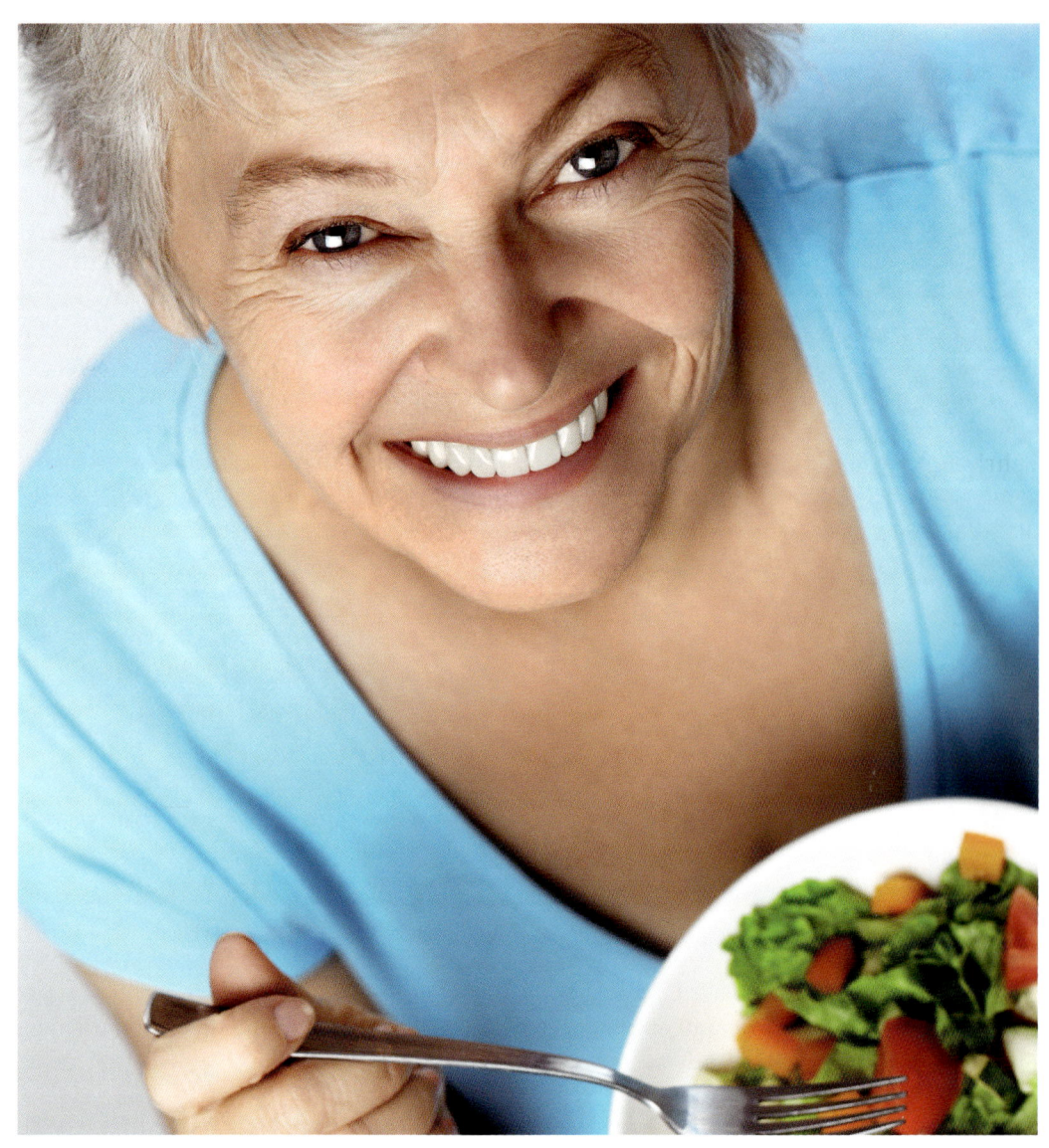

Der Mensch ist, was er isst und trinkt und in sich aufnimmt und verarbeitet

letzteren Aspekte wird im zweiten Teil des Buches noch ausführlich zu sprechen sein.

Als Ergebnis kann festgehalten werden:
- Der Energiebedarf des Menschen ist extrem individuell und korreliert weitgehend mit seinem Gesundheitszustand, nämlich seiner Fähigkeit, aufgenommene Energie zu verwerten.
- Die Energiezufuhr in Nährstoffen mit hoher Vitalkraft und Wasser sowie eine gesunde Atmung sind wesentlich.
- Die selbstregulierende eingeborene Körperintelligenz des Menschen ist unübertrefflich.
- Die jeweiligen Leistungsanforderungen an den Menschen sind demgegenüber sekundär.

8 Resümee zur Ernährung

Der Gesunde hat viele Wünsche,
der Kranke nur einen.

Indisches Sprichwort

Zusammenfassend sei nochmals verdeutlicht, warum die Ernährung so wichtig ist. Wenn Sie zu viele schlechte Fette (Margarine, tierische Fette, fettes Fleisch), ungesunde Kohlenhydrate (Weißbrot, Nudeln, Zucker, geschälten Reis, Chips) und tierisches Eiweiß (süße Milch, Fleisch, Fisch) in ihren Körper hineinpumpen und überdies noch „normal" schnell essen, dann werden nicht alle Stoffe verdaut und wieder ausgeschieden, sondern lagern sich teilweise im Körper ab und Sie nehmen in unerwünschter Weise zu. Denn Ihre Lymphe und die körpereigenen Filter- und Ausscheidungsorgane (Leber, Nieren, Darm, Blase, Lunge und Haut) werden, insbesondere bei unzureichender Bewegung und schlechter Körperhaltung, auf die Dauer überfordert. An Ihrer schwächsten Stelle werden Sie es erfahren und sei es erst nach zwanzig Jahren.

Der Prozess der Selbstvergiftung durch falsche Ernährung dauert, weil man nicht so, wie im oben geschilderten Fall *Morgan Spurlock* alles auf einmal falsch macht, sondern auch manches richtig, eine sehr lange Zeit. Die menschliche Natur ist gutmütig und verzeiht lange so manchen Fehler. Aber wenn nicht gelernt werden will, dann kommt irgendwann der große Hammer. Bauen Sie dem vor und/oder, falls Sie bereits leiden, befreien Sie sich von dieser völlig unnötigen Qual. Diese Leiden sind keineswegs ein tapfer zu ertragendes Schicksal, sondern sind selbst verursacht durch eine zumeist unwissend falsche Lebensführung. Diese positiv zu ändern, erfordert nur ein klein wenig Mut und Selbständigkeit, die Sie aufbringen können, so Sie wollen.

Dichterisch gekonnt brachte dies, wie vieles andere auch, *Eugen Roth* auf den Punkt:

Was bringt den Doktor um sein Brot?
a) die Gesundheit,
b) der Tod.
Drum hält der Arzt, auf dass er lebe,
Uns zwischen beiden in der Schwebe.

Wählen Sie ganz einfach die Alternative a). Sie meinen, das Wählen allein nutzt nichts. Ja, da haben Sie schon recht. Denn tun müssen Sie auch noch und nicht nur wollen.

Noch ein Wort zur **Nahrungszubereitung**. Die Nahrung sollte einen gewissen Anteil an roher Nahrung beinhalten, nicht nur wegen des erhöhten und vom menschlichen System geforderten Ballaststoffanteils, sondern weil es dabei zu keinem Verlust an Vitalstoffen kommt. Vergleichen wir die unterschiedlichen Garmethoden, so haben wir bei der Mikrowelle eine Zerstörung von 95% der Vitalstoffe, weshalb sie indiskutabel ist. Im Kochtopf werden hingegen nur rund 20%

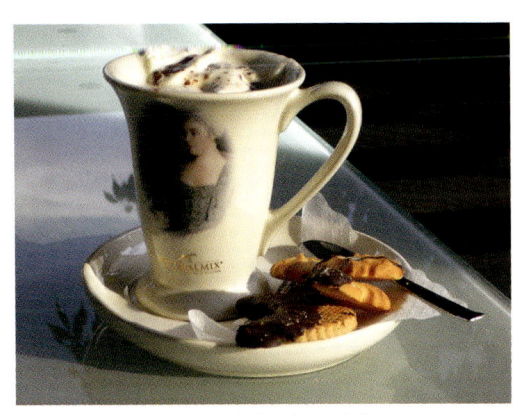

Alles Essen und Trinken mit Freude genießen

der Nährstoffe zerstört, 20% verbleiben in der Nahrung und 60% im Kochwasser, das also sehr werthaltig ist. Beim Schnellkochtopf werden rund 40% der Nährstoffe zerstört, 40% sind in der Nahrung und 20% im Kochwasser. In einem Dampfgarer werden hingegen nur rund 10% der Nährstoffe zerstört, ca. 80% bleiben in der Nahrung und der Rest im Wasserniederschlag, der als Sauce verwendet werden sollte. Deshalb lohnt die Anschaffung eines Dampfgarers (z.B. *Braun, MultiGourmet*), der übrigens recht preiswert ist und überdies das Zubereiten der Speisen erheblich erleichtert.

Noch ein Hinweis zur **Salz**verwendung. Diese fällt zumeist zu hoch aus für den menschlichen Körper. Überschüssiges Salz wird, soweit nicht ausgeschieden, in Haut und Bindegewebe eingelagert und führt dort zu einer vorzeitigen Alterung. Das Salz koche man auch nicht mit den Speisen, sondern füge es zur besseren Verträglichkeit erst zu, wenn man den Topf vom Herd genommen hat. Wählen Sie stets Meersalz oder ungereinigtes Steinsalz, da dieses ein breites Spektrum der in der Natur vorhandenen 84 Elemente in Spuren enthält. Diese vollwertigen, vom Körper gut verwertbaren Salze sind in Naturkostläden und Reformhäusern erhältlich. Das in Märkten erhältliche Salz ist hingegen üblicherweise chemisch gereinigtes Salz, also reines Natriumchlorid (NaCl), das in dieser reinen Form, wie der chemisch reine Zucker, in der Natur nicht vorkommt und vom Körper nur schlecht verwertet wird. Reines Natriumchlorid ist vor allem ein notwendiger, aufbereiteter Rohstoff der chemischen Industrie. Überschüssiges, für Produktionsprozesse nicht benötigtes Natriumchlorid wird von der Industrie als Speisesalz an die Nahrungshersteller sowie den Handel verkauft. Man versetzt es für diese Zwecke mit gut gemeinten, jedoch bedenklichen Zusätzen, wie chemisch reinem Jod, Aufhellern oder Aluminiumpulver zur Besserung der Streufähigkeit und gelegentlich sogar Fluor.

Bei den nachfolgenden Menüvorschlägen wird der Leser feststellen, dass beim Frühstück oder Abendessen das traditionelle Brötchen und Brot fehlt. Dies ist vor allem dem Umstand geschuldet, dass es nur noch vereinzelt Brote und Brötchen zu erwerben gibt, die ein Bäcker selbst gemahlen hat. Vielmehr greift der Bäcker auf industriell vorbereitete, maschinentaugliche Mehle, Backmischungen und/oder auf halbgebackene tiefgefrorene Vorprodukte zurück. Einblick in den Fertigungsprozess bietet der Film des SWR auf www.youtube.com/watch?v=81Ueu--ufTM&feature=player_embedded#. Er datiert vom 14.12.2012 und zeigt, was inzwischen auf dem Frühstückstisch landet. Neben dem oftmals gegebenen Mangel an Vollwertigkeit steht diese „Errungenschaft" unter dem Verdacht, für die rapid wachsenden Allergien mitverantwortlich zu sein. Ausweg: Körner selbst mahlen und selbst backen.

Bei Beachtung der gegebenen Ernährungsempfehlungen wird es unter anderem durch die damit verbundene Darmsanierung zu einem Abklingen von Nahrungsmittelunverträglichkeiten kommen, von denen inzwischen rund ein Viertel der Bevölkerung betroffen ist. Auch bestehende Allergien können vielfach gelindert werden und bei Befolgung der in späteren Kapiteln gegebenen Ratschläge sich oftmals sogar in Wohlgefallen auflösen. Der Autor hat es am eigenen Körper erlebt.

Einige Menüvorschläge

> *Wir leben nicht, um zu essen,
> sondern wir essen, um zu leben.*
> Sokrates (470-399 v. Chr.)

Entgiftungsgetränke am Morgen:
- Etwas frische Zitrone in ein Glas gutes Wasser früh am Morgen.
- Alternativ: Ein Glas warmes Wasser mit einer Messerspitze Heilerde. Hervorragend ist auch eine Tasse Leinsamen-Balsam (Rezept weiter unten)

Grüne Getränke
als Presssäfte von frischen grünen Pflanzen, insbesondere Kräutern. Dazu ein Glas Wasser in einen Mixer geben und z.B. Brennessel, Löwenzahn, Petersilie, Rosmarin oder andere Pflanzen hinzugeben. Näheres im gesonderten Kapitel *Grüne Getränke*. Sie enthalten in großen Mengen Vitamine, Mineralstoffe und Spurenelemente. Sie wirken entgiftend und blutreinigend und unterstützen die Gehirnfunktionen.

Frühstück:
- Frisch bereitetes Getreidefrühstück (Reis, Amarant, im Dampfgarer 40 Minuten) mit Apfelkompott und Nussgetränk (im Mixer zuvor geschälte Nüsse oder Mandeln in Wasser zerkleinern und abseien)
- *oder* schneller:
  Hirse, Buchweizen oder Quinoa mit gedampftem Apfel (im Dampfgarer 15 Minuten). Bei Hirse wähle man 3/4 normale Hirse und 1/4 Braunhirse (letztere im Mixer frisch schroten). Das bildet ein hervorragendes, energiereiches Frühstück.
- *oder* frischen Ricotta-Käse mit gedämpftem Obst-Kompott
- *oder* Immunfrühstück: Rechtsgedrehtes Joghurt mit verschiedenen frisch hineingeschnipselten Früchten oder Beeren der Saison oder gelegentlich auch nur Früchte.

Aperitifs:
- Mandel- oder Nussgetränke: hoher Eiweißgehalt
- Rote-Bete-Saft: entgiftet und baut auf
- Karottensaft, frisch gepresst: viel Vitamin A
- Sauerkrautsaft: Vitamin C, Mg und Ca, bitte jedoch nur wenig nehmen!

Salate:
Vor dem Hauptgang verzehren, mit gutem, kaltgepresstem Olivenöl oder anderen hochwertigen Ölen, wie z.B. Arganöl (gut für die Haut). Wichtig für den Hormonhaushalt ist, viele Kräuter zu verwenden. Dies gilt auch für die Hauptspeise. Salate ggf. mit Pinien, Pistazien oder Walnüssen anreichern. Ganz Eilige (Alleinstehende) können den Salat auch mit Wasser in einem Mixer zerkleinern und als grünes Getränk zu sich nehmen. Das hat nicht nur den Vorteil, dass es sehr schnell geht, sondern durch die gute Zerkleinerung wird der Verdauungsprozess erleichtert und eine gute Enzymversorgung des Körpers sichergestellt.

Hauptgang:
- Getreide oder Hülsenfrüchte und Gemüse. Im Getreide und den Hülsenfrüchten befinden sich die vom Körper benötigten Kohlenhydrate, Eiweiße und Fette in biologisch optimal absorbierbarer Form.
- Biogemüse in reicher Auswahl nutzen. Es enthält bei schonender Garung hohe Vitamin- und Nährstoffanteile.
- Als besonders gesundheitsfördernd hat es sich herausgestellt, wenn eine Mischung der Farben der Salate, Gemüsesorten und Obstsorten gleich dem Regenbogen ausgewählt wird. Nüsse in der Ernährung nicht vergessen, denn sie enthalten viel Eiweiß in einer vom menschlichen Organismus optimal zu verwertenden Form. Eiweiße aus Nüssen sind leichter verwertbar als Milcheiweiß, Käse oder das vom Körper am schwierigsten zu verwertende tierische Eiweiß.

Abends:
- Möglichst nur leichtes Essen, damit die nächtliche Regeneration besser erfolgt. Ein Mehr an Proteinen verbessert den Muskelaufbau während der Ruhepause. Sofern Sie auf Fisch oder Fleisch nicht verzichten wollen, dann jetzt in mäßiger Menge. Leichter sind Quarkspeisen oder Pellkartoffeln mit diversen Käsesorten.
- Alternativ, besonders im Winter: eine dicke, frisch zubereitete Gemüsesuppe

Desserts:
- *Mittags* ideal ist frisches Obst, je nach Jahreszeit. Falls nicht verfügbar, auch aufgetaute tiefgefrorene Beeren.
- *Abends* kein frisches Obst, es könnte Gärung verursachen, gedämpftes Obst oder Crèmes, ggf. mit Honig oder Ahornsirup gesüßt, sofern nicht auf Desserts verzichtet wird.

Bei der Auswahl und der Frage, welches der Lebensmittel ist das für mich derzeit Richtige, welches fördert gerade jetzt meine Gesundheit, gibt es eine klare Antwort: Hören Sie auf Ihren Körper, hören Sie auf Ihr Gefühl, hören Sie auf Ihre Intuition! Nicht auf die manipulativ beeinflusste Begierde, die suggeriert: have a coke, a beer, a cake, sondern hören Sie auf Ihr Innerstes. Die optimale Zusammenstellung der Nahrung ist somit extrem individuell und kann und darf nicht pauschaliert werden, wie es von so manchen exzentrischen Ernährungsvertretern propagiert wird. Wer die eigenen Anforderungen berücksichtigt, wird von Tag zu Tag seine Intuition stärken. Diese wird Ihnen dabei helfen, herauszufinden, welche Maßnahmen für ein gesundheitsbewusstes Leben für Sie am effektivsten sind. Je besser Ihre Gesundheit sein wird, desto sicherer wird Ihre Intuition. Und genießen Sie Ihre Speisen stets mit einem Lächeln im Gesicht, also in guter Stimmung. Ihr Körper wird Ihnen besonders dafür dankbar sein.

Glutenfreie Getreidesorten

Wenn man mehr Getreide und weniger Phrasen dreschen würde, gäbe es auf der Welt kaum noch Hungrige.
Henry von Heiseler (1875-1928)

Glutenfreie Nahrung ist vielfach sehr gefragt. Eine Überempfindlichkeit gegen Bestandteile des Gluten, dem Klebereiweiß des Weizens, der notwendig zum Brotbacken in Form eines Laibs ist, da ansonsten nur Fladenbrot gebacken werden könnte, führt bei manchen Menschen zu einer meist chronischen Entzündung der Dünndarmschleimhaut mit erheblichen weiteren Einschränkungen der Verdauungsfähigkeit (http://de.wikipedia.org/wiki/Z%C3%B6liakie).

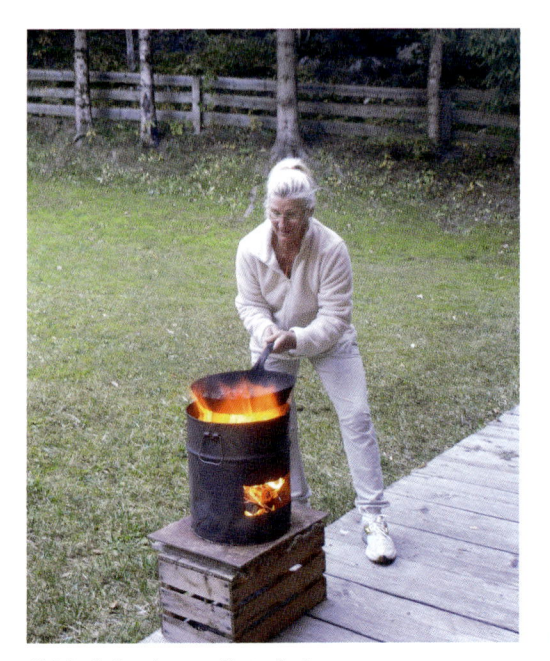

Gleich gibt's gebratene Kastanien!

Deshalb nachfolgend ein Überblick über besonders gesundheitsfördernde, glutenfreie Getreidesorten:

Gerste ist eine der ältesten Getreidearten und kann vom Körper gut verwertet werden. Der Eiweißanteil beläuft sich auf 10-15%. Sie eignet sich sehr gut zur Schleimgewinnung, welche die Heilung von Magen- und Darmkrankheiten sowie den Aufbau einer gesunden Darmflora stark begünstigen. Gerste enthält viele Mineralstoffe und Spurenelemente.

Buchweizen ist eine besonders leicht verdauliche Aufbaukost. Er enthält viel Rutin, das die Elastizität der Gefäße, Kapillaren und Venen stärkt. Als Müsli am Morgen mit gedämpftem Obst ist er sehr beliebt.

Reis hat in ungeschälter Form einen hohen Nährwert, in vielen Sorten erhältlich.

Quinoa stammt ursprünglich aus Bolivien und ist besonders gut für Knochen und Gelenke.

Hirse, früher in Europa Volksnahrungsmittel, das durch den weißen Weizen zu Unrecht verdrängt wurde. Hirse ist eine der mineralstoffreichsten Getreidesorten. Sie enthält u. a. Silizium (Kieselsäure), was gut für die Haut ist, sowie Spurenelemente. Hirse wird vom Körper überdies Basen bildend verarbeitet. Auf Grund der gesundheitsfördernden Charakteristika ist Hirse die am meisten zu empfehlende Getreidesorte. Sie bildet im Gegensatz zu anderen Getreidesorten keinen Schleim.

Neben der normalen hellen Hirse, die ungeschrotet leicht verarbeitet werden kann, gibt es auch Braunhirse, die noch vitalstoffreicher ist. Sie muss jedoch zuvor gemahlen werden, da sie eine harte Schale besitzt. Ideal ist es, ein klein wenig (20%) Braunhirse in gemahlener Form (das geht blitzschnell im Mixer) der normalen Hirse vor dem Garen beizufügen. Die Rohkleie der Braunhirse enthält im Gegensatz zum Mehlkörper fast alle Vitamine, Mineralstoffe und Spurenelemente sowie die Aminosäuren des ganzen Korns. Darüber hinaus haben die Ballaststoffe einen günstigen Einfluss auf den Darm.

Amaranth ist hirseähnlich und wird traditionell in Peru und Indien angebaut. Amaranth hat einen hohen Eiweißanteil von 20% und enthält viele Mineralien und B-Vitamine. Er gilt als eine der besten Getreidearten.

Linsen (Hülsenfrucht) haben einen sehr hohen Proteingehalt von rund 25% und sind deshalb als Baustein zum Muskelaufbau besonders für Männer hervorragend geeignet! Überdies enthalten sie viele Spurenelemente, vor allem Kalium. Ähnliches gilt für die etwas schwerer verdaulichen, getrockneten Bohnen.

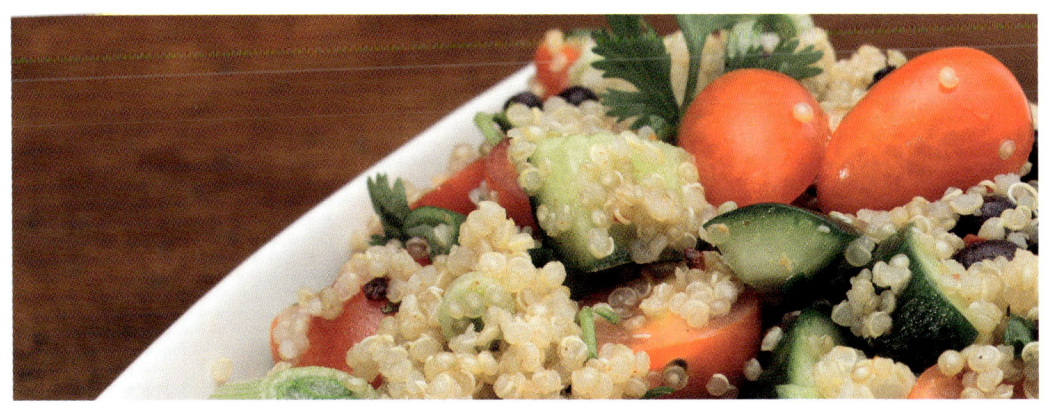

Leckerer Salat mit Quinoa

9 Nahrungsmittel im eigenen Garten

Der Garten ist die Apotheke des kleinen Mannes.
Deutsches Sprichwort

Wer aus Freude am Gärtnern, aus gesundheitlichen oder aus finanziellen Erwägungen den Anbau von Obst und Gemüse im eigenen Garten frei von Chemie durchführen möchte, dem seien die Bücher des landwirtschaftlichen Pioniers und Agrar-Rebellen Sepp Holzer empfohlen. Sepp Holzer hat sein Gehöft im Lungau, im Salzburger Land, in einem klimatisch äußerst ungünstigen Gebiet zwischen 1100 bis zu 1500 Metern Höhe. Unbeschadet der ungünstigen Ausgangsbedingungen hat er eine blühende und fruchtbare, ineinander verwobene Produktvielfalt schaffen können, die einem kleinen Paradiese gleicht und sich wohltuend von den üblichen Monokulturen in Wald und Feld abhebt. Dabei ist und wird der jeweilige Arbeitseinsatz auf ein Minimum beschränkt und geht in der Regel über das Pflanzen und Ernten nicht hinaus.

Wie ist das trotz widriger Umstände möglich? Indem der Anbau nicht, wie seit langer Zeit üblich, der Natur abgetrotzt wird, sondern mit der Natur erfolgt, indem deren eingebaute eigene Regelkreise berücksichtigt werden. Viele Pflanzen ergänzen einander nämlich in nahezu idealer Weise und bewahren sich dabei vor Schädlingen. Viele Pflanzen leben gerne gesellschaftlich, zum Teil auch in Symbiose zusammen und stärken einander gegenseitig. Darüber hinaus kann durch vergleichsweise einfache Maßnahmen der Wasserhaushalt des Bodens nachhaltig verbessert werden. Durch eine biologisch sinnvolle Bepflanzung kann überdies die Fruchtbarkeit des Bodens angehoben werden und ein darniederliegendes Bodenleben reaktiviert werden. Schließlich kann durch die Errichtung von Hügelbeeten, insbesondere auf begrenzter Anbaufläche, ein stattliches Mehr an Ertrag erzielt werden.

Hohe Bodenqualität und Fruchtbarkeit ohne Industriedünger erzielt man leicht durch Kopie der Erfahrungen von *terra preta*, der für uns wichtigsten Errungenschaft der indianischen Hochkulturen im Amazonasgebiet. Das Fruchtbarkeitsgeheimnis besteht aus Holzkohle, die sich durch eine hohe Speicherfähigkeit von Wasser auszeichnet. Sie wird zur Heimstatt von Fermentation (EM-Effektive Mikroorganismen), die durch Bioabfälle laufend gefüttert und aufrechterhalten wird (http://www.bio-bahnhof.de/emlexikon_terrapretaundtriaterra-51.php).

Die Vorteile eines eigenen Gartens sind immens, denn hier können Sie sich mit tagesfrischem Gemüse und mit Salaten versorgen, die nicht durch Lagerung bereits einen Großteil ihrer Vitamine eingebüßt haben. Sie haben es selbst in der Hand, Bioqualitäten zu erzeugen.

Am lesenswertesten für den Hobbygärtner ist das Buch „Sepp Holzers Permakultur", Leopold Stocker Verlag. Zumindest die Internet-Adresse von Sepp Holzer zu besuchen ist auch für Nichtgärtner sehr empfehlenswert: www.krameterhof.at. Seine grundsätzliche Sichtweise hat er in einem knappen Beitrag, einem offenen Brief an die Verantwortlichen in Politik, Wirtschaft und Wissenschaft, unter www.krameterhof.at/pdf/probleme_der_gegenwart.pdf zusammengefasst. Darin sind nicht nur viele Probleme der Gegenwart benannt, sondern vor allem Lösungswege aufgezeigt.

10 Natürliche Darmpflege heilt und hält gesund

*Wenn man es nur versucht, so geht's,
das heißt mitunter, doch nichts stets.*
Wilhelm Busch (1832-1908)

Wir durch und durch europäisch-zivilisatorisch geprägte Menschen sind infolge dieser Prägung gelegentlich blind für das Offensichtliche. Infolge einer seit Jahrhunderten in Europa gepflegten Sitzhaltung an den Orten, wohin auch „der Kaiser zu Fuß geht", haben wir uns, ohne uns dessen bewusst zu sein, zahlreiche Krankheiten eingehandelt. Zumindest begünstigen wir deren Entstehung in einem erschreckenden Ausmaß. Es handelt sich dabei um Blinddarmentzündung, Darmkrebs, Kolitis (Darmentzündung), Morbus Crohn, Divertikulose, Hämorrhoiden, Prostataleiden, Beckenorganvorfall und andere mehr. Durch eine widernatürliche Sitzhaltung schaffen wir uns Gesundheitsbeeinträchtigungen, die in anderen Teilen der Welt, wo man nicht „thront", um „Geschäftliches" zu erledigen, völlig unbekannt sind.

Jonathan Isbit gibt in seinem Buch „Die Natur weiß es am besten" folgendes Beispiel aus der Geschichte der Appendizitis (Blinddarmentzündung):

Bevor die heutigen Sitztoiletten in der Mitte des neunzehnten Jahrhunderts eingeführt wurden, war diese Erkrankung unbekannt. Sie hatte nicht einmal einen Namen. Erst 1886 wurde der Begriff „Appendizitis" durch einen Professor der Universität Harvard namens Reginald Heber Fitz erstmals verwendet. Er war auch der Erste, der die sofortige Entfernung eines entzündeten Blinddarms (medizinisch genauer der Wurmfortsatz bzw. Appendix) empfahl. Zitiert nach www.darmhilfe.de.

In den Jahrhunderten davor hatten bekanntlich nur höhergestellte Herrschaften einen „Thron", auf dem sie ihre morgendlichen Geschäfte verrichteten. In vornehmen Kreisen wurde schließlich ein sogenannter Leibstuhl (daher auch der doppelsinnige Name Stuhl) mit eingebautem Nachttopf genutzt. Wie vieles andere auch, wurde diese Sitte vom Hofe in die bürgerliche Gesellschaft übernommen und ist seither weitgehend unbekannte Ursache vielfältiger und weitverbreiteter Leiden. 1810 gab es dann in England das erste WC. Im Mittelalter und während der Renaissance kannte man keine Toiletten, sondern ging noch für seine Notdurft ins Freie. In Städten nutzte man Nachttöpfe, deren Inhalt dann auf die Straße gekippt wurde. Feinere Häuser hatten einen Abtritterker mit Bodenöffnung direkt ins Freie. Kein Wunder, dass bei dieser miserablen Hygiene leicht Seuchen grassierten und Parfüme entwickelt wurden. Um vieles hygienischer und gesünder ging es in früheren Hochkulturen zu.

Im Altertum sahen die Toiletten z. B. noch wie folgt aus:

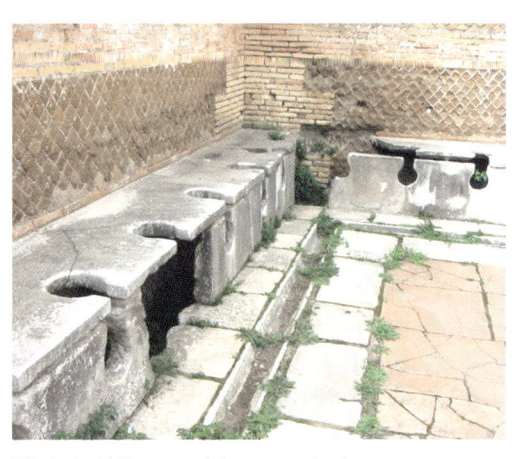

Römische Toiletten, auf denen man hockte

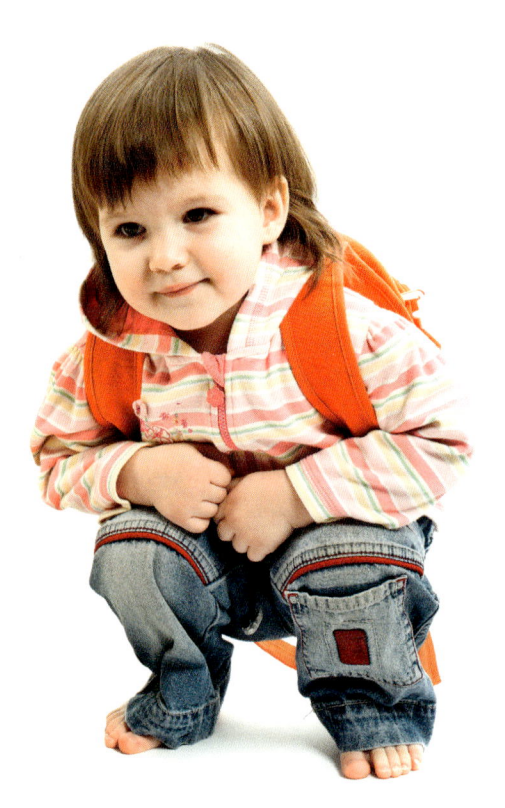

Die alten Römer – und nicht nur diese – benutzten die oben gezeigte Haltung

Bilder dieser Toiletten des Altertums verwirren allerdings oftmals den modernen westlichen Menschen, da dieser automatisch annimmt, dass die Toiletten in der Sitzposition angewendet wurden. Aber in der Realität handelt es sich um Hocksitz-Toiletten. Sie sind höher gelegt, nicht um darauf zu sitzen, sondern weil sich darunter eine offene Sickergrube befindet. Die ausgeschnittenen Elemente in der vertikalen Wand erlaubten den Menschen, sich selbst mit Wasser zu reinigen, was während der Hocksitzhaltung von vorne gemacht wurde.

Die Stuhlentleerung ist mit einer Toga oder auch heute noch mit den östlichen Gewändern leichter zu bewerkstelligen als mit engen Hosen. Darüber hinaus gewähren Gewänder zusätzlich eine gewisse Privatsphäre. In der Damenmode waren deshalb Unterhosen (siehe alte Trachten) unbekannt. Erst viel später wurde eine Art Unterhose getragen, welche bis weit nach 1900 nur umgebunden wurde, wie eine Schürze. Bei den Herren hat sich im europäischen Raum bis heute nur der Kilt erhalten, auch wenn er heute verschämt zumeist mit Unterhose getragen wird. Hosen sind bekanntlich für „schnelle Geschäfte" eher hinderlich.

Jonathan Isbit nennt insgesamt sieben Vorteile der natürlichen Hocksitzhaltung:

1. Die Entleerung erfolgt wesentlich schneller, einfacher und vollständiger. Hierdurch werden Stuhlreste im Darm vermieden, die einen großen negativen Einfluss auf die Entstehung von Darmkrebs, Appendizitis und entzündlichen Darmerkrankungen haben.
2. Sie schützt die Nerven, welche die Prostata, Harnblase und die Gebärmutter kontrollieren vor Überdehnung und dem damit verbundenen Schaden.
3. Sie entspannt den Puborektalmuskel (lateinisch: musculus puborectalis), der ansonsten den Mastdarm einschnüren würde.
4. Sie schließt die Ileozäkalklappe sicher ab, welche zwischen dem Dickdarm und dem Dünndarm liegt und die Verbindung zwischen beiden herstellt. In der herkömmlichen Sitzposition wird diese Klappe (http://de.wikipedia.org/wiki/Ileoz%C3%A4kalklappe) nicht unterstützt und Exkremente können auf diese Weise während der Entleerung widrigenfalls in den Dünndarm gelangen, der dadurch vergiftet wird.
5. Die Oberschenkel unterstützen den Darm. Auf diese Art und Weise wird eine Überbeanspruchung des Darms durch zu starkes Pressen vermieden. Chronische Überbeanspruchung des Darmes durch falsche Sitzhaltung und der damit verbundenen zu hohen Pressanstrengungen kann u. a. folgende Erkrankungen auslösen: Divertikulitis und Vorfall der Beckenorgane.
6. Die Hocksitzhaltung ist eine effektive, nichtinvasive Behandlung für Hämorrho-

iden. Dies ist durch klinische Forschungsergebnisse belegt.
7. Schwangere Frauen haben den Vorteil, dass die natürliche Hocksitzhaltung Druck auf die Gebärmutter vermeidet. Der tägliche Toilettengang mittels der natürlichen Hocksitzhaltung hilft Frauen, sich auf eine natürliche Geburt vorzubereiten.

Sie fragen gewiss nach wissenschaftlichen Bestätigungen dieser Aussagen. Deren gibt es angesichts des „Tabuthemas" nicht allzu viele, weil nur wenige Ärzte darüber berichten, zumal hierüber an den Fakultäten nichts gelehrt wird. Immerhin gibt es dennoch eine ganze Reihe über viele Jahrzehnte verstreuter Berichte und Aussagen. Alle Berichte kommen uneingeschränkt zu einer Empfehlung der Hocksitzhaltung.

Nachteile der Hocksitzhaltung gibt es allerdings auch. Ein weiteres Refugium zur stillen Lektüre der Tageszeitung oder spannender Bücher geht verloren. Überdies haben übergewichtige Personen erhebliche Schwierigkeiten zu einer Hocksitzhaltung zu gelangen, zumal die meisten europäischen Toiletten (Ausnahme Südfrankreich) nicht dazu einladen. Es wurde deshalb eine Konstruktion entwickelt, die auch bei den europäischen Toiletten eine Hocksitzhaltung ohne Schwierigkeiten erlaubt. Ansonsten ist ein wenig Sportlichkeit gefordert. Kinderleicht ist es halt nur für Kinder und solche, die es geblieben sind.

Eine Hockehaltung mit den Fersen am Boden ist für Erwachsene auf einer ebenen Fläche nur in wenigen Fällen möglich. Zumeist gelingt es nur dann, wenn der Rücken angelehnt werden kann. Erst wenn eine nach vorn abfallende Schiefe gegeben ist und damit die Fersen auf dem Boden ruhen, ist eine sichere Position möglich. Zweifellos ist jederzeit auch eine nur auf dem vorderen Fußballen ruhende Hocksitzhaltung möglich, diese ist jedoch tendenziell eher als eine labile Position zu bezeichnen, aus der heraus man relativ leicht aus dem Gleichgewicht geraten kann. Deshalb bietet es sich an, eine seitliche Handhalterung anzubringen oder durch den Schreiner eine nach vorn abfallende Fußstütze anfertigen zu lassen oder zu erwerben bei www.naturesplatform.co.uk.

Die Liste der Befürworter und Erfahrungsberichte zur Hocksitzhaltung ist lange, siehe die englischsprachige Seite: www.naturesplatform.com/testimonials.html?sid=NP363569-29239-1261771975&a=&p=testimonials.html&s=&c=&x=1.

Wer die Hocksitzhaltung ausübt und sich gesund ernährt, braucht bald weder Abführmittel und gewiss keine Einläufe zur Darmpflege. Bekanntlich wirken jedwede Abführmittel, und seien sie angeblich noch so mild, auf Dauer immer weniger, da sich der Organismus daran gewöhnt. Nach geraumer Zeit muss die Dosis erhöht werden, um die gleiche Wirkung zu erzielen. Letztlich bereitet man damit peu à peu das Feld für ernstzunehmende und völlig überflüssige Krankheiten.

Wenn Sie die Hocksitzhaltung ausüben wollen, was angesichts der großen gesundheitlichen Vorteile zweckmäßig ist, trachten Sie bitte danach, dass Sie einen festen Halt haben und die Schüssel stabil ist und nicht zerbricht. Brillen als Standort zu nutzen ist unästhetisch, ungehörig und, so sie aus Plastik sind, überdies gefährlich. „Schwergewichte" und Personen mit unzureichendem Gleichgewichtsgefühl sind in besonderem Maße gefährdet. Jedwede Stürze sind schmerzhaft. Vielleicht nutzt so mancher besser den guten alten Nachttopf, jedoch ohne sich draufzusetzen. Wenn er zuvor etwas Papier hineinlegt, lässt sich das Ergebnis gut in der Toilette entsorgen.

11 Wassertherapien

Bäder, Wein und Weib, zerstören unsern Leib.
Doch das Leben machen nur Bäder, Wein und Weib.
Horaz (65-8 v. Chr.)

Aus dem weiten Feld der Anwendung der Wassertherapie zwecks Genesung, die – weil sie ein gehöriges Maß an eigener Aktivität und wirklichem Heilwillen voraussetzt – sei nachfolgend ausschließlich ein einziges bewährtes Erfolgsrezept angeführt, nämlich die Beseitigung periodisch oder gar chronisch kalter Füße. Kalte Füße sind Anknüpfungspunkt zahlreicher schwerwiegender Erkrankungen. Nicht nur Erkältungen, Stirn- und Nebenhöhlenentzündungen, sondern auch Prostatabeschwerden der Männer sowie zahlreiche Unterleibsbeschwerden der Frauen finden hier ihren ersten körperlich fassbaren Ausgangspunkt. Das Irritierende dabei ist, dass kalte Füße in sehr vielen Fällen gar nicht unmittelbar gespürt werden, sondern erst, wenn man mit der (hoffentlich) warmen Hand den nackten Fuß selbst anfasst. Gewiss ist Sport eine therapeutische Hilfe, bringt jedoch keine Befreiung auf Dauer. Kalte Füße sind ein Warnzeichen des Körpers und häufig mit Übersäuerung oder unzureichender Entgiftung verknüpft. Warme Füße bekommt und behält man, bei warmer Raumtemperatur oder warmer Kleidung, wenn die Füße abwechselnd heiß und dann kalt abgeduscht werden. Insgesamt 10-12 Mal. Dabei wird mit einer kalten Fußdusche oder noch besser einer kräftigen kalten Fußsohlendusche aufgehört; denn viele innere Organe haben auf der Fußsohle ihre Reflexpunkte und werden hierdurch zugleich angeregt. Anschließend sind die Füße gut abzutrocknen und mit einem groben Leinenmassagetuch zu bearbeiten. Diese Prozedur müssen Sie allerdings täglich wiederholen. Nach Erfahrung des Autors ist das Problem kalte Füße, je nach Intensität, binnen zwei bis drei Wochen gelöst, sofern nicht Nerven eingeklemmt sind. Übrigens sorgt auch im Hause Mütze, Stirnband oder Kopftuch, die die Ohren abdecken, für wärmere Füße. Kopf und Füße hängen zusammen. Sie werden sich mit warmen Füßen wesentlich besser fühlen, da damit die Selbstregulierungskräfte des Körpers aktiviert werden. Besonders günstig für die Fußdurchblutung wirkt auch das morgendliche und abendliche auf dem Rücken liegende „Fahrradfahren" bzw. Hin-und-her-Wippen der Beine in der Luft. Hierdurch wird der Lymphfluss so stimuliert, dass nach wenigen Tagen eine fühlbare Erholung eintritt. Nur in seltenen, sehr schwerwiegenden Fällen ist zuerst eine komplette Entsäuerung des Körpers (siehe unten) erforderlich.

Über Wassertherapien gibt es seit Monsignore Sebastian Kneipp eine reichhaltige Literatur, siehe z.B. www.klinikpforte.de/kneip.html oder www.kneippverein-zw.de/index.php?id=301. Ferner für reine Wasseranwendung z.B. „Das große Handbuch der Wassertherapie" von Dian Dincin Buchman.

In diesem Zusammenhang liegt es nahe, auf stark gesundheitsfördernde Badekuren hinzuweisen, die besonders vielversprechend sind, wenn sie aus natürlich heißen Thermalquellen stammen. Als Paradebeispiel sei Ischia genannt mit seinen vielen Thermalquellen oder auch Bormio oder Bad Gastein. Letztere werden trotz weiter Entfernung voneinander aus Quellen des Ortler-Gebirges gespeist. Aber all solche und ähnliche Kuren nützen auf Dauer leider nichts, wenn sie nicht begleitet sind von all den hier empfohlenen weiteren Schritten, wie naturbelassene

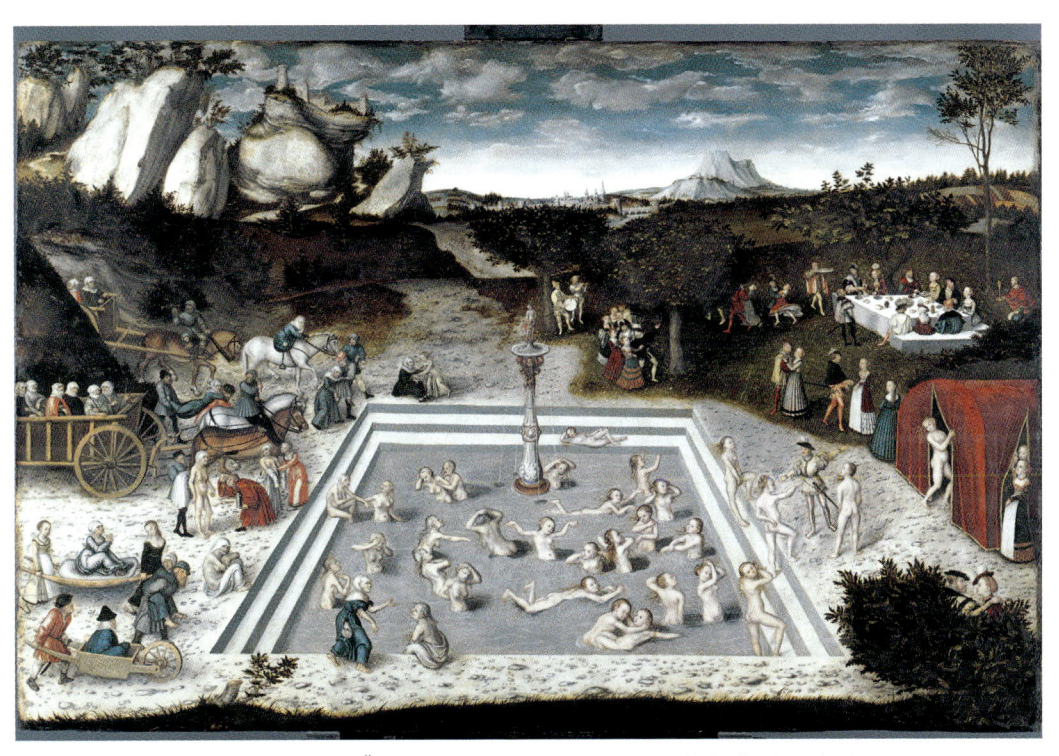

„Der Jungbrunnen" von Lukas Cranach d. Ä.1546 (Quelle: bpk/Gemäldegalerie, SMB/Jörg P. Anders)

Ernährung, Entgiftung, Bewegung sowie den übrigen Maßnahmen zur Erlangung einer vollkommenen Gesundheit.

Auch warme Bäder zu Hause in der Badewanne unter Zufügung von basischen Mineralsalzen und ätherischen Ölen sind geeignet, den Körper zu entgiften oder zu stimulieren. Bei den meines Erachtens wichtigeren Bädern mit basisch-mineralischem Badesalz (z.B. Meine Base) wird die Haut als Entgiftungsorgan genutzt, um Säuren und eingelagerte Gifte auszuscheiden, ohne die inneren Organe zu belasten. Die im Körper vorhandenen Säurerückstände werden durch ein warmes Bad von 20 bis 30 Minuten Dauer durch die Haut in das basische Badewasser gezogen, das sich durch einen hohen pH-Wert von ca. 8,5 auszeichnet. Günstig ist es, dabei die Haut ab und zu mit einem groben Leinenwaschlappen abzurubbeln. Man übertreibe die Häufigkeit und Dauer der Bäder jedoch nicht, sondern horche auch hierbei genau auf seinen Körper. Ein Zuviel wirkt, wie fast immer, kontraproduktiv und schwächt.

12 Energie im Schlaf und die Abwehr schädlicher Energien

Der Charakter der Menschen ist in ihren Gesichtern eingepräget.
Alle Leidenschaften verursachen besondere Züge in dem Gesicht.
Sind sie von langer Dauer, so werden die Züge unauslöschlich.

Ewald Christian von Kleist (1715-1759)

Schlaf ist eine der größten Energiequellen, die uns zur Verfügung stehen. Gesunder Schlaf bestimmt weitgehend unsere Lebensqualität. Er wird bei den meisten gesundheitsorientierten Empfehlungen wenig beachtet. Dabei umfasst die Schlafzeit annähernd 1/3 unserer Lebenszeit, in vielen Fällen allerdings auch deutlich mehr. Je dunkler das Schlafzimmer ist, desto besser, denn nur im Dunkeln produziert der Körper das schlaffördernde Hormon Melatonin.

Uns interessieren in diesem Zusammenhang kaum die verschiedenen mehr oder minder wissenschaftlich erforschten Schlafphasen, nicht die Tiefschlaf-, noch die REM-Phasen, noch die Beta-, Alpha-, Gamma-, Theta- und Delta-Wellenmuster des Gehirns, sondern allein die Frage, was kann ich tun und/oder lassen, um möglichst erholsam zu schlafen, damit ich am nächsten Morgen erfrischt aufwache?

Wir hatten oben schon gesagt, wer abends läuft, lässt dabei die Probleme des Tages leicht hinter sich. Nicht einschlafen können ist in erster Linie das Ergebnis von nicht loslassen können. Probleme, Gedanken und Emotionen des Tages sind nicht abgeschlossen und werden zumeist unfruchtbar hin- und hergewälzt. Zu Goethes Zeiten nannte man diese Beschäftigung noch spekulieren.

„Ein Kerl, der spekuliert,
Ist wie ein Tier auf dürrer Heide
Von einem bösen Geist im Kreis herumgeführt,
Und ringsumher liegt schöne grüne Weide."
(Goethe, Faust I)

Die Banker von heute reiben sich die Augen, besonders wenn die Bedeutungsverschiebung des Wortes spekulieren zum gleichen unerwünschten Ergebnis führt.

Also, genau das Sich-Sorgen ist unfruchtbar. Negative Emotionen hindern das Einschlafen. Und wenn der Schlaf dann endlich doch kommt, heißt es am anderen Morgen:

Guten Morgen, liebe Sorgen!
Seid ihr auch schon alle da?
Habt Ihr auch so gut geschlafen?
Na dann ist ja alles klar!
(Jürgen von der Lippe)

Landwirte, Gärtner und Handwerker, die manuelle Arbeiten vollbringen, haben im Allgemeinen ein Tageswerk oder zumindest einen Abschnitt davon abgeschlossen und können darauf (hoffentlich zufrieden) zurückblicken und schlafen deshalb tendenziell schneller ein und auch besser als reine Verstandesarbeiter, die mangels körperlichen Ausgleichs schlechter abschalten können und seltener mit Befriedigung auf eine getane Arbeit zurückblicken können. Grundsätzlich gilt: Je größer die innere Zufriedenheit mit dem, was über Tag gemacht wurde, desto schneller gleitet man in den Schlaf und desto erholter wacht man am nächsten Morgen auf. Wer mit sich selbst im Reinen ist, schläft ganz von selbst besser. Deshalb ist das alte Abendgebet, in welchem sich die Urgroßeltern mit dem Schöpfer aussöhnten, nicht die schlechteste Übung für einen gesunden Schlaf, sondern vielmehr zugleich gesundheitsfördernd.

Wer sich mit Gott aussöhnt, schläft nicht nur besser, sondern ist wesentlich ausgewogener und harmonischer. Diese Aussöhnung gilt verständlicherweise ebenso hinsichtlich eines Friedens mit der jeweils „besseren Hälfte" und ist dringend anzuempfehlen. Streit führt zu mehr Streit oder Verbitterung und zu Unglück auf allen Seiten, was sich bald auch im Körper niederschlägt.

Jedwede chemischen Schlafmittel sollten vermieden werden. Auf den Beipackzetteln kommen selbst die Produzenten nicht umhin, auf die negativen Nebenwirkungen hinzuweisen und von einer längeren Einnahmephase abzuraten. Auch wenn die weit verbreiteten Mittel weniger schädlich sind als das von Wissenschaftlern einst als harmlos gepriesene „gute" alte Contergan, so sind sie allesamt alles andere als unbedenklich.

Besser als pflanzliche Mittel auf Hopfen-Basis (Baldrian) oder Johanniskraut, die bei erhöhter Dosierung Nebenwirkungen entfalten können, sind bei Einschlafschwierigkeiten eine oder zwei Tassen Apfelschalen-Tee. Der Tee kann warm oder kalt am Abend getrunken werden. Dazu werden Apfelschalen von biologisch einwandfreien Äpfeln (ungespritzt) 5-6 Minuten lang gekocht. Der Tee ist reich an sekundären Pflanzenstoffen und Enzymen. Er wirkt außerordentlich nervenstärkend und ist deshalb gut für die gesamte Familie. Rudolf Breuß sagt in „Ratschläge zur Vorbeugung und Behandlung vieler Krankheiten", Eigenverlag Breuß, S. 83: *„Ich glaube, dass es in einer Familie, im Hause und mit den Nachbarn nie Streit gäbe, wenn alle Leute diesen Tee jeden Abend trinken würden."*

Eine andere Alternative zur Erleichterung des Einschlafens besteht in Übungen, die eine gute Durchblutung des Rückens und der Füße bewirken: Eine kräftige Nackenmassage, abwechselnd mit der linken oder rechten Hand, und die Massage der Ohrläppchen helfen. Sodann richten Sie Ihr Denken auf Ihren Atem.

Das regelmäßige Verzehren von „Betthupferln" sollte vermieden werden. Es provoziert stets eine Insulinausschüttung der Pankreas und stört die erforderliche Regenerationspause. Gemäß dem Münchner Naturheilarzt Dr. Peter Rohsmann können regelmäßige Betthupferl die Lebensenergie um bis zu 20 Jahre verkürzen.

Dass man besser schläft, wenn das Bett in Nord-Süd-Richtung aufgestellt ist und der Kopf nach Norden geht, wurde in Untersuchungen herausgefunden. Wichtiger ist jedoch, nicht gerade auf einer geomantischen Schadfrequenz (Wasserader oder Verwerfung im Gestein) zu liegen. Das musste auch der große Naturheiler Monsignore Sebastian Kneipp erfahren, der deshalb an Krebs erkrankte, trotz seiner ansonsten so gesunden Therapien, mit denen er Kaiser und Papst erfolgreich behandelte und die er auch an sich selbst anwandte. Ein geopathisch ungestörter Schlafplatz ist somit zwingende Bedingung, wenn man nachhaltig gesund sein oder bleiben möchte! In vielen Gegenden lassen Bauern Viehställe nur auf vorher ausgetestetem Revier erstellen, um ein besseres Wohlbefinden der Tiere und optimale Fruchtbarkeit zu gewährleisten. Ameisen hingegen lieben geologische Stör- und Bruchzonen. Wenn Sie also permanent das Gefühl haben, schlecht zu schlafen, sollten Sie Ihr Bett um 30-40 cm verschieben oder, falls das nicht hilft, unbedingt die Dienste eines guten Rutengängers in Anspruch nehmen.

Ein wichtiger Hinweis, der ernst genommen werden sollte, besteht darin, niemals während der Zeit des örtlichen Sonnenuntergangs zu schlafen. Sie können zwar erholsam auch am Nachmittag schlafen und kleine Kinder nachmittags zur Ruhe legen, so dies erforderlich ist. Während der Zeit des Sonnenuntergangs sollten Sie jedoch wach sein. Warten Sie diesen ab, sonst kann es sehr leicht geschehen, dass Säuglinge und kleine Kinder Ihnen durch nächtliche Schreikonzerte auf die Nerven gehen, weil ihr Tag- und Nachtgefühl durcheinandergeraten ist. Auch Erwachsene werden feststellen, dass sie nach Sonnenuntergang erholsamer schlafen werden.

Vor allen Decken und „esoterischen" Hilfsmitteln, die Erd- und Wasserstrahlen, kosmische Gitter und anderes angeblich oder auch tatsächlich abschirmen, wird nachdrücklich abgeraten. Zumeist nutzen sie nur dem Produzenten, nicht jedoch dem Anwender. Viele haben sogar gefährliche Nebenwirkungen, die sich erst nach Monaten herausstellen. Im Eigentest hat der Autor bereits vor Jahrzehnten viele Abschirmdecken und andere „Hilfsmittel" genutzt und anschließend allesamt verworfen. Das können Sie sich ersparen. Verstellen Sie Ihr Bett, wenn nötig. Das ist sinnvoller, anstatt sich von allen natürlichen Strahlungen fernzuhalten.

Ein anderes Problem ist das des künstlichen durch die moderne Technik erzeugten **Elektrosmogs.** Dieser ist in seinen Auswirkungen nicht zu unterschätzen und kann bei sensiblen Personen zu mehr als nur zu erheblichen Schlafstörungen führen. Deshalb sollten Telefon, erst recht das Mobiltelefon, elektrischer Wecker, sowie andere Elektrogeräte, die die ganze Nacht in Betrieb sind, also auch solche, die „nur" auf „Stand-by-Funktion" laufen, gewiss nicht im Schlafzimmer sein. Eine elektrische **Nachtabschaltung** der Stromleitung im Schlafzimmer ist am zweckmäßigsten und bringt einen großen Gewinn, sofern und soweit Sie elektrostrahlungsempfindlich sind. Leider hilft jedoch auch diese Nachtabschaltung nicht, wenn Sie in der unmittelbaren Senderichtung diverser Sendemasten liegen. Deren Störfunktion ist so ausgeprägt, dass sie sogar etwas entferntere Radiosender überlagern und deren Empfang seit ihrer Inbetriebnahme ohne gesonderte Antenne unmöglich gemacht haben. Die ausgesandten digitalen Störfelder der Sendemasten lassen sich allerdings abfangen durch Spezial-Vorhänge an den Wänden und Fenstern, die zu den Sendemasten hinweisen. In diese sehr engmaschigen Vorhänge, die sich äußerlich von handelsüblichen Stores nicht unterscheiden, ist ein Drahtgeflecht eingearbeitet, das Strahlungen des üblichen digitalen Frequenzbereiches reflektiert (und unter Umständen dann andere behelligt). Es findet damit eine einseitige Abschirmung statt. Nach den übrigen Seiten, vor allem zur Erde und zum Himmel ist das natürliche Strahlungsfeld jedoch weiterhin gegeben und sollte nicht weggenommen werden. Anwender berichten über eine schlagartige Besserung des Schlafes nach Anbringung der Vorhänge. Produzent dieser Abschirmgardinen ist die schweizerische Spoerry & Co AG in Flums (siehe: www.swiss-shield.ch).

Daneben gibt es auch zahlreiche Grafitfarben, die an den Zimmerwänden aufgetragen werden können. Sie sollen ebensolche Abschirmdienste leisten. Inwieweit dies zutrifft oder ob nur Ängste befriedigt werden, kann der Autor nicht beurteilen.

Grundsätzlich besser als eine Abschirmung ist stets die Vermeidung, wobei gegen die massiven wirtschaftlichen Interessen der Sender und der Industrie jedwede gesundheitliche Interessen der Bevölkerung allerdings hintenanstehen. Deshalb bleibt in letzter Konsequenz dem gesundheitsbewussten Leser nur der Umzug, da Behörden und Gerichte Strahlungsgefährdungen noch immer um ein Vielfaches weniger beachten als nächtliche Ruhestörungen. Alle wissenschaftlichen Erkenntnisse, die aus unabhängigen Quellen stammen, werden noch immer negiert, mit entsprechend negativen Folgen für die Gesundheit der Bevölkerung. Das Buch von Dr. med. H. & A. Schreiner „Mobilfunk, die verkaufte Gesundheit" von 2006, Michaelsverlag, ist gespickt mit Hinweisen auf zahllose Studien, die allesamt die Schädlichkeit dieser überdies inzwischen vermeidbaren Technologie belegen. Wie außerordentlich schädlich die Strahlung

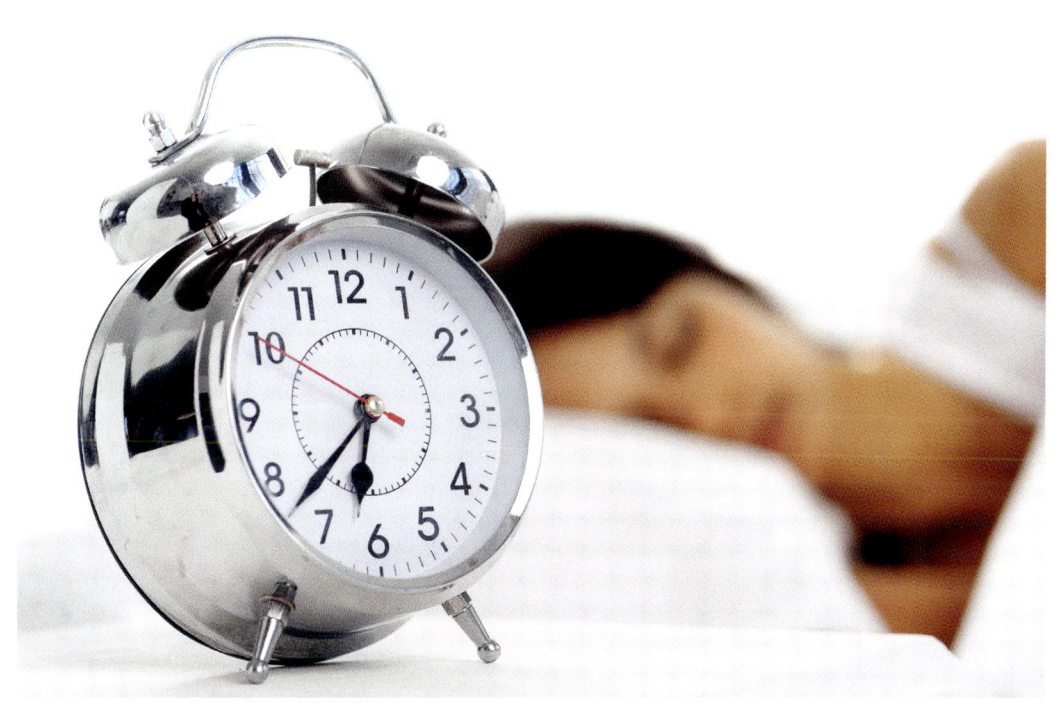

Elektrische Wecker sowie andere Elektrogeräte sollten nicht im Schlafzimmer sein

der Mobilfunkmasten ist, soll inzwischen auch eine detaillierte wissenschaftliche indische Studie aufzeigen. Sie sagt aus, dass das Bienensterben eine direkte Folge des Elektrosmogs sei. Der Zoologe Dr. Sainudeen Pattazhy fand, dass die Inbetriebsetzung von Mobilfunkmasten binnen 5-10 Tagen ganze Bienenvölker zum Aussterben brachte. Die Originalmeldung des „Press Trust of India" stammt vom 31.08.2009. Die deutschen Medien halten sich vornehm zurück, denn wer will schon Konsequenzen fordern und Auseinandersetzungen mit einer Regierung? Mutig war (bislang) nur http://info.kopp-verlag.de/hintergruende/enthuellungen/udo-ulfkotte/mobilfunkmasten-toeten-bienenvoelker.html.

Die Arbeiterbienen sollen infolge der elektromagnetischen Felder ihre Fähigkeit verlieren, zu den Stöcken zurückzukehren, der Rest des Stammes verhungere. Ähnliche Studien gab es gemäß Kopp-Verlag bereits auch in Deutschland, sie wurden jedoch negiert. Auch in den USA liegen entsprechende Erfahrungsberichte vor. Es sei hier nur auf die Publikationen des ehemaligen Motorola-Insiders Robert C. Kane, „Cellular Telephone Russian Roulette", und andere hingewiesen. Wie weit der offizielle Strahlenschutz in Europa von den wissenschaftlichen Erkenntnissen abweicht, sehen Sie aus einem Artikel der Saarländischen Online-Zeitung vom 25.08.2011 unter www.s-o-z.de/?p=51684#more-51684.

Nach einer jüngsten Mitteilung der UNO ist das Bienensterben inzwischen ein weltweites Phänomen. Die Nahrungskette werde ohne Bienen zusammenbrechen, da rund 70% der Nahrung von der Bienenbestäubung abhingen (www.naturalnews.com/031694_honeybees_decline.html). Schuld daran seien nach Auffassung der UNEP (United Nations Environment Programme) allerdings die GMO, gen-modifizierte Organismen, sowie die exzessive Verwendung von Pestiziden. Die US-Regierung bewilligt jedoch durch die EPA (Environmental Protection Agency) unbeschadet der UNEP-Ergebnisse weiterhin Pestizide, industrielle Interessen haben Vorrang.

Das E-Smog-Pflaster

*Man muss nicht ein Pflaster,
weil es einmal gut getan hat,
das ganze Leben aufgelegt lassen.*
Rainer Maria Rilke (1875-1926)

Eine Lösungsmöglichkeit zur Vermeidung der negativen Auswirkungen von Elektrosmog liegt in einem von Dr. med. Hegall Vollert entwickelten, erstaunlich kleinen, mit heilenden Frequenzen bestückten Silikon-Quarz-Pflaster. E-Smog wird als kosmisch inkompatible lineare Skalarwellen definiert. Das Pflaster kann den Elektrosmog zwar nicht hinwegzaubern, aber seine negativen Auswirkungen auf den menschlichen Organismus aufheben. Das Ganze klingt vielleicht zunächst nach Zauberei, basiert jedoch auf physikalischen Erkenntnissen, die der Mathematiker und Physiker Dr. Hartmut Müller unter dem Begriff der Global-Scaling-Theorie bereits im Jahre 2000 in der Zeitschrift Raum & Zeit veröffentlichte. Aktuell formuliert er sie zum Nachlesen unter www.global-scaling-institute.de/files/gskompv18_de.pdf sowie in dem Buch „Global Scaling – Basis eines neuen wissenschaftlichen Weltbildes", Wissenschaftlicher Förderverein Global Scaling. Ferner ist zu nennen die Potentialwirbeltheorie von Prof. Dr. Konstantin Meyl. Siehe dessen Internetseite: www.k-meyl.de/go/index.php?dir=10_Home&page=1&sublevel=0.

Dank der Kenntnis der, wenn auch bisher erst bruchstückhaft entschlüsselten magnetischen, elektrischen und gravitatorischen Wellen im Mikro-, Nano- und PikoNm-Bereich, die als gepulste stehende Wellen existieren, konnten heilende Strahlungsimpulse auf Quarze aufgetragen werden. Sie machen den Kern des E-Smog genannten kleinen Silikonpflasters aus, das Schadfrequenzen nicht nur neutralisiert, sondern negativ definierte Wellenmuster, die außerhalb des biologisch-elektromagnetischen Bereiches liegen, umpolt. Dabei sind die Schadfrequenzen nicht primär die künstlich erzeugten elektromagnetischen Wellen, auch wenn diese leider im biologisch sensiblen Fenster liegen, sondern das damit verbundene künstliche Rauschen, also der Abfall dieser Wellen. Dieses künstliche Rauschen ist keineswegs identisch mit dem biologisch verträglichen kosmischen Rauschen. Das akute Elektrosmog-Problem erscheint nach Vollert insgesamt völlig überflüssig und könnte seitens der Elektroindustrie gelöst werden.

Fachärzte, z.B. der Jugendarzt Dr. med. Hartmut Kühl, haben eine Studie durchgeführt und kommen, wie der Gutachter Prof. Dr. Martin Günter, zu einer sehr positiven Beurteilung der E-Smog-Silikonpflaster.

Neuere Studien durch Dr. Vollert belegen, dass negative Auswirkungen auf das Blut auch gemäß Dunkelfeldmikroskopie ausgeschlossen bzw. geheilt werden. Diese positive Nachricht dürfte angesichts des rapide wachsenden Elektrosmogs in Schulen auch für Eltern schulpflichtiger Kinder von Interesse sein, denn die Symptome, Übelkeit, Lernschwierigkeit und Kopfschmerzen nehmen bei Schülern so schnell zu wie die Strahlenbelastung durch Mobiltelefone, kabellose Laptops (W-LAN und Funk) sowie Mobilfunkmasten. Bei Säuglingen, die besonders empfindlich auf Elektrosmog reagieren, hilft das Einbinden des E-Smog-Pflasters in die Windel schlagartig. Solange die eigentlichen Ursachen nicht behoben sind, bieten somit die von Dr. med. Vollert entwickelten und gegen E-Smog präparierten Silikon-Pflaster Abhilfe. Sie sind zu beziehen über www.bion-pad.eu. Von einem einfachen Einstecken des Pflasters in die Hosentasche oder eine Tasche des Schlafanzugs ist allerdings abzuraten, da es ohne auffällige Verpackung sonst schnell verloren geht.

Eine andere Schutzmöglichkeit vor dem Elektrosmog entwickelte Dr. Dietrich Grün. Er fand in langen Versuchen heraus, dass z.B. Bergkristalle am Mobilhörer angebracht die schädliche Strahlung absorbierten. Den gleichen Effekt haben nach seiner Aussage auch zahlreiche Symbole. Er geht davon aus, dass nicht die Energie, sondern ausschließlich die auf der Welle aufgeprägten negativen, lebensfeindlichen Informationen gelöscht werden müssten. Dr. Grün erklärt, dass neben den elektrischen Wellen nach Hertz zugleich Skalarwellen (oder Teslawellen) auftreten, ähnlich wie das Licht mal als Welle, mal als Korpuskularteile beschrieben wird. Näheres zu seinen Entdeckungen unter www.milieuziektes.nl/Rapporten/Raum&Zeit-Sonderdruck%20E-Smog%20DrGr%FCn.pdf. Dem Autor sind unabhängige Gutachten über breit angelegte Studien, welche die Wirksamkeit der Abschirmmethode nach Dr. Grün bestätigen, bis dato allerdings nicht bekannt.

Den Schlaf bessernde Hilfen

Gleichgültigkeit ist der Schlaf des Gemüts.
Marquis de Vauvenargues (1715-1747)

Dass man für das Bettzeug alle billigen Kunstdecken, die allesamt keinen guten Wärmehaushalt aufweisen, besser rauswirft, bedarf eigentlich keiner Erwähnung. Wolldecken oder im Hochsommer dünne Seiden- oder frottierte Leinendecken sind die bessere Alternative. Im Winter, bei größerer Kälte ggf. ein Federbett, sofern Sie keine Allergie plagt. Aber auch diese sollte sich auf den empfohlenen Wegen zu mehr Gesundheit auflösen. Ferner denke man daran, dass der menschliche nächtliche Feuchtigkeitsverlust beachtlich ist, weshalb Nacktschlafen nicht empfehlenswert ist. Die Bettwäsche sollte saugfähig sein. Die Energie, die Sie im Schlaf suchen, wird in jedem Fall höher ausfallen, wenn Sie um Ihre Nieren bekleidet sind, dort also in keinem Fall einen Zug erhalten. Auch ein zu kühles oder gar feuchtkühles Unterbett sollte gemieden werden. Hervorragend, besonders im Winter, ist ein grober Lammwollteppich.

Die Mode, dass viele junge Menschen tagsüber mit T-Shirts rumlaufen, welche die Nieren frei lassen, ist eine große Dummheit. Nieren arbeiten nur gut, wenn sie warm sind. Bei Kälte zieht sich das Gewebe zusammen und leistet nur noch einen Bruchteil der notwendigen Arbeit. Zumeist bemerken die Kurzhemdträger die Verkühlung nicht einmal, es sei denn, sie fassen sich an die Nieren. Wer so ungleich angezogen rumläuft, handelt sich mit einer erheblichen zeitlichen Verzögerung von Jahren allerschwerste Gesundheitsprobleme ein.

Grundsätzlich gilt: Hören Sie auf Ihren Körper und beachten Sie Ihre eingebaute Organuhr. Je früher Sie schlafen gehen, desto kürzer müssen Sie i. d. R. schlafen. Es spricht nichts dagegen, dass Sie sehr früh wach werden, Ihre Morgengymnastik machen und etwas Produktives beginnen. Eine Studie mit über einer Million Schläfern fand heraus, dass diejenigen, die regelmäßig 6 bis 7 Stunden schliefen, länger lebten als diejenigen, die 8 und mehr Stunden schliefen (Kripke DF, Garfinkel L, Wingard DL, Klauber MR, Marler MR: *Mortality associated with sleep duration and insomnia.* Arch Gen Psychiatry. 2002;59:131-136. http://psychiatry.ucsd.edu/faculty/dkripke.html).

Also verzichten Sie auf die massiv verblödenden abendlichen Fernsehprogramme und gehen Sie, nach genügend Zeit im Freien, beizeiten ins Bett und stehen früh wieder auf. Ein erhöhter Schlafbedarf ergibt sich allein in Phasen der Rekonvaleszenz. Die Zeit im Freien bei genügend Sonnenlicht (!) ist notwendig, um vor allem durch Bildung einer hinreichenden Menge an Vitamin D bereits erste Ansätze zu einer Depression zu vermeiden. Wenn Sie sich erst einmal drei Wochen lang umgestellt haben, werden Sie es nicht mehr missen wollen. Ein kurzer Mittagsschlaf ist nur für gesundheitlich Angeschlagene und Regenerierende erforderlich und zu empfehlen. Zeitige Nachtruhe hat Vorrang.

Nachfolgende Methode zur Besserung des Schlafes fand ich kürzlich, die jedoch so vielversprechend klingt, dass sie nicht unerwähnt bleiben soll. Der Schweizer Guido Tschopp hatte die ausgefallene Idee zur Besserung des Schlafes und Harmonisierung des Körpers, ein jeweils rund 6 cm hohes rundes Schwingelement unter die 4 Pfosten des Bettes zu platzieren, die zugleich Schwingungen bis zu 3,5 cm nach der Seite erlauben. Diese „Sleepy" genannte Erfindung begünstige das Schwingen des Körpers im Eigenrhythmus während des Schlafes und führe nach ärztlichen Untersuchungen zu einer deutlichen Harmonisierung und besserem Schlaf, insbesondere bei Kindern. Näheres über diese Hilfe finden Sie unter www.sleepy.ch/Erwachsene/produkt.html.

Das Verfahren erinnert sofort an die Funktionsweise einer Wiege oder eines extrem milden Trampolins im Schlaf. Wenngleich die zu erwartenden Resultate weniger spektakulär ausfallen dürften (vom Autor nicht getestet), so erweckt es den Eindruck einer geradezu idealen Hilfe für Säuglinge und Kleinkinder, die gleichzeitig das Leben der Eltern erheblich erleichtert. Die preiswertere Variante für Kinder können Sie näher studieren unter www.sleepy-einschlafhilfe.de.

Viele Personen, insbesondere Männer, neigen bei Schlaf in der Rückenlage zum Schnarchen. Letzteres ist nicht nur störend für die Nachbarin, sondern vor allem auch gesundheitsschädlich. Durch die Mundatmung trocknen nämlich die Hals- und Rachenschleimhäute aus und wird die Hyperventilation gefördert und verstärkt. Das bewirkt wiederum ein Zuschwellen der Nase und die Entwicklung von Asthma-Symptomen wie eine Verschleimung der Bronchien. Alles lässt sich leicht vermeiden, wenn Sie sich den Mund nächtens mit einem hautfreundlichen Klebeband (Apotheke) von oben nach unten zukleben. Geben Sie nicht auf, wenn Sie sich umgewöhnen müssen und die erste Nacht öfters aufwachen. Nach wenigen Nächten dürfte sich Ihr Körper an die nächtliche Nasenatmung gewöhnt haben, und der Mund fällt nach geraumer Zeit – auch ohne Pflaster – nicht mehr auf.

Bedenken Sie: Wesentlich für eine gute Gesundheit ist immer ein gesunder Schlaf, deshalb sollte man der Nachtseite unseres Lebens genügend Aufmerksamkeit schenken, indem man die Rahmenbedingungen so gestaltet, dass die Regeneration des Körpers optimal verlaufen kann. Jede zweckdienliche Investition auf diesem Gebiet bringt eine größere Verbesserung an Lebensqualität als jedwede der Mode oder dem Hobby geschuldeten Anschaffungen.

Zum Abschluss dieses Kapitels noch eine gute Nachricht für Sie: Wenn Sie die in diesem Buch vorgeschlagenen Regeln beachten, dann gehören Sie mit hoher Wahrscheinlichkeit bald zu der Gruppe von Menschen, die mit weniger Schlaf auskommen, also eine längere Lebenswahrscheinlichkeit haben und sich dabei von Tag zu Tag wohler fühlen.

Unsere Einstellung zu uns selbst

Glücklich ist, wer angenehme Dinge schätzt, ohne sein Herz daran zu hängen, und wer eine gesunde Einstellung zur Realität hat.
Lucius Annaeus Seneca (ca. 4 v. Chr.-65 n. Chr.)

Bei allem erscheint es wichtig, die Einstellung zu sich selbst zu überprüfen. Zumeist nehmen wir unsere Rolle im Leben, als Hausfrau, Angestellte, Mutter, Arbeitgeber und so weiter viel zu wichtig.

Wann haben Sie das letzte Mal über sich selbst gelacht? Oder gibt es da nichts zu lachen? Wir sind doch bei Licht besehen merkwürdige Komiker, weil wir dazu neigen, uns selbst viel zu ernst zu nehmen. Man sage sich mehrmals täglich, *Johannes, Frank, Isolde,* oder wie auch immer der Name sei, *nimm dich nicht so wichtig! Die meisten anderen tun das auch nicht.* Denn je mehr wir die eigene Bedeutung wichtig nehmen, desto verkrampfter werden wir. Das ist abträglich für unsere Gesundheit und unsere Beziehungen zu unseren Mitmenschen. Wir dürfen vielmehr lernen, auch die kleinen Glücksmomente und Freuden zuzulassen, die eine Gelöstheit von dem Bedürfnis bescheren, alles zu kontrollieren und zu dirigieren. Und siehe da, von alleine läuft es besser.

Lachen oder doch zumindest freundlich lächeln ist eine Therapie, die Gesundheit schafft. Denn Lachen ist fast immer mit einem Gefühl des sich Wohlfühlens verbunden und stärkt unser Immunsystem mehr als so manche bittere Arznei. Wer lacht, kommt der Leichtigkeit des Lebens, so wie es sehr wohl sein kann, einen Riesenschritt entgegen. Lachen macht alles anders, so sollte das Motto sein, nicht das übliche LmaA. René Egli hat in seinem Büchlein, „Das LOLA-Prinzip – Die Vollkommenheit der Welt" die befreienden Aspekte einer solchen Einstellung, wenngleich in etwas übersteigerter Manier, bereits vor Jahrzehnten angeführt. Literarisch wurde das beglückende Leben, das mit einer Leichtigkeit des Seins verknüpft ist, von dem Russen Nikolai Ljesskow besonders schön beschrieben. Seine lesenswerte Erzählung „Der Gaukler Pamphalon", Verlag Reclam, erschien im Jahr 1887. Eine solche Leichtigkeit des Seins beinhaltet stets eine große Portion Liebe. Liebe zu sich selbst, Liebe zu seinen Mitmenschen und der gesamten Welt, die einem begegnet. Es ist nicht Sentimentalität oder eine Form der hormonellen Rührung gemeint, sondern die Akzeptanz der Menschen und der Dinge, so wie sie sind, verbunden mit den besten Wünschen von Herzen für deren Wohlergehen. Wahre Liebe ist eine Kraft der Schöpfung, die Sie auch in sich in dem Maße zulassen können und erfahren werden, in dem Sie gelernt haben, Ihr eigenes Ego beiseite zu lassen. Das notwendige Handeln gewinnt dann auch eine Angemessenheit und Leichtigkeit. Was Dritte betrifft, wird es sich auf Hilfe zur Selbsthilfe beschränken und andrer Menschen Freiheit respektieren.

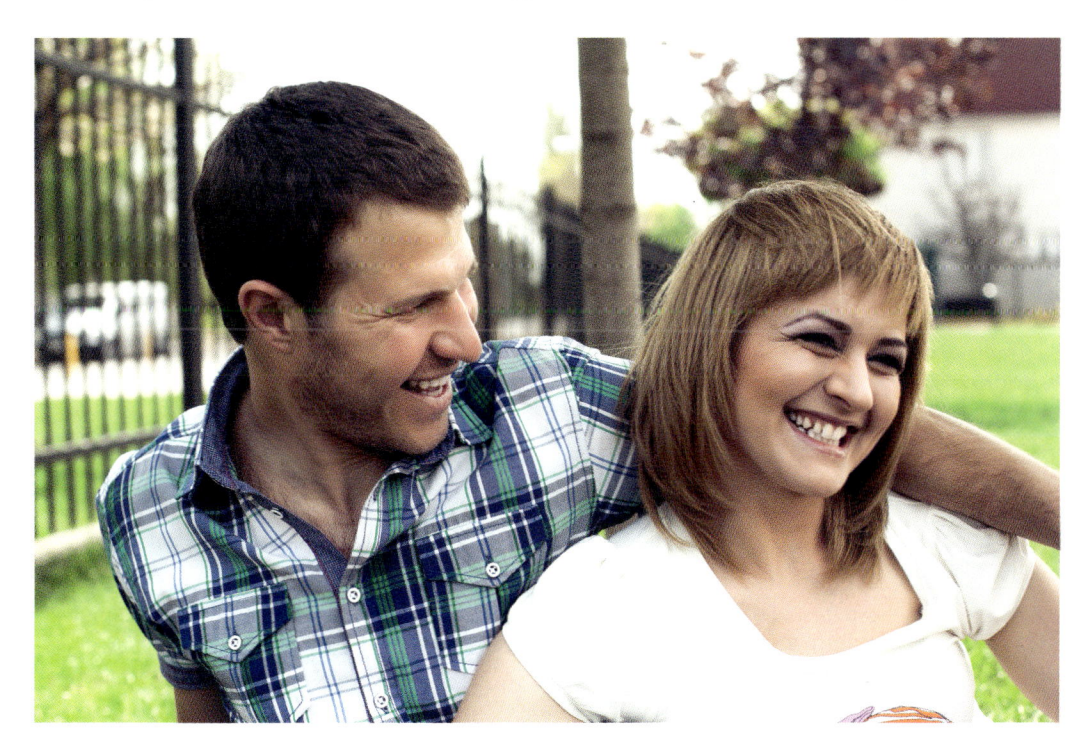

13 Körperpflege – Körpergefährdung

Pflege das Leben, wo du es triffst.
Hildegard von Bingen (1098-1179)

Was die Körperpflege anbelangt, sei an den Naturheiler Sebastian Kneipp erinnert. Seine kalten Waschungen mit dem Wachlappen am Morgen, wobei anschließend eine Ganzkörpermassage mit einem recht groben Leinenhandtuch erfolgte, sind allerdings nicht jedermanns Sache. Beides zusammen wirkt jedoch äußerst belebend und kann auch von passionierten Läufern durchgeführt werden, die zu Recht eine kalte Dusche scheuen, da diese muskelverhärtend wirkt.

Eine andere, für zartere Gemüter angenehmere Methode ist gewiss das kurze warme Duschen, aber der Haut zuliebe mit möglichst wenig oder ohne Seife, denn die allermeisten Seifen enthalten eine Menge Giftstoffe, die durch die Haut vom Körper absorbiert werden und Anlass zu – mit erheblicher Verzögerung – auftretenden Hautproblemen führen können und Schlimmerem. Wenn Sie sehen, dass Seifen oder Duschlotionen nicht basisch sind, machen Sie einen großen Bogen darum. Die sind extra sauer gemacht, um Abhängigkeiten zu schaffen. Unter den üblicherweise angebotenen Seifen sind Babyseifen vergleichsweise die besten, da gesunde Säuglinge einen pH-Wert von über 8 haben und (noch) nicht Manipulationsziel sind. Das Waschen wird im Laufe der Zeit, wenn Ihre Übersäuerung abnimmt, immer weniger Seife erfordern, weil Sie immer weniger unangenehme Körperdüfte aussenden. Es ist sehr zu empfehlen, dass Sie Ihren Körper mit einer guten Massagebürste bürsten. Das wirkt sehr belebend und für die Haut regenerierend.

Interessant in diesem Zusammenhang mag eine Studie des Magazins *Öko-Test* sein, über die die *Augsburger Allgemeine* am 2. Juni 2010 berichtete, dass nämlich in 23 von 31 handelsüblichen getesteten Duschgels Giftstoffe nachzuweisen waren. Ein Großteil von ihnen enthielt den krebserregenden Stoff Dioxan (www.augsburger-allgemeine.de/Home/Nachrichten/Wirtschaft/Artikel,-Viele-Duschgele-sind-gesundheitsschaedlich-_arid,2160098_regid,2_puid,2_pageid,4557.html).

Sie dürfen sicher sein, bei den Seifen und Cremes einschließlich der Sonnenschutzcremes sieht es nicht besser aus. Bei den bislang vorliegenden Untersuchungen sind überdies die Wirkungen auf den Säure-Basen-Haushalt des Körpers nicht berücksichtigt. Besonders kritisch sind die Ausführungen von Dr. med. Walter Mauch in „Die Bombe unter der Achselhöhle", Verlagsbuchhandlung F. A. Herbig, München, in Hinblick darauf, was wir uns mit Seifen und Deos dank unserer geschäftstüchtigen Industrie und unserer Unwissenheit selbst antun. Er sagt, dass das Deodorant in der Achselhöhle wie ein Medikament durch die geöffneten, warmen Poren aufgenommen werde und über das Lymphsystem dem Körper zugeführt wird. Es sei die Hauptursache für den Brustkrebs, Allergien und viele andere Erkrankungen. Selbst wenn dabei etwas Übertreibung mitschwingen sollte, so sind die chemischen Substanzen gewiss alles andere als gesund. Am besten dürfte hautfreundliche Kernseife sein, von unabhängigen Dermatologen noch immer empfohlen. Duschen geht, wenn Sie nicht verschmutzt sind, auch ohne Seife. Übrigens sind die Ausdünstungen der Haut sehr stark abhängig von dem, was und wie Sie essen. Das trifft nicht nur bei Knoblauch zu, sondern es gilt: Je mehr Fleisch und Industrienahrung Sie essen und je schlechter infolgedessen Ihr Verdauungssystem arbeitet, desto intensiver wird die persönliche Ausdünstung.

Übermäßige „Sauberkeit" heißt vor allem Entfettung der Haut, ein altes Wissen, das

Körperpflege – Körpergefährdung

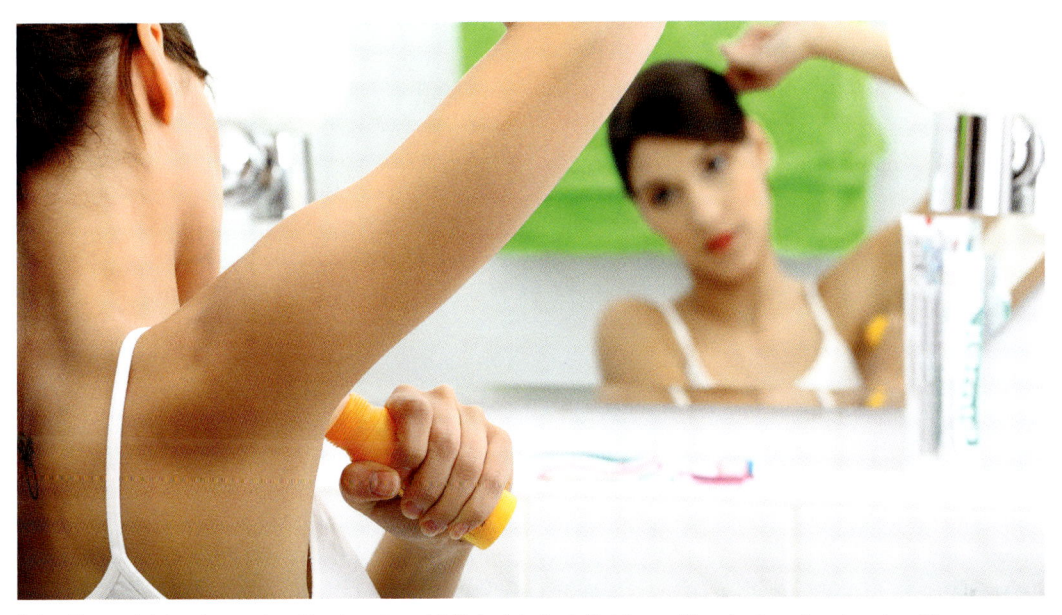

Seien Sie vorsichtig mit manchen Deodorants, schädliche Inhaltsstoffe können über das Lymphsystem dem Körper zugeführt werden

man jetzt sogar in den USA wiederentdeckt: www.tagesanzeiger.ch/leben/gesellschaft/Keine-Seife-kein-Gestank/story/29647350. Durch viel Seife oder Shampoo ausgelaugte Haut lechzt bekanntlich wieder nach (teurer) Sättigung und ist Anlass für viele Allergien und Hautprobleme, die mit „nur" Wasser und Bürsten nicht auftreten. Und wer dank Sprays oder parfümierter Seife eine „Duftwolke" mit sich rumschleppt, ist für feine Nasen bekanntlich alles andere als attraktiv. Liebhaber von teuren Cremes sollten sich vergegenwärtigen, dass diese in aller Regel auf der Basis von petrochemischen Ausgangsprodukten gefertigt werden. Je unnützer und naturfremder das Produkt, desto herausragender die Werbung und Vermarktung. Wenn Sie zur Hautpflege beispielsweise Arganöl verwenden, zahlen Sie nicht nur einen Bruchteil, sondern haben reine, bekömmliche Natur auf der Haut.

Sowohl die Waschung mit dem nassen kalten Waschlappen als auch die Bürstenmassage beginnt mit dem rechten Fuß. Das rechte Bein auf der Außenseite hoch bis zur Hüfte, auf der vorderen Innenseite zurück bis zur Fußspitze. Die Fußsohle dreimal, dann von der Ferse die Beinrückseite bis zur Hüfte, Waschlappen auswaschen und da capo, insgesamt dreimal. Dann folgt das linke Bein in gleicher Abfolge. Waschlappen kalt auswaschen. Anschließend der rechte Arm, zuerst jeweils die Außenseite hochfahren, die Innenseite herab und die Unterseite wieder hinauf. Waschlappen wieder gut auswaschen und da capo, insgesamt dreimal. Dann folgt der linke Arm in gleicher Abfolge. Der Waschlappen muss natürlich immer wieder gut ausgewaschen werden. Zum Schluss den Bauch in Kreisen (rechts hoch, nach links und links runter und unten in die Ausgangsposition), ebenso die Brust, den Hals und zuletzt das Gesicht. Das Badezimmer sollte bei Anwendung der Kaltwaschung mit dem Waschlappen gut beheizt sein, auch Zugluft (offenes Fenster) bitte vermeiden. Während laut Kneipp die Haut an der Luft trocknet oder ohne Mehr einfach bekleidet wird, was beides weniger angenehm anmutet, insbesondere wenn es kühl ist, massieren und trocknen wir die Haut mit einem sehr groben frottierten Leinenhandtuch. Die Haut wird davon gut durchblutet, es kann sich keine partielle Unterkühlung einstellen.

Wer jedoch lieber warm duscht, auch der Autor ist verwöhnt, nimmt nach dem Abtrocknen die Massagebürste und bürstet sich gemäß der oben angegebenen Reihenfolge. Das ganze Manöver dauert in der Regel weniger lange als Ihr bisheriges ausführlicheres Duschen. Das bloße Bürsten der getrockneten Haut dürfte, insbesondere bei zu geringer Wiederholung, allerdings etwas weniger aktivierend sein als die kalte Waschung.

Nach wenigen Tagen Eingewöhnung wird man die eine oder andere Methode nicht mehr missen wollen. Sowohl die Kaltwaschung ohne Duschen mit Trockenrubbeln durch ein grobes Leinenhandtuch als auch kurzes warmes Duschen mit anschließender Bürstenmassage ist sehr gut für die Haut, weil diese zur Regeneration aktiviert wird. Auf jeden Fall ist solch eine Körperpflege langfristig wesentlich besser als teure Cremes und warum sollte die Haut mit weniger zufrieden sein als das Kopfhaar, das ja auch gebürstet sein möchte?

Wer beim Bürsten zugleich noch seinen Gleichgewichtssinn trainieren möchte, macht die oben beschriebene Bürstenmassage jeweils nur auf einem Bein stehend!

Alternativ sei noch die japanische Morgenpflege genannt, die heißt: mit viel Wasser sehr heiß duschen, so, dass der Körper richtig warm und gut durchblutet ist sowie anschließend mit einem groben Frottiertuch intensiv abrubbeln. Dadurch wird für lange Zeit eine gute Körperdurchblutung gewährleistet. Die übliche Kleidung könne dann etwas leichter ausfallen. Allerdings steigt bei dieser Methode Ihre Energie- und Wasserrechnung fühlbar.

In jedem Fall gilt: Die menschliche Haut ist unser größtes „Organ" und bedarf zur Sicherstellung einer guten Hautatmung der Sauberkeit wie einer gewissen Abhärtung.

Auch die Sonnencremes haben es, wie die Duschgels, bekanntlich in sich. Warum machen Sie es nicht wie die Italiener vom Lande? Die nehmen einfach etwas kaltgepresstes Olivenöl, das sie in ein Fläschchen abfüllen, mit an den Strand. Das ist natürlich und überaus gesund und schafft eine zarte, feine Haut. Überdies kann dann auch die Sonne ungestört an Sie, sodass die Haut, Ihr größtes Organ, genügend Vitamin D produzieren kann. Legen Sie sich jedoch nicht zu lange in die pralle Sonne, Sie gewinnen auch so den besten Teint. Gesundes Essen und das Antioxidativ Astaxanthin helfen Ihnen.

Ein anderes Thema ist das Zähneputzen, das von zahnärztlicher Seite zu Recht sehr empfohlen wird. Vor Fluor-Zahnpasta sei an dieser Stelle jedoch eindringlich gewarnt. Fluor ist ein schweres Gift, das haben zuletzt erneut australische Wissenschaftler festgestellt und 2010 in „todaytonight" berichtet. So z.B. www.youtube.com/watch?v=JNprRvk0IU8. Besonders heimtückisch an den Fluoriden ist, dass sie die Blut-Hirn-Schranke mühelos überwinden und zu Gehirnschäden führen. Fluoride machen antriebsschwach, die Synchronisierung der beiden Gehirnhälften wird beeinträchtigt und damit das schöpferische Denken. Meiden Sie deshalb Fluor, das in manchen Ländern zur Gift-Entsorgung aus angeblich „therapeutischen Gründen" dem Salz oder dem Trinkwasser beigefügt wird, immer! Die größte Perfidie besteht darin, das hochgiftige Fluor mit behördlicher Genehmigung auch in Kinderzahnpasta zu entsorgen. Wer Zweifel an der Giftigkeit des Fluors hegt, schaue: www.youtube.com/watch?v=sTQ15 OmtI1U&feature=player_embedded. Da der Mensch durch die Mundschleimhaut in großem Maß Stoffe absorbiert, sollten Sie darauf achten, möglichst nur natürliche Stoffe in den Mund zu nehmen, insbesondere keine Giftstoffe wie Fluor, auch wenn dieses angeblich „harmlose" Fluorid als Zahnhärter vermarktet wird. Es zerstört Ihre Geschmacksknospen im Mund und wird langfristig mit geradezu an Sicherheit grenzender Wahrscheinlichkeit zu weiteren Schäden führen. Siehe dazu das Interview mit Dr. Walter Mauch, unter www.youtube.com/watch?v=vkLiaIj90Fg.

Je nach Art Ihrer Speisen, dem Zustand des Gebisses und des Verdauungssystems wird der tägliche Bedarf an Zähneputzen höher oder niedriger ausfallen. Wer Produkte mit raffiniertem Zucker zu sich nimmt sowie eine wenig enzymreiche Kost, wird einen höheren Putzbedarf feststellen.

Wählen Sie Zahncremes aus dem Reformhaus, z.B. mit Meeressalzen oder Kalkschlemmkreide. Nur körperfreundliche, nicht saure Zahnpasten gewährleisten die Erhaltung einer gesunden Mundflora, denn die Mundflora ist von Natur aus basisch. Wenn Sie übrigens eine sehr enzymreiche Kost oder die unten genannten Enzym-Kuren machen, erhalten Sie ohnehin ein sehr festes, gesundes Zahnfleisch und vermeiden mit hoher Wahrscheinlichkeit neue Zahnprobleme. Durch enzymreiche Kost und eine Entsäuerung des Körpers werden die Zähne von selbst weißer und stabiler. Dann kann man sich sogar die Zähne ohne Creme putzen. Die Verwendung von Xylit-Zahnpaste, siehe Kapitel *Xylit statt Karies & Co.* kann hingegen, insbesondere für Kinder, empfohlen werden.

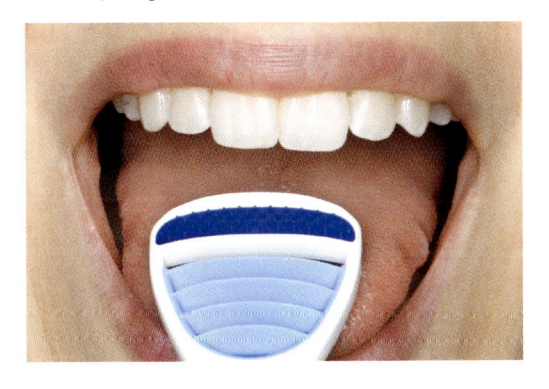

Einen *Zungenschaber* zu erwerben und diesen täglich zu nutzen, ist hingegen eine gute Idee. Er ist seit Jahrtausenden in asiatischen Ländern in Gebrauch. In Europa, wiewohl in Apotheken erhältlich, ist er jedoch noch relativ selten im Einsatz. Mit ihm wird primär das hintere Drittel der Zunge von Belag gereinigt und massiert, denn dieser Teil der Zunge liegt nicht am Gaumen an. Auf ihm können sich Nahrungsreste ansammeln und damit auch Bakterien. Durch das Wegziehen des Belags mit dem Schaber wird sich deshalb ein Mundgeruch nicht so leicht entwickeln. Auch soll nach Berichten vieler Anwender das Ausmaß der Erkältungsinfekte gebremst werden, da u. a. die Gefahr der Selbstinfektion reduziert wird. Wenn Sie allerdings die wichtigsten Ernährungsempfehlungen umgesetzt und Ihren Verdauungstrakt saniert haben, dann entfällt die Notwendigkeit für den Einsatz eines Zungenschabers, denn es gibt dann nichts mehr zum Wegschaben, Ihre Zunge wird vorbildlich aussehen. Näheres über Zungenschaber bei http://de.wikipedia.org/wiki/Zungenschaber.

Eine *Nasendusche* in der Apotheke zu erwerben, ist für jeden, der unter häufigen Erkältungskrankheiten leidet, recht naheliegend. Mit ihrer Hilfe lassen sich die Nasengänge und Nasennebenhöhlen leicht desinfizieren. Die Dusche wird gewöhnlich mit Bad Emser Salz oder mit einer Prise Meeressalz genutzt. Bitte kein normales Tafelsalz verwenden, da dieses oft Magnesium oder andere Zusätze zur „Verbesserung der Streufähigkeit" enthält. Die Dusche sollte immer mit warmem Wasser erfolgen. Allerdings greift das Salzwasser bei häufiger Anwendung doch die Schleimhäute an, die ja dem Schutz dienen sollen. Deshalb wären bei verstopfter Nase Inhalationen über heißem Wasser vorzuziehen, das mit wenigen Tropfen eines milden (!) ätherischen Öls oder einigen Blättern Rosmarin versetzt wurde. Wesentlich sinnvoller und mit geringerem Aufwand sind jedoch die oben beschriebenen Atemübungen nach Butoyko, um schnell wieder eine normal funktionierende Nasenschleimhaut zu erhalten.

Ein Hinweis für Personen mit Gelenk- und Sehnenproblemen sowie Bindegewebsschwäche: Als wenig bekanntes, aber wirksames Pflegemittel hat sich *Organisches Silizium-Gel* bewährt. Es sollte möglichst geruchlos sein und zieht normalerweise binnen Minuten voll in die Haut ein und hinterlässt keine Rückstände. Es dient der intensiven Pflege der Gelenke, Muskeln und des Bindegewebes und strafft zugleich die Haut.

14 Hilfen der Natur und naturnaher Forschung

Der beste Arzt ist die Natur, denn sie heilt nicht nur viele Leiden, sondern spricht auch nicht schlecht von Kollegen.

Ernst Ferdinand Sauerbruch (1875-1951)

Unter dieser Rubrik wird über eine Reihe von Entdeckungen zu berichten sein, die schlichtweg funktionieren, indem sie im Krankheitsfall in aller Regel zur Genesung, zumindest aber zu einer nachhaltigen Linderung der Erkrankung verhelfen. Es handelt sich um Therapiemittel, die in vielen Fällen auch den Körper entgiften, ohne dass man zu den üblichen Mitteln der Allopathie oder Homöopathie greifen muss. Sie wirken vielmehr eigenständig und sind nach allen bisherigen Erfahrungen ohne jede Nebenwirkungen. Also genau das, was vonnöten ist.

Es gibt auf diesem Gebiet zahlreiche unterschiedliche Therapien, mit Hilfe der Elemente von Wasser, Licht, Luft und diversen Erden. Diese einzeln aufzuzählen ist nicht unsere Absicht, zumal dem Leser bekannt sein dürfte, dass diese Therapien in bestimmten Fällen ausgezeichnete Ergebnisse zeitigen.

Im Rahmen dieses Buches werden nur wenige Heilmethoden vorgestellt, beziehungsweise an diese erinnert, weil sie bisher nicht oder auch nicht mehr die ihnen gebührende Beachtung finden. Sie können nämlich sowohl bei allen möglichen kleineren wie auch bei sehr intensiven Beschwerden und Krankheiten zu bemerkenswert guten Ergebnissen führen, bis hin zu einer vollständigen Heilung.

Kräuter und Kräutertee

Männer sind wie Tee:
Vorübergehend muss man sie ziehen lassen.
Französisches Bonmot

Allein bei der Überschrift wird mancher Leser die Nase rümpfen. Das ist, wie auch der Autor erst nach langen Jahren herausfand, ein tiefes Vorurteil. Genesung muss nicht wehtun oder bitter aufstoßen, dass sie gelingt. Ebenso wenig wie es beim Sport eines Muskelkaters bedarf, um den Herz-Lungen-Kreislauf auf Höchstform zu bringen. Kräutertees sind in einer Unzahl von Fällen geeignet, auf sanfte Weise den Körper wieder auf Vordermann zu bringen. Allerdings ist auch hier eine innere Umstellung so mancher Lebensweise angeraten, wenn der Erfolg dauerhaft verankert werden soll.

An die herausragende Bedeutung der Kräuter und Wildpflanzen für unsere Gesundheit wird in diesem Buch immer wieder erinnert. Aus reiner Bequemlichkeit ist die Nutzung dieser zumeist kostenlosen Naturschätze zurückgegangen und findet auch in der Küche ungenügend Beachtung. Diese Einschränkung brachte einen Verlust an Vitalstoffen in der Ernährung, der behoben werden sollte. Es ist das Verdienst von *Maria Treben,* durch Bücher in einer Gesamtauflage von über 10 Millionen auf die Heilwirkung von Kräutern bei Krankheiten und in der täglichen Küche zur Prävention hingewiesen zu haben. Sie hat altes Wissen, etwa der *Hildegard von Bingen* und anderer Kräuterkundler, neu belebt und mit einfach zu handhabenden Rezepten versehen (http://de.wikipedia.org/wiki/Maria_Treben).

Ihre interessantesten Werke sind „Heilkräuter aus dem Garten Gottes" sowie aus der Reihe „Gesund mit Maria Treben" die Bücher „Männerkrankheiten", „Frauenkrankheiten" und „Gesunde Ernährung mit Kräutern". Siehe auch www.heilkraeuter.de/heiler/mariatreben.htm.

Kräuter-, Blüten- und Früchtetees dienen also neben der Erfrischung der Hilfe gegen vielerlei gesundheitliche Beschwerden. Je nach Sorte enthalten sie Schwingungen, wasserlösliche Mineralien, Spurenelemente, Enzyme, Fluiden und Pflanzenfarbstoffe, die den Organismus in vielerlei Hinsicht positiv beeinflussen. Zahlreiche Kräuter eignen sich dabei hervorragend für Kräutermischungen und bieten damit ein weites Spektrum an unterstützenden Heilkräften.

Die Rezepte von Maria Treben für Kräutertees wirken in vielen Fällen besser als jedes pharmazeutische Produkt und sind überdies – bei normaler Dosierung – ohne Nebenwirkungen. Wer einen Garten hat, wird selbst viele Kräuter anpflanzen können. Frische Kräuter sind auch in der Regel wirksamer als getrocknete. Die Anwendungsrezeptur für wirksamen Heiltee aus den Heilungsvorschlägen von Maria Treben bezieht sich auf frische Kräuter. Für getrocknete Kräuter kann sich die Dauer des Ziehens deutlich erhöhen. Ferner ist der Konsum bei den von Maria Treben angezeigten spezifischen Therapien statt der vorgeschlagenen wenigen Schlucke über Tag auf bis zu zwei Tassen, ebenfalls verteilt über den Tag, zu erhöhen, um bald nachweisbare positive Resultate vorweisen zu können.

Magen-Tee-Mischung

Für mich besonders bewährt hatte sich vor Jahren eine Mischung aus
- 25% Fenchel. Er ist ein hervorragendes Mittel gegen Blähungen und Krämpfe des Verdauungsapparates,
- 25% Pfefferminze. Sie wirkt krampflösend in den Verdauungswegen, blähungsmindernd sowie anregend auf die Gallenproduktion und den Appetit,
- 25% Melisse. Sie beruhigt das Nervensystem, ist günstig bei nervösen Herzbeschwerden, Unruhe, Schlafstörungen und Reizbarkeit,
- 25 % Kalmus. Er wird empfohlen bei Appetitlosigkeit, Magenkrämpfen, Magenkatarrh und Darmkrämpfen, sowie Blähungen und Verstopfung.

Schwarzer und grüner Tee

Vom Konsum schwarzen Tees ist abzuraten. Dies gilt auch für den in asiatischen Ländern teilweise hoch gepriesenen grünen Tee. Dr. Hiromi Shinya, einer der größten Internisten mit über 300.000 Darmuntersuchungen (gastroenterologische Diagnosen) und Enzymforscher stellte fest, dass die Magenschleimhaut von Personen, die regelmäßig Tee (grünen Tee, chinesischen Oolong-Tee, schwarzen Tee) oder Kaffee mit einem hohen Tanninsäuregehalt trinken, oft ausgedünnt ist. Es sei eine bekannte Tatsache, dass solche atrophischen (= ernährungsstörungsbedingter Schwund) Veränderungen zu chronischer Gastritis und zu Magenkrebs mutieren können, so Dr. Hiromi Shinya, „Lang leben ohne Krankheit", Verlag Goldmann Arkana, 1. Auflage 2008. Überdies wirkt der hohe Fluoridgehalt dieser Getränke lähmend auf das menschliche Gehirn.

Wer hinreichend enzymreiche Kost zu sich nimmt und frei von Säureüberschüssen geworden ist, verliert ganz von selbst das Verlangen nach diesen Getränken. Er bedarf keiner Stimulation durch aufputschende Getränke, da er oder sie ohnehin in Hochform ist.

Brennnesseltee und mehr

Brennnesseltee enthält neben viel Vitamin C und Provitamin A, viel Silizium, Kalzium, Magnesium und Eisen sowie andere Mineralien und Spurenelemente und sorgt für eine straffere Haut und festeres Bindegewebe. Zugleich stimuliert er die Entwässerung, ist antirheumatisch, fördert den Stoffwechsel, ist blutreinigend und entgiftend. Nicht zu viel auf einmal trinken! Der Tee löst zwar Schlacken im Körper, für einen Abtransport ist jedoch reichlich stilles Wasser zu trinken.

Die Brennnessel lässt sich auch gut als Gemüse (wie Spinat) oder als Suppe oder grünes Getränk (s. u.) zubereiten. Die Brennnessel zählt ob ihres hohen Mineralgehalts zu den Heilkräutern. Zum Pflücken braucht es zwar Handschuhe, aber das sollte Sie nicht hindern, diese insbesondere auf unbehandelten Böden im Halbschatten wachsende energiestoffreiche Pflanze zu ernten und in Ihren Speiseplan einzubeziehen. Noch konzentrierter wirkt Brennnesselsamen, den man über das Essen streuen kann.

Apfelschalentee

Dieser von der Schale biologischer Äpfel gewonnene Tee wirkt vor allem für die Nerven stabilisierend. Die Zubereitung wurde im Kapitel *Den Schlaf bessernde Hilfen* bereits beschrieben. Apfelschalentee ist auf Grund seiner guten Wirkungen auf Körper und Psyche eine der besten Teesorten bei Stress und schwachen Nerven.

Lapacho-Tee

Auf der Suche nach Nahrungsmitteln, die ein Höchstmaß an Enzymen enthalten, wurde mir Lapacho-Tee empfohlen. Dieser Tee wird aus der Innenrinde des in südamerikanischen Höhenlagen wachsenden Lapacho-Baumes gewonnen. Er galt als Allround-Heilmittel der Inkas. Auch die heutigen Einheimischen Südamerikas verwenden Lapacho gegen allerlei Krankheiten. Erst in der zweiten Hälfte des zwanzigsten Jahrhunderts wurde Lapacho auch von den Forschern und Medizinern des Abendlandes entdeckt. In Europa ist Lapacho weitgehend unbekannt, aber in Nordamerika ist er fast zu einem Mode-Heilmittel geworden.

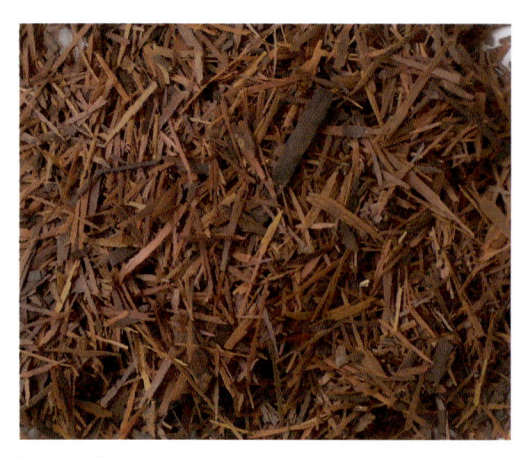

Er wirkt entzündungshemmend, sowohl antibakteriell als auch antiviral und antifungizid, d.h. gegen Pilzbefall. Zugleich regelt er den Blutdruck (ist tonisierend) und wirkt beruhigend sowie leicht schweißtreibend (entgiftend). Als Alternative und im Wechsel zu anderen wertvollen Tees ist Lapacho sehr zu empfehlen.

Spezielle Nahrungsmittel, Nahrungsergänzungsmittel und Natur

Das grundlegende Prinzip der Medizin ist die Liebe.
Paracelsus (1493-1541)

Unter dem Motto „lebenswichtige Nahrungsergänzungsmittel" werden insbesondere ältere Menschen von unzähligen Anbietern umworben. Das ist sehr verständlich, da viele der am Markt befindlichen Nahrungsmittel alles andere als vitalstoffreich, sondern ausgesprochen minderwertig sind. Das gilt nicht nur für die Produkte der Massentierhaltung und vieler Fischfarmen, sondern auch für Treibhausprodukte oder mit gefährlichen Düngemitteln oder auf verseuchten Böden gewonnene „Lebensmittel". Es überrascht deshalb nicht, dass immer mehr Menschen, auch solche, die aus finanziellen Gründen nicht darauf angewiesen wären, sich im eigenen Garten oder auf gepachtetem Grund zumindest teilweise selbst versorgen. Das Empfinden in der Bevölkerung, an vollen Tischen unzureichend ernährt zu werden, hat

Lapacho-Tee

also seinen Grund. Auch die rapide steigende Zahl an Dicken, die zumeist unbewusst minderwertige, falsche Ernährung durch Menge kompensieren wollen, verlangt ebenfalls nach den Nahrungsergänzungsmitteln.

Das Gesundheitsministerium weist zwar grundsätzlich zu Recht darauf hin, dass in einer „ausgewogenen Ernährung" alle erforderlichen Stoffe enthalten seien, aber zwischen den mittlerweile angebotenen Qualitäten klaffen Welten, was wider besseres Wissen unterschlagen wird. Es sei nochmals an die obengenannte Studie des Internationalen Instituts für Biophysik erinnert. Siehe auch: http://www.broeckers.com/Popp.htm.

Vitamine und andere Nahrungsergänzungsmittel als Hilfe aus diesem Dilemma in chemisch-anorganischer Form einzunehmen, ist allerdings kein guter Vorschlag, auch wenn diese Mittel inzwischen im Supermarkt preiswert erhältlich sind oder teilweise unter die Lebensmittel, vor allem unter Getränke gepanscht werden. Denn diese Mittel können vom Körper nicht oder nur zum Bruchteil aufgenommen werden, da sie nicht in organisch verwertbarer Form vorliegen. Sie werden deshalb schnell wieder ausgeschieden oder aber, was weniger schön ist, an unpassenden Stellen im Körper abgelagert.

Naturheilmittel, die wirklich helfen...?

*Trachte nicht nach Dingen,
die die Natur dir versagt hat;
Was die Natur versagt,
kann niemand geben.*
Aesop (um 580 v. Chr.)

Die „Bildzeitung" hat dankenswerterweise in ihrer Ausgabe vom 16. Oktober 2009 eine Artikelserie unter dem Namen *„Diese Naturheilmittel helfen wirklich"* begonnen, in welcher nach Ansicht der Redaktion 100 besten Präparate vorgestellt wurden. Die vorgestellten Rezepturen – manche der zumeist aus Kräutern und Pflanzen stammenden Präparate – sind schon seit Jahrhunderten in Gebrauch. Sie helfen mehr oder gelegentlich auch minder bei den jeweils angezeigten Indikationen. Sie lindern Schmerzen und bringen, wenn es gut geht, nicht nur Krankheitssymptome zum Abklingen, sondern verhelfen sogar zu einer Heilung.

Diese Mittel sind dem „Handbuch Rezeptfreie Medikamente" des Verlags Stiftung Warentest, 3. erw. Auflage 2009, entnommen. Es handelt sich dabei um ein Kompendium über mehr als 1800 rezeptfreie Medikamente, die gemäß den Auswahlkriterien der Stiftung Warentest beurteilt wurden. Das über 717 Seiten umfassende Buch ist ganz traditionell nach Krankheitsbildern aufgebaut und beurteilt unterschiedliche rezeptfreie Medikamente danach, inwieweit sie bei Beschwerden helfen können oder weniger geeignet sind. Das Werk ist eine Fleißarbeit von Anette Bopp und Vera Herbst, die Schlussgutachten der Arzneimittelbewertungen stammen von Prof. Dr. Gerd Glaeske und Dr. Judith Günther.

Spezifische Therapien mit homöopathischen Heilmitteln und das heißt keinesfalls zwangsläufig ohne Nebenwirkungen, wie vielfach angenommen wird, oder Therapien mit pharmazeutischen Mitteln, das heißt in aller Regel mit einer schnelleren Symptombeseitigung, jedoch recht häufig unter Inkaufnahme von zum Teil erheblichen Langzeit-Nebenwirkungen, beide Therapierichtungen konzentrieren sich auf lobenswerte und notwendige sowie oftmals mögliche Reparaturen am menschlichen Körper. Sie fußen auf der Denkanschauung, dass Krankheit das Nachlassen der Funktion einzelner Körperteile oder auch mehrerer Organe sei und wenn man nur diesen kranken Teil repariere, die Krankheit geheilt sei. Dahinter steht die Vorstellung, der Mensch sei eine, wenn auch besondere, Maschine. Rudolf Virchow (http://de.wikipedia.

org/wiki/Rudolf_Virchow) und andere hatten diese einseitige, materialistische Anschauung in der Heilkunde propagiert und damit auch im westlichen medizinischen Menschenverständnis verankert. Wenn der Mensch dann nichts anderes als eine gut funktionierende Maschine sei, braucht man die schlecht arbeitenden Teile nur zu stimulieren, reparieren und notfalls auch auszutauschen. Und schon wird der Mensch nach allen Regeln der medizinischen Kunst als geheilt entlassen. Die Folgen einer solchen der Materie verhafteten Anschauung zeigen sich heute in einem unproduktiven und finanziell kaum mehr tragbaren medizinisch-pharmazeutischen Krankheitsverwaltungssystem, das mit all seinen Auswüchsen bald nicht mehr zu halten sein wird.

Dieses Buch lenkt das Augenmerk nicht auf einzelne, spezifische Krankheiten und deren medikamentöse Beseitigung. Nicht der Bekämpfung von Krankheitsbildern gilt unser Interesse, sondern den optimalen Rahmenbedingungen zur Förderung des menschlichen Wohlbefindens und des Aufzeigens erfolgreich gangbarer Wege zu einer erlebbaren Gesundheit. Es geht also um die Schaffung einer überbordenden Gesundheit bis ins hohe Alter sowie deren Stimulierung. Zahllose Krankheiten, vor allem die typischen Zivilisationskrankheiten fallen dann nämlich ganz von alleine weg.

Biologische Mineralien und Vitamine

Der Mangel an Geist und Lebenskraft, erstickt im Menschen den Lebenssaft.
Heinrich Martin (1818-1872)

Grundsätzlich gilt, dass je sorgsamer Sie in der Auswahl Ihrer Lebensmittel sind, d.h. je höhere Vitalgehalte (Bio-Produkte) Sie auswählen und nicht nach der äußeren Schönheit der Produkte gehen, desto weniger benötigen Sie Nahrungsergänzungsmittel. Darüber hinaus werden Sie auf Dauer weniger essen wollen und essen müssen, insbesondere wenn Sie flüssigkauen. Ihr Körper wird Ihnen wesentlich zeitiger als bei Versorgung mit geringwertigen Produkten der Nahrungsmittelindustrie sowie der Massengewächshäuser signalisieren: *Danke, es ist genug!*

Deshalb sollten Sie auf gute biologische Lebensmittel so viel Wert legen und, soweit erforderlich, sich auf organisch verwertbare Vitamin- und Kollagenpräparate beschränken. Hier zu nennen sind die Vitamin-Mineralstoff-Tabletten, die aus natürlichen Pflanzen, vor allem Kräutern gewonnen sind und oftmals zugleich eine Verdauungshilfe darstellen; so zum Beispiel die Naturprodukte von Plantatrakt aus Steibis (siehe: http://www.plantatrakt.de/startseite.html).

Es gibt konkrete Untersuchungen über die Wirksamkeit dieser Kräutermischungen gegen typische Übersäuerungskrankheiten. Dr. G. Hanisch, langjähriger Leiter des Arbeitskreises *Gesund leben* befasste sich intensiv mit der Erforschung und Erprobung alter und wiederentdeckter Naturheilmethoden. Er empfiehlt für eine Entgiftungskur eine Kräutermischung aus Multiplasan-Komplex 17 und 33. Eine wirksame Entgiftung des Körpers erlaubt den Selbstheilungskräften, die durch Kräutergaben weiterhin unterstützt werden, sich auf natürlichem Wege zu entfalten. Es werden sowohl Mineralstoffkomplexe (Eisen, Magnesium, Calcium, Kalium) aus getrockneten und gemahlenen Heilpflanzen sowie Vitaminkomplexe (Vitamin-B-Gruppe und Pantothensäure) und eine Kombination angeboten. Das angezeigte Wirkspektrum ist sehr weit gefächert und bietet über eine Funktionsverbesserung der inneren Organe einen spürbaren Immunitätsgewinn. Es wird eine kurmäßige, d.h. zeitlich befristete, aber konsequente Einnahme empfohlen. Die Angaben und Empfehlungen bestehen nach den Erfahrungen des Autors zu Recht.

Das Problem für die Hersteller dieser einstmals medizinischen Produkte, jetzt aus politischen Gründen umfirmiert als Nahrungsergänzungsmittel, liegt in Brüssel. Mit der THMPD (Traditional Herbal Medical Product Directive), einer EU-Richtlinie zur Vereinheitlichung der Zulassungsverfahren für traditionelle Kräuterzubereitungen, die medizinisch eingesetzt werden, wurde die Pflanzenmedizin wider besseres Wissen seit 1. April 2011 weiter eingeschränkt. Bisherige Nahrungsergänzungsmittel könnten gegebenenfalls als Medikamente umgestuft und verboten werden. Hersteller dürfen bereits seit 2010 nicht mehr über ihre Produkte informieren, auch nicht Heilpraktiker und Ärzte. Diese Firmen werden damit durch EU-Richtlinie praktisch zum Sterben verurteilt, da das Wissen über die Heilkraft ihrer Produkte nur noch in Büchern durch fremde Autoren beschrieben werden darf. In den USA sind noch weitergehende Bestrebungen seitens der Gen-Industrie in Gang, die auf eine vollständige Gängelung des Anbaus und der Vermarktung von Kultur- und Heilpflanzen hinauslaufen.

Die größte Blamage hat sich hingegen die Pharmaindustrie im Juli 2010 eingehandelt, indem ihre wider besseres Wissen, dafür aber mit viel Medienaufwand und politischer Unterstützung vorgetragene Attacke gegen die Homöopathie durch den französischen Nobelpreisträger und Virologen Professor Luc Montagnier eine entscheidende Schlappe erlitt. Montagnier brachte den Beweis, dass Lösungen, die die DNS eines Virus oder eines Bakteriums enthalten, Radiowellen im Niedrigfrequenzbereich ausstrahlen, die andere Moleküle in ihrer Umgebung beeinflussen. Sie verwandeln diese in organisierte Strukturen. Diese veränderten Moleküle strahlen dann ebenfalls Niedrigfrequenzwellen aus. Diese Wellen bleiben auch nach sehr vielen Verdünnungsprozessen im Wasser erhalten. Das Wasser verfügt somit über ein exzellentes „Gedächtnis", das auch nach vielen Verdünnungen vorhanden ist. Montagnier bestätigte somit indirekt die wissenschaftliche Grundlage der Homöopathie (http://info.kopp-verlag.de/medizin-und-gesundheit/gesundes-leben/tony-isaacs/nobelpreistraeger-entdeckt-wissenschaftliche-grundlage-der-homoeopathie.html).

Der seit Jahrzehnten vorliegende Wirksamkeitsnachweis von Professor Fritz Popp, Neuss, in seinem *„Bericht an Bonn"* war offensichtlich für die Pharma-Lobby bereits ad acta gelegt, negiert und erfolgreich aus dem Bewusstsein der Politiker und Medien verdrängt worden.

Honig und Propolis

Honig gilt seit Menschengedenken nicht nur als ein gutes Nahrungsmittel, sondern insbesondere auch als Heilmittel. Hippokrates und Paracelsus nutzten Honig als wichtigen Bestandteil von Heilmixturen.

Der Vielfalt und hohen biologischen Wirksamkeit seiner Inhaltsstoffe (rund 200) werden Heilwirkungen bei inneren und äußeren Erkrankungen zugeschrieben; z. B. bei Herz- und Lebererkrankungen, Gelbsucht, Magengeschwüren, Verdauungsstörungen, Atemwegs- und Hauterkrankungen sowie zur Kräftigung Geschwächter.

Das Nachrichtenmagazin „Focus" berichtete am 23.09.2008: *„Das Hausmittel Honig ist ein anerkannter Bakterienkiller. Gegen Sinusitis, die chronische Entzündung der Nebenhöhlen, hilft er besser als Antibiotika"* (www.focus.de/gesundheit/ratgeber/medikamente/news/nebenhoehlenentzuendung-honig-schlaegt-antibiotika_aid_335276.html).

Die Heilkraft des Honigs ist allerdings schwankend, je nach Tracht und ob man Honig findet, der besonders hochwertig und rein ist, denn durch ein Füttern der Bienen von Zuckerwasser werden diese, genau wie der Mensch, geschwächt mit entsprechenden

Folgen. *Culture Change* empfiehlt deshalb den Bienen anstelle des geraubten Honigs fürs Überleben im Winter eine Zuckerbrühe anzubieten, die 10% Honig und sieben enzymhaltige Tees aus Heilkräutern enthält (siehe www.culturechange.de/wesensgemaesse-fuetterung-der-bienen-im-herbst.html). Hierdurch werden nicht die Bienen besser gestärkt, sondern auch der künftige Ertrag. Informationen über die Qualität der Einfütterung im Herbst (oder ggf. bei anhaltenden Schlechtwetterperioden) sind zumeist schwer zu bekommen. Sie sollten sich also zweckmäßigerweise direkt beim Imker informieren, da dies beim Handel nicht erfasst wird. Die im Honig enthaltenen Zuckerarten (Glucose, Fructose, Saccharose, Maltose) nebst Enzymen, Vitaminen, Aminosäuren sowie Pollen, Mineralstoffen und Aromen werden vom menschlichen Verdauungssystem gut aufgenommen. Industriell gefertigten Kunsthonig sollte man hingegen zwingend meiden, denn er wirkt nachhaltig gesundheitsschädigend.

Wer also immer wieder unter Erkältungsanfälligkeit leidet, sollte für eine gewisse Zeit morgens zum oder nach dem Frühstück und vor dem Zähnereinigen einen Teelöffel Honig langsam im Munde zergehen lassen und/oder abends eine Tasse Kräutertee mit einem Löffel Honig genießen. Infektionskrankheiten sollten dann auf Dauer ausbleiben. Ein gewohnheitsmäßiger, täglicher Honigverzehr erscheint deshalb nicht empfehlenswert, denn er konditioniert den Körper und entwertet den Einsatz von Honig zu Heilzwecken.

Sehr positiv zu veranschlagen sind auch die Wirkungen von **Propolis,** einer von den Bienen hergestellten harzartigen mit Flavonoiden getränkten Masse, mit der sie ihren Stock auskleiden. Dieser Schutzharz wirkt gegen Bakterien, Viren und Pilze. Er stärkt die Immunabwehr des Körpers.

Magnesium

Sportler, insbesondere Läufer, haben gelegentlich, d.h. wenn die Ernährung unausgewogen oder nicht vollwertig ist oder ein Defizit im Verdauungstrakt gegeben ist, einen Magnesiummangel zu verzeichnen, der sich in Krämpfen äußert. Darüber hinaus können Herzprobleme entstehen und das körpereigene Stressmanagement in Unordnung geraten. In der Apotheke gibt es bei Magnesiummangel Magnesiumpräparate in allerlei Form. Am besten nimmt der Körper jedoch *Magnesiumorotat* auf, das es in Form von Lutschtabletten (z. B. magnerot *Classic*) gibt. Es ist besser als das wasserlösliche Magnesiumcitrat oder andere Magnesiumverbindungen. Die Orotsäure ist nämlich eine körpereigene Substanz und kommt besonders in der Muttermilch vor. Der Orotsäure werden folgende Eigenschaften zugeschrieben: Förderung des Zellwachstums, Schutz der Leberzellen, Stärkung des Herzmuskels. Magnesiumorotat wird auch gegen Arterienverkalkung (Arteriosklerose) eingesetzt. Wichtig ist noch zu erwähnen, dass die Orotsäure dazu beitragen kann, die Energiespeichersubstanz in den Zellen, den sogenannten ATP-Spiegel (=Adenosintriphosphat, vergleiche obiges Kapitel über das Laufen) zu erhöhen. Damit ist die Voraussetzung gegeben, dass von außen zugeführtes Magnesium in den Zellen auch festgehalten wird. Denn in den Körperzellen wird der größte Teil des Magnesiums an das ATP gebunden. Ansonsten dürfte das zugeführte Magnesium weitgehend mit dem Urin ausgeschieden werden.

Man bedenke, dass es sich bei der Einnahme um eine, angesichts der Magnesiumarmut unserer Kulturböden zwar verständliche, aber doch immer nur um eine Hilfsanwendung handelt, derer es bei vernünftiger Lebensweise und dem täglichen Genuss *grüner Getränke* eitentlich nicht bedarf. Den Magnesiumbedarf des Körpers werden Sie nämlich normalerweise unter anderem aus Kräutern,

Verzehr von Vollkornbrot, Hirse und Hülsenfrüchten (Erbsen und dicken Bohnen) decken. Vertrauen Sie auf die Intelligenz des gesunden Körpers. An dieser Stelle sei angemerkt, dass Kalzium vom menschlichen Körper nur (!) aufgenommen werden kann, wenn die körpereigenen Magnesiumdepots gefüllt sind. Ansonsten ist die Aufnahme von zwei Teilen Kalzium von einem Teil Magnesium abhängig, wenn sie nicht vergeblich sein soll. Die Gaben von Kalzium in industriell verarbeiteter Nahrung oder Getränken sind in aller Regel kontraproduktiv.

Zeolith und anderes Vulkangesteinsmehl

Zeolith ist ein natürliches Vulkangestein und ist mikrofein gemahlen ein erstklassiger Absorber von Giftstoffen aller Art. Der kroatische Forscher Tihomir Lelas fand heraus, dass mikrofein gemahlener (TmaZ) „Tribomechanisch aktivierter Zeolith" (www.grenzenlos.net/archiv_new/arc_ges_megamin.htm) bei der Schweinezucht geradezu schlagartig Durchfall und Stresszustände reduzierte. Durch Eigenversuche unter Anwendung einer besonders feinen Mahltechnik, die Nano-Größen erreicht, konnte er nach Einnahme bei sich selbst zahlreiche Leiden ausheilen. Der Zeolithstaub, angeboten u. a. durch www.Globalis.AG, breitet sich im Darmbereich aus und verursacht eine Besserung des gesamten Verdauungstraktes. Da die Teilchen eine negative Ladung haben, können sie positiv geladene freie Radikale neutralisieren, was sich sehr positiv auf Gesundheit und Lebensgefühl auswirkt. Der Zeolithstaub trägt somit in hervorragender Weise zu einer Normalisierung des Darmmilieus bei. Die chemischen Hauptbestandteile des Zeolith sind: SiO_2 (65-70%), Al_2O_3 (11-13%), CaO (2-5%), K_2O (2-3%) sowie Fe, Mg und andere Verbindungen.

Das ultrafeine Gesteinsmehl Zeolith wirkt als Bioregulator im Organismus. Ihm werden folgende Eigenschaften zugeschrieben:

- Es entgiftet den Körper, auch von Schwermetallen,
- drängt Darmpilze zurück,
- verhindert eine Übersäuerung des Darmes,
- fördert die Heilungskräfte,
- stärkt das Immunsystem,
- wirkt stabilisierend auf den Kreislauf,
- reguliert den Eiweiß- und Kohlenhydrat-Stoffwechsel sowie den Wasserhaushalt,
- schwächt die Nebenwirkungen von pharmazeutischen Produkten,
- stärkt das Nervensystem,
- hemmt den Alterungsprozess,
- fördert die körperliche und psychische Leistungsfähigkeit.

Näheres sehen Sie unter http://www.sehsam.de/index.php?id=603. Selbst bei malignen Krankheiten war gemäß diverser Studien eine signifikante Besserung des Zustandes der Kranken zu verzeichnen.

Ein Selbstversuch des Autors ergab, dass trotz eines bereits guten Allgemeinzustandes eine weitere Steigerung des Wohlgefühls wie auch der Leistungsfähigkeit zu verzeichnen war. Zeolith sollte man kurmäßig einnehmen, morgens nüchtern unmittelbar nach dem Aufstehen, maximal einen Esslöffel in einem großen Glas (0,3 l) Wasser aufgelöst oder auch dreimal am Tage einen knappen Teelöffel, dann aber mindestens eine Stunde vor jeder Mahlzeit mit hinreichend Wasser. Je nach individuellem Gesundheitszustand zeigen sich binnen weniger Tage bis Wochen bereits erfreuliche Resultate.

Genauso positiv sind die erzielbaren Resultate mit **Klinoptilolith** (www.zeolithwelt.de/news/was-ist-zeolith-klinoptilolith-struktur-und-eigenschaften). Bezugsquelle ist www.kristallshop.ch. Die positiven Wirkungen Klinoptilolith-Zeolith sind ärztlich dokumentiert, beispielsweise durch Professor Dr. med. Karl Hecht, Humboldt-Universität, Berlin in seinem Buch „Naturmineralien – Regulation – Gesundheit". Da die Hersteller wegen gesetzlicher Beschränkungen ihre hervorragenden Produkte zumeist nicht bewerben noch Erfahrungsberichte weitergeben dürfen, ist der Leser auf Berichte Dritter angewiesen.

Auch andere ultrafein gemahlene Vulkanerden sind im Handel erhältlich. In diesem Zusammenhang ist auch das von Emma Kunz entdeckte Schweizer Heilgestein **AIONA** zu nennen, das bei www.mjm-jatho.de bezogen werden kann und nicht nur zur äußerlichen Anwendung genutzt wird.

Zusammenfassend darf gesagt werden, dass feinstgemahlene Vulkangesteine stark regenerierend wirken und dass bei korrekter Einnahme unerwünschte Nebenwirkungen ausbleiben. Zeolith hat deshalb auch Eingang in den Spitzensport gefunden als natürliches, erlaubtes Aufbaumittel. Es ist ob seines Mineralreichtums und der hohen Resorptionsfähigkeit ein sehr gutes Regenerationsmittel.

Bierhefe

Bierhefe, die insbesondere den Vitamin-B-Bedarf decken kann, wird in der Bierherstellung in Brauereien eingesetzt. Sie ist ein wertvolles Naturprodukt. Sie zieht ihre Vitalstoffe aus dem vitamin- und nährstoffreichen Gerstenmalzboden und wird vom menschlichen Körper im Allgemeinen sehr gut verwertet. Zu nennen ist hier das Panaktiv der Dr. Metz GmbH, das Sie in Reformhäusern oder Apotheken erhalten (Zusammensetzung in nachfolgender Abbildung).

Es gibt allerdings Personen, denen die flüssige Bierhefe weniger bekommt. Diese mögen sich keinen Zwang antun und alternativ lieber *Vitam-R Hefe-Extrakt* aus dem Reformhaus nutzen. Es ist eine Paste, die auch auf Hefebasis aufgebaut ist, aber ein gänzlich anderes Profil hat. Sie ist geeignet als Brotaufstrich und zum Würzen von Speisen, z. B. von Reis. Kinder mögen *Vitam-R* sehr und nennen es „scharfen Honig".

100 ml Panaktiv® enthalten:
Energie 88 kcal/369kJ – Eiweiß 10,8 g
Kohlenhydrate 6g – davon Zucker 4,3 g
Fett 0,5 g – davon gesättigte Fettsäuren 0,3 g
Ballaststoffe 8,1 g
Natrium 0,02 g

*nach RDA

		% des Tagesbedarfs*
Vitamin B_1	2,7 mg	245%
Vitamin B_2	0,7 mg	50%
Vitamin B_6	0,6 mg	43%
Niacin	12,0 mg	75%
Pantothensäure	2,4 mg	40%
Folsäure	176 µg	88%
Biotin	40 µg	80%
Magnesium	60,0 mg	16%
Zink	3,5 mg	35%
Eisen	2,4 mg	17%

100 g Vitam-R Hefeextrakt enthalten: B1: 11 mg, B2: 15 mg, B6: 8 mg, ferner Folsäure, Niacin, Pantothensäure und Kalium.

Während *Panaktiv* Bierhefe gern mit frischgepressten Fruchtsäften verdünnt und vorzugsweise kurmäßig genutzt wird, gehört *Vitam-R* als fest etabliertes Würzmittel und Brotaufstrich in jede interessante Küche.

Maca

Seit Jahrtausenden wird die Maca-Knolle (Lepidium meyenii) auf den Hochebenen von Peru in über 4000 m Höhe angebaut. Die Maca-Knolle wächst dort ganzjährig und zeichnet sich durch einen hohen Nährwert aus mit einer Fülle an durch den menschlichen Organismus gut verwertbaren Proteinen, nahezu allen Vitaminen, Kohlenhydraten, Mineralien, Flavanolen und essenziellen Fettsäuren.

Maca stand bei den Inkas als Energiespender sehr hoch im Kurs. Wer Maca zu sich nahm, galt als langlebig bei guter körperlicher und geistiger Gesundheit, weil neben den positiven körperlichen Effekten auch die psychische Belastbarkeit steigt. Geschäftstüchtige Händler haben es seit einigen

Jahren, primär in den USA, als Potenzmittel vermarktet, wiewohl das Wirkspektrum breit und als allgemein regenerativ zu bezeichnen ist (http://de.wikipedia.org/wiki/Maca_(Pflanze)). In Europa wird Maca vor allem von Sportlern als natürlich wirkendes Aufbaumittel geschätzt und genutzt. Es wird von verschiedenen Herstellern als getrocknetes und gemahlenes Knollen-Pulver angeboten und kann als hervorragende Kur zur allgemeinen körperlichen Regeneration eingesetzt werden.

Sauerkrautsaft

Im 18. Jahrhundert wurde entdeckt, dass der Verzehr von rohem Sauerkraut die gefürchtete Seefahrerkrankheit Skorbut (http://de.wikipedia.org/wiki/Skorbut) verhindert. Sauerkraut sorgt dank des hohen Vitamin-C-Gehaltes seit jeher dafür, Mangelerscheinungen im Winter vorzubeugen. Der gewonnene Sauerkrautsaft wirkt regenerierend auf die Darmflora und ist verdauungsfördernd, falls nur wenige Schlucke (Schnapsglas) vor dem Essen eingenommen werden. Die lebenden, aktiven Milchsäurebakterien im Sauerkrautsaft begünstigen eine blähungsfreie, gesunde Verdauung. Zugleich wirken sie entgiftend und helfen, den Körper zu entschlacken. Sauerkrautsaft ist arm an Kalorien, jedoch ballaststoffreich und, in kleinen Dosen eingenommen, sehr bekömmlich. Sauerkrautsaft erhalten Sie u. a. in Naturkostläden und in jedem Reformhaus. Gelegentlich wird Sauerkrautsaft jedoch auch zum Abnehmen und Fasten empfohlen, weil er in größeren Mengen eine abführende Wirkung, fast wie Glaubersalz, zeitigt. Beides ist jedoch der falsche Weg zum Abnehmen, da der verursachte „Dünnpfiff" nur dehydriert, aber keinesfalls die unerwünschten Fettablagerungen beseitigt. Fette müssen aufgezehrt beziehungsweise verbrannt werden und dazu bedarf es, wie in den ersten Kapiteln beschrieben, der eigenen Bewegung!

Leinsamen-Balsam

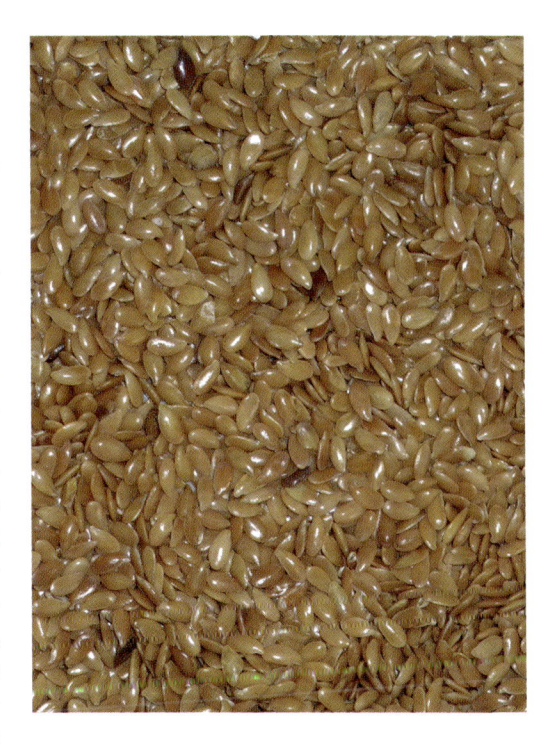

Während Leinsamen ein altbekanntes Hausmittel bei Stuhlverstopfungen darstellt, ist der aus dem **ungeschroteten goldgelben Leinsamen** durch 5-10 minütiges Kochen und anschließendem Abseihen gewonnene Schleim ein als sehr angenehm empfundenes Auskleidungs- und Beruhigungsmittel für Magen und Darm. Es wird morgens nüchtern eingenommen. Eine halbe Tasse ist vollauf ausreichend. Durch den Leinsamentrunk werden alle Entzündungen in Magen, Dünndarm, wie Dickdarm günstig beeinflusst. Die Einnahme wird als sehr angenehm empfunden. Es gibt aber auch kritische Anmerkungen zum Konsum des geschroteten Leinsamens unter www.jameda.de/hausmittel/leinsamen-schleim. Offensichtlich wurden die Zubereitungsregeln missachtet. Da geschroteter normaler Leinsamen leicht die Därme reizt, sollte er stets vor dem Konsum durch ein Tuch passiert werden. Dass man ihn bei bestehendem oder drohendem Darmverschluss nicht einnimmt, sollte selbstverständlich sein. Gemahlener Leinsamen hat überdies ein erhöhtes Quellvermögen, was bei Konsum zu hoher Mengen auch zur Absorption notwendiger Mineralstoffe führen kann.

Empfohlen wird der goldene Leinsamen, der nicht geschrotet wird. Man nimmt einen Teelöffel voll auf eine Tasse Wasser und lässt dieses 5 Minuten kochen. Da sondert sich der Schleim ab. Mit einem Sieb wird der Sud abgeseiht und warm getrunken.

Nach ärztlichen Untersuchungen leidet in Deutschland rund ein Drittel der Bevölkerung zeitweise unter Verstopfung und ein Viertel der über Sechzigjährigen unter chronischer Verstopfung, wobei Frauen häufiger betroffen sind als Männer. Es ist ein absolut unnötiges Leiden, dem Sie ein schnelles Ende bereiten können, so Sie Ihre Lebensweise nach den zahlreichen gegebenen Empfehlungen umstellen.

Spirulina

Algen dürften eines der ältesten pflanzlichen Organismen sein. Spirulina platensis, so der biologische Name, ist eine besondere Spezies aus rund 30.000 Algen, die auf unserem Globus vorkommen. Es ist eine Süßwasseralge, die in alkalischen und mineralhaltigen Seen besonders gut gedeiht. Sie wird seit langer Zeit auch als Futterzusatz verwendet. Keine andere Pflanze und kein anderes Samenkorn der Welt enthält eine derart umfangreiche Kombination an natürlichen Nährstoffen wie Spirulina.

Spirulina besitzt einen hohen Eiweißanteil in Form essenzieller Aminosäuren. Der Gehalt beläuft sich auf über 60% des Gewichts und ist damit bezüglich der Eiweißversorgung allen übrigen pflanzlichen und tierischen Eiweißen hoch überlegen. Dabei sollte allerdings klar sein, dass sich mit wenigen Presstabletten nicht die für den menschlichen Organismus täglich erforderliche Nährstoffaufnahme realisieren lässt.

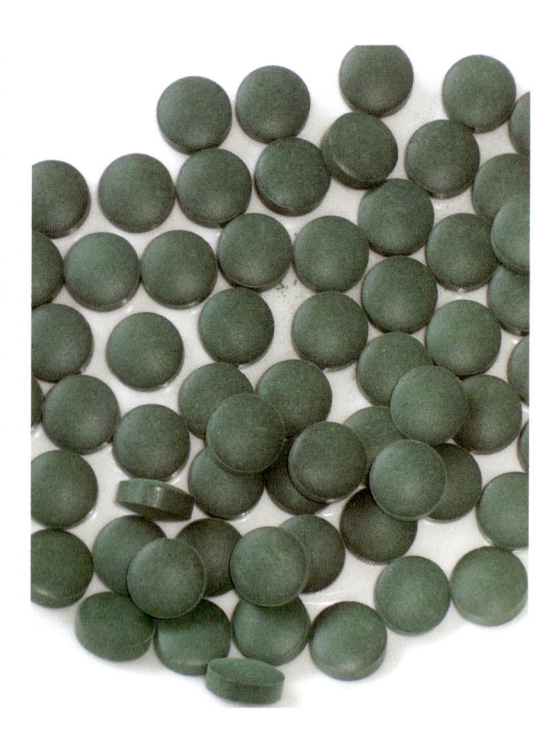

In Tablettenform gepresstes Spirulina

Spirulina enthält unter anderem folgende weitere Vitalstoffe:

– Beta-Carotin (Provitamin A)
– Thiamin (Vitamin B_1)
– Riboflavin (Vitamin B_2)
– Niacin (Vitamin B_3)
– Pantothensäure (Vitamin B_5)
– Pyridoxin (Vitamin B_6)
– Cobalamin (Vitamin B_{12})
– Vitamin E (alpha-Tocopherol)
– Xanthophylle (Carotinoidfarbstoffe), Vorstufe des Vitamin A
– Phycolibiproteine (Phycocyanin und Allophycocyanin)
– Sulfolipide
– Polysaccharide: Calciumspirulan, Natriumspirulan (Kohlenhydrate)
– Chlorophyll in hoher Konzentration, wodurch Spirulina die kräftige türkise Farbe erhält
– Gamma-Linolensäure (das ist eine ungesättigte Fettsäure)

– Mineralstoffe und Spurenelemente, wie Magnesium, Calcium, Eisen, Kalium, Zink, Selen, Chrom, Lithium, Natrium u. a.

Neben dem hohen Nährwert wirkt Spirulina entzündungshemmend und antioxidativ. Es hat die Eigenschaft, Leber und Nieren zu entgiften. Blutbildung und Immunabwehr werden angeregt.

Spirulina, das auch als Mikroalge bezeichnet wird, ist sowohl in Nord-Amerika als auch in Japan als hochwertiges Nahrungs- und Nahrungsergänzungsmittel beliebt und erfreut sich seit Jahren auch in Europa einer wachsenden gesundheitsorientierten Anhängerschaft.

All diese schönen Eigenschaften könnten jedoch nachhaltig getrübt sein, weil andere blaugrüne Algen, die ggf. auch im Handel erhältlich sind, giftige Microcystin-Anteile enthalten können, so eine Studie der kanadischen Gesundheitsbehörden (web.archive.org/web/20051024002314/http://www.hc-sc.gc.ca/ewh-semt/water-eau/drink-potab/cyanobacteria-cyanobacteries_e.html). Man verkneife sich also billige Ausweichprodukte. Außerdem gilt es zu beachten, dass das Lutschen von Spirulina vorübergehend für grüne Zunge und Zähne sorgt und bei manchen Menschen abführend wirkt. Man gehe also mit Bedacht vor.

Das in Europa angebotene Spirulina wird in aller Regel in kontrollierten Wasserfarmen gezüchtet und stammt überwiegend aus Hawaii. Weitere Informationen können Sie der Seite www.phytodoc.de/heilpflanze/spirulina entnehmen. Bezugsquellen für hochqualitatives Spirulina finden Sie u. a. bei www.natur-spiruvital.de sowie in gut geführten Reformhäusern und Naturkostläden.

Gerstengras

Im November 2009 hatte ich Gelegenheit, in einer kleinen Gruppe von Naturheilfreunden einige Tage in den naturheißen Bädern von Bormio zu verbringen. Da gab es unter anderem an jedem Morgen frischen Gerstengrassaft und Leinsamen-Balsam. Die Ernährungswissenschaftlerinnen gewannen den Gerstengrassaft aus frischem, selbst gezogenem Gerstengras.

Den Samen der Gerstengräser kann man leicht auf der Fensterbank oder dem Balkon binnen ca. 8-12 Tagen hochziehen. Die jungen Gräser werden dann zum Zeitpunkt der maximalen Nährstoffkonzentration „geerntet", d.h. mit einer Schere abgeschnitten. Sie wachsen bald wieder nach. Man kann die geschnittenen Gräser dann in einem Quetsch-Entsafter auspressen oder gleich mit Wasser in einen Mixer füllen, zerkleinern und anschließend abseihen. Dass der Saft „schön" bitter schmeckt, dürfte klar sein, aber lassen Sie sich dadurch nicht abschrecken! Wer unbedingt will, darf etwas Honig hinzufügen.

Was bringt das nun Besonderes? Gerstengrassaft (aber auch der etwas weniger kräftige Weizengrassaft) ist wohl das beste Mittel der Natur, um die menschlichen Vorratsspeicher an Enzymen, Mineralstoffen und Spurenelementen aufzufüllen, zumal er darüber hinaus viel Eisen, Calcium, Kalium, Vitamin C und E, viele Aminosäuren sowie viel Chlorophyll enthält. Dieser Saft ist extrem basisch und stellt somit eine besondere Hilfe bei der Entsäuerung und Entgiftung des Körpers dar. Er hilft, Schwermetallablagerungen im Körper zu lösen, die dann ausgeschieden werden, manchmal auch über die Haut (d.h. mit vorübergehender Pickelbildung). Man übertreibe es deshalb nicht mit der Dosierung, Entgiftungskrisen sind unnötig. Das im Saft enthaltene Chlorophyll ist reiner Lebenssaft und tut unserem Organismus deshalb so gut, da Chlorophylle mit unserem Blut, genauer den Hämen, siehe http://de.wikipedia.org/wiki/H%C3%A4me_(Stoffgruppe) verwandt sind.

Während das Blut als zentrales Ion Eisen hat (deshalb ist Blut auch rot, weil Eisen mit dem Sauerstoff im Blut „rostet"), ist Chlorophyll mit einem Zentralion nicht eisen-, sondern magnesium-besetzt. Der Rest ist identisch, deshalb so lebensstärkend; siehe http://de.wikipedia.org/wiki/Chlorophyll.

Der Gerstengrassaft enthält neben den lebensunabdingbaren Enzymen Bitterstoffe, welche die Leber stärken und den Gallenfluss anregen. Hierdurch werden die Verdauungskraft und vor allem eine gesunde Darmflora gefördert. Deshalb zeitigt der Gerstengrassaft starke therapeutische Wirkungen bei allen Zivilisationskrankheiten, wie zum Beispiel Arteriosklerose, Herzerkrankungen, Diabetes, Anämie, Entzündungen aller Art, wie etwa der Nebenhöhlen und bei Magengeschwüren, Proteinmangel, Übersäuerung und anderem mehr. Gerstengras wirkt wie ein natürliches Antibiotikum ohne Nebenwirkungen, weil es die natürliche Darmflora unterstützt und bei Pilzbefall den Pilz nicht, wie die meisten Nahrungsmittel, noch füttert. Ein besonders erwähnenswertes Enzym des Gerstengrassaftes ist Superoxid-Dismutase (SOD). Es ist eines der stärksten Antioxidantien auf zellulärer Ebene. Als effizienter Fänger freier Radikale bietet es einen herausragenden Schutz der Zellen vor zellschädigenden Angriffen von Superoxid-Radikalen.

Neben den Enzymen und Chlorophyll enthält Gerstengras eine Vielzahl von Vitaminen, wie B_1, B_2, B_6, C, E, das Karotin (Vorstufe zu Vitamin A), ferner Niacin, Cholin, Biotin und Pantothensäure. Hinzu kommen lebenswichtige Spurenelemente und Mineralstoffe wie Eisen, Kalium, Magnesium, Calcium, Phosphor und Zink und man staune, über 20% Proteine (!), allesamt in einer vom Körper leicht absorbierbaren biologischen Aufbereitung. Gerstengrassaft ist somit par excellence ein Regenerations- und Leistungsaufbaumittel. Es sollte deshalb nicht überraschen, dass immer mehr Hochleistungssportler, die gut beraten sind, diesen Saft statt isotonischer Getränke zu sich nehmen.

Wer Gerste nicht selbst auf dem Balkon oder im Garten anbauen möchte, kann Gerstengras in getrockneter und gemahlener Form in allen Bio- und Reformhäusern, zumeist als Presstabletten oder Pulver, erwerben. Mit Gerstengras stärken Sie Ihre Regenerations- und Leistungskraft erheblich und sichern sich u. U. sehr preiswert einen nicht zu unterschätzenden Beitrag zu einer überbordenden Gesundheit. Gerstengras hat als Landgewächs nach der Wasserpflanze Spirulina den höchsten Gehalt an Vitalstoffen und übertrifft damit auch das relativ hochwertige Weizengras.

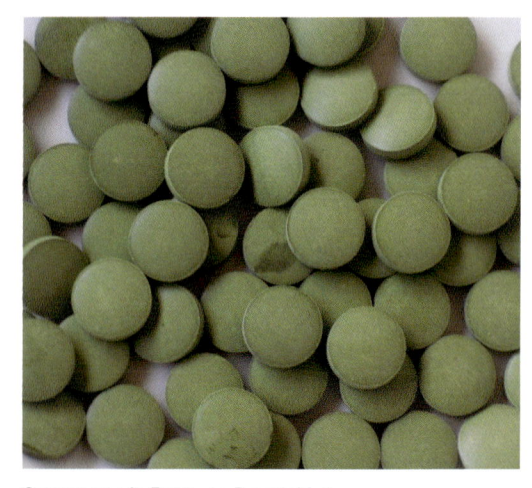

Gerstengras in Form von Presstabletten

Das Hohe Lied des frisch gepressten Getreidesaftes ist verknüpft mit dem Namen der etwas umstrittenen Rohkostverfechterin Ann Wigmore (1909-1994) (http://en.wikipedia.org/wiki/Ann_Wigmore), die die Werthaltigkeit des Weizengrases wiederentdeckte, und vor allem mit dem japanischen Arzt Dr. Yoshihide Hagiwara (siehe www.barleygreen-store.com/yoshide-hagiwara.html).

Die nachfolgende Tabelle zeigt die überragende Stellung des Gerstengrases im Verhältnis zu anderen Nahrungsmitteln:

100 Gramm der nachfolgenden Lebensmittel enthalten (in Milligramm) folgende Mineralien:

Lebensmittel	Na	K	Ca	Mg	Fe	Cu	P	Mn	Zn
Gerstengrasextrakt	775	8880	1108	224,7	15,8	1,36	594	5,6	7,33
Sellerie	28	278	39	9,6	1,4	0,11	45	-	-
Blattsalat	30	208	21	9,7	0,5	0,15	25	-	-
Spinat	25	490	98	59,2	3,3	0,26	52	-	-
Zwiebel	10	137	40	7,6	0,5	0,08	26	-	-
Tomate	3	288	3	11	0,2	0,1	1,8	-	-
Kohl	15	240	45	16,8	0,4	-	22	-	-
Banane	8	348	5	41,9	9,4	0,16	23	-	-
Orange	4	0	14	-	0,2	-	12	-	-
Weizenmehl	3	361	30	106	3,2	0,65	330	-	-
Kuhmilch	36	160	100	14	0,1	0,02	90	-	-
Dosenlachs	500	320	170	29,8	1,2	0,05	320	-	-

Na = Natrium, K = Kalium, Ca = Calcium, Mg = Magnesium, Fe = Eisen, Cu = Kupfer, P = Phosphor, Mn = Mangan, Zn = Zink

Quellen: „Ressource Research Association", „Office of Science & Technology" und „Japan Food Analysis Center"

Infolge der weltweiten rasanten Abnahme des Nährstoffgehalts der Böden wegen einer stark industrialisierten Landwirtschaft dürften die obengenannten Daten die aktuelle Wirklichkeit nicht mehr widerspiegeln, sondern allesamt niedriger ausfallen.

Wesentlich bleibt ergänzend festzuhalten, dass der basische Bestandsanteil von Gerstengras sich auf rund 2/3 beläuft und bei gesundem Spinat auf immerhin rund 40%. Eine basen-überschüssige Ernährung ist bekanntlich essenziell für unsere Gesundheit. Der Eiweißgehalt von Gerstengraspulver liegt bei rund 23%, ferner Rohfaser 17% Chlorophyll, Kohlenhydrate und zahlreiche Fettsäuren.

Grüne Getränke und ihre Zubereitung

Besonders gute, die Gesundheit aufbauende Mittel sind selbst hergestellte *Grüne Getränke.* Früher sprach man von Pflanzenpresssäften. Seit den 1970er Jahren sind diese als Aperitifs in die deutsche und italienische Küche eingeführt und freuen sich zunehmender Beliebtheit. Inzwischen werden sie neben den seit jeher bekannten *frisch gepressten Fruchtsäften*, die im Bastarddeutschen als *Smoothies* vermarktet werden, als sogenannte *Green Smoothies* angeboten. Bei letzteren werden üblicherweise gleichzeitig Früchte und Gemüse/Kräuter verquirlt, was zwar interessant schmeckt, aber eine Mischung darstellt, die vom Körper nicht optimal verwertet wird, denn es werden Obstsäuren und basische Blattsäfte miteinander vermengt, was man nicht tun sollte. Zweckmäßigerweise machen Sie Ihre *Grünen Getränke* deshalb selbst.

Geeignete Pflanzen oder Kräuter werden im Mixer mit gutem Wasser zerkleinert. Anschließend wird der grüne Saft durch ein feines Sieb in das Trinkglas gegeben und sogleich, am besten kurze Zeit vor dem Essen, getrunken. Am elegantesten nutzen Sie als Sieb einen Damen-Nylon-Socken, der sehr fein filtert. Dann läuft das Getränk unmittelbar durch die Magenfalte in den Dünndarm und wird dort sofort verwertet. Im frisch zubereiteten grünen Getränk werden somit alle wasserlöslichen Nährstoffe der Kräuter, der Wild- oder der jeweilig gewählten Heilpflanze erschlossen. *Grüne Getränke* sind möglichst im Wechsel zu genießen, um das volle Spektrum der Nährstoffe aufzunehmen. Sie sind nämlich außerordentlich wertvoll und regenerieren den gesamten Körper. Ihre wesentlichen Bestandteile wurden im Kapitel *Hohe Bioverfügbarkeit von grünem Blattgemüse* bereits ausgeführt. Sie enthalten viele Heilinformationen, Enzyme, Vitamine und Mineralien sowie Bitterstoffe etc. und gelten als hervorragende Hilfen bei Anämie, Entzündungen aller Art und auch bei Proteinmangel. Kurzum, sie sind sehr gesundheitsförderlich und sollten täglich, zumindest einmal (!) getrunken werden. Lassen Sie sich durch den teilweise leicht basisch bis bitter anmutenden Geschmack nicht abschrecken. Sie werden sich schneller daran gewöhnen als in jungen Jahren an den Geschmack von Bier. Auch Salate kann man als *Grünes Getränk,* dann allerdings ungesiebt, zu sich nehmen.

Für Grüne Getränke eignen sich vor allem Heilkräuter:

Brennnessel fördert als erstklassige Eisenquelle die Blutbildung, entgiftet, da leicht harntreibend, gut für die Prostata und das Hormonsystem, deshalb hilfreich für Frauen, insbesondere während der Wechseljahre, regt Appetit- und Stoffwechsel an, ist schleimlösend und reich an Vitaminen und Mineralien. Der Samen ist besonders wertvoll, wohl das beste, weitverbreitete, regenerierende Naturmittel.

Boretsch unterstützt Entgiftung und Entschlackung, stärkt Herz und Leber.

Gerstengras: mein Favorit, vgl. gesondertes Kapitel oben.

Löwenzahn: Junger Löwenzahn hat viel Eisen und Magnesium sowie Bitterstoffe, die gut für Leber und Galle sind, gleicht Mangelerscheinungen aus, wirkt gegen Frühjahrsmüdigkeit, hilft der Bauchspeicheldrüse.

Petersilie wirkt u. a. harntreibend und krampflösend, verdauungsfördernd, reguliert Blutdruck, für Schwangere nicht geeignet, enthält Vitamin C sowie B_{12}, viele ätherische Öle und Zink und Eisen, stärkt u. a. das Bindegewebe.

Rosmarin: Kreislauf- und herzstärkend, fördert die Durchblutung des Gehirns, Hilfe bei rheumatischen Beschwerden.

Salbei wirkt entzündungshemmend, schmerzlindernd, adstringent, günstig für die Lymphe.

Spitzwegerich hat ein breites Spektrum von Heilwirkungen, stärkt die Nerven, ist besonders gut für Atemwege und die Haut, ist schleimlösend und lindert dort Entzündungen, auch auf frischen Wunden.

Thymian wirkt appetitanregend, verdauungsfördernd, krampflösend, beruhigend und antibakteriell, günstig für die Atemorgane und den Verdauungsprozess.

Vogelmiere: Traditionell genutzt in Frischquark und bei Käsen sowie Sorbets, positiv für Haut, Darm, Magen und Lunge. Sie enthält viele Vitamine, Mineralien, Kieselsäure und Flavonoide.

Weizengras: Vgl. Kapitel zu Gerstengras.

Zinnkraut unterstützt Kräfteaufbau, gut für Haut, Nägel, Knochen und Bindegewebe und Niere, ferner günstige Wirkungen auf Lunge und Bronchien.

Für *Grüne Getränke* können Sie auch Endiviensalat, Feldsalat, Ysop, Pimpinelle, Estragon und alle anderen Speisekräuter nutzen. Ferner sind als Aperitif eine Delikatesse: frische sonnengereifte und ggf. geschälte Tomaten, ungesiebt, mit ein wenig guter Sojasauce und einer Prise Pfeffer.

Bei allen Kräutern gilt es, auf den Fundort zu achten, dass dieser weder durch Umweltgifte, Jauche oder Fuchsbandwürmer verseucht ist.

Ein Vitaminvergleich verschiedener Lebensmittel

> *Man muss wissen, dass Stoff und Form immer miteinander verbunden zugleich existieren, dass die Vernunft des Geistes aber die Kraft hat, bald nur den Stoff für sich, bald nur die Form, bald beide verbunden zu betrachten.*
> Peter Abaelard (1079-1142)

Der Vitamingehalt der Nahrungsmittel variiert bekanntlich sehr stark nach Herkunft, Reifegrad und Bodenqualität sowie weiteren Umweltbedingungen. Insofern sind die in der unteren Tabelle angegebenen Werte mit deutlichem Vorbehalt zu sehen.

Im *Evangelium der Essener,* das von so manchem Kritiker nicht auf die Essener, sondern dessen Entdecker, Professor Dr. Edmond B. Szekly zurückgeführt wird (siehe www.communityofpeace.net/Britxt/B03profes.htm), hieß es bereits zum „Tabellenführer" Gerstengras:

Esst denn, o Söhne des Lichts, von diesem vollkommenen Kraut auf der Tafel unserer Erdenmutter, auf dass eure Tage lange währen mögen, denn dies ist in den Augen Gottes wohlgefällig.

Lebensmittel	Karotin	B_1	B_2	B_3	B_5	B_6	C	E	Biotin	Folsäure
	I.U.	mg	mg	mg	mg	mg	mg	mg	mg	mg
Gerstengrasextrakt	52000	1,29	2,75	10,6	2,48	0,03	329	-	48	640
Sellerie		1,03	1,02	0,4	0,4	0,1	10	0,5	0,1	7
Blattsalat	200	0,06	0,1	0,2	0,1	0,07	5	0,5	0,7	20
Spinat	8000	0,12	0,3	1	0,3	0,1	100	-	0,1	80
Zwiebel	20	0,03	0,02	0,2	0,1	0,1	10	0,3	0,9	5
Tomate	400	0,08	0,03	0,8	0,05	0,1	20	0,04	1,2	-
Kohl	100	0,08	0,05	0,5	-	-	50	-	-	-
Grünkohl	10000	0,15	0,33	-	-	-	126	-	-	10
Banane	200	0,03	0,05	0,5	0,2	0,3	10	0,4	-	-
Orange	120	0,09	0,02	1	-	-	50	-	-	35
Weizenmehl	-	0,3	0,1	4,5	4,5	0,4	-	2,6	5	-
Kuhmilch	20	0,04	0,15	-	0,35	0,04	2	-	2	6,3
Dosenlachs	-	0,02	0,12	-	0,5	0,03	-	-	10	5

Quellen: „Ressource Research Association", „Office of Science & Technology" und „Japan Food Analysis Center"

Ölziehen

Der Arzt verbindet deine Wunden.
Dein innerer Arzt aber wird dich gesunden.
Bitte ihn darum, sooft du kannst.
Paracelsus (1493-1541)

Vor über 25 Jahren, als ich von einer in die nächste Erkältungskrankheit fiel, machte mich ein netter Kollege auf die Möglichkeit des Ölziehens oder Ölsaugens oder Ölschlenzens aufmerksam. Hierbei wird ein voller Esslöffel Sonnenblumenöl in den Mund genommen und dort hin und her gespült und durch die Zähne gezogen. Wenn das Öl frisch im Mund ist, kann man auch noch damit Gurgeln. Das Hin- und Herschlenzen des Öls mache man rund 15 Minuten ohne etwas runterzuschlucken. Das Öl, das man nach dem Ziehen ausspuckt, hat sich in der Farbe verändert und sieht dann ganz weiß aus. Es enthält alle möglichen Ablagerungen und Gifte aus dem Mund- und Rachenraum. Beim Ausspucken achte man darauf, nicht das ganze Waschbecken ölig zu machen. Am besten spuckt man alles in die Toilette. Der Mund wird anschließend zweckmäßigerweise mit klarem Wasser ausgespült.

Das Verfahren stammt aus den großen Sonnenblumenländern, insbesondere der Ukraine und ist seit weit über einem Jahrhundert bekannt. Sicher ist, dass der Mund- und Rachenraum gegenüber Infekten aller Art weitgehend immunisiert wird. Eine Ansiedlung von Fremdbakterien, Viren und Pilzen wird zumindest erschwert. Die Speicheldrüsen werden angeregt, Schleimhäute und das Zahnfleisch werden gereinigt und mit einer Schutzschicht umgeben. Insofern stärkt das Ölziehen das Immunsystem gegen die Anfälligkeit von Infekten des Atemsystems, wahrscheinlich aber auch bis zu einem gewissen Maß zugleich des Verdauungstraktes. Mit Gewissheit werden die Schleimhäute der an die Mundhöhle angrenzenden Nebenhöhlen mit aktiviert, sodass auch dort eine Schleimhauterneuerung und freieres Atmen zu verzeichnen sind. Inwieweit dies ausschließlich durch die Wirkstoffe des Öls selbst oder aber zugleich oder gar primär durch die nachhaltige Bewegung der Mund- und Gesichtsmuskeln in alle Richtungen hervorgerufen wird, bleibt unbeantwortet. Vermutlich ist die zwei- bis dreimalige intensive zehnminütige tägliche Muskelaktivierung nicht ohne nachhaltig positive Wirkungen. Ein ähnlich positiver Effekt wird ja auch bei der Gymnastik, insbesondere beim bewussten extremen Zusammenziehen der Bauch- wie der unteren Schließmuskeln auf die inneren Organe ausgelöst. Durch das Ölziehen werden gemäß unzähliger Berichte auch Herpes-Viren sowie Aphten und lästige Bläschen zumindest aus dem Mundbereich verbannt. Sicher ist, dass regelmäßiges Ölziehen die Ausscheidung, Entschlackung und Entgiftung aktiviert und das gesamte obere Atemsystem freier wird. Lästiges nächtliches Zufallen eines der Nasenlöcher hört auf. Damit wird zugleich die Neigung zur Mundatmung und zum Schnarchen reduziert. Das Zahnfleisch gesundet besser als bei jedwedem Zahnputzmittel. Die dem Ölziehen zugeschriebenen Indikationen sind breit gefächert. Sie finden diese beispielsweise unter www.cysticus.de/oelziehen.htm.

Was mit dem Sonnenblumenöl, selbstverständlich kalt gepresst und erste Pressung, funktioniert, geht zweifelsfrei auch mit anderen kalt gepressten, ungesättigten Ölen wie dem Olivenöl, dem Leinöl (mehrfach ungesättigt), dem Weizenkeimöl, dem Schwarzkümmelöl oder dem Kürbiskernöl. Jedes der Öle enthält andere Enzyme und hat andere Wirkspektren, die vom Körper aufgenommen werden. So wird dem Olivenöl eine positive Wirkung auf Herz und Kreislauf zugeschrieben und Leinöl gilt als Hilfe bei Magen- und Darmproblemen. Weizenkeimöl enthält das fettlösliche Vitamin E, das gegen freie Radikale wirkt und es stärkt vor allem die Vitalität. Schwarzkümmelöl, Grabbeigabe vieler Pharaonen, wird zur Regulierung des Immunsystems und als natürliches Antibiotikum gegen Pilze im Darm empfohlen. Kürbiskernöl hingegen dient traditionell als bewährtes Mittel für Blase, Prostata und Nieren.

Es bleibt also dem Anwender überlassen, ob er das traditionelle Sonnenblumenöl mit einem oder mehreren anderen Ölen seiner Wahl abwechselt.

Ukrainische Ärzte empfehlen das Kauen und Ziehen von Sonnenblumenöl geradezu als Wundermittel gegen eine Vielzahl von Krankheiten, die hier bewusst nicht aufgezählt werden, da es hierüber bislang keine allgemein anerkannten Studien gibt. Nähere Informationen über Ölziehen bietet die Fördergemeinschaft Natur und Medizin (www.naturundmedizin.de/index.php), sowie zum Beispiel das Büchlein von Annette Kerckhoff, „Ölziehen mit Sonnenblumenöl", welches zugleich ein breites Spektrum an Erfolgsberichten enthält. Es soll an dieser Stelle jedoch nicht unterschlagen werden, dass in dem genannten Buch eine Reihe von Rückmeldungen und Erfahrungsberichten aufgeführt sind, bei denen Ölziehen keine positiven Ergebnisse zeitigte. In einer Studie kam die holländische Ärztin Dr. Rosi Frey zu dem Ergebnis, dass 20% der Teilnehmer eine 80-100%ige Befreiung von ihren Beschwerden erfuhren. Es sind dabei folgende Beschwerden angeführt: Depressivität, Müdigkeit, Unruhe, Schlafstörungen, Konzentrationsstörungen, Gelenkbeschwerden, Muskelkrämpfe, Hypoglykämie, Migräne, Verstopfung, Magenschmerzen, Arthroseschmerzen, wiederkehrende Erkältungen, Schmerzen der Nebenhöhlen und Halsschmerzen, schließlich sogar die Heilung offener Beine (1 Fall). Eine teilweise, d.h. 50-80%ige Besserung hatten weitere 20% der Teilnehmer bei folgenden zusätzlichen Indikationen: Hitzewallungen, Schwerhörigkeit, Appetitlosigkeit, kalte Füße, Jucken an Haut und Anus. Weitere 20% der Teilnehmer verzeichneten eine gewisse Besserung um 30-50%, während die restliche Gruppe von 20% keinerlei Besserung ihrer Beschwerden, ja sogar über negative Resultate berichtete. Es handelte sich in erster Linie um das Ausfallen von provisorischen wie endgültigen Zahnfüllungen, von Inlays und Kronen. Dann hatten einige Teilnehmer eine unüberwindliche Aversion gegen die Einnahme von Öl.

In einer Umfrage unter den Mitgliedern von *Natur und Medizin* berichteten von 119 Zuschriften 81,5% über positive Veränderungen, 8,4% über keine Veränderung und 10% über Abbruch aus unterschiedlichen Gründen. Gewiss ist auch dies keine wissenschaftliche Studie, aber zumindest ein starker Indikator, dass zumindest eine Besserung von Beschwerden im Hals-Nasen-Ohren-Mund-Raum sowie der Luftwege sehr wahrscheinlich ist.

Das Ölziehen dürfte sich entgegen so mancher geradezu abenteuerlich hoch gesteckter Erwartungen nicht als ein Alleskönner für unzählige Krankheiten erweisen, andererseits jedoch weit mehr bewirken, als die herrschende medizinische Wissenschaft bereit ist, zuzugestehen. In vielen Fällen bedarf es auch einer längeren Ausdauer und einer positiven Einstellung des Anwenders. Der Autor hat die eigene Erfahrung gemacht, dass Jahrzehnte alte chronische Herde in Nasen- und Stirnhöhlen, die mit einer Vielzahl anderer Mittel sowie nachhaltiger ärztlicher Anstrengungen nicht zu beseitigen waren, durch Ölziehen binnen eines halben Jahres harmonisch abgeklungen sind. Wenn das nichts ist! Ein Freund berichtete mir, dass er durch ein konsequentes zweimal tägliches Ölziehen, anfänglich mit Sonnenblumenöl, dann mit Sesamöl, das noch wirksamer sei, seine chronische Entzündung im Knie geheilt habe und zugleich auch die Entzündung in einer vergrößerten Prostata weggegangen sei. Ziemlich ungläubig berichtete ich darüber meiner Ärztin, die allerdings sagte, dass sie dies für möglich halte, da durch Ölziehen eine allmähliche Entgiftung aller Entzündungsherde im Körper bewirkt werde. Meine Vermutung geht dahin, dass vor allem die unerschütterliche Überzeugung meinem Freund geholfen hat! Offensichtlich liegt der Schwachpunkt des Ölziehens vor allem in der mangelnden Konsequenz und unzureichenden Ausdauer der Anwender. Übrigens werden durch Ölziehen die natürlichen Zähne geringfügig heller und reflektieren, wie das feste Zahnfleisch, ein höheres Gesundheitsniveau.

Prostataprävention

Nicht du trägst die Wurzel.
Die Wurzel trägt dich.
Römer 11,17

Männer über 50, gelegentlich auch schon früher, neigen zu einem verstärkten Wachstum der Prostata, was sich unter anderem beim Wasserlassen als sehr störend erweist. Ungenügend durchblutete Füße begünstigen diese Entwicklung. Nicht gerade selten ergeben sich dabei Anknüpfungspunkte für sehr ernst zu nehmende Krankheiten, die unbedingt zu vermeiden sind und auch vermieden werden können. Neben den hier diskutierten Maßnahmen zur Gesundheitsverbesserung werden am Markt auch spezielle Mittel zur Prostataprävention angeboten.

Hierzu gehört das von *Dr. Hittich Gesundheitsmittel* angebotene Prostakraft. Nach Angaben des Herstellers enthält 1 Kapsel folgende Bestandteile: 167 mg Tomatenextrakt mit mindestens 10 mg Lycopin, 2000 mcg Phytofluen und 500 mcg Phytoen, 60 mg Beta-Sostosterol, 25 mg Campesterol, 5 mg Luteolin, 630 mcg Myrecetin, 126 mg Pollen-Extrakt und 125 mg Flachs-Lignana mit mindestens 25 mg Secoisolariciresinol-Diglucosiden. Unbeschadet der mehr als penetranten Werbeaktivität des Herstellers, die eher das Gegenteil vermuten ließ, ergaben diverse mehrmonatige Tests eine spürbare Besserung. Auch Extrakte aus den Sabalfrüchten (Sägepalme, Serepona repens) führen zu einer Minderung der Symptome bei gutartiger Prostatavergrößerung (BHP). Dasselbe gilt auch für Grüne Getränke aus Brennnesseln. Durch andere in diesem Buch angeführte Techniken können ähnliche Ergebnisse erzielt werden.

Besser gesunde und warme Füße

Dem Lauf der Dinge darf man nicht zürnen,
denn er kümmert sich um nichts.
Marc Aurel, römischer Kaiser (121-180)

Das wichtige, vielfach unterschätzte Problem *kalte Füße*, zu dessen Lösung in vorangegangenen Kapiteln bereits Wesentliches gesagt wurde, kann auch auf sportliche Art gelöst werden. Die Leguano GmbH in Sankt Augustin bei Bonn hat eine intelligente Kombination entwickelt aus den Effekten des Barfußlaufens, das bekanntlich hervorragende, die Gesundheit stimulierende Effekte aufweist, und Socken, die vor Kälte schützen, nämlich den **barfuß-leguano.** Diese Fußbekleidung besteht aus einer flachen, elastischen *Lifolit*-Sohle, die mit unzähligen Noppen übersät ist und einem Socken der bekannten Marke *Kunert*. Die Noppen bewirken bei jedem Schritt eine leichte Massage der Reflexzonen Ihrer Fußsohlen. Der Spezial-Laufsocken, der für weitgehend ebenes Gelände geeignet ist, ermöglicht und verlangt, dass man damit laufe wie barfuß, d.h. es ist stets und ausschließ-

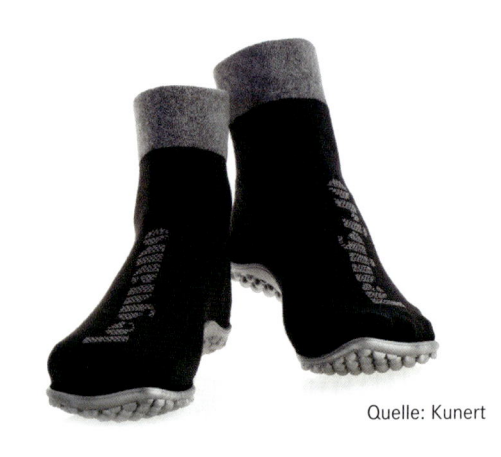

Quelle: Kunert

lich mit dem Vorfuß aufzusetzen. Dann erzielen Sie einen Gesundheitseffekt, der dem Barfußlaufen gleichkommt. Die daraufhin erfahrbare Aktivierung der inneren Organe, des Blutdrucks und des Kreislaufs ist bemerkenswert. Allerdings werden bei gegebenen kalten Füßen und sitzender Tätigkeit diese nicht von alleine warm! Eine leichte Mütze, die über die Ohren reicht und auch im Haus getragen wird, steigert jedoch Durchblutung und Wohlbefinden nachhaltig.

Barfuß-Leguano-Laufsocken, wie auch andere Barfuß-Schuhe, erziehen darüber hinaus zu einem besseren Gehverhalten. Sie trainieren die zumeist vernachlässigte Fußmuskulatur, insbesondere die Zehenmuskulatur. Schief liegende Zehen können oftmals wieder gerade werden. Der Barfuß-Schuh führt Sie über ein richtiges Aufsetzen der Füße, also hierbei ausschließlich mit dem Vorfuß, zu einem verbesserten Laufstil. Das natürliche Gehen und Aufkommen mit dem Vorfuß muss anfangs bewusst trainiert werden. Dabei werden auch Muskelgruppen bis in den Rücken hinauf beansprucht, die bisher vernachlässigt wurden. Das Ergebnis ist eine verbesserte Körperhaltung. Sowohl das Gehen wie das Laufen fallen spürbar ruhiger aus.

Zu beziehen ist die Spezial-Fußbekleidung unter www.barfuss-leguano.com. Diese Laufsocken können ganztags getragen werden, auch beim Spazierengehen und leichten Joggen. Die Sohle ist sehr rutschfest und bietet einen guten Halt.

Xylit statt Karies & Co.

*Ein weher Zahn –
schlechter Schlafkumpan.*
Wilhelm Busch (1832-1908)

Xylit oder Xylitol ist ein zuckerähnliches Süßungsmittel ähnlich wie Sorbit, Mannit, Maltit oder das natürliche Stevia und hat mit den künstlichen hochgradig schädlichen Süßstoffen wie Aspartam und dergleichen nichts gemein. Es ist vielmehr ein biologischer Stoff, der in Blumenkohl und vielen Früchten in geringer Konzentration vorhanden ist. Er wurde in Finnland, wo seine heilsame Wirkung gegen Karies und andere Probleme vor rund 40 Jahren erstmals untersucht und angewandt wurde, zunächst aus der Rinde von Birken gewonnen. Professor Kauko K. Mäkinen von der Universität Turku, Finnland, schildert seine eingehenden Teststudien unter www.xylismile.de/download/maekineninxylitolorg.pdf. Diese sind bezeichnenderweise nicht ins Deutsche übersetzt worden, da die Ergebnisse so spektakulär waren, dass offensichtlich die Dentalbranche als auch die Zuckerindustrie Umsatzeinbrüche befürchteten. Deshalb ist Xylit außerhalb von Finnland auch heute noch weitgehend unbekannt.

Das zuckerähnliche Granulat wird, weil in einigen Nahrungsmitteln vorhanden, von unserem Körper gut verarbeitet und in seine Bestandteile von Wasser und Kohlendioxid zerlegt. Im Mund jedoch bewirkt es eine schnelle Reduktion der Kariesbakterien, die nicht nur aggressive Säuren produzieren, sondern auch für die Zahnbeläge verantwortlich sind. Xylit kann hingegen von den Kariesbakterien nicht verstoffwechselt werden. Sie gehen mangels Nahrung zugrunde und werden in Ihrer Entfaltung stark eingeschränkt, selbst dann, wenn die Nahrung weiterhin viele Kohlenhydrate und auch Zucker enthalten sollte. Die Bakterienflora des Mundes verbessert sich nachhaltig, selbst Candida-Pilze werden verdrängt. Zusätzlich ergeben sich gute Effekte in Richtung einer starken Verminderung der Zahnsteinbildung und einer Festigung des Zahnfleisches. Darüber hinaus erleichtert Xylit den Einbau von Mineralien aus dem Speichel in die Zähne. Diese werden glatt und erhalten ein gesundes Aussehen. Da auch im Darm ähnliche Prozesse ablaufen, wird vermutet, dass Xylit auch positiv auf die Knochenbildung, d.h. vorbeugend gegen Osteoporose, wirkt. Xylit wird in

Finnland auch dem Salzwasser-Nasenspray zugefügt und bei Kindern zur Prävention von Ohrenentzündungen eingesetzt.

Mütter, die bereits während der Schwangerschaft oder in der Stillephase Xylit zu sich nehmen, übertragen die Resistenz gegenüber Karies auf ihre Kinder, die längere Zeit anhält. Bei Untersuchungen fand man, dass der durch Xylit aufgebaute Schutz vor Karies auch noch fünf Jahre nach Absetzen der Einnahme signifikant hoch ausfiel.

Wie ist das Xylit-Pulver nun am zweckmäßigsten einzunehmen? Es bieten sich mehrere Möglichkeiten an. Von Kindern und Jugendlichen dürften Xylit-Bonbons oder Xylit-Kaugummis bevorzugt werden. Allerdings achte man sehr darauf, dass auch 100% Xylit drinnen ist und es nicht nur eine Alibiportion ist und der Rest aus Zucker oder anderen Süßstoffen besteht. Am effizientesten ist es jedoch, wenn Sie nach jedem Essen und vor dem Schlafengehen insgesamt 3-mal täglich die Zähne ohne Zahnpasta reinigen und dann deutlich weniger als einen halben, sehr kleinen Teelöffel voll Xylit im Munde zergehen lassen und die eingespeichelte Masse, die sich sehr schnell verflüssigt, zwischen den Zähnen hin und her schlenzen und danach ausspucken. Den Mund anschließend nicht mehr mit Wasser oder anderen Getränken nachspülen, denn das Xylit soll möglichst lange an den Zähnen bleiben. Keine Angst, der Geschmack wird als angenehm und erfrischend empfunden!

Nach finnischen Angaben können auch größere Mengen von täglich mehr als 100 Gramm Xylit vom Körper problemlos verarbeitet werden. Der Autor hat jedoch die gegensätzliche Erfahrung gemacht. Wenn Teile der Zahnspülung heruntergeschluckt werden, wirkte das leicht abführend. Das Ausmaß der Xylit-Lutscherei in Form von Bonbons und Kaugummi sollte deshalb kontrolliert angegangen werden. Der Effekt glatte Zahnoberflächen und gutes Aussehen stellt sich bei Mundspülungen mit Xylit bereits nach wenigen Tagen ein. Eine Alternative bietet die Xylit-Zahnpasta.

Xylit bietet somit eine weitere elegante Methode, um Kinder wegzubringen von den körperlich wie charakterlich negativen Auswirkungen des Zuckerkonsums und synthetischer Süßstoffe.

Zu beziehen ist Xylit in den verschiedenen Applikationen u. a. bei www.xylitquelle.de. Bereits eine nicht ganz regelmäßige Anwendung durch den Autor ergab, dass der Zahnarzt, der ansonsten oftmals Zahnstein und Kariesherde fand, umsonst aufgesucht wurde und vom guten Zustand des Zahnfleisches überrascht war. Er konnte keine Dienstleistung erbringen und das wird dank täglicher Xylit-Mundspülungen auch so bleiben.

Atemluft und Sauerstofftherapien

Anerkennung ist der Sauerstoff menschlicher Beziehungen.
Deutsches Sprichwort

Unsere Atemluft enthält neben rund 21% Sauerstoff und rund 78% Stickstoff auch Edelgase (primär Argon), mehr oder weniger Wasserdampf sowie Kohlendioxyd, das die Pflanzen für die Photosynthese benötigen, ferner Spurenelemente, ätherische Essenzen, Biophotonen und verschiedene Schwebestoffe. In der freien Natur ist die Reinheit der Luft noch in etwa hinreichend und enthält ausreichend negative Sauerstoffionen, manchmal sogar mit natürlicher „ozonreicherer" Luft (O_3). Neben Wasser ist Sauerstoff die Basis allen Lebens. Das Meereswasser besteht zu 86 Gewichtsprozenten aus Sauerstoff.

Ohne Nahrung lässt es sich lange aushalten, ohne Wasser zumeist nur wenige Tage, ohne Luft nur wenige Minuten. Das Blut transportiert mittels Kohlensäure-Eiweißen den Sauerstoff zu den Zellen, die diesen durch Oxidation zu Wasser und Kohlensäure umwandeln, welches über die Venen, die Abwasserkanäle des Körpers, in die Lunge zurücktransportiert und teilweise abgeatmet wird. Der Mensch benötigt täglich bis zu 20 kg Luft, woraus er u. a. ca. 4 kg Sauerstoff umsetzt.

Nicht so sehr das Kohlendioxyd in der Luft ist das Problem, sondern die Kohlenmonoxide, Industrieabgase und Nanopartikel (z.B. von Platin/Palladiumkatalysatoren, Rußpartikel u. a. m.). Zwar enthält auch in Industriestädten die Luft rund 21% Sauerstoff, dabei jedoch nur sehr wenige negativ ionisierte Sauerstoffmoleküle, die für den menschlichen Atmungsprozess wesentlich sind. Wenn deren Anteil unter 7% fiele, wäre das für Menschen letal.

Typische negative Ionenkonzentrationen in der Luft sind:
- Im Hochgebirge und am Meer bis zu 5.000 Ionen/cm^3
- Am Stadtrand, auf Wiesen und Feldern 700-1.500 Ionen/cm^3
- In innerstädtischen Parkanlagen 400-600 Ionen/cm^3
- Auf Straßen (Bürgersteigen) 100-200 Ionen/cm^3
- In innerstädtischen Wohnungen, je nach Lüftung, 40-80 Ionen/cm^3
- In geschlossenen, klimatisierten Räumen unter 25 Ionen/cm^3

Damit dürfte klar sein, wo und wie man am gesündesten lebt und warum alle vorgeschlagenen Bewegungsaktivitäten möglichst in der freien Natur vollzogen werden sollten.

Wenn sich die Luftionisation verschiebt und das ist bei Wetterumschwüngen, Föhn oder vor Gewittern stets der Fall, so reagiert der Mensch hierauf mit Nervosität, Migräne, Depressionen, Schlafstörungen und Erschöpfung. Es sind auf einmal zu viele positive Ionen und zu wenig negative Ionen in der Luft. Zudem sei in diesem Zusammenhang nochmals darauf hingewiesen, dass industriell verarbeitete Nahrungsmittel wie Zucker, weißes Mehl, Alkohol oder koffeinhaltige Getränke Sauerstoffräuber sind, da sie einerseits keinen Sauerstoffanteil enthalten, andererseits jedoch viel Sauerstoff zu ihrer Verdauung benötigen. Obst und Gemüse enthalten hingegen in Abhängigkeit von den Rahmenbedingungen einen hohen Sauerstoffanteil, während derjenige von Fetten und eiweißhaltigen Nahrungsmitteln bereits deutlich niedriger liegt.

Ein Mangel an verwertbarem Sauerstoff führt bei den Körperzellen und damit beim Menschen zu Stress, der sich in Müdigkeit, vorzeitigem Altern und zahlreichen Gesundheitsstörungen bemerkbar macht. Nobelpreisträger Professor Dr. Otto Warburg stellte bereits 1926 fest, dass Krebszellen ausschließlich in einem sauerstoffarmen Milieu existieren und sich dort vermehren können (http://de.wikipedia.org/wiki/Otto_Heinrich_Warburg). Diese These gilt inzwischen als allgemein anerkannt, wenngleich wenig beachtet. *„Sauerstoff ist die Quelle des Lebens aller Zellen. Alle ernsten Krankheiten werden begleitet von niedrigem Sauerstoff-Status. Sauerstoff-Mangel im Körpergewebe ist ein sicherer Indikator für Krankheit... Er ist auch die eigentliche Ursache für alle degenerativen Krankheiten."* So der Molekularbiologe Dr. Stephen Levine (www.calcfine.ch/ox/problematik.htm).

Wenn Sie sich also permanent schlapp fühlen, ist das ein Hinweis, dass die Sauerstoffbilanz Ihres Körpers außer Gleichgewicht geraten ist. Deshalb wurden und werden immer wieder Kuren und Wanderungen am Meer und im Hochgebirge ärztlicherseits empfohlen. Auf Dauer hilft die bereits geschilderte Buteyko-Atemmethode. Darüber hinaus haben viele Ärzte in der Vergangenheit versucht, Sauerstoffdefizite des Blutes und Gewebes durch besondere Therapien auszugleichen. Siehe beispielsweise: www.naturheilpraxis-doll.de/therapie/sauerst.htm.

An erster Stelle sei die Entnahme arteriellen Blutes genannt, das dann in speziellen Apparaturen mit einem O_2/O_3-Gemisch versehen und anschließend dem Patienten wieder injiziert wird. Wiewohl davon (vorübergehend) einige Impulse ausgehen, ist es ein durchaus langwieriges, teures und unangenehmes Verfahren, dem sich der Autor bereits vor vielen Jahrzehnten unterziehen „durfte". Angenehmer, aber um ein Vielfaches teurer ist die Hyperbare Oxygenation (HBO), wie sie von einigen Kliniken in Deutschland angeboten wird. Sie verlangt allerdings extrem hohe Investitionskosten mit Druckkammern u. a. m., sodass sie trotz dokumentierter Erfolge (Duisburg, Graz) für Otto Normalverbraucher nicht in Frage kommt. Einfacher, aber dennoch recht kostspielig sind alle Sauerstoff-Inhalations-Therapien, wie beispielsweise die von Prof. Dr. von Ardenne (www.sauerstoffkur-rhein-main.de/manfredvonardenne.html).

Das Gleiche gilt für Sauerstoffzelte und Sauerstoffduschen. Als Nachteil sind für alle technischen Verfahrensweisen neben dem hohen Preis immer die örtliche Gebundenheit sowie die Abweichung von der natürlichen Zusammensetzung der Atemluft anzuführen, weshalb sie für eine Dauernutzung nicht in Frage kommen.

Seit geraumer Zeit gibt es auch sauerstoffangereicherte Getränke, die, zumeist zu überhöhten Preisen, angeboten werden. Sie enthalten zwar mit ca. 60 ppm (parts per million = Teile pro Million) ungefähr den zehnfachen Sauerstoffgehalt von Leitungswasser, wie viel davon jedoch in den Körper gelangt, bleibt fraglich. Wurde der Sauerstoff nur hineingeblasen, dürfte er sich nach dem Öffnen der Flasche bald verflüchtigen. Inwieweit der gasförmige, nicht stabilisierte Sauerstoff vom Körper verwertet wird, ist nicht bekannt.

Schließlich entdeckte E.D.Goodloe (siehe www.aerobic-oxygen.bize-d-goodloe.htm) ein Verfahren der molekularen Sauerstoffanbindung an Salze (Natriumchlorid). Das im Handel erhältliche Sauerstoff-Hochkonzentrat nennt sich Aerobic Stabilized Oxygen (aerobisch stabilisierter Sauerstoff).

Eine Kur besteht aus 3-mal täglich eingenommenen 10-20 Tropfen stabilisiertem Sauerstoff auf ein Glas Wasser oder frischen Saft und hat eine baldige Erhöhung des Wohlbefindens zur Folge, denn der Sauerstoffgehalt des Blutes steigt an. Das Mittel wird allenthalben als natürliches Nahrungsergänzungsmittel gehandelt. Es enthält keine synthetischen Substanzen, ist ungiftig und ist ohne Nebenwirkungen, weshalb es auch zur Daueranwendung geeignet ist. Eine Überdosierung sei ebenfalls nicht möglich, da die roten Blutkörperchen nur eine bestimmte Menge an Sauerstoffmolekülen aufnehmen können.

Dr. Bettina Roccor, Regensburg, beschreibt in ihrem Buch „Stabilisierter Sauerstoff – Das elementare Gesundheitsmittel der Zukunft", Seh-Sam Verlag, Engelskirchen, detailliert die mit Sauerstofftherapien erzielten Heilerfolge an amerikanischen, australischen und japanischen Kliniken und zitiert zahlreiche Patientenberichte und Laboruntersuchungen. Die Schlussfolgerung lautet: Bakterien, Viren und Pilze reduzieren sich. Alle Zivilisationskrankheiten können besser gemeistert werden. Stabilisierter Sauerstoff wird auch in der Tieraufzucht erfolgreich eingesetzt sowie in der Trinkwasserversorgung an einer Reihe kalifornischer Schulen.

Von allgemeinem Interesse dürften die bereits 2001 durchgeführten Doppelblindstudien an der TU München unter Prof. Jeschke und Prof. Elstner, Weihenstephan, sein. Nach Verabreichung unterschiedlicher Dosen von oxygenisiertem Trinkwasser sowie Mundspülungen ergaben sich folgende das Immunsystem steigernde Werte: Zunahme der Leukozyten um 30%, davon Granulozyten 7%, sowie ein geringfügiger Anstieg der Lymphozyten. Eine zweite Studie ergab einen um 14% niedrigeren Laktatwert des Blutes gegenüber der Placebogruppe, was eine geringere Übersäuerung und damit erhöhte sportliche Leistungsfähigkeit signalisiert, vgl. die Kapitel über Laufen und Astaxanthin. Es ist deshalb nicht überraschend, dass diese Sauerstofftherapie als dopingfreie Methode bereits ihren Eingang in den Leistungssport gefunden hat. Gemäß einer Doppelblindstudie von Prof. Neander führt Sauerstoffwasser zu einer Steigerung der Feinmotorik, Verringerung der Fehlerhäufigkeit sowie einer Besserung des Kurzzeitgedächtnisses und der Konzentrationsfähigkeit (www.seh-sam.de/uploads/media/Sonderdruck-ASO-Sauerstoff_im_Leistungssport.pdf).

Für den Autor unbestritten ist, dass das persönliche Energieniveau beachtlich ansteigt, Trägheit und Müdigkeit verfliegen, die Konzentrationsfähigkeit nimmt zu. Es darf erwartet werden, dass damit auch vorzeitige Alterserscheinungen zurückgedrängt werden. Deshalb kann eine Sauerstoff-Trinkkur nachdrücklich empfohlen werden. Bezugsquelle: www.aerobic-oxygen.com.

Zweckmäßigerweise ist das Oxidanz ASO nie gleichzeitig einzunehmen mit Antioxidantien, also Fängern von freien Radikalen, wie die nachfolgend beschriebenen OPC oder Astaxanthin.

Aquantin

*Das Wissen ist wie das Wasser:
Es steigt nicht auf die Berge,
es pflegt nicht bei Hochmütigen zu sein.
Beide, das Wissen, wie das Wasser,
suchen niedrige Stellen.*
Persische Weisheit

Anfang 2007 empfahl mir ein österreichischer Freund ein Gesundheitsmittel, das ihm sehr geholfen habe, ein Energiewasser besonderer Art. Mit reichlich Skepsis bestellte ich selbiges und erlebte eine angenehme Überraschung. Meine jahrelange, im Zeitablauf sich zusehends verschlimmernde und chronisch gewordene Staub- und Pollenallergie verflog binnen vier Monaten. Zuvor brachten nur Seeaufenthalte jeweils freilich vergängliche Heilungserfolge. Ein erstaunliches Resultat, das mit anderen Hilfsmitteln nicht zu erzielen war.

Aquantin ist als Gesundheitsmittel ein absolutes Novum, da es chemisch nur H_2O ist und dennoch in hoher Verdünnung extrem wirksam ist, ja seine Wirkung erst in einem Tropfen pro einem oder anderthalb Litern gutem stillem Wasser voll entfaltet. Es ist eine hochenergetische Substanz mit verblüffenden Wirkungen auf den gesamten Körper und die Psyche.

Aquantin ist also ein wirksames Energetikum, das den Körper zu einer Zellregeneration antreibt. Diese Regeneration neutralisiert dabei im Körper angesammelte negative Informationen, die bei ausreichendem Wassertrinken von mindestens 1,5 Litern ausgeschieden werden. Durch diese induzierte Reinigung des Körpers kommt es folgerichtig zu Heilungsprozessen. Die jüngsten Krankheitsherde werden erstaunlich schnell aufgelöst, Krankheiten treten den Rückzug an. Gewöhnlich verschwinden sie in umgekehrtem Sinne wie sie gekommen sind, das heißt, die jüngsten zuerst, ältere erworbene Beschwerden später und jahrzehntelange chronische Krankheiten zuletzt und das mit all den unerfreulichen Symptomen, mit denen ihr Auftreten begleitet war. Alles in allem jedoch geschehen die Heilungsprozesse in verblüffend kurzer Zeit, wenn die individuelle Lebenshaltung nachhaltig geändert wird und nicht etwa durch anhaltend lebensfeindliche Einstellungen und Verhaltensweisen fortwährend neue Krankheitsimpulse gesetzt werden. Die biologische Uhr des Körpers wird dann konsequent zurückgedreht und der Körper kann, nachdem letzte alte Krankheitsinformationen gelöscht wurden, einen gesunden und als harmonisch empfundenen Gleichgewichtszustand finden. Wie bei vielen Anwendungen homöopathischer Rezepte kann es zu Beginn der Anwendung zu einer Erstverschlimmerung oder Heilkrise kommen. Dies sollte als ein Zeichen gewertet werden, dass der Körper auf die Informationen aus dem *Aquantin* aktiv reagiert. Es kann dabei sehr wohl der Fall sein, dass diese Erstreaktionen des Körpers zu heftig ausfallen. Dann sollte man unbedingt die Dosis radikal verringern, um nicht unter den Reaktionen des Körpers allzu sehr zu leiden. Je schwächer der Gesundheitszustand, desto höher muss nämlich die Verdünnung gewählt werden. Wieder im Vollbesitz der Lebensenergie kann der Körper sogar letzte Krankheitsinformationen löschen und quasi in den Urzustand zurückfinden.

Der Oberösterreicher Schreiner und Bestatter Josef Berger hatte 1983 damit begonnen, mit dem Durchforstungsmaterial des nahen Waldes, nämlich Ästen, Blättern und Nadeln, zwecks Energiegewinnung (Biogase) zu experimentieren. Er machte dabei interessante Beobachtungen. So kam es in seinem „Versuchsreaktor" bzw. Silo u. a. zu Materialveränderungen; Holzstücke verbrannten plötzlich rückstandsfrei und Proben ergaben einen Anstieg des Heizwertes um 30%, der theoretisch nicht erklärt werden kann. Weitere Beobachtungen zeigten eine unerklärliche Strukturauflösung des Ausgangsmaterials.

Im Jahr 1991 entwickelte sich aus den ersten Versuchen ein Forschungsprojekt im Verbund mit Fernwärme. Es kam in dem Forschungssilo nach dem Gärprozess der Grünmasse zu einer natürlichen Auflösung jeglicher Strukturen. Die dabei gemachten Erfahrungen zeigten, dass es in der garenden Grünmasse zu elektrischen Dissoziationen (Ladungsteilungen) kommt, die sich laufend verstärken. Bestimmte Anordnungen der Materialeinlagerung und eine eingebaute Isolationsschicht verhinderten nach Herrn Berger anfangs den Potenzialausgleich. Nach Überschreiten der Isolatorwirkung erfolgen im Materialstock jedoch zahlreiche blitzartige Entladungsreaktionen, die durch Rückkoppelung ihrerseits die Dissoziation verstärken. Über lange Zeit werden im Ein- bis Zwei-Sekundentakt pulsierende Entladungen aufrechterhalten. Begleitet wird dieser Verlauf von der Entwicklung einer großen Menge an Gas. Es darf angenommen werden, dass im gesamten Materialstock eine starke Resonanz und hohe Feldstärken vorherrschen, welche letztlich bis zum Zerfall molekularer Strukturen führen können. Über Druckregelungen wird dann unter elektrischen Überschlägen ein hochionisiertes Gemisch von 2.300-2.500 m^3 pro Stunde frei, das sich zunächst teilweise am oberen Siloausgang als Flüssigkeit niederschlägt.

Wenn diese flüssige Form von positiver Energie frei wird und auf den Sauerstoff in der Atmosphäre trifft, kommt es zur Bildung von Sauerstoffionen (elektrische Ladung), die schwerer als Luft sind und allmählich zu Boden sinken. Über längere Zeit trat diese Substanz, ohne dass man darüber nähere Kenntnis hatte, in die Atmosphäre aus und wurde durch die Luftfeuchtigkeit energetisiert und im Umkreis des Versuchsreaktors von der Bevölkerung eingeatmet.

Daraufhin kam es zu einem bemerkenswerten Ereignis: die Sterblichkeit in der näheren Region ging plötzlich deutlich zurück. Josef Berger, der als Tischlermeister, wie auf dem Land üblich, gleichzeitig auch Sargmacher war, musste diesbezüglich einen Geschäftsrückgang konstatieren. Eine Überprüfung bei der unmittelbaren Teilgemeinde ergab, dass die Sterblichkeit von durchschnittlich 26-28 Personen pro Jahr ab dem Jahre 1992 auf 21 Fälle, dann 17, im Jahr 1994 auf 15 und in 1996 sogar auf nur noch 13 Sterbefälle zurückging. Bestätigt wurde diese positive, lebensverlängernde Wirkung durch Versuche mit Algen im Wasserglas. Sie zeigten, dass nach Zugabe der Kondensflüssigkeit diese deutlich langsamer abstarben, weil sich ihre Lebensenergie erhöht hatte.

Schließlich wurde das Kondensat des Spezialsilos nicht mehr in die Umgebung abgelassen, sondern aufgefangen. Erneute Untersuchungen in verschiedenen Laboren konnten chemisch keinen anderen Stoff als reines Wasser nachweisen. Und dennoch war eine Wirksamkeit gegeben: Eine Probe wurde mit 1/4 Liter Aquantinwasser und 1/8 Liter Milch gut vermischt. Am nächsten Tag war die Milch unten und das Aquantinwasser oben. Durch den Abschluss mit Aquantin behielt die Milch überraschenderweise ihre Lebensenergie. Die Milchsäurebakterien in dieser Flasche sind noch heute nach rund 20 Jahren aktiv.

Die Suche nach wissenschaftlicher Begutachtung führte Herrn Berger auch zum Internationalen Institut für Biophysik von Professor Dr. F. Popp nach Neuss. Dort wurden mit der damals noch namenlosen Flüssigkeit Versuche mit der Meeresgrünalge Acetabula acetablum in Süßwasser durchgeführt. Dabei ergab sich, dass das Absterben der Grünalgen nach dem Zusatz weniger Tropfen des Energetikums signifikant verzögert wurde. Da der Versuch noch ohne Produktnamen durchgeführt wurde, erweist sich eine Nachfrage als arbeitsaufwendig, letztlich jedoch erfolgreich.

Seit einigen Jahren wird die nunmehr *Aquantin* benannte Substanz als Energetikum an Interessierte abgegeben, die überwiegend sehr positiv berichten, so z.B. Patienten mit Herz-Kreislauf-Beschwerden. Selbst bei so schwerwiegenden Erkrankungen wie Borreliose und anderen sollen nach Berger ermutigende Ergebnisse erzielt worden sein. Dr. med. Ferdinand Gundolf berichtete dem Autor über den erfolgreichen Einsatz von hochkonzentriertem *Aquantin* gegen Schlangengift.

Das Mittel wird inzwischen auch zur Wasseraufbereitung und zur Sanierung verkeimten Trinkwassers eingesetzt. Die Gesellschaft A.E.C.C. GmbH (Aqua Energetic Concept Company), St. Marienkirchen, verwendet das aus der Muttersubstanz von *Aquantin* gewonnene *Solunaqua* im Dosierungsverfahren in großen Trinkwasseranlagen für Krankenhäuser, Sportanlagen und Wohnblocks. Dazu liegen auch einige mikrobiologische Studien vor.

Die Aufbewahrung von Aquantin soll geschützt vor Hitze, Licht und Strahlen erfolgen. Ein Schütteln der Flasche sollte vermieden werden, damit das Mittel nicht durch Sauerstoff oxidiert. Auch elektromagnetische Strahlen durch Fernseher, Mikrowelle, Elektromotoren etc. vermindern die Wirksamkeit. Die beste Aufbewahrungsart besteht darin, das verschlossene dunkle Flakon nochmals in Alufolie einzuwickeln und im Kühlschrank aufzubewahren.

Aus dem Leitfaden für Aquantin sei zitiert: *Hat der Körper viel von seiner Selbstheilungskraft verloren und ist daher krank geworden, so muss er erst langsam lernen, seine Abläufe wieder richtig zu regulieren. Verlangt man vom Körper in kurzer Zeit zu viel an „Lernen", so wird er überhaupt nichts lernen. Gibt man ihm weniger Lern-Aufgabe, so wird er mehr Fortschritt machen. Je schwächer der Zustand – desto weniger Aquantin. Die Selbstheilungskraft wird erweckt und gestärkt. Aquantin enthält keinen Wirkstoff im naturwissenschaftlichen Sinn. Es enthält vielmehr Schwingungsinformationen der Lebensenergie in konzentrierter Form. In einem naturgegebenen idealen Verhältnis sind die Schwingungsenergie und die Lebensenergie enthalten, die die Voraussetzung der Selbstheilung sind.*

Gestörter Energiefluss und fehlende Energie stehen hinter jeder Erkrankung. Hat sich erst mal ein Symptom gezeigt, so liegt meist schon seit langer Zeit eine Störung der Körperfunktion vor. Die Ursachen dafür können vielfältig sein und können von außen und von innen kommen, zum Beispiel von der Ernährung, der Umwelt oder der eigenen Geisteshaltung.

Die bewusst karg gehaltene Internetseite von Herrn Berger lautet www.reso-energy.at, Tel. 0043/7712 60090.

Bekanntlich gibt es noch andere auf besonderer „mikro-kolloidaler" und/oder „hochenergetischer" Zusammensetzung beruhende Energiewässer, die allesamt vom Mythos des berühmten Hunza-Wassers leben, einem früher kaum zugänglichen Hochtal im Karakorum-Gebirge im heutigen Pakistan nahe der chinesischen Grenze. Näheres dazu unter http://de.wikipedia.org/wiki/Hunzukuc.

Sowohl der inzwischen als unauffindbar bezeichnete Türke Ayhan Doyuk als auch insbesondere der Amerikaner Patrick Flanagan beanspruchen die Entwicklung eines Wassers oder Konzentrats, das jedem seiner Konsumenten „Hunza-Eigenschaften", sprich, die Verleihung von Langlebigkeit verheißt. Beide erregten vor Jahrzehnten erhebliche Aufmerksamkeit, die inzwischen jedoch abgeflaut ist. Näheres finden Sie dazu unter http://www.flanagan-forschung.de.

Da eine gesunde Skepsis gegenüber „Wundermitteln" angebracht und mehr als nur berechtigt ist, war die Freude des Autors und zahlreicher ihm persönlich bekannter Personen über die Erfolge des Aquantin um so größer. Die Sache ist seriös, auch wenn manche geradezu euphorische Internet-Berichte erheblich über das Ziel hinausschießen dürften. Bei allen Aquantin-Anwendungen sind letztlich also Entgiftung und Energiezufuhr die zentralen Genesungsfaktoren. Eine längere Aquantin-Kur, die alle 3 Monate durch eine monatliche Pause gekennzeichnet ist, dürfte Ihrem System gut bekommen und Ihren Energiezustand merklich anheben.

Antioxidantien und Entzündungshemmer

Leidenschaften misshandeln die Lebenskraft.
Friedrich Schiller (1759-1805)

OPC

Die im Vergleich zu den übrigen Europäern überdurchschnittliche Lebenserwartung der Südfranzosen wird mit dem erhöhten Konsum von Anthocyanidinen der Rotweintrauben, also dem täglichen Glaserl Rotwein (nicht etwa ein Viertele oder mehr!) zum Mittag- und Abendessen zurückgeführt. **OPC** steht für Oligomere Pro-Cyanidine. Sie gehören zur Gruppe der Flavanole. Entdeckt wurden sie 1955 von Prof. Dr. Jack Masquelier, der nachwies, dass OPC in den Kernen und Schalen der Weintrauben vorkommen. OPC kann genauso wie das Vitamin C vom menschlichen Körper nicht selbst produziert werden und muss daher mit der Nahrung aufgenommen werden. Es findet sich in unterschiedlicher Konzentration in nahezu allen Pflanzen, besonders jedoch in den Schalen und Kernen, weshalb bei gesunder vitaler Ernährung und vor allem einem gesunden Verdauungstrakt davon hinreichend aufgenommen werden kann. Wer dies nicht tut, dem bleiben – will er nicht allzu vorzeitig altern – nur Nahrungsergänzungsmittel, dabei vor allem OPC. Auch Enzyme und Vitamine sowie bioaktive Pflanzenstoffe wie Karotinoide können antioxidant wirken. OPC ist ein starkes Antioxidans, d.h. es wirkt gegen freie Radikale. Den sogenannten freien Radikalen fehlt ein Elektron, weshalb sie andere Körpermoleküle angreifen, um das ihnen fehlende Elektron zu rauben. Hierdurch entstehen dann wieder neue freie Radikale. Freie Radikale schädigen somit den Stoffwechsel und verhärten Zellmembrane, wodurch der Stoffwechsel und das Immunsystem geschwächt werden. Antioxidantien sind nun in der Lage, sich mit den freien Radikalen zu verbinden und machen diese dadurch unschädlich.

Die freien Radikale entstehen einerseits durch Schadstoffe in der Luft, wie Chemikalien, Rauch, Grillfeuer, Auto- und Flugzeugabgase, andererseits durch industriell verarbeitete Speisen aller Art, insbesondere die üblichen gehärteten Fette und durch künstliche, Geschmack und Haltbarkeit manipulierende Zusätze. Aber auch innerhalb des Körpers werden z.B. durch die Arbeit der Leber oder noch deutlicher bei starker Muskelanstrengung freie Radikale gebildet. Die Menge der in den Zellen freigesetzten freien Radikale kann sich dabei auf mehr als das Zehnfache als in Ruhestellung belaufen. Sie alle müssen durch Antioxidantien wieder eingefangen bzw. neutralisiert werden.

Nicht nur Traubenkerne, auch die Früchte der wild wachsenden **Preiselbeeren** enthalten neben viel Kalium und Vitamin C sowie neben anderen Heilstoffen das OPC, weshalb der Preiselbeere in der Volksmedizin eine gesundheitssteigernde und entzündungshemmende Wirkung zugeschrieben wird.
    Das natürliche Vitamin C und das Vitamin E, noch mehr das Beta-Karotin wirken neben sekundären Pflanzenstoffen ebenfalls als Fänger freier Radikale antioxidativ.

Die herstellerseits empfohlene Tagesdosis an OPC beläuft sich auf 2 mg/kg Gewicht, also auf 140 mg für eine 70 kg wiegende Person. Bei großer Belastung darf die Dosierung erhöht werden, was problemlos ist, da keine Nebenwirkungen bekannt sind. Die Einnahme erfolgt am besten zeitig vor den Mahlzeiten. OPC werden beachtliche, die Heilung begünstigende Effekte zugeschrieben, so bei Entzündungen aller Art, einschließlich Arthritis, Gastritis, Bronchitis und Sinusitis, bei Allergien, Nervenentzündungen, Bluthochdruck, Frauenleiden und Depressionen. Es stärkt die Immunabwehr und schützt vor einem vorzeitigen Altern.

Der Autor hat OPC eine geraume Zeit getestet, da er jedoch dank all der anderen hier weitergegebenen Ratschläge an keiner der angegebenen Indikationen mehr zu leiden schien, war subjektiv keine merkliche Besserung des Wohlbefindens zu verzeichnen, was jedoch nicht gegen das OPC spricht. Vielleicht war auch die vereinnahmte Tagesmenge zu gering dosiert oder es bedurfte des OPC nicht. :-)

Das Produkt wird in allerlei unterschiedlicher Konzentration angeboten. Jeder Hersteller will den nächsten übertrumpfen. Man wähle Produkte mit hoher Konzentration.

Astaxanthin

Astaxanthin ist eine aus Algen gewonnene Substanz, die zur Gruppe der Karotinoide gehört. Sie wird aus grünen Meeresalgen gewonnen, die durch Mangel an Nahrung oder Wasser, zu intensivem Sonnenlicht oder trockener Hitze unter Stress geraten sind. Als Folge dieses Stresses entwickeln diese Algen in ihren Zellen einen hohen Gehalt an rotem Astaxanthin. Die Alge hat eine Strategie entwickelt, die es ihr ermöglicht, über Jahre ohne Nahrung und Wasser zu überleben. Sind die Lebensbedingungen wieder günstig, erwachen die Algen wieder zu neuem Leben und wandeln sich zurück in ihren grünen Zustand. Das Astaxanthin wird nicht nur in Algen, sondern auch im Phytoplankton sowie in zahlreichen Tieren, die es über die Nahrung aufnehmen, angetroffen. Am stärksten wohl im roten Naturlachs, der ob seiner herausragenden muskulären Ausdauerfähigkeit tagelang reißende Ströme aufwärts schwimmen kann und als besonders gesunde Nahrung angesehen wird. Lachse speichern das Astaxanthin in ihrem Fleisch.

Astaxanthin hat starke entzündungshemmende Eigenschaften, die sich nach nur wenigen Wochen Einnahme voll entfalten. Darüber hinaus bestehen folgende einzigartige Charakteristika:

- Es kann die Blut-Hirn-Schranke überwinden und dort seine antioxidativen und entzündungshemmenden Eigenschaften entfalten, was viele gehirnbezogene unerwünschte Beeinträchtigungen zu korrigieren hilft und eine gute Maßnahme zur Vorbeugung darstellt.
- Es kann sogar die Blut-Retina-Schranke im Auge überwinden und dort seine regenerativen Wirkungen entfalten. Wissenschaftlich-medizinische Untersuchungen

bestätigen nicht nur eine Besserung der Augendurchblutung, sondern vor allem auch der Sehkraft bezogen auf die Sehschärfe und die Tiefenschärfe.
- Es verteilt sich im gesamten Körper, in allen Organen, auch in der Haut.
- Es verteilt sich auch über die Zellmembrane und verbindet sich mit dem Muskelgewebe; vgl. Bob Capelli und Gerald R. Cysewski, PhD, „Natürliches Astaxanthin – Der Stoff der Zukunft", Copyright 2009, ESOVita Ltd., 1. Auflage.

Astaxanthin hat sich als das stärkste natürliche Antioxidans erwiesen, mehr als 15-mal so stark wie OPC. Interessant für Sportler ist, dass Astaxanthin den Laktatspiegel des Blutes um nahezu 30% absenkt; so eine amerikanische Studie an 20-jährigen Männern, deren durchschnittlicher Laktatwert in der Behandlungsgruppe, die vier Wochen lang täglich 6 mg natürliches Astaxanthin eingenommen hatte, um genau 28,6% unter demjenigen der Kontrollgruppe lag. Das heißt, Leistungsfähigkeit, Ausdauer und Regenerationsfähigkeit des Körpers werden fühlbar gesteigert. Aus den Erfahrungen der Sportler ist darüber hinaus zu erkennen, dass die Anfälligkeit gegenüber Verletzungen und Muskelschäden sinkt. Es ist deshalb nicht verwunderlich, dass Astaxanthin dabei ist, zum Geheimtipp unter den Triathleten und Marathonläufern zu avancieren.

Astaxanthin wirkt nicht nur antioxidativ, sondern in großem Maß entzündungshemmend, wobei allerdings gemäß detaillierter Studien (M. Guerin et al. 2002, nach Bob Capelli und Gerald R. Cysewski, PhD, „Natürliches Astaxanthin – Der Stoff der Zukunft", Copyright 2009 ESOVita Ltd., Seite 24) bei rund 25% der Probanden der entzündungshemmende Effekt nur eingeschränkt auftrat. Die Ursachen hierfür sind noch unerforscht. Bemerkenswert ist jedoch, dass es bei allen Studien mit natürlichem Astaxanthin keinerlei negative Nebenwirkungen gab. Im Gegensatz dazu weisen die pharmazeutisch üblichen Entzündungshemmer häufig Nebenwirkungen auf, die zu sehr schweren Komplikationen führen können (a. a. O., S.24).

Besonders hervorzuheben ist die regenerierende Wirksamkeit von Astaxanthin bei allen stummen Entzündungen. Das sind Entzündungen, die noch nicht zu offensichtlich gewordenen Beeinträchtigungen wie Schmerzen geführt haben, jedoch den körpereigenen Abwehrmechanismus beanspruchen und damit die Leistungsfähigkeit des Körpers mindern.

Darüber hinaus fand man, dass Astaxanthin, das sich auch in der Haut verteilt, dieser einen erhöhten Schutz vor der UV-Strahlung der Sonne bietet sowie Falten, Unreinheiten und Rötungen der Haut von innen heraus auflöst. Der Einsatz zu kosmetischen Zwecken wird deshalb zusehends genutzt.

Eine Tagesdosis von 4 mg (eine Kapsel) hat sich für viele Einsatzzwecke als ausreichend wirksam erwiesen. Für einige spezielle Zwecke wurden in Studien allerdings Dosierungen bis zu 16 mg und teilweise mehr verabreicht, wobei nur positive Effekte beobachtet wurden (a. a. O., S. 62f.). Es ergaben sich nie Hinweise auf eine Überdosierung. Um eine bessere Entfaltung der Wirksamkeit des Astaxanthins zu erreichen, wird es in Ölkapseln dargereicht. Handelsnamen sind *Vital Astin* und *Bio Astin*. Als Bezugsquelle in Europa bietet sich an www.esovita.de sowie qualifizierte Apotheken und Naturkostläden.

Der Autor hat nur positive eigene Erfahrungen mit Astaxanthin gemacht, insbesondere fasziniert die schnell erfolgende Verjüngung der Haut, indem sich Falten zurückbilden, besonders wenn anfangs eine Kombination mit einer Entsäuerungskur gewählt wird. Hinzu kommt der sportlich leistungssteigernde Effekt, der subjektiv voll erfahrbar ist.

Eine zeitgleiche Einnahme von Oxidanz-Mitteln (ASO) mit Antioxidantien (OPC, Astaxanthin) wird nicht empfohlen, wiewohl ein eigener Test keine negativen Effekte zeitigte.

Zelluläre Verjüngung durch Signalmoleküle (ASÉA)

*So hausen in derselben Zelle
das dunkle Wesen und das helle.*
Conrad Ferdinand Meyer, (1825-1898)

Die Leistungsfähigkeit und Jugendlichkeit des menschlichen Systems lässt sich auch verbessern, indem diejenigen Moleküle von außen zugefügt werden, die beim Menschen wesentlich in Heilungsprozesse involviert sind, dadurch dass sie die körpereigenen Antioxidantien aktivieren. Es sind intrazelluläre Signalmoleküle, welche den Schutz und die Reparatur unserer Zellen veranlassen. Sie sind zugleich auch in deren Erneuerungsprozess involviert. Ab dem Eintritt der Pubertät reduziert sich bekanntlich allmählich die körpereigene, in jeder Zelle stattfindende Produktion dieser für die Homöostase, das zelluläre Gleichgewicht, wichtigen Signalmoleküle. Die Einnahme von ASÉA steigert die zelluläre Produktion von Antioxidantien, die ein jugendlicher Organismus selbst herstellt, in so starkem Maße, dass hieraus eine allgemeine Regeneration resultieren kann.

Eine Produktion dieser Steuerungsmoleküle außerhalb des Körpers galt in der Vergangenheit als nicht möglich. Ein amerikanisches Forscherteam um Dr. George L. Samuelson hat es jedoch geschafft, die Redox-Signalmoleküle zu stabilisieren und herzustellen. Das ASÉA genannte Produkt verfügt über dieses seit einigen Jahren von amerikanischen Spitzensportlern erfolgreich genutzte Potenzial, die Leistungs- und Regenerationsfähigkeit des Körpers zu steigern. Es handelt sich hierbei (wie bei Astaxanthin und anderen) nicht um eine Droge. Sportmedizinische Untersuchungen der Appalachian State University, North Carolina, ergaben, dass die Einnahme dieser in einem längeren Prozess aufbereiteten Natriumchlorid-Lösung auch bei Nichtsportlern zu einer fühlbaren Verbesserung der Lebensqualität führt, da die Produktion der eigenen Antioxidantien im Körper um das bis zu Fünffache gesteigert werde. Der Gewinn für das Immunsystem des Körpers ist daher spürbar. Wichtig dabei ist, dass dem Körper täglich 1,5 bis 2 Liter kohlensäurefreies Wasser zugeführt werden. Einen Filmbericht über ASÉA sehen Sie unter www.youtube.com/watch?v=yDteOvWCbdw.

Der Hersteller berichtet bei Sportlern über eine um mindestens 12% erhöhte Belastungsintensität nach nur zweiwöchiger Einnahme von ASÉA. Eigene Versuche des Autors mit der weitgehend geschmacksneutralen Flüssigkeit resultierten nur in einer leichten Besserung des subjektiven Wohlbefindens. Bei ausgedehnter sportlicher Belastung war eine Steigerung der gegebenen Leistungsfähigkeit nicht erfahrbar, wohl aber reduzierte sich bei Einnahme einer weiteren, halben Dosis nach Beendigung der besonderen körperlichen Beanspruchung die übliche Zeitspanne für die körperliche Regeneration sehr beachtlich. Es gab keinen Durchhänger am Folgetag! Das ist ein hervorragendes Ergebnis.

Mittels einer Sprühflasche kann ASÉA auch unmittelbar auf ungesunde Hautpartien (Akne, Verbrennungen, Ekzeme usw.) aufgesprüht werden. Es saugt sich sofort in die Hautzellen und beschleunigt deren Regeneration. Eine gleichzeitige Einnahme von Antioxidantien wie auch ASO (aerobisch stabilisiertem Sauerstoff) zeitigte beim Autor keine negativen Wirkungen, ob das jedoch immer so ist, kann nicht garantiert werden. Die Internetadresse der Gesellschaft lautet www.asea.net.

Eine naheliegende Zurückhaltung vor dem nur im Strukturvertrieb erwerbbaren Flascheninhalt an reaktiven Molekülen hat damit zu tun, dass nicht nur für eine einmalige Kur geworben wird, sondern seitens des Herstellers und der Vertriebspartner gezielt eine teure Versorgung auf Dauer angestrebt wird.

Insgesamt ist das zelluläre, wissenschaftlich untermauerte Regenerationskonzept ASÉA so attraktiv, dass es als eine vielversprechende Methode auf dem Weg zur beschleunigten Wiedererlangung von mehr Gesundheit anzuführen ist. Ergänzend zu einer Aktivierung der Selbstregulation des Körpers durch Signalmoleküle sollten jedoch unbedingt die erforderlichen Enzyme unmittelbar mit der Nahrung, insbesondere durch Grüne Getränke von außen zugefügt werden, um einen Gesundheitsgewinn auf Dauer sicherzustellen. Ein hohes Gesundheitsniveau aufrechtzuerhalten ist nach einer Kur mit anderen hier vorgestellten Maßnahmen preiswerter möglich.

Enzymtherapie durch Regulat

Gott hat niemals eine Krankheit entstehen lassen, für die er nicht auch eine Arznei geschaffen hat.
Paracelsus (1493-1541)

Das Regenerationsmittel Regulat entdeckte ich in einem Reformhaus. Vorsichtig, mit der kleinsten Packung (100 ml), fing ich die Eigenversuche an. Das sogleich auffallendste Ergebnis meines Selbstversuches war eine extreme Mattigkeit, die nicht weichen wollte. Ich interpretierte sie als Zeichen einer kräftigen Reaktion meines Körpers auf das Regulat und setzte die gewählte Enzym-Kur unverdrossen fort. Erst nach länger als vierzehn Tagen ließ die Mattigkeit nach und ich fühlte, dass meine Leistungsfähigkeit zurückkehrte und schließlich mehrere Schübe nach oben nahm, je länger ich das Mittel einnahm. Letzte Reste von Giften oder Vereiterungen (Stirnhöhlen) wurden offensichtlich ausgeschwemmt. Freilich setzte ich in der Zwischenzeit andere in diesem Buch beschriebene Maßnahmen fort, sodass mir die letzte Sicherheit fehlt, welchen Anteil Regulat zum Erfolg beigetragen hat.

Regulat ist ein von der Dr. Niedermaier-Pharma GmbH aus Hohenbrunn bereits vor einigen Jahren entwickeltes extrem wirkstarkes Lebensmittel. Siehe www.niedermaier-pharma.de. Es ist ein Gemisch von natürlichen Enzymen, gewonnen aus frischen Früchten, Nüssen und Gemüse, das in seiner Regenerationskraft unübertroffen scheint. Die in flüssiger Form aufgeschlossenen Enzyme, Aminosäuren und Pflanzenstoffe normalisieren und regulieren nämlich alle natürlichen Stoffwechselvorgänge im Körper dort, wo Ungleichgewicht herrscht. Dabei wirken sie zugleich entgiftend, stärken die Abwehrkräfte und erhöhen das Wohlbefinden. Laut Herstellerangaben empfehlen inzwischen mehr als 10.000 Heilpraktiker und Ärzte aus dem deutschsprachigen Raum mit Erfolg das Rechts-Regulat.

Die fundamentale Bedeutung einer nicht nur hinreichenden, sondern möglichst reichhaltigen Enzymversorgung für die menschliche Gesundheit wurde bereits im Kapitel Ernährung ausführlich besprochen. Regulat ist in der Lage, diesen guten Status, im Falle einer akuten oder bereits chronisch gewordenen Unterversorgung, wiederherzustellen.

Das als Lebensmittel registrierte Tonikum wird durch ein patentiertes Herstellungsverfahren, der sogenannten Kaskadenfermentation, in einem milchsauren Milieu fermentiert. Die Aufbereitung erfolgt unter Einsatz von Früchten, Gemüse, Nüssen und Wasser in einem Bioreaktor in mehreren Stufen. Es entsteht eine rechtsdrehende Milchsäure mit vielen biologischen Enzymen. Schließlich werden die großmolekularen Enzyme durch erneute Fermentierung in kleinste Wirkeinheiten zerlegt, die sowohl über die

Mundschleimhaut als auch über die Haut aufgenommen werden können. Die Ausgangsnahrungsmittel, allesamt aus biologischem Anbau, sind:

Zitronen enthalten vor allem das wichtige Vitamin C.
Datteln sind reich an Calcium, Vitamin B_5, Eisen, Kupfer und Kalium.
Feigen enthalten verdauungsfördernde Enzyme sowie antibakterielle Substanzen.
Walnüsse haben eine hohe Konzentration an ungesättigten, essenziellen Fettsäuren, Vitamine A, C und E sowie B-Vitamine. Gelten als wichtige Nerven- und Gehirnnahrung.
Sojabohnen sind stark eiweißhaltig und stärken vor allem das Bindegewebe, Nerven und Leber.
Kokosnüsse enthalten Mineralien, Calcium, Eisen, Phosphor, Natrium, Vitamine A, C und B_2.
Zwiebeln wirken antiinfektiös, enthalten Zink, Folsäure, ätherische Öle und Flavonoide.
Keimsprossen enthalten viel biologisch verwertbares Eiweiß, essenzielle Fettsäuren, Spurenelemente, Mineralien, Vitamine A, C und B_2.
Sellerie beinhaltet einen hohen Vitamin-B-Komplex, wirkt pilztötend (antimykotisch) und desinfizierend auf die inneren Organe.
Artischocken enthalten Vitamin C und B-Vitamine, Eisen und Magnesium, wirken entzündungshemmend auf die inneren Organe.
Erbsen haben einen hohen Magnesiumanteil und sind Lieferant von Nukleinsäuren, die von den Körperzellen zur Teilung und Regeneration benötigt werden.
Hirse, eine der werthaltigsten Getreidearten, ist Eiweißlieferant und enthält Kieselsäure, Lecithin, Eisen, Magnesium, Kupfer und Mangan sowie B-Vitamine.
Gewürzkräuter enthalten ätherische Öle und Flavonoide und haben Regelfunktionen.

Infolge der mikromolekularen Aufspaltung der Enzyme im Regulat können lebenswichtige Spurenelemente, die Vitamine und Mineralien vom Körper besser aus der aufgenommenen Nahrung extrahiert und im Körper leichter verwertet werden. Deshalb ist die Wirkungsbreite so außergewöhnlich hoch. Regulat wirkt entgiftend, entsäuernd, antibakteriell, antiviral, antimykotisch, entzündungshemmend, verbessert die Darmflora, verstärkt das körpereigene Enzymsystem, regeneriert, vitalisiert und verjüngt. Es ist deshalb nicht überraschend, dass die Zahl der Indikationen, gegen die es Verwendung findet, sehr lange ist. Eine Kur dürfte Ihnen gewiss helfen.

Der Hersteller gibt dem Anwender folgende Überlegungen über das Leben, bzw. das Lebendige auf:

1. Leben definiert sich nach einer genauen Ordnung, nämlich nach der Gesamtordnung, die die Schöpfungsgeschichte in sich trägt.
2. Leben basiert auf Abbau und Aufbau, wobei immer die gesamte Information des Lebendigen gegenwärtig bleibt. Die Tatsache, dass jede unserer 70 Billionen (Körper-) Zellen die komplette Erbinformation in sich trägt, sollte dies verdeutlichen.
3. Einem funktionierenden System liegt eine lang erprobte Ordnung zu Grunde, die sich aus einer „harmonischen Wiederholung" gebildet hat.
4. Das Grundprogramm des Menschen steuert sich über genau definierte Regulationsmechanismen.
5. Existenz ist dennoch nichts Statisches, sondern ein dynamischer Prozess, der in immer neuen Formen fließt.

Wenn es uns gelingt, viele der Regulationsmechanismen, die unser Leben bestimmen, zu erkennen und uns nach diesen immanenten, unabweisbaren Gesetzen zu richten, können wir gar nicht anders als gesunden.

Zum Schluss noch einen wichtigen Verzehrhinweis für Regulat:

Es empfiehlt sich, das Regulat einige Zeit vor dem Essen, am besten pur oder auch mit kohlensäurefreiem, guten Wasser verdünnt, langsam im Munde wirken zu lassen, damit es bereits von der Mundschleimhaut absorbiert werden kann. Wenn Sie es wegen eines eventuell gewöhnungsbedürftigen Geschmacks jedoch mit viel Wasser oder gar z.B. mit Apfelsaft verdünnt hinuntertrinken, werden Sie weniger Erfolg haben, denn das menschliche Magenmilieu ist bekanntlich sauer und bremst damit eine Enzymaufnahme in das Blut. Als Anfangsdosis sollten Sie es klüger machen als der Autor und weniger nehmen, als im Beipackzettel steht. Sie sollten beginnen mit jeweils morgens und abends einem Teelöffel voll Regulat. Die Dosis kann dann über einen Dessertlöffel bis schließlich zu einem Esslöffel voll gesteigert werden. Denn auch wenn keinerlei Unverträglichkeiten bekannt sind, wird so mancher übersäuerte und/oder durch Giftstoffe oder Medikamente überlagerte Organismus heftig reagieren und unerwünschte Heilreaktionen hervorrufen. Während der ersten Wochen bis Monate wird sich der Stuhl dunkel verfärben ob der Giftstoffe und des abgelagerten Schleims, welche der Körper auszuscheiden hat. Bitte vergessen Sie nicht, während einer Kur mit Regulat die normale Trinkwassermenge von täglich mindestens anderthalb Liter guten, stillen Wassers möglichst noch zu steigern, denn die Giftstoffausleitung aus Ihrem Körper, die mit der besseren Enzymversorgung aktiviert wird, kann dadurch optimal unterstützt werden. Da die Aminosäuren mit Metall reagieren, Silberlöffel laufen schnell an, sollte man zweckmäßigerweise einen Porzellan- oder Plastiklöffel nutzen.

Da das Regulat auch über die Haut aufgenommen wird, eignet es sich auch zum Einreiben in der Armbeuge sowie für Schönheitsreparaturen. Die Haut wird durch ein zusätzliches Auftragen von außen beschleunigt regenerieren. Dazu kann Regulat in einer Sprühflasche 1:1 mit Wasser verdünnt, ins Gesicht gesprüht werden. Oder man verwendet den eigens entwickelten Regulat-Kosmetikschaum mit Hyaluronsäure. Diese Säure hat die phänomenale Eigenschaft, bis zu sechs Liter pro Gramm an Gewebswasser zu binden. Subkutan gespritzt eingesetzt, ist sie jedoch von nur begrenztem Nutzen, insbesondere, wenn das übrige Körpersystem nicht entgiftet und durch Enzyme verjüngt wird, siehe http://de.wikipedia.org/wiki/Hyalurons%C3%A4ure. Untersuchungen über den Regulat-Kosmetikschaum berichten über eine signifikante Besserung der Hautfeuchtigkeit, der Festigkeit und Elastizität sowie eine Reduktion der Faltentiefe nach nur vier Wochen Anwendung. Die Haut wird fühlbar zarter und verjüngt.

So gut und positiv die Erfahrungen mit Regulat ausfielen, so sollte nicht verkannt werden, dass es sich nach Dafürhalten des Autors hierbei nicht um ein sofort wirkendes Allheilmittel handelt, sondern eine mehrmonatige Kur erforderlich ist, um durch Entgiftung und Enzymanreicherung im Körper ein neues höheres Gleichgewicht zu gewinnen. Man sollte hierzu einen Zeitraum von vier bis über fünf Monaten einplanen. Der Hersteller veranschlagt den Kurbedarf auf mindestens 6 Flaschen à 350 ml. Bereits vor Ablauf von drei Monaten dürften erste vitalisierende, erkennbare Resultate sichtbar werden. Der Durchhaltewille wird nach meiner Erfahrung sicher belohnt.

Im Falle bestimmter akuter Erkrankungen (z.B. Hauterkrankungen) berichten Heilpraktiker und Ärzte bei äußerer Anwendung auch von schnellen Heilerfolgen binnen weniger Tage. Bei einem schweren Schnupfenanfall habe ich 50 Tropfen Regulat mit ebensoviel Quellwasser gemischt, in ein Sprühfläschchen gefüllt und noch 10 Tropfen Aquantin hinzugefügt. Dann verfährt man wie folgt: die Mischung beim Einatmen in den Rachen sprühen, ebenso in die Nasenlöcher, wobei jeweils eines zugehalten wird. Das Regulat prickelt auf der Schleimhaut, insbesondere der Nase. Aber nach mehrmaligen Wiederholungen ist in aller Regel anderntags der Anfall passé.

Wiedergewinnung des zellulären Säure-Basen-Gleichgewichts

Das Gleichgewicht verliert sich schneller als das Übergewicht.
Deutsche Redensart

Über die dominante Bedeutung des Säure-Basen-Gleichgewichts im Körper hatten wir unter dem Kapitel *Über die Ursachen der Krankheiten* bereits gesprochen. Die Idee der Neuausbalancierung des Körpers durch Einnahme von Basentabletten ist alt, jedoch äußerst umstritten. Es kann nämlich gesundheitsschädliche Wirkungen haben, wenn ein nach fleischlastiger Ernährung saures Magenmilieu, das für die Verdauung notwendig ist, während des Essens oder kurz danach schlagartig neutralisiert wird. Zwar wird dabei auch Säure, die in die Speiseröhre aufgestiegen ist, neutralisiert, aber zugleich auch der gesamte Verdauungsprozess gestört. Weniger auf den Teller zu nehmen, weniger fettreich und weniger Fleisch zu essen und vor allem besser zu kauen wäre um ein Vielfaches sinnvoller, nämlich zur Vermeidung von Sodbrennen im Vorfeld. Durch die Einnahme der bekannten Produkte wird das Risiko auf Nierensteine erhöht. Deshalb wird auch seitens der Wissenschaft und in den Verpackungsbeilagen Personen, die unter eingeschränkter Nierenfunktion oder unter Nierensteinen leiden, die Einnahme von Basenprodukten dringend abgeraten. Eine jahrelange Dauereinnahme fördert mit an Sicherheit grenzender Wahrscheinlichkeit vor allem die Nieren belastende, unangenehme Nebenwirkungen heraus.

Einer anderen Idee folgte der Hersteller von hochgradig basischem Wasser mit einem pH-Wert von ca. 11. Dieses Wasser enthält sehr viele OH-minus-Ionen, die sich mit den sauren H-plus-Ionen im Körper und in den Zellen zu harmlosem Wasser verbinden. Weil übersäuerte Zellen durch eine positive Ladung geprägt sind und dadurch ein Eindringen und die Aufnahme positiv geladener Mineralstoffe wie Kalzium, Kalium und Magnesium erschweren oder gar verhindern, kann der elektromagnetische Wirkmechanismus der Zellen durch Einnahme des hochbasischen Basen-Wassers genutzt werden. Die Zellen nehmen dann wieder ihre Stoffwechselfunktion wahr und können dank des Säureentzugs wieder mit Mineralien versorgt werden. Die Zellen erhalten somit die für einen gesunden Zellstoffwechsel wesentliche, leicht negative Ladung zurück.

Das Basen-Wasser wird stets einmal täglich morgens früh, sofort nach dem Aufstehen, nüchtern getrunken (25 ml). Danach sollte man auch mindestens eine Viertelstunde nichts essen noch trinken, außer ggf. reines Wasser. Das Basen-Wasser enthält Salze, weshalb es ein wenig salzig schmeckt. Wenn man es jedoch das erste Mal trinkt, wird es je nach dem Grad der eigenen körperlichen Versäuerung unterschiedlich schmecken, unter Umständen recht eklig, wie Ammoniak, fischig oder sauer. Das kommt daher, dass infolge eines hohen Versäuerungsgrades auch über den Speichel Säure ausgeschieden wird. Diese Säure wird je nach Art mit ihren H-plus-Ionen durch die OH-minus-Ionen zu Wasser und Salz umgewandelt, was dann zu schmecken ist. Unmittelbar nachdem man das erste Gläschen jedoch getrunken hat, verspürt man eine angenehme Reaktion im Körper. Die ausgeprägte Geschmacksreaktion dürfte sich nach wenigen Tagen normalisieren. Der Autor hatte nur während der Einnahme der ersten Probe einen unangenehmen Geschmack. Danach wurde das Basen-Wasser als gut salzig empfunden. Nach Verbrauch einer kleinen Flasche, die für etwa einen Monat langt, sollte eine zumindest zweiwöchige Pause eingelegt werden. Bei einer überwiegend gesunden Lebensweise dürfte das Ziel bereits erreicht sein. Eine Einnahme des Basen-Wassers wird grundsätzlich nur so lange empfohlen, bis sich der Geschmack des Basen-Wassers noch nicht auf *geringfügig salzig* eingependelt hat. Nehmen Sie das Basen-Wasser bitte nicht (!) gewohnheitsmäßig oder auf Dauer ein, denn ein Zuviel macht Ihren Körper basisch und das ist mindestens so ungesund wie zu viel Säure! Der pH-Wert soll sich im Zielbereich von 7,36-7,38 einpendeln.

Der Vertreiber gibt für das Basen-Wasser folgende Orientierungshilfen (nicht etwa Diagnosen!):
- Schmeckt es stark salzig und/oder sauer, so mag eine generelle Gewebsübersäuerung gegeben sein.
- Schmeckt es fischig, muffig, faulig oder schwefelig, so mag eine Tendenz zu hormonellem Ungleichgewicht, Verdauungsstörungen und/oder Sauerstoffmangel gegeben sein.
- Schmeckt es bitter, so denke man an das Leber-Galle-System.
- Schmeckt es beim Abgang süß, könnte der Bauchspeicheldrüsen-Bereich irritiert sein.
- Schmeckt es geringfügig salzig, spricht dies für einen entsäuerten Zustand.

Das hochbasische Wasser dringt bis zu den Zellen vor und setzt deren natürliche Natrium-Kalium-Pumpe, die die Zellernährung garantiert, aber wegen erhöhter Zellübersäuerung in eine Säurestarre verfallen war, wieder in Gang. Das gesamte biologische System wird somit entsäuert, wenn gleichzeitig genügend gutes, d.h. nicht saures Wasser getrunken wird und eine naturkonforme, basenüberschüssige Ernährung gewählt wird. Der Gesundheitsgewinn ist bei gegebener Übersäuerung in jedem Fall sehr schnell spürbar. Fast allen Krankheiten wird ihre Basis, nämlich das saure Körpermilieu entzogen.

Zum Bezug und als ergänzende Informationsquelle bietet sich an: www.esovita.de. Sorgen Sie mit einer angepassten Lebensführung und basenüberschüssigen Ernährung dafür, dass Sie nicht (wieder) versäuern.

Energie und Muskelaufbau bei Fettverbrennung mit Vianesse

Der Tod liegt im Darm.
Paracelsus (1493-1541)

Vianesse, klingt wie ein Mädchenname und ich assoziierte es bei erstem Sehen auf einer Energetika-Messe mit *via ben essere*, den Weg zum Wohlbefinden. Und, um das Ergebnis vorwegzunehmen:
Genau diese meine Gedankenassoziation erfüllt dieses Regenerationskonzept, das Muskelaufbau und Darmsanierung miteinander verknüpft.

Der gesamte Verdauungstrakt vom Mund bis zum Ende erfährt eine Erholung und alle üblicherweise damit zusammenhängenden größeren Zivilisationsdefekte sowie störende Wehwehchen dürften im Laufe der Therapie immer weniger werden. Sie erinnern sich, dass der Darm wesentlich das Niveau der menschlichen Gesundheit bestimmt.

Ein kranker Darm hat eine schwache Muskulatur, oftmals auch Verkrustungen und einen Schwund an Darmzotten sowie Divertikel (Darmtaschen), in denen sich Pilze und Kot angesammelt haben. Das Milieu ist sauer, die Nährstoffaufnahme ist eingeschränkt. Der daraus resultierende Mangel in der Nahrungsverwertung kann auch bei einer jetzt auf gesunde Ernährung umgestellten Kost nur sehr schwer behoben werden, zumal Stoffwechselprodukte der Candida-Pilze den Körper vergiften.

Eine vollständige Regeneration des Darmes, die durch die Einnahme von Michsäurebak-

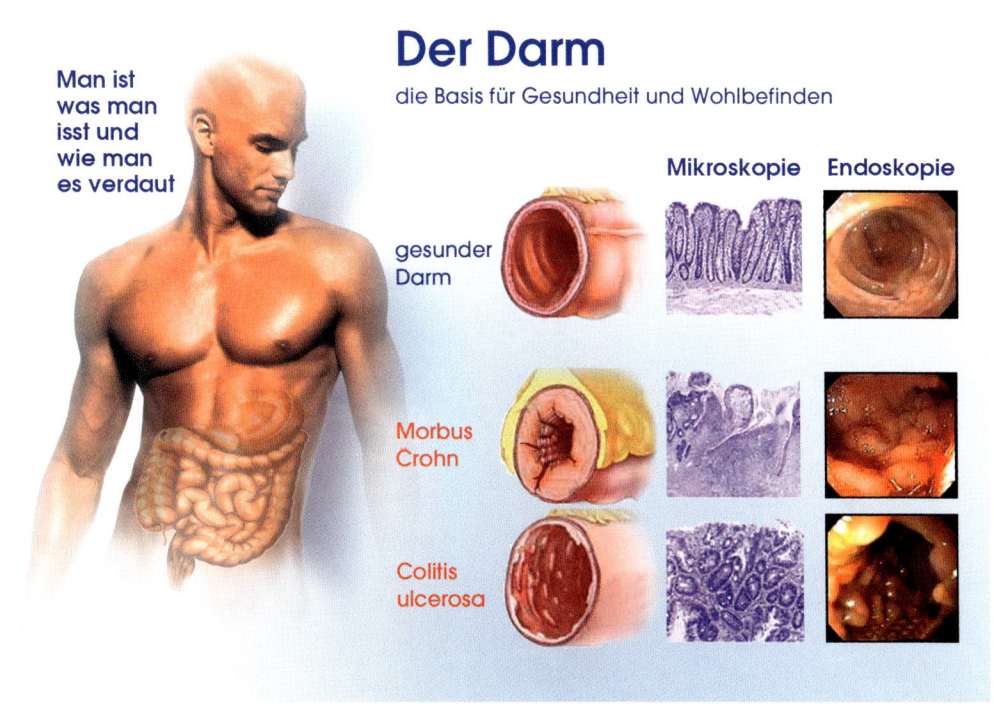

Der Darm
die Basis für Gesundheit und Wohlbefinden

Man ist was man isst und wie man es verdaut

Mikroskopie Endoskopie

gesunder Darm

Morbus Crohn

Colitis ulcerosa

Quelle: Abbildung mit freundlicher Genehmigung der Vianesse GmbH

terien (beispielsweise Darmflora Plus von SANATURA) beflügelt wird, führt geradezu zwangsläufig zu einer Erholung und zumeist auch Verjüngung der gesamten Persönlichkeit. Die erzielbaren Verjüngungsaspekte, innerlich wie äußerlich, sind immens und nachhaltig. Bei Anwendung des Vianesse-Konzepts beginnen sie bereits nach wenigen Wochen Anwendung greifbar zu werden. Der Gesundheitsgewinn ist verständlicherweise jedoch nur dann wirklich nachhaltig, wenn der Anwender keine neuen, destruktiven Ursachen schafft, indem er massiv gegen die Regeln des Lebens verstößt.

Markus Pelleter hat wissenschaftliche Studien, an denen er an der Universität Frankfurt mitarbeiten konnte, in die Praxis umgesetzt. Das Vianesse-Regenerationskonzept ist das Ergebnis. Es besteht aus mehreren Komponenten. Für den Aufbau des Darmklimas werden täglich 6 präbiotische Kaudrops empfohlen, die ohne Zucker oder Süßstoffbeifügung den Bedarf an Vitamin C, Vitamin E, Pantothensäure, Vitamin B_1, Vitamin B_2, Niacin, Vitamin B_6, Vitamin B_{12}, Folsäure und Biotin zu jeweils 100% abdecken. Darüber hinaus enthalten sie die Mineralien Calcium, das zu 90% und Magnesium, das zu 15% den Tagesbedarf abdeckt. Der Rest sind Ballaststoffe. Durch die Kaudrops werden die körpereigenen Darmbakterien ernährt und können sich dadurch wieder besser vermehren. Für den Muskelaufbau gibt es ein zweimal täglich einzunehmendes Proteinpulver, das *Vianesse professional body shape*. Es enthält neben den in den Kaudrops bereits enthaltenen Vitaminen in Höhe von 60-90% des normalen Tagesbedarfs sowie Calcium in Höhe von 28% des Tagesbedarfs vor allem ein Eiweißkonzentrat aus neun sogenannten essenziellen und neun nicht essenziellen Aminosäuren. Milcheiweiß, Fett und Lactose, die vielen Menschen Probleme bereiten, werden bei der Herstellung herausgefiltert. Das verbleibende Laktalbumin-Protein-Konzentrat kann von der Muskulatur optimal angenommen werden. Zwingend erforderlich ist dabei das tägliche Trinken von 2 bis 3 Liter kohlensäurefreiem Wasser.

Die Einteilung in nicht essenzielle Aminosäuren und essenzielle Aminosäuren hatten wir unter dem Kapitel Ernährung bereits abgehandelt und festgestellt, dass nach moderner russischer Forschung die vermeintlich essenziellen Aminosäuren im gesunden Dickdarm mit Hilfe von körperfreundlichen Bakterien selbst hergestellt werden können. Es gibt also nach neueren Erkenntnissen keine sogenannten essenziellen Aminosäuren, die von außen über die Nahrung zugefügt werden müssten, es sei denn, der Verdauungstrakt (genauer der Dickdarm) sei nur sehr eingeschränkt funktionsfähig. Letzteres ist allerdings extrem weit verbreitet, weshalb die Einteilung doch eine gewisse Berechtigung hat. Das Defizit kann jedoch behoben werden.

Die Aminosäuren (Eiweiße), die zweite wesentliche Komponente von Vianesse, sind entscheidend für den Muskelaufbau und unerlässlich. Das gelieferte Eiweißkonzentrat ist offensichtlich von einer Qualität und Zusammensetzung, die vom Körper, insbesondere den Muskeln, während der Ruhepausen sehr gut aufgenommen werden kann. Es habe eine hohe Wertigkeit von 104.

Wird ein Nahrungseiweiß vom Körper besser als Eiprotein verwertet, hat es eine höhere Wertigkeit als 100. Referenzwert ist also ein Vollei (100), wobei bekanntlich Ei biologisch-energetisch keineswegs gleich Ei ist. Überdies ist die biologische Wertigkeit keinesfalls unmittelbar gleichzusetzen mit „vollwertiger oder wertvoller", weil zum gesundheitlichen Wert eines Proteinlebensmittels zahlreiche weitere Faktoren hinzukommen, nämlich die Abwesenheit von Giften und Pilzen sowie der Gehalt an Vitaminen, Mineralien, Enzymen und Spurenelementen, um nur einige wenige zu nennen. Näheres zur biologischen Wertigkeit unter http://de.wikipedia.org/wiki/Biologische_Wertigkeit.

Man erinnere sich an den anatomischen Unterricht: Auch der Darm ist von Muskeln umgeben, die ernährt werden müssen. Sie können normalerweise nur durch Zwerchfellatmung (teilweise) willkürlich stimuliert werden. Die vorzeitige Erschlaffung der Darmmuskulatur begünstigt hingegen die Entwicklung von Darm- und Gesundheitsproblemen. Dies ist ein weiterer Grund, warum unter anderem die Zwerchfellatmung neben der erforderlichen körperlichen Bewegung für eine nachhaltige Genesung so wichtig ist.

Das Vianesse-Regenerationskonzept wird eingesetzt bei:
• Cellulite und Übergewicht
• Müdigkeit und Gereiztheit
• Unwohlsein und Sodbrennen
• Magen- und Verdauungsproblemen
• Allergien und Ekzemen
• Wechseljahres- und Gelenksbeschwerden
• Konzentrationsschwäche
• Fuß-, Nagel- und Mundpilzen
• Wassereinlagerungen

Insbesondere bei Menschen, denen Verdauungs- und Darmprobleme geläufig sind, treten oftmals bei der Anwendung von Vianesse während der ersten Wochen verstärkt Blähungen auf. Dies wird durch die ausgelöste Aktivierung der Darmperistaltik erklärt. Weitgehend abgeschlossene Darmtaschen könnten sich dadurch wieder öffnen und letztlich zurückgebildet werden. Dies hat aber vorübergehend zur Folge, dass bisher abgekapselte, verrottete Darminhalte wieder am weiteren Verdauungsprozess teilnehmen. Dabei kann es zu gelegentlich geruchsintensiver Gasentwicklung kommen, die erfreulicherweise jedoch nach wenigen Wochen abklingt. Die Darmsanierung schreitet voran.

Durch die Kombination von Darmsanierung über Vitamine und Mineralstoffe und den

Aufbau der willkürlichen wie der unwillkürlichen Muskeln durch hochwertige Aminosäuren in Verbindung mit ausreichender Bewegung sowie gesunder Ernährung wird die Leistungsfähigkeit des Körpers wiederhergestellt. Die jugendliche Spannkraft kehrt zurück und die durch falsche Lebenshaltung angeeigneten körperlichen Leiden können verschwinden. Auch psychisch unangenehme Eigenheiten und Fehlentwicklungen können wegfallen und ein höheres Niveau an innerer Harmonie und Ausgeglichenheit wird die Folge sein.

Es sei an dieser Stelle erneut darauf hingewiesen, dass psychische Fehlentwicklungen sehr häufig mit einem kranken Darm verknüpft sind und sie deshalb durch eine Darmsanierung mit Vianesse (verknüpft mit einigen Umstellungen in der Lebenshaltung) schnell gebessert oder sogar aufgehoben werden könnten!

Damit Sie diese Erfolge jedoch langfristig genießen können und sich nicht gleichzeitig eine neue Abhängigkeit von einem Produkt schaffen, das zwar gewiss nicht süchtig macht, aber doch nur als eine, wenn auch äußerst willkommene, so doch vorübergehende Hilfe angesehen werden sollte, ist es zwingend erforderlich, dass Sie sich bei Ihrer Ernährung möglichst nahe an die oben beschriebenen Empfehlungen halten sowie gleichzeitig die sonstigen Spielregeln des Lebens erfüllen! Dann wird sich auch nach längerer Pause eine Wiederholung der Kur, der nichts entgegensteht, erübrigen können. Sofern und solange Sie jedoch unter den oben geschilderten Symptomen leiden, ist eine Kur mit Vianesse empfehlenswert. Näheres siehe: www.vianesse-therapeut.de/indexd.html.

Quantum in Plus – ein Arkanum von den Philippinen

Wunder streiten nicht gegen die Naturgesetze, sondern nur gegen die, welche wir kennen.
Augustinus (354-430)

Auf den Philippinen gilt Quantum in Plus als ein Alleskönner, der schwerwiegendste Krankheiten zum Abklingen bringt und überdies in vergleichsweise kurzer Zeit. Es handelt sich um ein als Nahrungsergänzungsmittel angebotenes flüssiges Präparat, das folgende Bestandteile aufweist: Mineralstaub mit Anteilen von Magnesium, Kalium, Calcium, Eisen, Natrium, Kieselerde, Bikarbonate, Spurenelemente, Zeolith, Fulvic- und Huminsäuren angereichert mit Natriumascorbat.

Das Produkt wird sowohl innerlich als auch äußerlich auf Wunden angewendet. Kurmäßig 3-5 Tropfen bis zu 10mal täglich in Wasser oder anderer Flüssigkeit. Höhere Dosen sind in schweren Fällen angezeigt und ohne jede Nebenwirkung. Quantum in Plus wird auch als Notfallhilfe eingesetzt.

Die vom Hersteller angegebenen Wirkungen der Tropfen
- energetisieren und harmonisieren das elektrische Potenzial auf zellulärer Ebene,
- entgiften die Organe von chemischen Ablagerungen, Pestiziden und radioaktiven Substanzen,
- neutralisieren unerwünschte Säuren im Körper,
- formen Chelatkomplexe mit Schwermetallen wie Blei, Quecksilber, Cadmium,
- erhöhen den Sauerstoffgehalt des Blutes,
- verbessern den Nährprozess der Zellen,
- steigern die Enzymproduktion,
- neutralisieren freie Radikale,
- stärken das Immunsystem und fördern die Heilungskräfte,
- verbessern die körperliche und psychische Leistungsfähigkeit.

Die aus der Anwendung resultierenden Heilungsimpulse wirken positiv bei zahlreichen Erkrankungen, insbesondere bei Zivilisationskrankheiten. Wiewohl das Produkt von Ärzten entwickelt wurde und sehr viele Erfolgsberichte dokumentiert sind, liegen zumindest bislang keine wissenschaftlichen Studien vor. Nähere Informationen finden Sie unter www.quantuminplus.com.

Eigenversuche des Autors zeigten bei Einnahme eine energetisierende Wirkung, auf eine kleine ungesunde Hautstelle aufgetragen bewirkte es deren schnelle und narbenfreie Heilung.

Mit dem Olivenblatt zu Harmonie im Körper

... und die Blätter der Bäume dienen zur Heilung der Völker.
Off. Johannes 22.2

Extrakte aus Olivenblättern dienten den Menschen in den mediterranen Ländern seit Jahrtausenden zur Heilung von Wunden, zur Fiebersenkung und Stärkung des Immunsystems. Literatur hierüber in deutscher Sprache unter www.vakverlag.de/vak_pdf/leseprobe/978-3-86731-035-2.pdf. Presssäfte der Olivenblätter verschiedener Hersteller sind, wenngleich nördlich der Alpen weniger bekannt, doch im Gesundheitssektor erhältlich.

Seit einigen Jahren gibt es darüber hinaus OLIVUM®, einen von dem Italiener Livio Pesle durch besondere Extraktionsverfahren aufbereiteten Blättersaft des Olivenbaums, der ein sehr breites Wirkspektrum aufweist. Sehr schnell ergeben sich Besserungseffekte.

Der Saft
- reguliert den Blutkreislauf,
- energetisiert,
- wirkt antioxidativ,
- harmonisiert den Stoffwechsel von Lipiden (Fetten) und Kohlenhydraten,

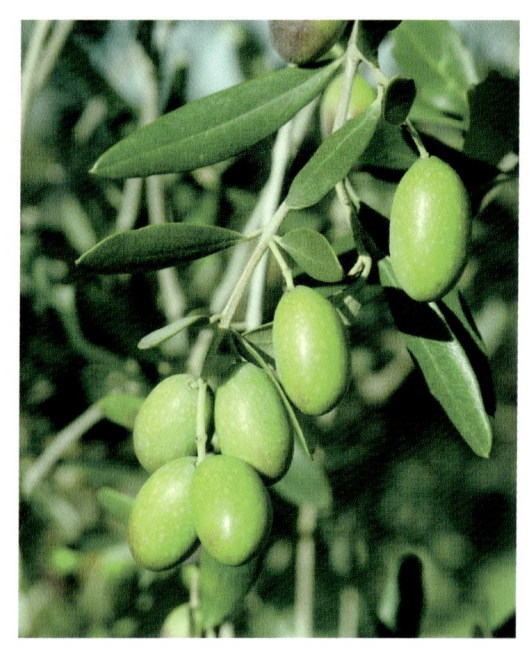

Aus Olivenblättern gewonnene Extrakte besitzen nachweislich heilende Wirkung

- fördert die Sauerstoffversorgung des Körpers,
- beschleunigt die körperliche Entgiftung,
- verbessert die Haut.

Die Wirksamkeit ist durch eine Reihe wissenschaftlicher Studien italienischer Universitäten belegt, siehe www.evergreenlife.it/info-scientifiche-P3-it.html.

Das trinkfertige Produkt OLIFE besteht zu über 93% aus OLIVUM® und ist mit Presssäften der Ringelblume (Calendula officinalis) versetzt, die in der Heilkunde bei Prellungen, Wunden, Verrenkungen, Leber- und Gallenleiden sowie zur Krampflösung eingesetzt wird.

OLIFE verbessert nicht nur das körperliche Wohlbefinden in den oben genannten Feldern, sondern wirkt auch im sportlichen Bereich kräftig leistungssteigernd, weshalb das Getränk von italienischen Sportlern gern genutzt wird. Eigene Tests sowie bei Bekannten ergaben ausschließlich positive Resonanzen. Der Saft sollte der besseren Absorption halber vor dem Schlucken einige Zeit im Mund gehalten werden. Das vergleichsweise preiswerte Produkt kann nachdrücklich empfohlen werden. Bezugsquelle ist www.evergreenlife.it.

Entgiftung durch die Füße

Medizin in der Hand des Einfältigen ist Gift, wie Gift in der Hand eines Weisen zur Medizin wird.
Giacomo Casanova (1725-1798)

An den Fußsohlen befinden sich 60 Akupunktur-Punkte. Durch diese sensiblen Punkte und die Meridiane des Körpers können via Fußreflexzonenmassage bekanntlich sämtliche Drüsen, Körperteile und alle inneren Organe des Menschen stimuliert werden. Der Körper kann jedoch auch über die Fußsohlen in besonders effizienter Weise von toxischen Substanzen befreit werden.

Diese Entgiftungstechnik machte man sich in Asien, insbesondere in Japan, aber auch in China und Korea zu Nutze, indem man **Heilpflaster** bevorzugt auf die Fußsohlen legte. Diese dienen entweder der Schmerzlinderung, der Steigerung der Vitalität oder der Entgiftung. Letztere sind die für eine nachhaltige Gesundheit wirklich interessanten Pflaster, da sie eine angenehme und zugleich effiziente Entgiftung des Körpers über die Haut bewerkstelligen.

Diese Entgiftungsmethode ergänzt die in unserem Kulturraum bekannten Entgiftungssysteme über die Nieren und/oder den Darm ganz entscheidend. Zwar sind in Europa auch Entgiftungen über die Haut (Sauna) oder mittels Umschläge und Bäder z.B. mit Heublumen und Badeessenzen aller Art bekannt sowie diverse Zugsalben oder das oben beschriebene Ölziehen und Schwitzkuren. Kaum jedoch bekannt sind Entgiftungen mit Hilfe von Pflastern. Diese Pflaster werden auf den Fußsohlen, den Meridianpunkten sowie den „Sammelstellen" für nicht ausgeschiedene Gifte, wie zum Beispiel im untersten Kreuzbereich oder um die Fußgelenke, angebracht und entziehen dem Körper abgelagerte Gifte, die auf andere Art in aller Regel kaum oder nur sehr schwierig ausgeschieden werden können.

Die Inhaltsstoffe dieser Pflaster sind vor allem Turmalin (rotgrüner und schwarzer Wasserturmalin) (siehe www.sehestedter-naturfarben.de/merkblatt/turmalin-4s.pdf), Perlenpulver, Amethyst, Eichenbaumessig, Bambusessig, Dextrine (http://de.wikipedia.org/wiki/Dextrine), pflanzliche Fasern, Loquat-Blätter von der japanischen Mispel (http://de.wikipedia.org/wiki/Japanische_Wollmispel) und Chitosan, ein Abkömmling des Chitis, die Chamäleonpflanze Houttuynia Cordata sowie Vitamine. Über Chitosan, Liebling vieler Bodybuilder, gibt es neben den begeisternden Berichten als sogenannter Fettblocker aber auch kritischere Berichte (siehe www.inform24.de/chitosan.html).

Der sanfte Entzug der Gifte durch die über Nacht angelegten Pflaster steigert nach geraumer Zeit das Gesundheitsniveau und das Lebensgefühl. Vor allem Metallbelastungen und andere abgelagerte Körpergifte, die durch Lymphe, Nieren und Darm kaum mehr erreicht werden, können über das Pflaster extrahiert werden. Über Nacht auf die Fußsohle (Fußreflexzonen) aufgelegt, sind diese, wenn die Person belastet ist, am nächsten Morgen ganz oder teilweise tief schwarz. Die Verfärbung reicht von braun über grau bis hin zu tiefem Schwarz. Bei sehr hoher Belastung durch giftige Substanzen können die Pflaster sogar überdies feucht geworden sein.

Auf dem Markt gibt es viele Vertreiber von Entgiftungspflastern mit unterschiedlichen Qualitäten, Ingredienzien und beabsichtigten Wirkspektren. Durch eine klinische Studie vom 5. Dezember 2008 bis 6. März 2009 wurden die Detox Vitalpflaster der Kenrico Ltd., Japan (www.kenrico.com) auf Beseitigung von Schwermetallen aus dem Körper getestet in Bezug auf Beryllium (Be), Cadmium (Cd), Quecksilber (Hg), Aluminium (Al), Blei (Pb) und Arsen (As). Diese Gifte wirken vor allem negativ auf das menschliche Nervensystem und das Immunsystem. Die Analyse erfolgte durch Haaranalyse vor und nach dreimonatiger Anwendung der Entgiftungspflaster. In einem schlechteren Fall (junge Person) hatten sich die Metallablagerungen Be, Cd, Hg nach drei Monaten gut halbiert und Al-, Pb- und As-Ablagerungen auf weniger als ein Viertel verringert. Bei älteren Personen mit höherer Ausgangsbelastung fiel die Reduktion in aller Regel um ein Vielfaches höher aus.

Die benutzten Vitalpflaster zeigten nach der Anwendung Spuren der Schwermetalle. Nachzulesen auf der Internet-Seite www.kenrico.com/research.html#HEAVYMETALS2009. Die Kur gilt als beendet, wenn auf dem über Nacht aufgelegten Pflaster nur noch wenige Rückstände sind. Verfärbungen ergeben sich allerdings auch durch das Zusammenwirken von Körperwärme und den organischen Stoffen des Pflasters.

Der Entgiftungsprozess kann durchaus sechs Monate oder bei starker Quecksilberbelastung (Amalgamfüllungen) bis zu einem Jahr dauern. Bereits die voranschreitende Entfernung der Schwermetallgifte wird als deutliche Besserung der nervlichen Konstitution und/oder als Verringerung vorhandener Allergieneigungen erfahren. Berichte über die Auflösung chronischer Müdigkeit und von Antriebsschwäche sind vielfältig gegeben.

Die vergleichsweise schnell fühlbare subjektive Besserung macht die Anwendung der in Japan äußerst populären Entgiftungspflaster zu einer angenehm erfahrbaren Heilungsprozedur. Selbstversuche des Autors sowie bei befreundeten Personen zeitigten erhebliche positive Wirkungen.

Es gibt jedoch eine weitere, noch wirkungsvollere Entgiftungsmethode durch die Füße, die in Europa seit einigen Jahrzehnten vor allem im Wellness-Bereich genutzt wird. Es handelt sich um **Elektrolyse-Fußbäder.** In einer Fußwanne wird 38-40 Grad warmes Salzwasser, das bekanntlich eine reinigende Wirkung ausübt, unter 12 Volt und 1200 mA Spannung gesetzt. Es erfolgt ein elektro-physischer Ladungsaustausch über die Fußsohlen. Die Spulen des Elektrolyse-Fußbades erzeugen negativ geladene Ionen im Salzwasser, die anschließend mit den positiv geladenen Schadstoffen im gesamten Körper einen Austausch bewirken. Binnen einer halben Stunde verfärbt sich das anfangs klare Wasser zu einer mehr oder minder braunen Brühe. Man sollte innerlich loslassen. Die in Jahren angesammelten Giftstoffe werden rundum den Füßen entzogen.

Der Entgiftungsprozess ist, wenn auch sehr gut verträglich, intensiv, weshalb nach dem Bad Ruhe zu empfehlen ist. In etwa wöchentlichem Abstand sollte die Prozedur kurmäßig bis zu 12 Mal wiederholt werden. Danach kann man sich mit halbjährlichen Intervallen begnügen. Die während des Bades auftretende Trübung des Wassers kann in Abhängigkeit von der Wasserqualität, dessen Wärme, dem zugefügten Salz und dem Spulenmaterial bei der Elektrolyse auch ganz von alleine auftreten, d.h. das Bad verfärbt sich ggf. auch ohne Eintauchen der Füße! Die Verfärbung sagt deshalb für sich alleine nichts aus, es sei denn, sie sei anfangs extrem und bilde sich im Laufe der Kur zurück. Entscheidend ist vielmehr das erfahrbare Wohlbefinden, das mit fortschreitender Entgiftung ansteigt. Verschiedene medizinische Analyseverfahren bestätigen die Wirksamkeit des Elektrolyse-Fußbades.

Für die Bäder sind Meeressalze oder andere vollständige Feinsalze (kein Kochsalz) zu

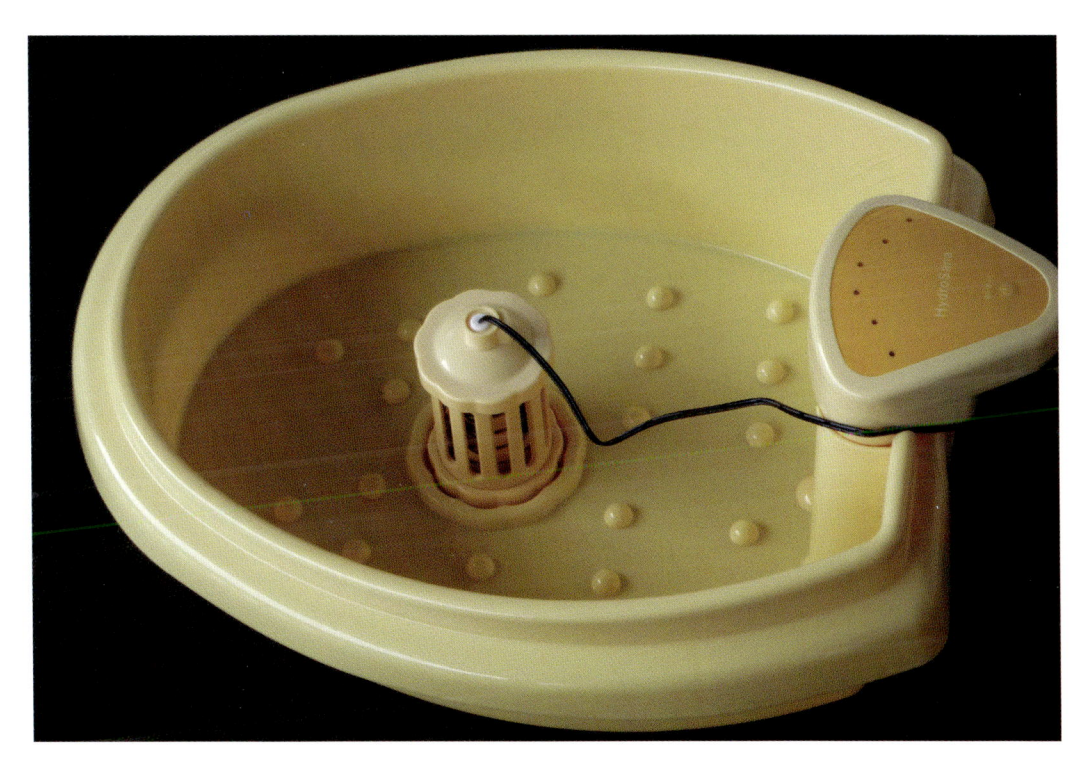

Einfache Wanne für ein Elektrolyse-Fußbad

empfehlen, da durch die Fußsohlen nicht nur Gifte abgegeben, sondern auch vom Körper benötigte Wirkstoffe aufgenommen werden. Die verschiedensten Fußbäder (in der Abbildung HydroSana) sind in qualifizierten Gesundheitsläden oder über das Internet erhältlich. Das Fußbad ist für Schwangere und Personen mit Herzschrittmachern oder metallhaltigen Implantaten oder bei Organtransplantationen nicht geeignet. Im Zweifelsfall bitte den Arzt zu Rate ziehen.

Es sollte selbstverständlich sein, dass die Lebensführung umgestellt wird, um keine neuen Belastungen zu erwerben, bzw. deren Ausmaß so weit wie nur irgend möglich zu minimieren. Neben der objektiven Systemreinigung sind die subjektiv erfahrene Entspannung und der Zuwachs an Wohlbefinden beachtlich. Ob des großen Gesundheitsgewinnes empfiehlt sich die Anschaffung eines Elektrolyse-Fußbades.

Bion-tec

*Was für Wellen, was für Flammen,
schlagen über mir zusammen;
Ach, wie groß ist meine Not!*
Clemens von Brentano (1778-1842)

Im Jahr 2008, auf intensiver Suche nach schmerz- und infektionsstillenden Mitteln, stieß ich auf die bion-tec Pflaster. Durch eine Werbeinformation neugierig gemacht, probierte ich eines der zunächst reichlich märchenhaft klingenden bion-tec Pflaster und musste zu meiner Überraschung feststellen, dass sie akute Entzündungen über Nacht zurückführen und dass Schmerzen abklingen. Dasselbe erfuhren Dritte, denen ich das Pflaster auslieh. Intensiv konnte ich die Wirksamkeit der Pflaster nach einer schweren beidseitigen Zerrung der Achillessehnen erfahren. Die zuerst aufgetragenen üblichen Sportsalben versagten ob der Schwere der Zerrung und gaben kaum Linderung. Bion-pads jedoch in die Socken eingelegt, führten innerhalb weniger Stunden dazu, wieder normal gehen zu können, insbesondere weil dann auch über Nacht die Pflaster um die Fußfesseln gebunden wurden.

Wenn man infolge der kurzfristig so schnell wiedererworbenen Schmerzfreiheit jedoch nach gut zwei Wochen bereits meint, wiederum einen 10-km-Lauf hinlegen zu können, endet dies mit einem schweren Rückschlag. So ist es mir geschehen. Immerhin wird durch die Anwendung der bion-pads die Regenerationsdauer, die sich im „Normalfall" über Monate hinziehen kann, bezüglich der akuten Entzündung recht schnell behoben. Darunterliegende chronische Gewebserkrankungen bedürften, so erklärte Dr. med. Hegall Vollert freundlicherweise, einer Aktualisierung, zum Beispiel durch vier Friktionsmassagen, möglichst binnen einer Woche. Der durch die Massage wieder akut gewordene Zustand und die Schmerzen könnten dann jeweils durch das bion-pad schnell aufgelöst werden. Das ergäbe ein insgesamt recht zufriedenstellendes Ergebnis. Das bion-pad macht der ihm zugeschriebenen Eigenschaft, akute Wunden/Schmerzen schnell zu heilen, alle Ehre.

In meinem Fall jedoch brachte der freundliche Massagehinweis von Dr. Vollert mich auf den Gedanken, das Problem selbst in die Hand zu nehmen. War ich doch gerade dabei, das Schnellheilungssystem von Dr. West zu studieren. Binnen zweier Tage und einem Zeitaufwand von weniger als drei Stunden war der chronische Teil der beidseitigen Sehnenentzündung und Wadenschmerzen durch Lymphmassagen und bestimmte Übungen endgültig beseitigt. Das Dauerlaufen konnte ohne Probleme wieder aufgenommen werden. Das freilich eine aktive Arbeit an sich selbst verlangende System der *Schnellheilung durch Körpergriffe und gezielte Stimulation des Lymphsystems* wird in einem der Folgekapitel beschrieben.

Dr. med. Hegall Vollert, Radolfzell, prägt in einem speziellen Verfahren Vitalinformationen auf Silikonpflaster auf und nennt diese bion-pads. Diese Frequenzen treten in Resonanz mit dem Körper, der infolge Krankheit, Schmerz oder Operationswunden aus seinem normalen Schwingungsmuster gefallen ist und bringen wieder Harmonie in die betroffenen Körperteile durch Auflegung des Bio-Silikonpflasters. Diese Silikon-Kompresse enthält als Informationsträger Quarzsandpartikel unterschiedlicher Körnung, da sich Mineralien als dauerhafte Informationsträger bewährt haben. Diese Quarze werden nach Dr. Vollert mit den Informationen des gesamten biophysikalischen Spektralbereichs geprägt. Details über die Informationen sowie die Art ihrer Aufbringung ist Betriebsgeheimnis. Offensichtlich geht es bei den bion-pads wie bei den Hochpotenzen in der Homöopathie nicht um die Substanz, sondern nur noch um die Übertragung von Informationen in Form von Energiemustern. Vielleicht kann man es sich so vorstellen, ähnlich wie die heute vielfach praktizierte Abspeicherung von nicht mehr produzierten homöopathischen Mitteln in elektronischen Speichern und deren anschließende Anwendung in der Therapie. Bei der Behandlung geht es um ein harmonisches Umschwingen der disharmonischen Körperstrukturen, wobei nach Dr. Vollert das gesamte biologische Schwingungsspektrum und damit die erforderlichen biologisch relevanten Informationen beachtet und in die Pflaster aufgeprägt sind. Er schreibt in einer Produktinformation zu bion-tec:

„Diese räumlich gestalteten Informationen bilden sich aus sogenannten stehenden Wellen schier unendlicher Variationsmöglichkeiten. Sie schwingen permanent (solches Phänomen ist auch von Magneten bekannt). Diese Informationen = subtile Energien = Steuerungsenergien „zwingen" die Zellen in Resonanz. Dadurch ordnet sich der Zellstoffwechsel. Schmerzen vergehen sehr bald, Wunden und z. B. Sportverletzungen aller Art und Knochenbrüche heilen viel schneller als gewöhnlich.

Die Wirkdomäne ist die Akutbehandlung. Eine rasche Schmerzlinderung, eine Optimierung des Immunsystems und die Regeneration des Organismus können durch diese einfache Energieregulierung bewirkt werden. Biophysikalisch wurde nie eine Übersteuerung gemessen. Daher sind auch keine Nebenwirkungen zu erwarten." Über die Verbindung zur Global-Scaling-Theorie wurde bereits oben berichtet.

Kritisch vom Standpunkt der herrschenden Schulmedizin bleibt anzumerken, dass Dr. Vollert von „Bionen-Energie" spricht und dabei von der „Orgon-Energie" des Dr. Wilhelm Reich (http://de.wikipedia.org/wiki/Wilhelm_Reich) ausging. Letztere wurde und wird noch immer als parawissenschaftlich bezeichnet (siehe: http://de.wikipedia.org/wiki/Orgon). Allerdings hinkt die herrschende Lehrmeinung der Wissenschaft bekanntlich immer um mindestens zwei Generationen hinterher. Inzwischen sind durch verschiedene Institute, vor allem durch Professor Dr. Alfred Popp (http://www.biophotonik.de/) die nichtmateriellen Energieformen im Körper seit Jahren nachgewiesen worden. Er spricht von Biophotonen, die allerdings auch von so manchen Traditionalisten als Abweichung von der (noch) herrschenden (jedoch offensichtlich veralteten) Lehrmeinung bezweifelt und relativiert werden.

Wie nun letztendlich die Energie- und Lichtformen, die auf die Informationspflaster aufgeprägt werden, benannt sind, ob Bionen, Biophotonen, Skalarwellen, Tachionen, Schumannwellen oder noch anders, erscheint zweitrangig, wie auch der Name, der sich letztendlich durchsetzen wird. In späteren Kapiteln mehr zu den jüngsten unglaublich interessanten Forschungsergebnissen, die mit an Sicherheit grenzender Wahrscheinlichkeit geeignet sind, das gesamte vorherrschende Weltbild sowie die gesellschaftlichen Verhaltensweisen umzukrempeln. Interessant ist in diesem Zusammenhang das 2010 neu erschienene Buch von Dr. Hegall Vollert, „START in ein neues Therapiezeitalter. Die Basis einer biophysikalisch energetisierenden Medizin", Ulmer Verlag, in welchem auch für Laien einigermaßen verständlich die theoretischen Grundlagen zur Anwendung der Global-Scaling-Theorie für medizinische Zwecke erläutert werden.

Zahlreiche Ärzte und Patienten haben die Pflaster von Dr. Vollert getestet und seit rund einem Jahrzehnt im Einsatz. Sie geben allesamt ermutigend positive Resonanzen und bezeugen eine schnelle Entzündungshemmung und/oder Abschwellungen sowie eine nachhaltige Beschleunigung des Heilungsprozesses nebst einer ausgeprägten Wirksamkeit in Richtung einer narbenlosen Wundverheilung. Wenn Sie also das bion-tec Pflaster über die ärztlich versorgte Wunde/frische Narbe legen, so sorgen Sie damit für eine schnellere und problemlosere Heilung! Die bion-pads sind seit 2002 offiziell als medizinisches Hilfsmittel zugelassen und seit 2008 generell am Markt. Professor Dr. Martin Günter attestierte am 10.11.2004 den bion-tec Produkten ein starkes regulatives Moment, das sogar im Stande war, das Redoxpotential von Lebensmitteln zu verbessern, negative Schwingungen zu löschen und ihre eigenen positiven durchzusetzen. Getränke und Nahrungsmittel, die auf bion-tec Pflaster gestellt werden, gewinnen effektiv und schnell ein bekömmlicheres, erhöhtes Energieniveau.

Die Bionpflaster sind waschbar und wiederverwendungsfähig. Sie wirken sehr milde und verkürzen die Regenerationsdauer erfahrungsgemäß um mindestens ein Drittel. Nach Angabe des Herstellers ist ihre Wirkkraft von unbegrenzter Dauer. Die Produkte können direkt unter www.bion-tec.de bezogen werden.

Ergänzend sei vermerkt, dass Dr. Vollert als Sportarzt und bekannter Langstreckenläufer mit weit über 50 Marathonläufen und längeren Distanzen sich nicht nur vegetarisch ernährt, sondern darüber hinaus ein Befürworter der Rohkost ist. Er ist Autor mehrerer sportmedizinischer Bücher.

Die PowerTube des Martin Frischknecht

*In kristallne Quellen
schleudre keinen Stein,
bete zu den Wellen:
Wär' auch ich so rein!*
August Graf von Platen (1796-1835)

Der schweizerische Elektroingenieur Martin Frischknecht, zugleich begabter Musiker, litt über Jahrzehnte an schweren Krankheiten (Rheuma und Epilepsie). Dieses eigene Leiden und das Suchen nach einer nicht Krankheiten bekämpfenden, sondern die Lebenskräfte stimulierenden Heilungsmethodik, brachten ihn schrittweise auf die Idee der elektrotechnischen Zellstimulation. Er machte an sich selbst die Erfahrung, dass nicht nur Musik in verschiedenen Schwingungsfrequenzen, sondern auch bestimmte elektrische Frequenzen vom Körper als angenehm erfahren werden und darüber hinaus gesundheitlich positive Impulse beinhalten. Informationen über die Zappertechnik sowie Kenntnis der Zappergeräte der kanadischen Biologin und Zellphysiologin Dr. Hulda Clark (http://de.wikipedia.org/wiki/Clark-Therapie) bestärkten ihn in der Entwicklung einer eigenen Technologie. Hulda Clark hat zahlreiche (über 10) Geräte entwickelt, die Krankheiten auf elektrischem Wege bekämpfen sollen und berichtet in ihrem Health Center über große Erfolge bei gleichzeitiger Ernährungsumstellung (Enzyme, Vitamine, Reinigungskuren, etc., siehe www.drclark.net). Martin Frischknecht hatte hingegen die gewiss genialere Idee der Entwicklung eines Geräts, das durch Anwendung von drei abgestimmten unterschiedlichen Klang- oder besser elektrischen Schwingungsbereichen die durch Krankheit in Unordnung geratenen Zellformationen im Körper wieder in die natürliche Ordnung bringt und damit die Genesungsanstrengungen des Körpers nachhaltig unterstützt. Die Krankheit wird somit nicht direkt bekämpft, sondern der Heilungsimpuls besteht aus der Harmonisierung der Zellstrukturen und dient der Förderung der Lebenskräfte. Dieser Weg sollte sich bald als wesentlich effektiver herausstellen als jede Krankheitsbekämpfungsmethode. Während der Zeit der Entwicklung seiner Technik lernte Frischknecht auch die bruchstückhaft noch erhältlichen Informationen über die Frequenztherapie des genialen, jedoch unglücklichen Bakteriologen Dr. Royal Raymond Rife (1881-1971) kennen (siehe: http://de.wikipedia.org/wiki/Royal_Rife), dessen Lebenswerk leider vernichtet ist.

Den Ansatz einer lasergestützten elektromagnetischen Resonanztherapie zur gezielten Krankheitsbekämpfung verficht derzeit mit großem Werbeaufwand auch Dr. Todd Ovokaitys, siehe dessen Seite www.gematria.com/v/vspfiles/laser.html. Sein Ansatz verspricht trotz partiell günstiger Resultate jedoch weniger Erfolg als der harmonischere, die Lebenskräfte stimulierende Weg von Martin Frischknecht.

Eine immungeschwächte und/oder entzündete Gewebestruktur ist durch eine unzureichend polarisierte molekulare Front gekennzeichnet mit Energieblockaden, die Schmerzen verursachen. In ein solches außer Ordnung geratenes Gewebe bzw. unregelmäßig angeordnete Molekularstrukturen können pathogene Informationen eindringen. Herkömmlicherweise wird hierfür die Ursache in erster Linie zahlreichen externen Faktoren zugeschrieben, wie Vergiftungen, Fehlernährung, Unfällen, Verbrennungen, Belastungen mit pathogenen natürlichen oder technischen Strahlungen oder auch die Abnutzung, Alterung, die Überbeanspruchung und psychische Überbelastung.

Die PowerTube des Martin Frischknecht **181**

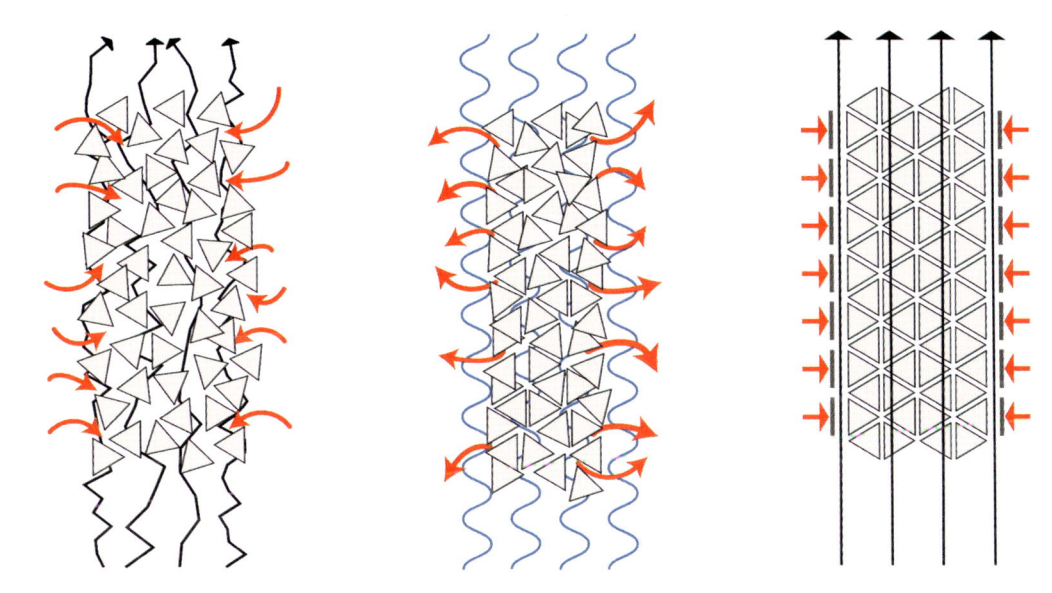

Grafiken mit freundlicher Genehmigung durch Herrn Ing. Martin Frischknecht

Das erste, linke Bild zeigt ungeordnete Dreiecke/Tetraeder einer kranken Struktur.

Das mittlere Bild veranschaulicht den Einfluss der ordnenden Wirkung der *PowerTube* auf das Gewebe/Mitochondrien. Das rechte Bild zeigt den Idealzustand: Ein starkes Immunsystem ist durch eine widerstandsfähige polarisierte homogene Front gekennzeichnet, in welche pathogene Informationen nicht eindringen können. Vielmehr fließt die Energie von Zelle zu Zelle ungehindert. Das starke, gesunde Gewebe ist regelmäßig angeordnet.

Der Atomphysiker G. Merkel hat unter Verwendung von polarisiertem Licht und Kristallen eine 30-millionenfache Vergrößerung des

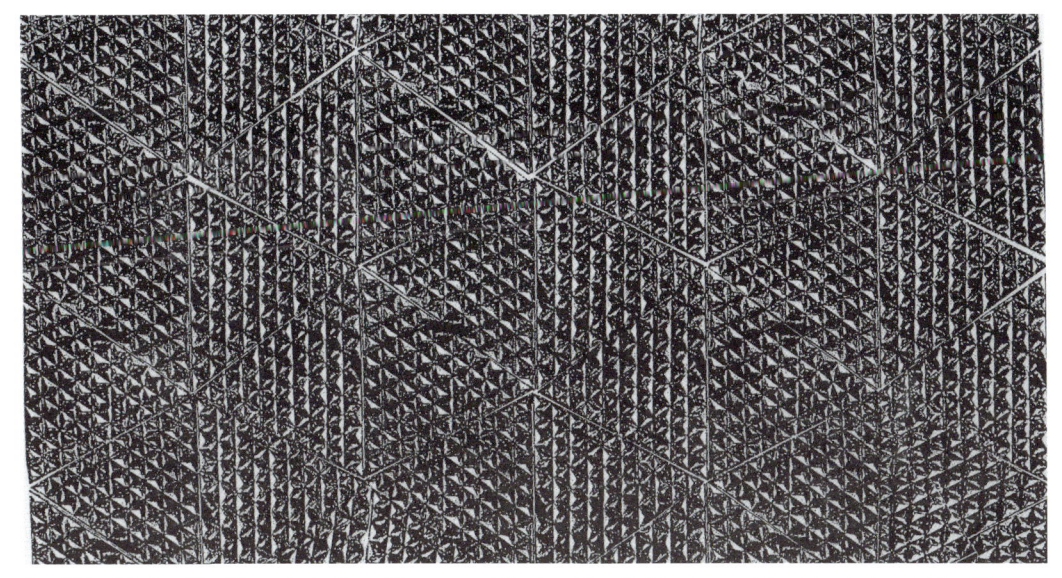

Das Bild zeigt eine 30-millionenfache Vergrößerung von Mitochondrien. Es ist gekennzeichnet durch eine gleichmäßige, homogene Anordnung der Dreiecke.

Bildes von gesunden Mitochondrien-Strukturen gemacht, die als Energiekraftwerke und Energieträger dienen (http://de.wikipedia.org/wiki/Mitochondrium). Ihre Zahl und Größe bestimmt ihren Energiestatus, der indirekt durch den bereits genannten ATP-Wert gemessen wird (siehe den Hinweis zur eigenen Blutprobe oben). Sie können aus dem Bild die gleichmäßige homogene Anordnung der Dreiecke (Tetraeder) ersehen. Die enge und damit gesunde Anordnung bietet keine Lücken für einen pathogenen Befall.

Die *PowerTube* ist nichts anderes als ein mit einer 9-Volt-Batterie bestückter und mit elektrischem Wechselstrom auf drei unterschiedlichen Wellenebenen arbeitender „Zellrüttler". Er ebnet Zellen ein ähnlich wie eine Rüttelmaschine. Durch diese elektrischen Einebnungsreize und Homogenisierungsimpulse wird eine gesunde, elektrisch wieder kommunizierende Zellstruktur induziert und die Heilung kann dann ganz von selbst durch die Selbstheilungskräfte des Körpers erfolgen.

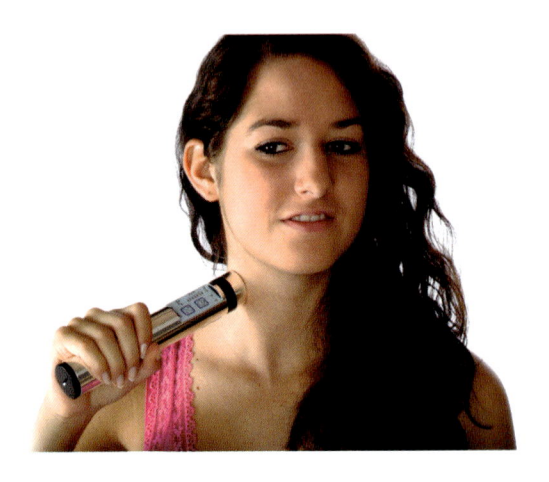

Das Gerät ist also kein sogenanntes Zapp-Gerät, wiewohl das kleinere und erstentwickelte Modell Power-QuickZap genannt wurde und auch noch immer so heißt, um ursprünglich durch Anschluss an in der Medizin bereits Bekanntes einen leichteren Marktzugang zu gewinnen. Der Name ist jedoch irreführend, denn Zapper strebten den „Abschuss" pathogener Herde an, eine Technik, die nach den Erkenntnissen von Frischknecht nicht funktionieren kann. Er begründet dies wie folgt: Nach einer Zapper-Behandlung könne man die Erreger nur deshalb nicht mehr messen, weil die angewandten Frequenzen die Energiemeridiane im Körper kurzzeitig lahmgelegt hätten. Später wären die Erreger jedoch wieder nachweisbar. Wie dem auch sei, für die Wirksamkeit der PowerTube als schnelles Heilinstrument ist dies ohne Belang.

Die *PowerTube* erhielt schließlich im Rahmen der sogenannten TENS-Technik in Deutschland die TÜV-Zulassung als medizinisches Gerät zur Schmerzstillung. TENS steht für Transkutane elektrische Nervenstimulation. Unter dieser Bezeichnung erhielt das Gerät nach langen Versuchsreihen 2005 seine Zulassung, wiewohl es unmittelbar mehr bewirkt als eine Nervenstimulation und Schmerzminderung.

Die unmittelbare Schmerzreduktion bis zur vollständigen Schmerzstillung ist und bleibt jedoch das erste herausragende Kennzeichen der *PowerTube* (Kraftröhre). Bei schwersten beidseitig brennenden Stirn- und Nebenhöhlenschmerzen waren diese beim Autor nach allerdings dreistündiger Anwendung verflogen. Je akuter die Beschwerden sind, desto besser ist der Heilungseffekt. Bei chronischen Leiden wird die Hilfe hingegen oftmals als zu langsam und zu schwach einsetzend erfahren.

Die *PowerTube* hat sich inzwischen als ein sehr erfolgreiches Therapie-Gerät in vielen Praxen durchgesetzt. In dem Buch „Zukunftschance Gesundheit" von Rolf Carson, Ulmer Verlag, wird die Anwendung der *PowerTube* bei den unterschiedlichsten Krankheitsbildern dargestellt. Unter anderem besteht auch die Möglichkeit der Meridianbehandlung, über welche noch zu sprechen sein wird. Darüber hinaus werden in dem Buch zahlreiche erfolgversprechende natürliche oder naturnahe Therapien bei verschiedenen, weit verbreiteten Krankheiten vorgestellt.

Seit Prof. Dr. H. Palar von der Technischen Universität München, Lehrstuhl für Chemisch-Technische Analyse und chemische Lebensmitteltechnologie im Jahr 2008 die Wirksamkeit der *PowerTube* zur Körperentgiftung belegte, hat die frequenzmodulierende *PowerTube* ein weiteres „amtliches" Gütesiegel erhalten. Um die Entgiftungsfähigkeit der *PowerTube* zu testen, wählte der Professor Chlorphenole aus, weil praktisch fast alle Menschen mit diesen Mitteln verseucht sind. Diese giftigen und teilweise krebserregenden Chlorphenole sind in Holzschutzmitteln, Fungiziden, Arzneimitteln, Herbiziden, Desinfektionsmitteln, Farbstoffen und anderen chemischen Produkten enthalten und erreichen den Menschen durch unmittelbaren Kontakt und/oder über die Nahrungsmittelkette. Sie sind leicht im Blut und Urin nachzuweisen.

Für die Versuchsreihe nahm Prof. Palar zehn Versuchspersonen in nüchternem Zustand Blut- und Urinproben ab und ermittelte deren Chlorphenolwerte. Anschließend erfolgten Anwendungen der *PowerTube* über jeweils insgesamt 21 Minuten. Nach 90 Minuten wurden erneut Blut- und Urinproben entnommen, ebenso nach 24 Stunden.

Bei allen Versuchspersonen ergaben sich dieselben Verlaufsmuster: Anderthalb Stunden nach der Behandlung mit der *PowerTube* stieg die Konzentration der Chlorphenole im Blut und auch im Urin stark an. Die Probe nach 24 Stunden zeigte jedoch eine signifikant tiefere Chlorphenolkonzentration im Blut als bei der Ausgangslage. Dies belegt die Entgiftungsfunktion der *PowerTube*, die auch bereits im Gewebe eingelagerte Giftstoffe freisetzte – deshalb die nach 90 Minuten erhöhten Werte –, um sie dann über den Urin auszuscheiden. Bedingung war, eine hinreichende Menge, mindestens 1,5 Liter kohlensäurefreies Wasser zu trinken. Die Giftstoffe wurden, wie nachfolgende

Grafik veranschaulicht, durch die nur einmalige Anwendung der *PowerTube* um bis zu 70% gesenkt. Das wird als wissenschaftliche Sensation gewertet. Siehe den Vortrag vom 29.11.2008 von Professor Palar unter www.alpenparlament.tv/index.php?option=com_content&view=article&id=67:neueste-studien-mit-der-power-quickzap-tens-technikr-prof-dr-dr-parlar&catid=37:liste-der-videoaufzeichnung&Itemid=57.

Professor Palar zu den gefundenen Ergebnissen: *„Die PowerTube aktiviert eindeutig den Metabolisierungsprozess und führte zu einer Entgiftung aller Probanden. Würde man die PowerTube regelmäßig anwenden, dann ist die Wahrscheinlichkeit hoch, dass die Chlorphenole fast vollständig aus dem Körper eliminiert werden."*

Auf den Philippinen, wo die *PowerTube* bereits vor einigen Jahren erfolgreich getestet wurde, unternahm man ausgiebige klinische Studien hinsichtlich Diabetes und Bluthochdruck. Es wurden 67 Diabetiker und 104 Personen mit Bluthochdruck ausgewählt und dreißig Tage lang mindestens drei Minuten täglich mit der *PowerTube* behandelt. Die Ergebnisse waren so ermutigend, dass die Geräte von M. Frischknecht von den philippinischen Krankenkassen als unterstützende Therapie für Zuckerkranke und Bluthochdruckpatienten anerkannt wurden. Die klinische Studie ergab, dass beide Blutdruckwerte nach wenigen Tagen Behandlungszeit, spätestens nach zwei Wochen signifikant gesunken waren. Vergleichbar positiv war das Ergebnis bei Diabetikern. Nach wenigen Wochen reduzierte sich der glykämische Index im Blut nachhaltig. Auch begleitende Schmerzen in Rücken, Brust und Nacken reduzierten sich. Interessant in diesem Zusammenhang ist, wenn Diabetes- wie Hypertoniepatienten neben der Therapie mit der *PowerTube* noch Medikamente einnahmen, die Heilungsfrist nicht verkürzt wurde, sondern sich der Entgiftungsprozess verlangsamte.

In der nachfolgenden Grafik sind diejenigen der TU-München sowie die philippinischen Ergebnisse zusammengefasst:

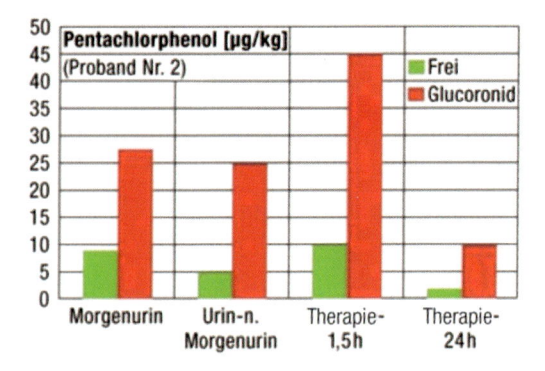

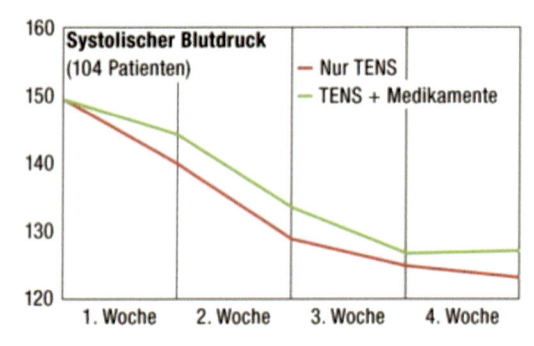

An der TU München konnte die Entgiftungsleistung der *PowerTube* mittels Ausscheidung eines Umweltgifts belegt werden (oben). Auf den Philippinen fand man heraus, dass bei Bluthochdruck die *PowerTube* allein bessere Resultate erbrachte als mit Medikamenten kombiniert (unteres Bild). Quelle: Die Grafiken wurden mit freundlicher Genehmigung von Herrn Frischknecht, Frinotex AG, CH, eingefügt.

Wesentlich für jeden potenziellen Anwender der *PowerTube* zu wissen ist, dass sich keinerlei negative Nebenwirkungen ergeben haben. Professor Dr. Hanur Palar bestätigt in seiner Studie: „*Die Untersuchungen zeigen deutlich, dass sich durch die vorschriftsmäßige Anwendung der PowerTube die Proteomuster der Zellen nicht ändern.*" Das heißt, es kommt infolge der Anwendung der *PowerTube* zu keinen Schäden der Humanzellen. Professor Palar hält es darüber hinaus sogar für wahrscheinlich, dass durch die regelmäßige Anwendung der *PowerTube* der natürliche Alterungsprozess verlangsamt wird. Er stützt sich dabei auf die Tatsache, dass die Anwendung der *PowerTube*-Technologie zu volumenmäßig größeren Cholesterinpartikeln führt. Die Altersforschung vermutete, dass das Cholesterin in besonders großen Lipoproteinen gebunden wird und sich deshalb weder in den Arterien ablagere noch in den Gehirn-Gefäßen. Üblicherweise führen Cholesterin-Verstopfungen nämlich zu Arteriosklerose und Alzheimer. Bei sehr alten Menschen fand man vergrößerte Lipoproteine (Fetteiweiße), insbesondere Cholesteryl-Ester-Transfer-Proteine (CETP). Diese CETP, so erklärt Professor Palar, werden durch die *PowerTube*-Anwendungen um das bis zu Fünfzigfache angereichert, was eine biologische Alterungsverzögerung bewirkt.

Somit könne zumindest eine vorzeitige Alterung aufgehoben werden, wenn das körperliche System bei Trinken von hinreichenden Mengen an gutem stillem Wasser entgiftet wird und damit die Selbstheilungskräfte der Natur die Chance erhalten, den „biologisch-natürlichen" Alterszustand herzustellen. Bei der *PowerTube* geht es somit neben dem schmerzstillenden Aspekt letztlich um die Entgiftung des Körpers. Dies ist ein Tatbestand, den wir zuvor bereits bei allen erfolgreichen hier besprochenen und noch zu besprechenden Therapien feststellen konnten. Die Beseitigung von Hindernissen (Giften, störenden Gewebswässern, falschen Emotionen und Blockaden) führt geradezu automatisch zur Ingangsetzung des Genesungsprozesses.

Den Erfinder Martin Frischknecht können Sie in einem Interview vom 14. März 2009 erleben unter http://www.quickzap.ch/filme-und-videos. Martin Frischknecht berichtet dort über die neuesten Ergebnisse sowie die Technik bei der Anwendung der *PowerTube*. Der Autor kann aus eigener Erfahrung bestätigen, dass die *PowerTube* ein hervorragendes Therapieinstrument bei allen akuten Krankheiten darstellt. Bei vielen bereits chronischen Prozessen ist die Wirkung, je nach Art des zu behebenden Schadens, jedoch in vielen Fällen langwieriger und nicht unmittelbar erkennbar. Es bedarf dann weiterer zusätzlicher Regenerationshilfen, von denen einige im oben genannten Buch „Zukunftschance Gesundheit" aufgeführt sind. Zweifelsfrei gilt: Die *PowerTube* aktiviert Ihre Gesundheit ohne Medikamenteneinsatz und begünstigt zugleich eine harmonischere Bewusstseinsentwicklung (www.globale-evolution.de/Forum/viewtopic.php?f=44&p=16483#p16483). Freilich können Sie im Internet auch unlautere Desinformationsartikel finden, die auftraggebergebundene Interessen verfechten. Dies gilt ebenso für alle übrigen hier vorgestellten Methoden. Jedwede negative Stellungnahme von dieser Seite kann als Ritterschlag angesehen werden.

Abschließend sei vermerkt, dass Martin Frischknecht als Regenerationsmittel und zur Aufrechterhaltung der Gesundheit auf hinreichende Bewegung sowie eine vitalstoffreiche und damit zugleich fleischfreie Ernährung sehr viel Wert legt.

Positive Beeinflussung der Umwelt durch Skalarwellen

*Man kann unbeweglich
im Fluss der Wellen verharren,
aber nicht im Fluss des Lebens.*
Japanische Lebensweisheit

Eine liebe Bekannte machte mich jüngst auf die, so dachte ich damals „angebliche" Gesundheitswirkung von Biopol-Geräten, bzw. deren Weiterentwicklung als QIT (Quanten-Informations-Transformer) aufmerksam. Diese Geräte seien in der Lage, kosmische Schwingungen auf ihre nähere Umgebung zu übertragen und damit Wasser und Luft günstig zu beeinflussen, was zu einem signifikanten Gesundheitseffekt führe. Auf den ersten Blick gewiss eine schwer nachvollziehbare Aussage. Da ich jedoch die oben beschriebenen bio-tec-Produkte von Dr. Vollert kannte und wusste, dass sich diese gemäß umfangreicher wissenschaftlicher Studien und auch meiner Selbstversuche als wirkungsvoll erwiesen hatten und sie auf dem Prinzip der Skalarwellen, bzw. kosmisch stehender Wellen funktionieren, bat ich zunächst um nähere Unterlagen. Diese versprachen ziemlich vollmundig eine bioenergetische Wasservitalisierung in Haushalt und Körper. Einige der Aussagen lauten:

- Durch Aufhängen des kleinen Gerätes schmeckt **Leitungswasser** bald wieder wie Quellwasser.
- Die **Organ-Energie,** gemessen nach der Bioresonanz-Meridian-Diagnose, einem komplementärwissenschaftlichen Messverfahren, werde durch das Trinken von Biopol-Wasser gesteigert.
- Die **Zellmembranspannung,** die bei einer gesunden Zelle zwischen 70 und 90 mV liege, wird durch Biopol-Wasser in kürzester Zeit wiederhergestellt.
- **Biopol**-**Wasser** hat ein hohes Redox-Potenzial, d. h. oxidative Prozesse in der Zelle werden gebremst und damit die Zellalterung verlangsamt.
- **Sämtliche Strahlen**, einschließlich Elektrosmog werden harmonisiert.
- Die **Raumluft** wird verbessert durch eine markante Erhöhung der Luft-Ionisierung.

Die positiven Wirkungen wurden detailliert beschrieben. Ein in Kopie beigefügtes Zertifikat des Gutachters, Bioenergie-Institut Prinz (www.bioenergetic-prinz.at/index.html), der an 1400 Personen die Wirkung getestet hatte und zu guten Ergebnissen kam, lag bei. Grund zur Skepsis bot jedoch die bestehende Beziehung zum Hersteller www.bika.at. Da ich mir jedoch letztlich vorgenommen hatte, alles, was nur einigermaßen sinnvoll erschien und mir über den Weg kam, selbst auszuprobieren, besorgte ich mir das eben nicht ganz billige Gerät. Durch bloßes Halten der Hände über dem Gerät konnte man eine feine Strahlung feststellen, ähnlich, jedoch zarter als bei einer (Amethyst-)Druse.

Ich machte mit dem Gerät folgende Erfahrungen:

Die ersten drei Nächte nach Aufhängen des Biopol schlief ich schlechter und hatte jeweils am folgenden Morgen keine Lust auf die Frühgymnastik, weshalb ich sie sausen ließ. Ich hatte den Eindruck, mein ohnehin tendenziell niedriger Blutdruck sei abgesunken. In der vierten Nacht war es dann besser. Dennoch war die Leistungsfähigkeit kaum reduziert. Zugleich war die eigene „Wurstigkeit" gegenüber den Anforderungen des Lebens, oder besser ausgedrückt, die eigene Gelassenheit gestiegen. Insgesamt dauerte der Umstellungsprozess, während dessen ich mich mittags gerne mal eine halbe Stunde flachlegte, rund zehn Tage. Danach war mein subjektiver Energiestatus besser als zuvor, wobei das Wegfallen von Nervosität und ein Mehr an Gelassenheit mich besonders positiv beeindruckten. Eine geschmacklich feststellbare Besserung der Wasserqualität konnte jedoch nicht bestätigt werden.

Mir bekannte Personen, die ein solches Gerät besitzen, berichteten über eine erstaunliche Harmonisierung der Atmosphäre. Hund und Katze, die zuvor in Kriegszustand lagen, vertrügen sich seit dem Tag des Aufhängens und schliefen Seite an Seite. Die gutachtlich bestätigten Herstellerangaben versprechen eine Harmonisierung der Strahlungen von Wasseradern, Erdstrahlen, Elektrosmog, Wasser und Luft in einem Umkreis von 50 Metern.

Heilsteine, Talismane, Symbole und Strichcodes

Ausdauer ist ein Talisman fürs Leben.
Afrikanische Redensart

Diese Methoden sind uralt. Und doch wird in der heutigen, nüchternen Welt im Allgemeinen das Tragen von Edelsteinen und Halbedelsteinen sowie Symbolen nur aus ästhetischen Gründen akzeptiert. Die Träger jedoch verbinden mit dem Tragen gewisser Heilsteine oder Symbole eine spezifische Wirkung. So kennen wir die bereits oben beschriebene Wirkung von Bergkristallen bei der Strukturierung des Wassers, was dieses besonders bekömmlich macht. Eine umfangreiche Literatur zu Heilsteinen aller Art ist gegeben. Wirkungen, die auf spezifischen Schwingungen beruhen, sind einerseits wohl dokumentiert, wissenschaftlich haltbare Erklärungen für die Wirkungen sind andererseits jedoch nicht gegeben. Vielleicht geschieht dies zukünftig im Rahmen einer angewandten Quantenphysik und Photonenforschung. Sicher ist jedoch, dass der Umgang mit Steinen äußerst komplex ist, denn, was dem einen tauge, sei für den Nächsten untauglich. Überdies, so wird berichtet, könnten sich auch negative Energien an Steinen festsetzen und sie müssten regelmäßig gereinigt werden, um ihre energetisierenden Wirkungen zu behalten. All dies zusammen macht Heilsteine, so wirksam sie im Einzelfall auch sein mögen, wenig geeignet, um hierüber allgemeinverbindliche Aussagen oder gar Empfehlungen auszusprechen.

Noch individueller und unübersichtlicher wird die Lage bei den 1001 verschiedenen Talismanen. Hier scheint vor allem nur der Glaube oder die innere Überzeugung, dass sie Schutz gewähren, den Mut des Trägers zu stimulieren. Laut dem psychologischen Gesetz, dass sich feste Überzeugungen auch im Äußeren manifestieren, erfährt der Träger eine erhöhte Stärke und Zuversicht. Freilich gibt es keine Berichte, dass Talismanträger dem Kugelhagel der Gewehre standgehalten hätten.

Das Tragen von Symbolen ist hingegen in unserer Gesellschaft unverändert beliebt. Das Kreuz, das Pentagramm und viele andere Symbole sollen nicht nur Schmuck oder Bekenntnis sein, sondern vor allem dem Träger auch den Schutz der göttlichen Welt verleihen, wenn auch nach Auffassung mancher

Träger nicht so sehr für den Körper, doch umso mehr für die Seele. Soweit mit dem Tragen der Symbole eine Besinnung auf die universellen Symbolinhalte erfolgt, dürfte dies langfristig positive Wirkungen zeitigen. Umgekehrt bedeutet jedoch das Tragen negativer, lebensfeindlicher Abbildungen und Symbole auf Kleidungsstücken, erst recht jedoch von solchen Tätowierungen, das permanente Einstrahlen und Programmieren des Trägers für negative, zerstörerisch wirkende Inhalte. Auch auf diesem Sektor gilt: *Dummheit oder Nichtwissen schützt nicht vor den Folgen.*

Eine besondere gesundheitliche Wirkung entfalten die Symbole in Form von Strichcodes. Der Elektrotechniker Erich Körbler entwickelte, angetrieben durch Gesundheitsprobleme seiner Tochter, bei denen Ärzte nicht weiterkamen, ein System von wenigen Strichcodes, die durch Informationsübertragung ähnlich heilsame Wirkungen erzielen wie die Homöopathie. Deshalb nannte er dieses System *Neue Homöopathie*. Die von ihm als wirksam gefundenen Zeichen sind horizontale Striche I , II, III und so weiter bis 9 Striche nebeneinander, wobei 9 Striche wie 1 Strich wirken, wenngleich in stärkerer Potenz. Wichtig ist jedoch, dass von 5 bis 8 Strichen eine Energieumkehr stattfindet. Statt 5 Striche aufzuzeichnen, wird stets das Sinuszeichen verwendet. Es bewirkt eine energetische Prozessumkehr. Sechs und sieben Striche werden demnach als senkrechte Striche I oder II vor dem Sinuszeichen dargestellt. Es ist zu beachten, dass das Sinuszeichen eher einem Haken ähnelt, bei dem die drei senkrechten Teile parallel verlaufen und die äußeren Teile nahezu auf gleicher Höhe abschließen. Schließlich gibt es das Verstärkerzeichen Y, welches einen bestehenden Zustand verstärkt, und das Blockadezeichen +, und fertig ist das kleine Hexeneinmaleins (www.energieimpulse.net/main.php?site=koerbler).

Erstaunlicherweise sind diese Zeichen, auf die Haut aufgemalt, jedoch wirksam und heben Blockaden auf oder bringen zusätzliche Energie, sodass sich eine Heilung von Beschwerden einstellt. Ein Sinuszeichen (steil und mit längeren Höhen) z. B. auf eine Beule oder einen Stich aufgemalt, bringt schnelle Linderung und beschleunigt die Heilung. Das Sinuszeichen mit einem oder zwei Strichen davor kann auch großflächig auf einen Verband gemalt werden.

Die Frage ist nun, welches der Zeichen ist anzuwenden? Da wird von den Vertretern der Körbler'schen Methode die Verwendung einer Rute (Pendel) empfohlen, um dies herauszufinden. Das allerdings dürfte nicht jedermanns Sache sein, da sich daraus u. U. eine Abhängigkeit entwickeln könnte, falls die Rute auf alles und jedes im täglichen Leben angewandt wird. Eine Alternative sind kinesiologische Tests, die von dem amerikanischen Chiropraktiker Goodheart vor Jahrzehnten entdeckt wurden (Armhaltetests). Näheres siehe unter www.energieimpulse.net/main.php?site=muskeltest. Dasselbe geht bekanntlich auch mit einer Reihe anderer Methoden, die allesamt Gelassenheit oder Absichtslosigkeit erfordern und bei denen der eigene Körper jeweils Auskunft gibt, ob das vorgeschlagene Mittel derzeit geeignet ist oder nicht.

Je nachdem, welches Zeichen anspricht, wird dies auf die Haut oder den Verband aufgemalt. Während der letzten Jahre hat sich in der „Szene" eine Tendenz entwickelt, alle möglichen geometrischen Symbole, mit Vorliebe die platonischen Körper, aufzumalen und damit zu experimentieren. Für denjenigen, der Symptomlinderung und Heilungsbeschleunigung wünscht, haben sich die von Körbler herausgestellten Symbole als die wirksamsten erwiesen.

Eine ebenfalls von Körbler entwickelte Methode ist diejenige der Übertragung von Heilinformationen mittels Wasser. Hierzu wird die Krankheit auf einen Zettel geschrieben, durchaus in der Umgangssprache (z.B.

Allergie/Entzündung der Nasennebenhöhlen und Stirnhöhlen und die Ursachen). Sodann wird dies in aller Regel, mit einem deutlich größeren Sinuszeichen, möglichst in roter Farbe, übermalt. Ist der Leidensimpuls sehr groß, ist häufig noch ein senkrechter Strich, ggf. auch zwei oder gar drei vor dem Sinuszeichen hinzuzufügen. Das wird mit der Rute ausgetestet. Anschließend hält man den Zettel in der linken Hand und in der rechten Hand ein Glas mit gutem Wasser und schaut sich den Zettel mit der Krankheitsinformation und deren Umkehrung vier Minuten lang an. Binnen dieser Zeit hat sich die Heilinformation von der linken Hand in das Glas Wasser in der rechten Hand übertragen. Die Informationsübertragung funktioniert auch, wenn man das Wasser 15 Minuten auf die geschaffene Heilinformation stellt.

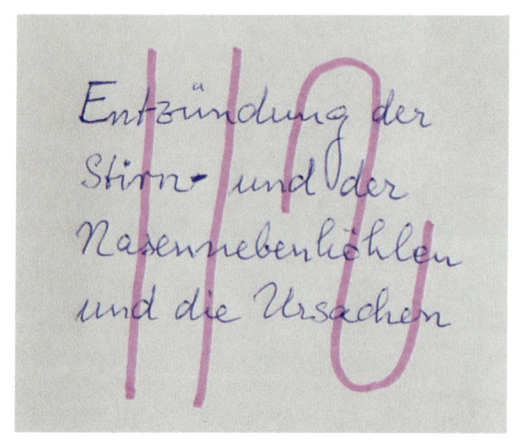

Beispiel einer Umkehrinformation, die auf Wasser übertragen wird

Das Heilwasser kann jetzt über mehrere Stunden schluckweise getrunken werden. Diese Prozedur ist mindestens zweimal täglich zu wiederholen, unter Umständen auch längere Zeit, bis, je nach Schwere des Falles, die Beschwerden verflogen sind. Dieses Verfahren funktioniert besonders gut und schnell bei psychischen und psychosomatischen Beschwerden, wobei allerdings anzumerken ist, dass die Klopfakupressur häufig noch schneller greift. Anschauliche Information bringt der Film: www.alpenparlament.tv/playlist/303-heilen-mit-zeichen-gesund-mit-der-neuen-homoeopathie.

Die Strichcodes wirken auch bei Tieren und Pflanzen. Suggestion ist also nicht ursächlich! Das vielleicht viele Leser Überraschende ist, dass das Verfahren – die Grenzen sind freilich durch großangelegte Versuche nie untersucht worden – auch bei Fotografien wirkt. Es wurden wiederholt Fotografien von mit Insekten befallenen Kulturen „behandelt". Sei es, dass man die Bilder mit dem geeigneten Spritzmittel „impfte" und das Ungeziefer auf dem fotografierten Feld nahm stark ab oder dass man das Sinuszeichen über das Bild der Pflanzen oder auch eines Tieres (Pferd oder Hund) malte, und das Tier genas. In jedem Fall ergaben sich positive Resultate.

Die agrarchemische „Behandlung" von Fotografien ist übrigens erfolgreich bereits in den ersten Jahrzehnten des vorigen Jahrhunderts durchgeführt worden. Beide Verfahren erklären sich heute durch die Ergebnisse der Quantenphysik. Das Original wie das Bild sind nämlich in der Diktion der Quantenphysik miteinander verschränkt, d.h. das Bild strahlt ebenfalls Photonen ab, solange das Original existiert. Und da in der Welt der Quantenphysik nach Aussagen der Wissenschaftler Zwillingsphotonen zu gleicher Zeit das Gleiche vollziehen, werden auf dem Bild durch chemische Behandlung, bzw. Informationsübertragung oder durch aufgemalte Informationen zugleich auch die abgestrahlten Photonen auf dem Felde geändert. Eine Heilung findet statt. Nochmals betont, das Gesamte ist – Sie dürfen raten warum – wissenschaftlich nicht hinreichend abgeklärt. Sie können jedoch mit diesen Verfahren mit Aussicht auf Erfolg operieren.

Auch wenn heute inzwischen computergestützte, radionisch erfolgreiche, agrar-energetische Behandlungen angeboten werden. z.B. durch Dr. Holger Hupfer, München (www.achtzeichen.de) und vor allem durch die Bucher GmbH (www.bucher-coaching.de), so sind diese Verfahren noch immer nahezu vollkommen unbekannt. Starke unternehmerische und wirtschaftspolitische Interessen lassen vermuten, dass dies noch eine Weile so bleiben wird.

Nach Auffassung des Autors wirken Zeichen, wie alle anderen radionischen Verfahren, die ja Informationen beinhalten und energetische Reaktionen auslösen, schon. Es bedarf jedoch einer gewissen Kunstfertigkeit, um diese einwandfrei anzuwenden und vor allem deren Grenzen zu erkennen. Begeisterte und in aller Regel ärztlich nicht ausgebildete Anhänger der Körbler'schen Methode neigen zumeist zu deren Überschätzung. Das beste Beispiel ist dabei Körbler selbst, der an den Folgen einer exzessiven Lebensweise bereits 1994 im Alter von 55 Jahren verstarb. Es bedarf also bedeutend mehr, als für sich günstig wirkende Strichcodes aufzumalen, um langfristig gesund zu werden und zu bleiben. Die von Körbler darüber hinaus entwickelten Produkte haben allesamt nicht den Rang, hier vorgestellt zu werden.

Das Energie-Amulett Medalon

*Der kultivierte Mensch
hat seine Energie nach innen,
der zivilisierte nach außen.*
Oswald Spengler (1880-1936)

Ein außergewöhnliches, technisch-energetisches Produkt, das ein breites Spektrum erwünschter Effekte auf das menschliche Energiesystem bewirkt, ist das Energie-Amulett *Medalon* der Firma Högerle Energiesysteme, Oberstdorf, (siehe www.hoegerle-energiesysteme.de). Das an einer Lederschnur um den Hals getragene *Medalon* ist ein eiförmiges Messingamulett mit 8 Fräsrillen, auf welches, ähnlich wie in der Homöopathie, bleibende energetisch wirksame Informationen übertragen sind. Nach Herstellerangaben werden hierzu eigens entwickelte Programme und Techniken über spezielle Apparate (Radionik- und Bioresonanzsysteme) eingesetzt. Es werden verschiedene Ausführungen für Erwachsene und für Kinder angeboten; in Edelstahl poliert, mit Messingkorpus und 24 Karat vergoldet oder versilbert oder in superleichter Version für Sportler in Aluminium.

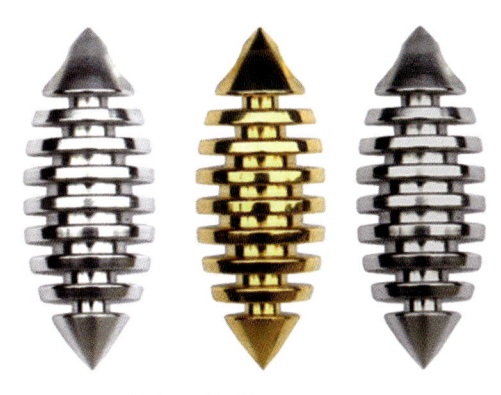

Ansicht verschiedener Medalons

Das *Medalon* hat auf energetischer Ebene folgendes Wirkspektrum: Beseitigung pathogener Strahlungen von Mobilfunk, PC und Elektrogeräten (E-Smog), gesteigerte Vitalität des Trägers, erholsamerer Schlaf, erhöhte Ausdauer, verbesserte Konzentrationsfähigkeit, Aktivierung der Selbstheilungskräfte des Körpers, Harmonisierung bei Stresssituationen aller Art, inklusive Hyperaktivität, energetischer Schutz vor psychisch negativ wirkenden äußeren Einflüssen, schnellere Regeneration nach Belastungen und bei Verletzungen. Auch bei Tieren, die weder Placeboeffekte noch Autosuggestion kennen, wirkt das *Medalon*.

Durch zahlreiche, ausgefeilte kinesiologische Tests wurde herausgefunden, dass das Medalon auch dort noch Schutz gewährt, wo alle anderen Systeme und Amulette (Diamanten, Bergkristalle, Heilsteine, Pyramiden) versagen.

Das alles klingt recht wenig glaubwürdig. Überdies kann die Wirkweise des Medalon wissenschaftlich allenfalls ansatzweise erklärt werden (wie vieles andere auf dieser Welt). Unbeschadet dessen funktioniert es. Zahlreiche Ausdauersportler (Triathlon, Marathon, Ultramarathon) tragen das Medalon und haben seither ihre Leistungen nachhaltig gesteigert, so Eva Übelhör, Dominik Berger, Seppi Neuhauser, David Schneider und andere. Unternehmenstrainer Professor Dr. Rolf Osterhoff, Murnau, empfiehlt das Medalon zum „*Stressabbau und Aufbau innerer Energien für den Alltag*". Neben all den persönlichen Erfahrungen sind die nach bereits kurzer Nutzung des Medalons erzielten positiven energetischen Veränderungen am Menschen tatsächlich elektronisch zu messen und eindeutig nachzuweisen. Hierzu bieten sich das computergestützte *Bucher-Aura-Coach*-System, Heuchlingen, an sowie das *Oberon*-Gerät der Stumpf Medizintechnik GmbH, Mainz.

Nachfolgend einige Phänomene die bei Anwendung des Medalons auftraten:

Brandwunden heilen schneller. Der Autor hatte schwere Verbrühungen 2.-3. Grades unter anderem auch mit dem Medalon behandelt. Die Heilung erfolgte zum Erstaunen der Ärzte binnen drei Wochen. Keine Narben, allerdings auch dank weiterer Maßnahmen. Bei kleinen Verbrennungen kann im Fall einer sofortigen Behandlung mit der Spitze des Medalons über ca. 30 Sekunden und einer Kaltwasserbehandlung eine Blasenbildung vermieden werden.

Herpesbläschen können vermieden werden. Wenn das Medalon auf ein sich neu bildendes Bläschen auf der Lippe ca. eine Minute gehalten wird, kann nach Stunden festgestellt werden, dass das Bläschen verschwindet und auch künftig kein Herpes mehr entsteht. Es ist wissenschaftlich bislang ungeklärt, warum dieses Phänomen in dieser Form auftritt. Dennoch funktioniert die Prozedur nach Angabe des Herstellers bisher ohne Ausnahme.

Bei frischen **Entzündungen** der Nase (Erkältungen und Verstopfungen) kann das Medalon unterstützend zur Behandlung nach der Buteyko-Methode angewandt werden. Vor allem Insektenstiche schwellen weniger an und werden schneller schmerzfrei.

Frische Prellungen, die mit Schmerzen und Schwellungen verbunden sind, können sofort mit der Spitze des Medalon behandelt werden, ca. 60 Sekunden lang. Nach etwa zwei Stunden werden sich frisch eingetretene Schwellungen zurückgebildet haben. Vorzuziehen ist jedoch eine sofortige energische Pressung der Stelle über 15-18 Minuten, wie unter dem Kapitel *Schnellheilungen durch Körpergriffe* beschrieben. Dann dürfte nämlich ein Austreten von Gewebswasser vermieden sein und sich keine schmerzhafte Schwellung bilden.

Geschmackliche Verbesserungen bei Lebensmitteln sind bereits nach einer kurzen Berührung von knapp einer Sekunde Dauer festzustellen. Es wurden viele Verkostungen mit Feinschmeckern durchgeführt. Dabei wurden folgende Produkte getestet, indem ein kurzer Kontakt mit dem Probierglas hergestellt wurde: Branntweine, Spirituosen, trockene Weine, verschiedene Essigsorten. Ferner säurehaltiges Obst wie z. B. Zitronen, Grapefruit, Orangen, scharfe Gewürze und saure Essiggurken. Das Ergebnis verblüffte auch professionelle Feinschmecker.

Nach Ansicht des Autors wirkt das Medalon aufgrund seiner aufgeprägten Informationen und Formgebung auf die feinstofflichen Energiefelder des jeweiligen Trägers. Es harmonisiert und stimuliert diese zu einem optimalen, von der Natur gewünschten Schwingungsniveau, sodass das gesamte menschliche Energiesystem eine Förderung erfährt. Das natürliche Schlaf- und Regenerationsbedürfnis wird nicht unterdrückt.

15 Da capo: Die Wege zur Gesundheit

Alle Dinge sind Gift, und nichts ist ohne Gift.
Allein die Dosis macht, dass ein Ding kein Gift ist.

Paracelsus (1493-1541)

Die zahllosen Wege zur Gesundheitsverbesserung sauber zu strukturieren ist äußerst schwierig. Man könnte sie von ihrem jeweiligen Ansatzpunkt, dem Stoffkörper, den Gefühlen oder den Gedanken oder der menschlichen Seele her betrachten. Allerdings ist hierbei eine saubere Abgrenzung nicht möglich, denn viele wirken auf mehreren Ebenen zugleich und die Grenzen verschwimmen. Letztlich wirken alle nachhaltig Erfolg generierenden Therapien gleichermaßen auf die unterschiedlichen Aspekte unseres Lebens. Deshalb wurde eine einfache Vorgehensweise gewählt, wohl wissend, dass keiner der fünf Schritte isoliert gesehen werden kann, weil jeweils vielfältige Reaktionen ausgelöst werden. Diese fünf Aspekte sind jedoch mit jedem erfolgreichen Weg verbunden. Alle müssen durchlaufen werden, wenn der Mensch nachhaltig Erfolg und eine in jeder Hinsicht überbordende Gesundheit erreichen möchte.

Erstens benötigen wir hinreichende, richtige **Bewegung,** um eine gute Durchblutung des Körpers, dessen Entgiftung sowie Muskelaufbau bzw. Muskelerhalt sicherzustellen.

Zweitens ist die **Entgiftung** des Gesamtsystems sehr wichtig. Alle widernatürlichen Belastungen, an erster Stelle diejenigen des Darmes, sind aufzulösen, damit eine Regeneration erfolgen kann. Ohne eine Sanierung des Darmes, wozu hinreichend alternative Möglichkeiten aufgezeigt wurden, ist allen weiteren Bemühungen nur ein Teilerfolg beschieden. Zur Entgiftung gehört auch, dass eine zumeist unbewusst eingeschliffene, täglich erneute Vergiftung unterlassen wird und alle Stauungen und Blockaden im gesamten Körper beseitigt werden. Alle Organe und Körperteile sind in Wahrheit nämlich vielfach miteinander verbunden. Durch Entfernung von Giftstoffen und Toxinen werden die Organe entlastet. Dazu gehört auch die Befreiung des Gebisses von Amalgam/Schwermetallen. Das wichtige, richtige **Atmen** betrifft sowohl Prozesse der Energieaufnahme als auch der Entgiftung zugleich.

Drittens wählen wir eine richtige enzym- und vitalstoffreiche **Ernährung,** gutes Wasser und frische Luft als Basis. Leblose „Nahrung" ist zu meiden, da sie zu Ablagerungen führt, insbesondere im Darm.

Viertens kommt dazu die richtige **Methode des Essens und Trinkens,** damit die Speisen optimal verwertet werden können.

Und fünftens ist schließlich die persönliche **Bewusstseinseinstellung** von ausschlaggebender Bedeutung. Die Qualität des menschlichen Willens, des Denkens und des Fühlens, einschließlich des dominierenden Unterbewusstseins, sowie das daraus resultierende Handeln im täglichen Leben entscheiden über unser Wohl und Wehe. Deshalb ist es hilfreich, herauszufinden, was einen negativen Einfluss auf Sie ausübt; denn der Verfall des Körpers ist verbunden mit zerstörerischen Gedanken und Gefühlen, wie zum Beispiel Kritik, Ärger, Ängsten, Neid, Verurteilung, Verachtung, Beschuldigungen, Selbstmitleid oder Eifersucht. Eine gute Gesundheit ist hingegen mit guten Gedanken und guten Gefühlen verbunden. Sie schaffen innere Harmonie und eine Synchronizität aller Lebensströme.

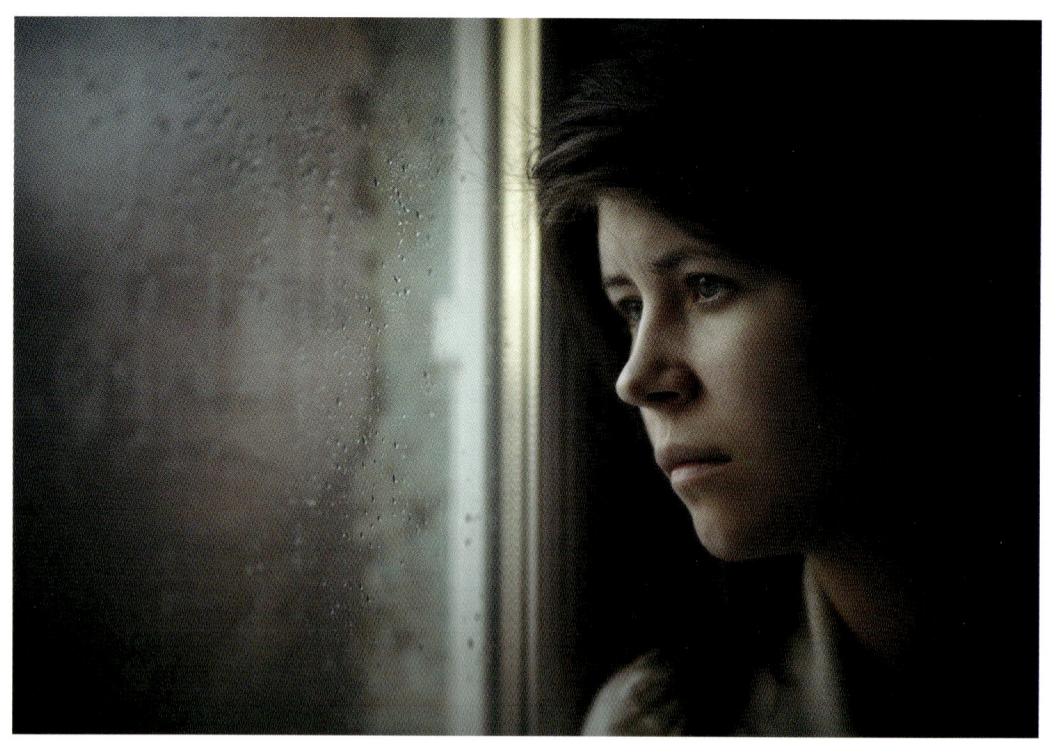

Auch die Qualität des menschlichen Willens, des Denkens und des Fühlens beeinflussen unser Wohl und Wehe

Liebe, Vertrauen, Dankbarkeit, innere Sicherheit, Fröhlichkeit und Freundlichkeit machen Sie gesund und energiereich. Mit ihnen setzen Sie gewaltige Heilkräfte frei, für sich und Ihre Nächsten.

Die verschiedensten Methoden, die dazu verhelfen, unsere Einstellung zu uns selbst und unserer Welt auf ein sicheres Fundament zu stellen, werden, soweit noch nicht geschehen, ausführlich beleuchtet. Damit bekommt ein Jeder, der wirklich will, das Rüstzeug in die Hände, um das Ziel Gesundheit auf allen Ebenen des Seins eigenständig zu erreichen. Doch wenden wir uns jetzt den Möglichkeiten zu, wie gesundheitliche Störungen zumindest zeitweise und bei richtiger Anwendung sogar nachhaltig korrigiert werden können und wie auch verletzte Gefühle geheilt werden. In vielen Fällen kann darüber hinaus ein antrainierter Hang zu gesundheitsschädlichen Verhaltensweisen rasch aufgelöst werden. Die positiven Folgen für das eigene Wohlbefinden sind, bei korrekter Anwendung, nicht hoch genug einzuschätzen.

16 Meridiane und die Auflösung negativer Emotionen

Wir selbst sind die Ursache aller unserer Hindernisse.
Meister Eckehart (1260-1328)

Meridiane im menschlichen Körper sind ein Begriff der traditionellen chinesischen Medizin (TCM). Es sind Leitkanäle, durch die die Lebensenergie (Chi oder Qi) fließt. Jeder der Meridiane versorgt in der Regel ein lebenswichtiges Organ oder eine Organgruppe mit Lebensenergie. Auf den Meridianen liegen diejenigen hochenergetisch wirksamen Punkte, auf denen die seit bald einem Jahrhundert auch in der westlichen Medizin etablierte Akupunktur ihre Nadeln setzt. Trotz bewiesener Wirksamkeit und Akzeptanz durch einige Krankenkassen leugnet die offizielle Medizin die Meridiane noch immer. Typisch für diese uneinsichtige Haltung, derzufolge nicht wahr sein darf, was nicht in das materialistische Weltbild hineinpasst, ist die Aussage: „Es gibt keine anerkannten Belege für eine Existenz von Meridianen außerhalb der Vorstellungen von Menschen, die an sie glauben." (http://de.wikipedia.org/wiki/Meridian_(TCM) Stand September 2009). Erfreulicherweise hat jedoch der oben bereits angeführte Professor Dr. Fritz Popp eine Reihe der durch den Körper fuhrenden Meridiane in hochenergetischen Fotografien festgehalten. Siehe dessen Homepage: http://www.biophotonik.de/institut.php?Sprache=DEU&Art=FAP. Nach seiner Aussage dienen Biophotonen als Regulatoren des Zellstoffwechsels (Metabolismus) und die Meridiane sind die Lichtleiter. Diese Lichtleiter müssen also frei von Blockaden funktionieren können. Es bleibt abzuwarten, wie viele Generationen materialistisch indoktrinierter Professoren und Gesundheitsämter diese Ergebnisse noch negieren werden.

Bilder über die Meridiane des Körpers finden Sie unter www.puramaryam.de/merimensch.html oder einzeln dargestellt als Film unter www.gesundheits-foerderungs-praxis.de/prognos-meridiane-energie-messung/video-meridiane-unseres-k%C3%B6rpers.

In den nachfolgenden Unterkapiteln wollen wir einige Verfahren betrachten, die geeignet sind, akute Schmerzen schnell zu lindern, das gesamte Energiepotential im Körper zu steigern und auch chronisch gewordene Mängel zu lindern, aufzulösen oder aus dem für die Persönlichkeit erfahrbaren Raum zu entfernen. Die Auswahl der Verfahren ist dabei keinesfalls vollständig. Es sind wiederum diejenigen aus vielen Möglichkeiten ausgewählt, die sich in der Vergangenheit für eine Eigenanwendung als besonders nützlich und vergleichsweise schnell wirksam erwiesen haben.

Ergänzend sei an dieser Stelle darauf hingewiesen, dass unter dem Kapitel *Gymnastik* in den Dehnungsübungen diejenigen Körperbewegungen berücksichtigt sind, die dazu beitragen, den Fluss der Lebenskräfte durch die Meridiane zu fördern. Eine konzentrierte Form der Gymnastik zwecks Auflösung von Energiestaus und Blockaden im Meridiansystem bilden die Dehnungsübungen (Makko Ho) nach der Methode Shitsuto Masunaga, dem Begründer des Zen-Shiatsu. Sie können diese Übungen im Internet verfolgen: www.shiatsu-valk.de/Die_Meridian-Ubungen.pdf. Wenn Sie jedoch das oben beschriebene gymnastische Komplettprogramm durchgeführt haben, dürften sich diese Übungen erübrigen.

Akupressur

Selbstgeschaffener Druck mutiert gelegentlich zur Freudenquelle.

Bekannter als die Akupressur ist in der westlichen Welt zweifellos die Akupunktur. Diese hat sich aus der Akupressur entwickelt. Die Akupunktur mit Nadeln ist qualifizierten Spezialisten vorbehalten und für eine Selbstanwendung nicht geeignet. Infolge ihrer nachgewiesenen Wirksamkeit zahlen deshalb gesetzliche Krankenkassen Behandlungen bei einer Reihe von Beschwerden. Für die Selbstanwendung an Meridianen kommt für den interessierten Laien ausschließlich die Akupressur infrage, die ebenfalls erstaunliche Ergebnisse zeitigen kann. Bei ihrer Anwendung kann ein leidlich gesunder Mensch nichts falsch machen und sich keine Verletzungen zufügen. Von den Gegnern der Nadel-Akupunktur wird Letzteres gelegentlich zu Recht als Argument vorgetragen. Zu beachten ist, dass eine Anwendung der Akupressur gewiss nicht an entzündeten oder gebrochenen Gliedmaßen durchgeführt werden darf. Auch bei Thrombosen oder Osteoporose könnten kontraproduktive Resultate verursacht werden. Fragen Sie in allen Zweifelsfällen unbedingt vorher Ihren Arzt.

Die Meridiane sind im Wesentlichen benannt nach den Organen, mit denen sie primär verknüpft sind: Blase (B), Gallenblase (G), Magen (Ma), Dünndarm (Dü), Dickdarm (Di), Dreifacherwärmer (3E), Milz-Pankreas (MP), Leber (Le), Nieren (N), Lunge (Lu), Meister des Herzens (MH), Herz (H) sowie der Sondermeridiane mittig vorne Konzeptionsgefäß (KG) und mittig hinten Lenkergefäß (LG). Detaillierte Bilder sehen Sie unter http://www.youtube.com/watch?v=wHUTAeB5iEg.

Die Meridiane durchziehen somit den ganzen Körper. Sie verbinden alle Organe sowie die Gliedmaßen, Haut und Haare, den Kopf, Sehnen und Knochen und bilden ein einheitliches System, durch das, nebst Blut, Nervenbahnen und Lymphe, die Lebensenergie (Chi) fließt und die Funktionen des Körpers reguliert werden. Meridiane sind also Energieflusskanäle, die einerseits Fehlfunktionen innerer Organe reflektieren, diese jedoch durch Stimulation wiederum regenerierend beeinflussen können.

Der Energiefluss durch die Meridiane wird durch falsches Denken und negative Emotionen sowie starke äußere Belastungen, wie Überanstrengung, Hitze, Kälte und Stress oder Schock blockiert, was sich auch im Atem durch erhöhte Frequenz, dem Blut sowie einer Belastung der inneren Organe widerspiegelt. Ist der Energiefluss jedoch ungehindert, dann herrscht Harmonie im gesamten Körper. Deshalb kommt es bei bestehenden Behinderungen darauf an, durch Aktivierung der Meridiane den blockierten Energiefluss wieder herzustellen, damit die Lebensenergien und auch das Blut sowie die Nervenimpulse wieder unbehindert fließen können.

Die Akupressur zur Selbstanwendung durch Laien hielt in ihren verschiedenen Spielarten, wenn man von Fußmassage, welche die dortigen Meridiane erfasst, absieht, in Europa erst viel später Einzug als die von Ärzten und Heilpraktikern ausgeübte Akupunktur. Im Jahr 1993 erschien die deutsche Übersetzung des populärwissenschaftlichen Buches von Jacques Staehle, „Heilende Energie", Reuille Verlag, Nyon. Traditionellerweise werden 14 Hauptmeridiane mit 361 Meridianpunkten angeführt, welche wie an einer Perlenschnur aufgereiht an bestimmten Stellen des jeweiligen Meridians angeordnet sind. Dabei gilt die Grundsatzregel, dass, je peripherer die Punkte liegen, desto intensiver gestaltet sich ihre regulierende Wirkung.

Von der Unzahl der behandelbaren Punkte seien hier nur vier Behandlungen und Punkte ausgewählt, die häufig angesprochen werden: Die jeweiligen Punkte können gepresst und dann tonisiert oder sediert werden. Unter Tonisieren (+) versteht man eine Massage des Punktes im Uhrzeigersinn, das heißt in Richtung des energetischen Stromes, was dessen Aktivierung bzw. Normalisierung bewirkt. Beim Sedieren (-) massieren Sie den Punkt ein bis zwei Minuten gegen den Uhrzeigersinn, also entgegen dem energetischen Strom, um eine Schwächung zu induzieren.

Regulierung der Energie KG 6 – Meisterpunkt der Energie

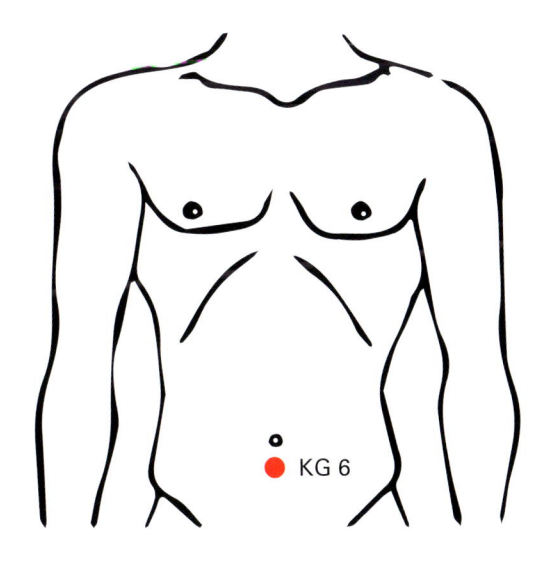

Der Punkt KG 6 (Konzeptionsgefäß) liegt zwei Fingerbreit unterhalb des Bauchnabels. Der Meridian KG = Konzeptionsgefäß ist ein Sondermeridian. Seine Stimulation wird u. a. angewandt bei mangelnder Energie (+), männlicher Impotenz (+), Depressionen (+), allgemeiner Schwäche (+).

Normalisierung des Blutdrucks (Tonus) Le 13

Der Punkt Le 13 (Lebermeridian) liegt am freien Ende der 11. Rippe links wie rechts. Seine Stimulation wird u. a. angewandt bei mangelndem Tonus (+), Bluthochdruck (+), Blähungen, langsamer Verdauung (+). Sie begünstigt den Metabolismus (=Stoffwechsel von Fettstoffen) (+) (siehe Bild rechts oben).

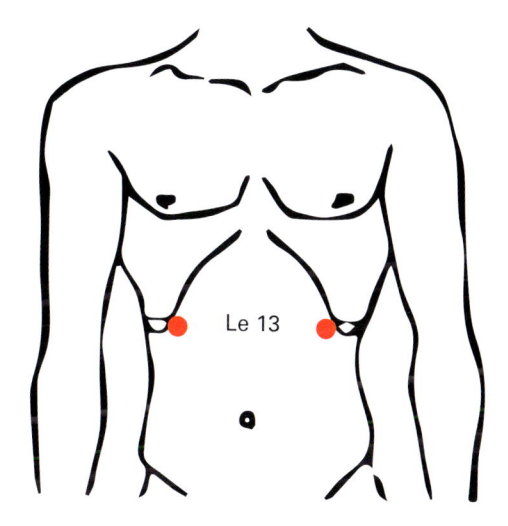

Schlüsselpunkt H 6

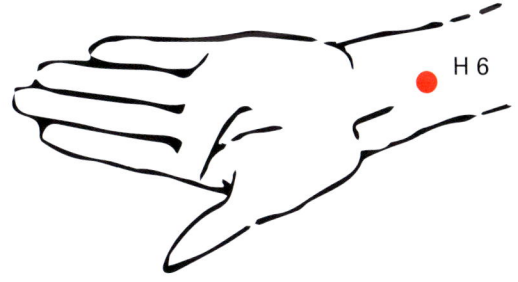

Der Punkt H 6 (Herzmeridian) liegt drei Fingerbreit oberhalb der inneren Handgelenksfalte, zwischen den beiden Sehnen. Die Stimulation wird u. a. angewandt bei ständiger Unentschlossenheit (+), Ängstlichkeit (+), mangelnder sexueller Ausgeglichenheit (+), Schlaflosigkeit infolge Übermüdung (+).

Quellpunkt Di 4

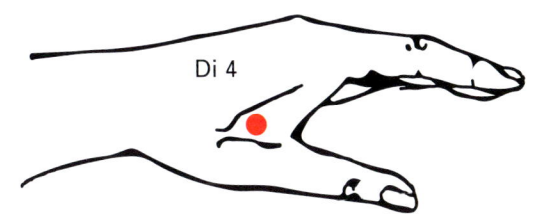

Der Punkt Di 4 (Dickdarmmeridian) liegt am höchsten Punkt des Muskelwulstes, den Daumen und Zeigefinger bilden. Die Stimulation wird u. a. angewandt bei Darmstörungen (-),

Schmerzen, insbesondere Kopfschmerzen (-), bei Beginn einer Grippe (+), Erkältung, Stirnhöhlenentzündung (+).

Eingehender Interessierten empfiehlt sich, die Seite http://akupressurpunkte-liste.de/ zu studieren. Dort sind gegen allerlei Beschwerden die zu behandelnden Akupressurpunkte gekennzeichnet und graphisch dargestellt. Die Beschwerdenliste reicht von Angstzuständen, Schmerzen aller Art bis zur Übelkeit. Der sich selbst Behandelnde dürfte schnell eine Linderung erfahren.

In aller Regel werden, ähnlich wie bei vielen pharmazeutischen Produkten, die Symptome reduziert oder oftmals sogar völlig aufgelöst und das ohne negative Nebenwirkungen. Für die Ursachenanalyse, insbesondere bei schwerwiegenden Fällen, sollte auf ärztlichen Rat nicht verzichtet werden. Denn durch Akupressur ohne weitere Maßnahmen werden in aller Regel die Ursachen für die Gesundheitsbeschwerden nicht beseitigt. Das heißt, die Beschwerden dürften irgendwann, vielleicht schon bald oder auch später, wiederkommen und müssen dann erneut behandelt werden, gerade wie bei symptomatisch wirkenden Arzneimitteln.

Die Akupressur erscheint deshalb vorwiegend als einfach zu handhabende und schnell wirksame Hilfsmaßnahme geeignet, um das Wohlbefinden zu bessern. Dieses Buch soll jedoch darüber hinaus das Rüstzeug zur Aufhebung und Vermeidung krankmachender Ursachen liefern und zu einem freudigen Wohlbefinden und einer Wiedergewinnung und Aktivierung Ihrer Gesundheit in all ihren Aspekten führen.

Ohrenmassage

Bei Müdigkeit, Konzentrationsschwäche und Stress kneten Sie intensiv Ihre beiden Ohren, dass sie richtig rot werden. Das darf ruhig etwas wehtun. Am äußeren Ohr sind bekanntlich alle Akupunkturpunkte des Körpers im Kleinen widergespiegelt. Durch das intensive Kneten beider Ohren und einem Ziehen nach hinten, unten und oben, also nicht nur der Ohrläppchen, erfährt der gesamte Organismus eine als angenehm empfundene Stimulierung. Die erfahrbare Besserung des Wohlbefindens hilft allerdings nur für eine begrenzte Zeitspanne und ist auf Dauer kein geeigneter Ersatz zur Behebung von Durchblutungsstörungen aller Art, mangelndem Schlaf oder unzureichender Ernährung mit Mineralien, Vitaminen und Enzymen. Andererseits wirkt eine intensive Ohrmassage auf den ganzen Körper äußerst belebend und kann ohne jede Gefahr so oft wiederholt werden, wie Sie es für nützlich erachten.

Gesichtsmassage

Dazu legt man jeweils die drei mittleren Fingerkuppen jeder Hand links und rechts auf die Stirnhöcker. Bereits das Verweilen dort führt zu einer leichten Entspannung. Zur Stimulierung können Sie mit den Fingerkuppen leicht in Rechtskreisen massieren, die Finger bleiben dabei fest auf der Haut liegen. Dann Fingerkuppe auf Stirnmitte (Drittes Auge), anschließend links und rechts der Nasenöffnung rechtsherum massieren, was Regenerationsimpulse für die Nasenschleimhäute liefert, sodann das Grübchen zwischen Unterlippe und Kinn. Anschließend mit den vier Fingern jeder Hand die Linie von der Schläfe in Höhe der Augenbrauen bis kurz vor dem Ohrloch legen und jeweils rechtsherum massieren.

Eine **zweite** Entspannung bringende Möglichkeit der Gesichtsmassage besteht darin, mit den Fingerkuppen der linken und rechten Mittelfinger von der Stirnmitte am Haaransatz entlang (oder wo er mal war) bis zum linken bzw. rechten Ohrloch zu streichen. Anschließend die gleiche Bewegung immer ein Fingerbreit tiefer einsetzend, dann über die Augenbrauen und unter den Augenbrauen bis zum Ohrloch, schließlich von oberhalb der Oberlippe und der Kinngrube.

Eine **dritte** häufig geübte Technik liegt darin, die warmen Hände – man kann zuvor die Hände reiben – links und rechts der Nase auf die geschlossenen Augen zu legen, ohne dass Licht zwischen den Fingern hindurchfällt und ohne die Lider zu berühren (sogenanntes palmieren). Wärme und übertragene Energie entspannen die Augen. Das macht wach und hebt kurzfristig das Energieniveau und auch die Sehschärfe.

Viertens eine Gesichtsmassage mit den ganzen Handflächen, indem vom Kinn links und rechts der Nase nach oben bis zum Haaransatz gestrichen wird und außen am Gesichtsrand wieder hinunter. Das wird als wohltuende, Stress abbauende Bewegung erfahren.

Fünftens wirkt ein abwechselndes Ziehen der Hände über den Mund nach links und nach rechts positiv auf die psychische und körperliche Verdauung.

Sechstens stärkt eine Massage des Nasenrückens von der Nasenspitze bis hoch auf die Stirn das eigene Selbstwertgefühl.

Siebtens bringt eine Massage des Halses, mit der linken und rechten Hand jeweils von der Gurgel ausgehend bis in den Nacken und zurück, nicht nur eine Stärkung der Halsmuskulatur und damit eine leichte Straffung der Haut, sondern erhöht auch die eigene Energie.

Massage der Finger

Diese Massage ist weitverbreitet und uralt, allerdings zumeist verknüpft mit dem Waschen oder Eincremen der Hände. Dazu reiben Sie die Handflächen schnell aneinander und umfassen anschließend mit einer zur Faust geformten Hand jeden der Finger der anderen Hand nacheinander und drehen diesen in der Faust, die Druck ausübt, hin und her. Zuletzt ziehen Sie die Faust langsam ab. Das mit jedem Finger der beiden Hände. Infolge der vielen Akupunkturpunkte an den Fingern, erfahren Sie eine allgemeine, leichte Körperstimulierung, die als wohltuend erfahren wird.

Massage der Kopfhaut und des Nackens

Entsprechendes gilt bei einer beidseitig vorgenommenen Massage der Kopfhaut und des Nackens. Sowohl die Kopfhautmassage und erst recht die Nackenmassage sind geeignet, Verspannungen zu lösen und Kopfschmerzen infolge von Verspannungen zu beseitigen. Darüber hinaus ist es auch wahrscheinlich, dass Sie sich durch eine intensive Nackenmassage wärmere Füße verschaffen.

Überlieferte Heiltherapie des Jin Shin Jyutsu

Ich darf sagen, ich kam nie leer zurück, wenn ich unter Druck und Not Gott gesucht hatte.
J.W. v. Goethe (1749-1832)

Felicitas Gräfin Waldeck, München, schrieb ein Buch mit dem Titel „Jin Shin Jyutsu", das 2002 in erster Auflage, Verlag Nymphenburger, erschien. Es trägt den Untertitel: „Schnelle Hilfe und Heilung von A–Z durch Auflegen der Hände. Ohne Vorkenntnisse sofort anwendbar bei sich selbst und anderen".

Bei *Jin Shin Jyutsu* handelt es sich um von japanischen Heilern gesammeltes, uraltes Menschheitswissen. Es wird als die Kunst des Schöpfers durch den Menschen beschrieben. Es dient der Harmonisierung der Lebensenergie, der Aufhebung von Blockaden und dem ungehinderten Strömen der Energien. In Europa ist ähnlich altes Wissen der Heiler während der Zeit der Inquisition mit den Hexenverfolgungen ausgerottet worden. Denn elegante Heilmethoden, deren innere Zusammenhänge auch heute der modernen Heilkunst noch immer teilweise verschlossen sind, wurden als diabolisch verleugnet und gründlichst ausgemerzt. Auch aus der indianischen Heilkunst sind uns noch einige hochwirksame Heilverfahren überliefert, über welche an späterer Stelle gesondert zu berichten sein wird. Nicht überraschend ist dabei eine Vielzahl von Therapie-Parallelen zu entdecken.

Von dem uralten Heilwissen durch Handauflegung auf bestimmte Punkte des Körpers sind dem westlichen Menschen nur noch die natürlichen Reflexe übrig geblieben, wenn wir zum Beispiel bei Kopfweh unsere Hand auf die schmerzende Stelle legen und/oder den Nacken massieren oder wenn wir beispielsweise bei Schwächegefühl beide Hände auf unsere Nieren legen oder zur Konzentrationssteigerung die Ohrläppchen intensiv massieren. Das Wissen um die Systematik und die Nachhaltigkeit dieser Therapien ist jedoch verloren gegangen.

Anders verlief die Entwicklung im asiatischen Raum, wo zumindest vereinzelt das alte Wissen bewahrt wurde und sein hoher Stellenwert geschätzt wurde. Der Japaner Jiro Murai entschlüsselte die alte Heilkunst aus dem *„KOJIKI, die Aufzeichnung aller Dinge-AD 712"* und aus anderen alten Aufzeichnungen aus den kaiserlichen Archiven in Japan. Von ihm stammt auch der heutige Name für dieses von seinen Vertretern als universell angesehene Genesungssystem. Mary Burmeister brachte *Jin Shin Jyutsu* in die Vereinigten Staaten. Von dort aus verbreitete es sich über viele Länder.

Das *Jin Shin Jyutsu* arbeitet primär mit 26 sensiblen Punkten am Körper, die Energieschlösser genannt werden und paarweise auf der vorderen wie der hinteren Körperseite zu finden sind, also insgesamt 52 Punkte, siehe Grafik. In der Regel werden mit den Händen zugleich zwei der Energieschlösser gehalten und dadurch der gestörte Energiefluss wieder in Gang gesetzt oder aber es werden einzelne Finger gehalten. Die Hände wirken dabei wie stromführende Kabel. Wenn man dabei an Kräfte der Piezoelektrizität (http://de.wikipedia.org/wiki/Piezoelektrizit%C3%A4t) denkt, dürfte das zumindest einen kleinen Aspekt einer weiterrelchenden Wirkweise verständlich machen.

Jin Shin Jyutsu funktioniert gut. Auch ein Laie wird mit dem Kennenlernen der 26 Energieschlösser Aha-Effekte erleben, die ihm Zuordnung und Einordnung der anzuwendenden Griffe verständlich machen, da manches intuitiv verständlich erscheint, selbst wenn die Zahl der Griffkombinationen sehr hoch ist.

Für am bedeutsamsten wird der **Zentralstrom** angesehen, der täglich geströmt werden soll. Dabei ruht die **rechte Hand** fortdauernd auf dem Kopf mit den Fingern auf dem höchsten Punkt. Die **linke Hand,** insbesondere die Fingerkuppen, wandert hingegen in gut dreiminütigem Wechsel durch verschiedene Positionen, die auch aus der traditionellen chinesischen Meridianlehre als bedeutsam bekannt sind:
1. die Stirn,
2. den Nasenrücken nebst Nasenspitze,
3. die Halsgrübchen (für Schilddrüse),
4. das mittlere Brustbein (für Thymus),
5. das Ende des Brustbeins (für Magen und Pankreas),
6. zwei Zentimeter oberhalb des Bauchnabels (für das Verdauungssystem),
7. das Schambein (für die Wirbelsäule),
8. wird die rechte Hand, die bisher auf dem Schädel lag, auf das Steißbein gelegt, wobei die Linke auf der bisherigen Position verbleibt (für eine bessere Durchblutung und warme Füße).

Allein durch die praktische Anwendung dieses *Zentralstromes* an sich selbst, der von jedem, der ihn anwendet, als sehr angenehm erfahren wird, kann nach geraumer Zeit eine Harmonisierung des gesamten Wesens erfahren werden. Das ist zweifellos ein bereits beachtenswertes Resultat auf dem Weg zu mehr Gesundheit.

Überlieferte Heiltherapie des Jin Shin Jyutsu **199**

Positionen der
26 Energieschlösser

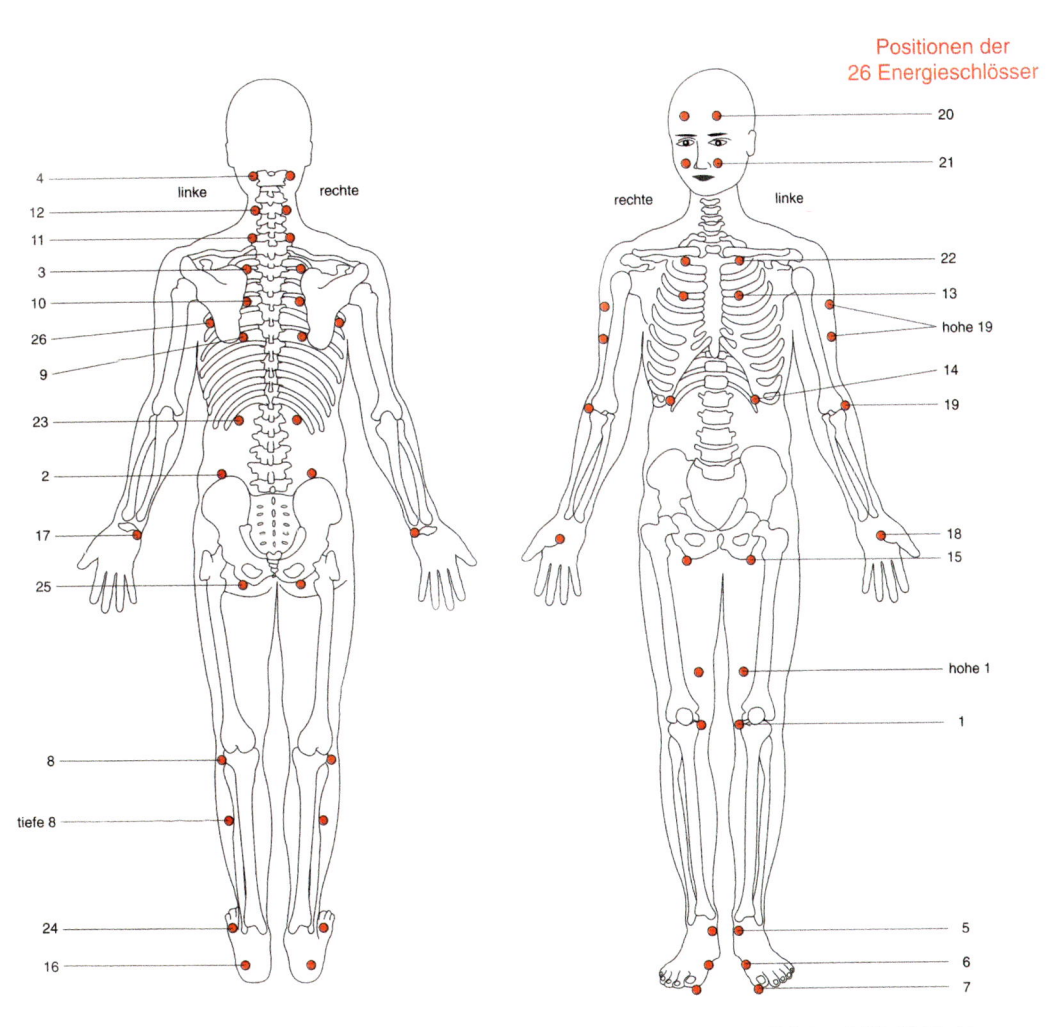

Bild der 26 Energieschlösser im menschlichen Körper (mit freundlicher Genehmigung von Felicitas Gräfin Waldeck)

Je nach den Beschwerden können zusätzlich eine oder mehrere Griffkombinationen hinzu kommen, welche die oben genannten Energieschlösser miteinander verbinden und oftmals überraschend schnelle Erleichterungen oder sogar Heilungen verschaffen. Ein Nachschlagen in dem mit knapp 200 Seiten sehr konzis und anschaulich dargestellten Buch schafft zusätzliche Klarheit. Das Stichwortverzeichnis umfasst rund 300 verschiedene Beschwerden, die durch Griffkombinationen und/oder Fingerhalten erfolgreich gelindert werden können. Betrachten wir hier nur drei parallele, einfache Kurzgriffe:

Indikation Krämpfe und Schwäche: Beide Energieschlösser 23 halten. Das heißt, mit beiden Händen links wie rechts auf dem Rücken auf die untersten Rippenbögen legen, mindestens drei Minuten halten, siehe linke Figur. Dort sitzen die Nebennieren. Es wird hierdurch vor allem die Aufrechterhaltung des Kreislaufs und der Energie (Nieren) angeregt.

Wenn Sie beide Hände links wie rechts in bzw. auf die Leiste, die Falte zwischen dem Leib und den Oberschenkeln legen (Energieschloss 15), dann aktivieren Sie Ihre *Freude und Lebenslust,* denn Herz und Leiste sind nach diesem System eng miteinander verbunden.

Wenn Sie sich hingegen mit Ihren beiden Sitzknochen auf Ihre Hände setzen, was wir als Jugendliche ohne jedes Wissen von *Jin Shin Jyutsu* nahezu täglich anhaltend getan haben und manche Erwachsene tun es auch noch heute, dann aktivieren Sie die Energieschlösser 25, d.h. ein *stilles Regenerieren* setzt ein.

Es dürfte klar sein, dass allein bereits auf Grund der Zahl der 26 zweimal auftretenden Energieschlösser eine immens große Anzahl an Griffkombinationen möglich ist. Beruhigend ist dabei der Umstand, dass niemals negative Nebenwirkungen ausgelöst werden können, weder bei sich selbst noch im Falle des Strömens einer anderen Person.

Weitere interessante Griffe zur Aktivierung Ihres Körpersystems sind das Halten der Finger, d.h. Sie stecken gewissermaßen einen Finger der linken Hand in die rechte Faust oder umgekehrt. Das ist tagsüber leicht möglich, sei es in der Bahn oder im Bus oder beim Warten oder beim Fernsehen, falls Sie sich selbiges, nämlich das Fernsehen, antun wollen. Wenig empfehlenswert ist das Fingerhalten jedoch beim Autofahren! Je nach Finger werden primär die in der nachfolgenden Grafik angegebenen Organe geströmt und damit harmonisiert. Allein bereits durch das Fingerhalten, das zumindest als angenehm und beruhigend erfahren wird, sollen

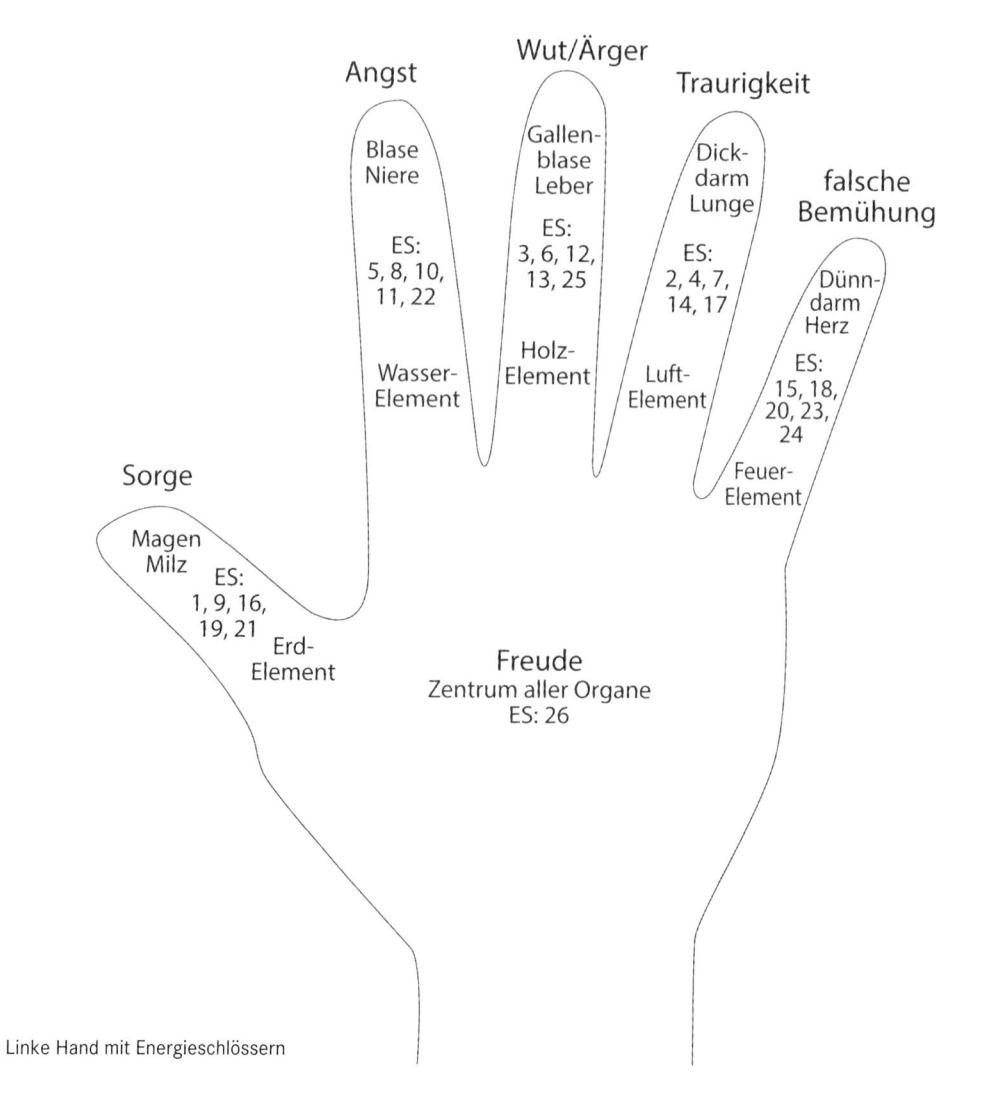

Angst
Blase
Niere
ES: 5, 8, 10, 11, 22
Wasser-Element

Wut/Ärger
Gallenblase
Leber
ES: 3, 6, 12, 13, 25
Holz-Element

Traurigkeit
Dickdarm
Lunge
ES: 2, 4, 7, 14, 17
Luft-Element

falsche Bemühung
Dünndarm
Herz
ES: 15, 18, 20, 23, 24
Feuer-Element

Sorge
Magen
Milz
ES: 1, 9, 16, 19, 21
Erd-Element

Freude
Zentrum aller Organe
ES: 26

Linke Hand mit Energieschlössern

erhebliche Genesungsfortschritte erzielbar sein.

Geradezu sprichwörtlich kennt der Volksmund eine Organzuordnung zu den negativen Emotionen:
- Sorge und Magen: Sorgen schlagen sich auf den Magen.
- Angst und Blase/Niere: Sich vor Angst in die Hose machen. Angst macht eng. Das geht an die Nieren.
- Wut und Leber/Galle: Ist Dir eine Laus über die Leber gelaufen? Vor Wut läuft die Galle über.
- Traurigkeit, Melancholie und Lunge: Die Luft abschneiden. Die Luft bleibt weg. Es verschlägt uns den Atem.
- Verstellung, falsche Bemühung und Herz: Das falsche Herz. Jemand trägt das Herz nicht auf dem rechten Fleck.

Durch das Halten der Finger wird der Energiefluss im Körper stimuliert, ein ungehindertes Strömen der Lebenskräfte kann stattfinden. Zugleich werden die freilich in individuell unterschiedlichem Ausmaß vorhandenen negativen Empfindungen, die mit den angegebenen Organen verknüpft sind, gemindert und, so der Heilungsprozess voranschreitet, letztlich in ihr Gegenteil umgewandelt.

Aus Sorge wird *Vertrauen, ein Sich-geborgen-Wissen im göttlichen Schoß.*
Aus Angst wird *Liebe zur gesamten Schöpfung und sich selbst.*
Aus Wut und Ärger wird *Frieden, inneres Gleichgewicht und ausgestrahlte wahrhaftige Harmonie.*
Melancholie und Traurigkeit verwandeln sich in *Freude und schöpferisches Werden.*
Falsches Bemühen, das So-tun-als-ob, jede Verstellung wird letztendlich zu *Wahrhaftigkeit.*

Ob und in welchem Ausmaß diese hehren Ziele im Einzelnen realisiert werden, steht letztlich – wie immer – auf einem ganz anderen Blatt. Entscheidend und gesundheitsförderlich ist jedoch, dass sie mehr oder minder bewusst angestrebt werden.

Nähere Informationen zu *Jin Shin Jyutsu* finden Sie im Internet unter http://www.jin-shin-fee.de. Es werden auch Kurse in der Kunst des *Jin Shin Jyutsu* angeboten. Insgesamt ist es eine mögliche Hilfe für die Beschwerden des Alltags ohne Rückgriff auf andere Hilfsmittel. Während Krankheiten aus einer bestimmten Sichtweise psychisch-somatischer, das heißt seelisch-körperlicher Natur sind, ist die Wirkweise des *Jin Shin Jyutsu* gezielt somatisch-psychischer Natur. Was bei **jeder** vollständigen Heilung, die zugleich eine Systementgiftung beinhaltet, gewissermaßen „von selbst" eintritt, einerlei nach welchem Heilungssystem sie erreicht wurde, nämlich eine seelisch positive Wandlung, wird durch das somatische Heilströmen von Anfang an angestrebt. Deshalb handelt es sich hierbei um eine tagtäglich zu vollziehende Methode, die einen erheblichen Zeitaufwand beansprucht, wenn und solange sie nicht geschickt und für den Außenstehenden unsichtbar in das tägliche Leben integriert wird.

Das durch die verschiedenen Griffe induzierte Heilströmen bewirkt also eine Synchronisation der Energieflüsse im Körper. Es ist nicht nur zur Selbstanwendung bestens geeignet, sondern auch mit einem Partner besonders aktivierend, zumal es die gegenseitige emotionelle Akzeptanz fördert, indem auch hier versteckte Vorbehalte und Blockaden beseitigt werden. Gegenseitiges Strömen bessert also das Familienklima beträchtlich. Befremden mag hingegen der unter amerikanischem Missionseifer stehende Ausbau des Heilungssystems in Richtung einer alles integrierenden neuen Religionsauffassung. Beruhigend ist jedoch, dass bis dato weder Hierarchie noch umfangreicher Kommerz erkennbar sind, sondern ein beträchtliches Maß an selbstloser Fürsorge. Wer die Selbstheilungskräfte eines Dritten durch Strömen aktiviert und dabei keine Diagnose stellt, benötigt deshalb keine Heilpraktikererlaubnis. Es sei an dieser Stelle nochmals wiederholt: Die Tätigkeit als *Jin Shin Jyutsu*-Praktiker, wie die Anwendung aller übrigen hier vorgestellten Genesungsmethoden, ersetzt nicht eine gegebenenfalls erforderliche ärztliche Betreuung.

Klopfakupressur – Schnellstraße zu höherer Lebensqualität

Denke nicht, dein Heil zu setzen auf ein Tun!
Man muss es setzen auf ein Sein.
Meister Eckehart (1260-1328)

Die Klopfakupressur fußt auf der traditionellen chinesischen Medizin, die entdeckt hatte, dass neben dem Blut-, Nerven- und Lymphsystem durch den Körper weitere Energiebahnen ziehen, die Meridiane. Deren Blockade verursacht Schmerzen und Krankheiten. Durch Massage, Erhitzung oder Moxibustion (http://de.wikipedia.org/wiki/Moxibustion) und Akupunktur wurden und werden Energiestaus aufgehoben. Wer die Klopftechnik erstmals anwandte, ist unbekannt. In der westlichen Welt sind mit dem Begriff der Klopfakupressur vor allem die Namen Roger Callahan und seine TFT (Thought Field Therapy), die Gedankenfeldtherapie (www.rogercallahan.com/callahan.php) sowie der Entwickler der Kinesiologie, George Goodheart (www.kinesiologieverband.de/CoMed-Artikel/0805_Erinnerung-George-Goodheart.pdf) zu nennen, ferner Gary Craig, der Entwickler der Emotional Freedom Techniques, EFT (http://de.wikipedia.org/wiki/Emotional_Freedom_Techniques) sowie das Buch von Robert und Gabriele Rother, „Klopf-Akupressur, Schnelle Selbsthilfe mit EFT", Gräfe und Unzer Verlag.

Im deutschsprachigen Raum verbreiten sich neben der EFT die Klopfakupressurmethode von Dr. med. Dietrich Klinghardt, die sogenannte MFT, Mentalfeld-Techniken, siehe „Handbuch der Mentalfeld-Techniken", VAK Verlag und www.naturheilpraxis-am-wald.de/klinghardt-die-fuenf-ebenen-des-heilens.html sowie die Meridian-Energie-Techniken MET von Rainer Franke (www.met2.de/wDeutsch). Das sind allerdings nicht die einzigen Methoden der Klopfakupressur. Daneben bestehen noch einige andere, weniger bekannte Variationen und auch Mischformen zu *Jin Shin Jyutsu* ohne erkennbaren zusätzlichen Nutzen.

Vorab, alle drei im deutschen Sprachraum derzeit am meisten verbreiteten Methoden, EFT, MFT und MET funktionieren. Sie haben sich m. E. gegenseitig beeinflusst, auch wenn dies weniger offensichtlich ist, und sie funktionieren als Blockadebrecher gestauter Körpermeridiane. Zahlreiche Versuche haben ergeben, dass sowohl die Reihenfolge als auch die Treffgenauigkeit bei der Berührung der Meridiane sowie die Auswahl der zu behandelnden Meridianpunkte nicht zwingend ist und zumeist ähnliche Resultate erzielt werden.

Unerwünschte Gefühle aller Art, wie Ängste, Scham, Sorgen, Wut, Ärger, Traurigkeit, Süchte, Selbstvorwürfe, Hass, Resignation, Schlafstörungen, die in einem selbst liegen, Stress und Traumata etc. lassen sich durch Akupressurklopfen, das eine Aufhebung energetischer Blockaden bewirkt, binnen allerkürzester Zeit auflösen. Dazu werden ausgewählte aufbauende, heilsame Gedanken ausgesprochen, das heißt, gesunde Bilder aufgerufen.

Alle diese Methoden einschließlich der sie erfolgreich praktizierenden Ärzte und Heilpraktiker werden „selbstverständlich" von der Lobby als pseudowissenschaftlich abgetan (siehe zum Beispiel http://esowatch.com/index.php?title=Dietrich_Klinghardt). Den anderen Methoden ergeht es dabei keineswegs besser, denn Körpermeridiane gelten häufig noch immer als chinesische Marotte. Überdies beeinträchtigt die „Klopferei" das eigene Geschäft, weshalb das vermeintlich Neue herabgesetzt wird. Aber unbeschadet aller Attacken, die Klopfakupressur funktioniert innerhalb ihrer Grenzen hervorragend. Letztere sind dabei wesentlich weiter gesteckt als allgemein vermutet wird.

Das Erstaunliche für Außenstehende ist, dass es dabei keinesfalls darauf ankommt, die dabei gesprochenen Sätze a priori zu glauben, es sich also nicht um eine einfache Eigensuggestion handelt, sondern dass die Kombination von Wort und Klopfen sowie einiger kinesiologischer Elemente zu einem Ingangsetzen des Energieflusses und darauf folgend zu einer unmittelbaren Befreiung von negativen Emotionen führt. Da negative Emotionen in aller Regel wesentliche Zwischenstationen oder gar Ausgangspunkte für Krämpfe und Krankheiten darstellen, ist die Klopfakupressur auch geeignet, Krankheitsbilder nachhaltig zu bessern und in vielen Fällen auch aufzuheben, indem die emotionalen Auslöser weggenommen werden.

Betrachten wir jetzt die Anwendung der Klopfakupressur. Hierbei wird weder die eine noch die andere Methode nachgezeichnet, sondern es wurden die nach eigener Erfahrung sich als besonders erfolgreich erwiesenen Techniken zusammengefügt, wobei diese auch aus anderen Heilsystemen stammen können.

Die **erste Phase** besteht darin, dass Sie sich über Ihr Problem klar werden. Welches Sie beherrschende, damit verknüpfte Gefühl wollen Sie auflösen? Zum Beispiel Ihre Angst vor der Prüfung (Führerschein, Steuerprüfung, Examen, Schwiegermutter, Krieg) oder was auch immer Sie ängstigt. Nun quantifizieren Sie diese Angst auf einer Skala von null bis zehn, wobei null = keine Angst und zehn die in Ihrer Vorstellung höchste Angststufe bedeutet. Diese Quantifizierung ist deshalb von Bedeutung, damit Sie einschätzen können, um wie viele Punkte sich Ihre Angst nach Beendigung des ersten Klopfdurchgangs gemindert hat.

Die **zweite Phase** besteht darin, sich in eine möglichst harmonische Verfassung zu bringen. Dazu wiederholen Sie die 21. Übung der Morgengymnastik, nämlich die *Stimulierung des Körpergefühls und der Lebensenergie*. Keine andere Übung wirkt so harmonisierend auf Ihren Körper.

Anschließend nehmen Sie Platz auf einem normal hohen Stuhl und haben beide Füße am Boden in Hüftabstand und drücken Ihr Kreuz durch, ohne sich anzulehnen. Die beiden Hände führen Sie unter die Achseln, die Daumen bleiben außen. Damit umarmen wir uns selbst, das heißt, wir akzeptieren uns selbst damit, zumindest auf der körperlichen Ebene, was weiterreichende Prozesse auslösen kann. Und wir atmen einige Mal sehr langsam tief aus und ein, wobei wir beim Ein- und Ausatmen auf Zwerchfellatmung durch die hoffentlich freie Nase achten. Die Zunge ruht am oberen Gaumen. Die Handflächen und/oder Finger berühren übrigens dabei die beiden Energieschlösser 26 aus dem *Jin Shin Jyutsu*, die unter den Achseln liegen und die Bedeutung haben des *Direktors, des Umfassenden, von allem, was war, ist und sein wird.* (Vgl. das Kapitel über *Jin Shin Jyutsu*.)

Die **dritte Phase** besteht in der Aktivierung der Thymusdrüse, die hinter dem oberen Teil des Brustbeins über dem Herzen liegt (siehe http://de.wikipedia.org/wiki/Thymus). Die Thymusdrüse ist der Hort der Lebensenergie. Das griechische Wort *thymos* heißt zu Deutsch nichts anderes als Lebensenergie. Diese produzierte Energie durchströmt unsere Muskeln und Organe, alle lebenden Zellen und Gewebe. Im Asiatischen wird diese Lebensenergie Chi oder Prana genannt. Die Thymusdrüse ist wesentlich am Aufbau des Immunsystems beteiligt und unterstützt das Wachstum während der Jugend (Knochenaufbau). Bei schwerer Krankheit und bei Stress schrumpft die Thymusdrüse. Beim Tod ist sie winzig geworden, es besteht keine Lebensenergie mehr. Heute ist man allerdings sicher, dass der altersbedingte Rückbau der

Thymusdrüse stark verzögert werden kann. Bekanntlich leben Menschen, die lieben und geliebt werden, länger, haben eine größere Regenerationsfähigkeit, heilen schneller und sind weniger krankheitsanfällig, denn das Herz kommuniziert mit der Thymusdrüse, die das Immunsystem regiert. Deshalb bedeutet ein leichtes Klopfen auf das Brustbein seit alters her eine Stärkung der eigenen Immunkräfte, die Harmonisierung und Aktivierung der Lebensenergie. Sie können dieses energetisierende Klopfen übrigens jederzeit vollziehen, was, ganz unabhängig von dem Vollzug der Klopfakupressur, sehr zu empfehlen ist.

Während des Klopfens auf das Brustbein werden zweckmäßigerweise folgende aufbauenden Begriffe ausgesprochen:

Glaube, Vertrauen, Mut, Harmonie, Dankbarkeit, Liebe, Freude, Gesundheit

Hierdurch wird unser Denken und Fühlen auf eine höhere Schwingungsebene gehoben. Falls Sie es sich zutrauen, können Sie diese Begriffe auch umformen und sagen:
Ich glaube, ich vertraue, ich bin mutig, ich bin harmonisch, ich bin dankbar... und so weiter, was noch günstiger ist. Das aber nur, falls Sie es, ohne sich zu verbiegen, d.h. ohne innere Negation oder Unwahrhaftigkeit, dürfen! Die Ichform ist nicht erforderlich und sollte, falls Sie Zweifel bezüglich der Richtigkeit der Aussagen hegen, unterbleiben. Die positiven Begriffe aufzuzählen genügt.

Die **vierte Phase** besteht in der Anwendung der heilenden Sätze, welche das zu behandelnde Problem direkt ansprechen, wobei gleichzeitig der Heilende oder Wunde Punkt oder alternativ die Handkante aktiviert wird.
Nehmen wir zunächst einfach mal an, Sie hätten Höhenangst (im Gebirge bei einem steilen Felsabhang oder wenn Sie aus dem Fenster im 6. Stock steil nach unten schauen) und wollten diese loswerden. Dann lautet der heilende Satz:

Auch wenn ich diese Höhenangst habe, liebe und akzeptiere ich mich so, wie ich bin.

Oder Sie haben Hemmungen vor Publikum frei zu sprechen, dann könnte Ihr heilender Satz lauten:
Auch wenn ich diese Hemmungen habe, vor Publikum frei zu sprechen, liebe und akzeptiere ich mich so, wie ich bin.

Oder Sie sind voller Resignation, weil Sie keine Arbeit finden, dann könnte Ihr heilender Satz lauten:
Auch wenn ich resigniert habe, weil ich keine Arbeit habe, liebe und akzeptiere ich mich so, wie ich bin.

Was, Sie lieben sich nicht selbst, sondern hassen sich? Sei es, weil Sie sich für unansehnlich halten oder meinen, sich selbst verurteilen zu müssen oder Sie haben irgendeinen anderen triftigen Grund.
Ja, dann sollten Sie anfangs einfach das *liebe mich* weglassen. Klopfakupressur funktioniert auch ohne das! Aber bedenken Sie, wenn Sie sich selbst hassen, dann ist dieser Hass mit hoher Wahrscheinlichkeit genau Ihr vorrangiges, erstes Problem, das Sie beseitigen sollten. Denn Hass zerstört. Und er zerstört in allererster Linie Ihre Gesundheit, Ihr Wohlbefinden und Ihren Erfolg! Dieser Eigenhass, mit dem viele Menschen leben, ist oftmals unbewusst, aber deshalb keinesfalls unwirksam, sondern im Gegenteil, selbsterfüllend und durchschlagend. Ihr erforderlicher Behandlungssatz könnte in einem solchen Falle beispielsweise lauten:
Obwohl ich mich selbst hasse wegen meiner... (Sie werden schon wissen warum. Benennen Sie es schonungslos!), *akzeptiere ich mich so, wie ich bin*

Es ist wichtig, sich selbst bzw. den eigenen augenblicklichen Seinszustand zu akzeptieren. Ohne Akzeptanz ist eine Heilung oder eine andere dauerhafte Besserung nicht möglich. Sie dürfen erkennen, dass man das, was im Augenblick ist, nicht verdrängen darf, sondern akzeptieren muss. Denn die Dinge sind nun mal so, wie sie sind. Nichtakzeptanz des eigenen Seins hieße nämlich, die bestehende Realität zu leugnen. Das wäre Widerstand, wo Ehrlichkeit und Bekenntnis zum eigenen Sosein erforderlich ist. Innerer Widerstand führt in diesem Bereich – anders als beim Muskeltraining – zu einem großen Energieverlust. Deshalb, akzeptieren Sie sich selbst und lernen schleunigst, sich selbst zu lieben. Denn nur, wer sich selbst liebt, kann auch andere lieben wie sich selbst.

Ihren ersten heilenden Satz werden Sie dreimal wiederholen und dabei den sogenannten *Wunden Punkt* oder *Heilenden Punkt* über dem Herzen mit der rechten Hand rechtsherum kreisend, also tonisierend leicht massieren. Es ist ein neurolymphatischer Reflexpunkt, der deshalb recht schmerzempfindlich ist und dessen Aktivierung das Lymphsystem stimuliert. Er liegt zwischen dem Schlüsselbein und der Brustwarze, im oberen Drittel, zwischen der zweiten und dritten Brustrippe. Sie können dazu Ihre gesamte Hand oberhalb des Herzens auf die Brust legen, dann werden Sie diesen druckempfindlichen Punkt nicht verfehlen. Alternativ können Sie jedoch auch mit allen Fingernägeln der rechten Hand auf die *Handkante der linken Hand* schlagen. Das erzeugt einen nahezu gleichwertigen Effekt.

Anschließend hat es sich als vorteilhaft erwiesen, wenn der heilende Satz auf folgende Variante modifiziert und nochmals unter Massage des *Wunden Punktes* dreimal ausgesprochen wird, bzw. die Schläge mit den Fingernägeln auf die Handkante fortgesetzt werden. Erfahrungsgemäß erhöhen sich dadurch die Heilungserfolge:

Selbst wenn ich es nicht verdient haben sollte, von meiner Höhenangst geheilt zu werden, liebe und akzeptiere ich mich so, wie ich bin.

Oder ein anderes Beispiel von oben:

Selbst wenn ich es nicht verdient haben sollte, von meiner Resignation infolge... geheilt zu werden, liebe und akzeptiere ich mich so, wie ich bin.

Warum diese zweite vorsichtige Formulierung? Weil viele Menschen unterbewusst, d.h. ohne sich dessen bewusst zu sein, sich selbst nicht mögen oder meinen, eine Befreiung nicht verdient zu haben. Und gerade dieses unterbewusste Negieren steht als Hindernis einer Heilung entgegen. Es kann durch die mit Bedacht vorsichtig gewählte Formulierung relativ leicht überwunden werden.

Lassen Sie sich also durch den Heilsatz nicht stören, auch wenn Sie sich an das Motto des österreichischen Schriftstellers und Satirikers Karl Kraus erinnern sollten, der sagte: „Liebe deinen Nächsten wie dich selbst, denn jeder ist sich selbst der Nächste".

Im Ernst nochmals: Der Mensch muss sich selbst akzeptieren mit all seinen Schattenseiten, nur dann kann und wird er sich positiv ändern können, so er will. Denn entscheidend ist nicht unser Tun, sondern unser Sein. Die Formulierung des heilenden Satzes hilft, alte Gefühls- und Gedankenmuster hinter sich zu lassen.

In der **fünften Phase** werden schließlich mit den drei mittleren Fingern der rechten Hand (Rechtshänder) rechts und mittig bestimmte Meridianpunkte in schnellem Rhythmus, jedoch nur leicht, sieben- bis zwölfmal beklopft (Linkshänder nutzen die linke Hand und Gesichtshälfte). Es kann aber auch nur ein Finger genutzt werden. Dabei gilt es nachfolgende Meridianpunkte oder Meridianlinien am Körper zu treffen:

1. Die Augenbraue, die von der Nasenwurzel ausgeht. Sie können dazu mit allen Fingern die gesamte Augenbraue beklopfen, denn der Blasen-Meridian läuft dort entlang.
2. Den äußeren Augenwinkel bis zur Schläfe. Hier liegt der Gallenblasen-Meridian.

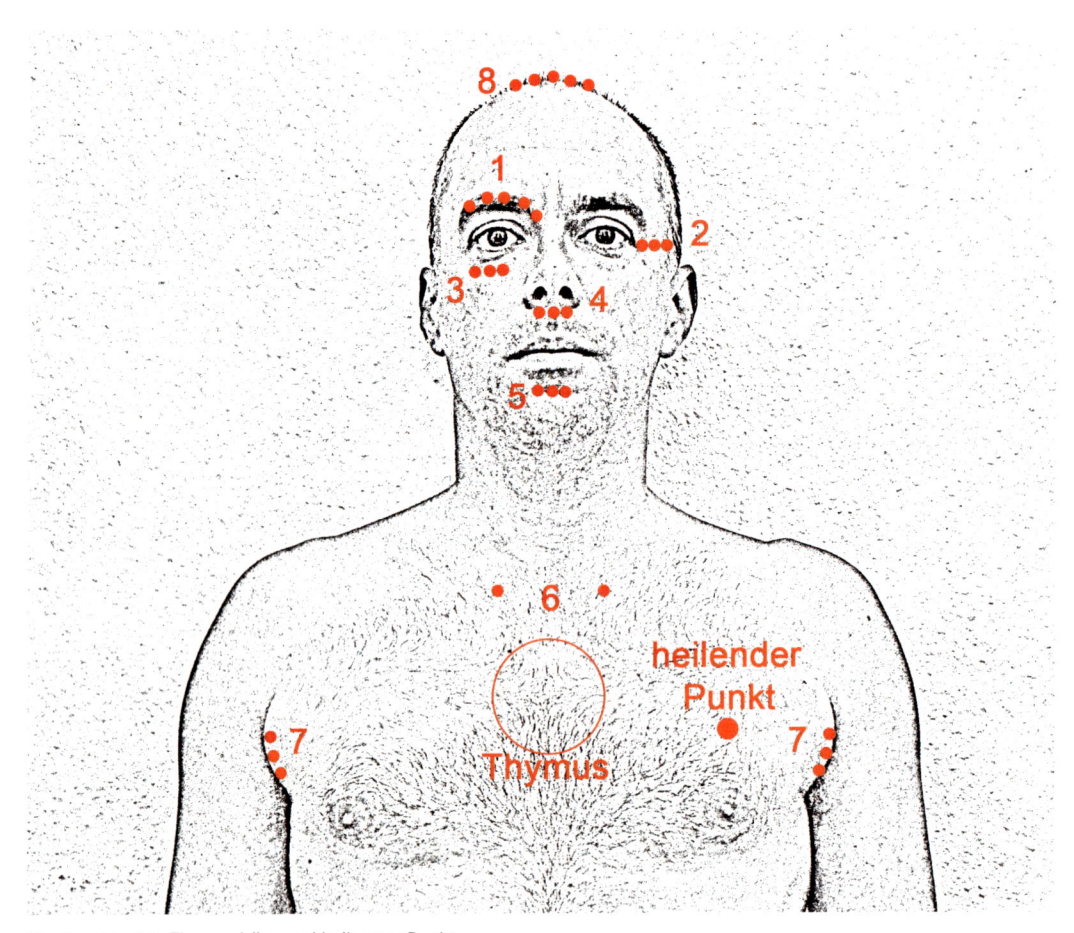

206 Meridiane und die Auflösung negativer Emotionen

Klopfpunkte 1-8, Thymusdrüse und heilsamer Punkt

3. Mittig unter den Augen. Hier liegt die Magenlinie.
4. Über der gesamten Oberlippe liegt der Meridian zum Lenkergefäß. Er beeinflusst die psychische Energie und kontrolliert die Yang-Meridiane.
5. Unterhalb der Lippe, wo der Kiefer liegt, befindet sich der Meridian des Konzeptionsgefäßes, der die Yin-Meridiane kontrolliert.
6. Klopft man am besten mit Daumen und Mittelfinger daumenbreit unter die Verbindungen zwischen dem Brust- und Schlüsselbein und trifft damit den Nieren-Meridian.

Dabei wird bei jedem Klopfen gesagt oder auch nur gedacht „meine Höhenangst", gemäß Beispiel eins, oder was immer das zu beklopfende Problem sei. Bei dem Klopfpunkt 6 können Sie längere Zeit verweilen und sich bereits fragen, ob sich Ihr Problem noch genauso akut anfühlt oder ob es sich vielleicht verschoben hat. Hat es sich deutlich verschoben, ist z.B. im Fall einer behandelten Resignation daraus *Trauer* geworden, dann klopfen Sie aufs Neue von Anfang Punkt 1 weiter und sagen „meine Trauer". Ist jedoch das erste zu beklopfende Problem weiterhin akut, was überwiegend der Fall sein dürfte, dann fahren Sie fort mit den Klopfpunkten.

7. Eine halbe Handbreit unterhalb der Achselhöhle, wo der Milz-Pankreas-Meridian läuft, bzw. das Energieschloss 26 von *Jin Shin Jyutsu*.

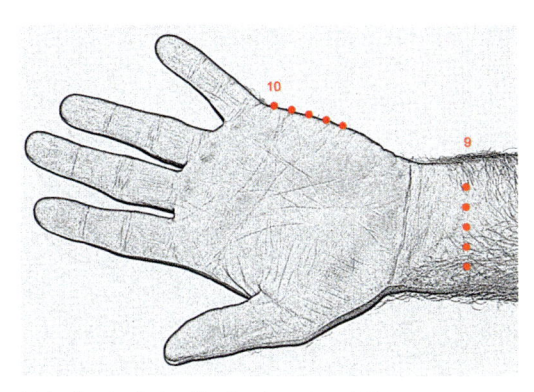

Linke Hand mit den Klopfpunkten 9 und 10

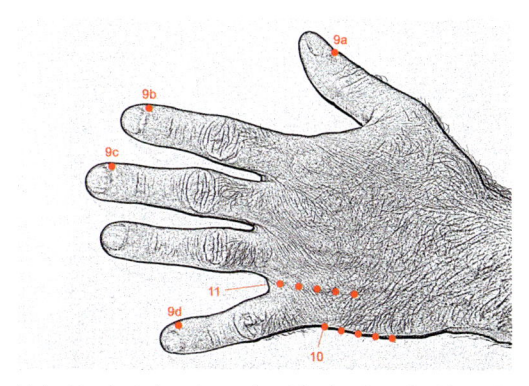

Linke Hand mit den alternativen Klopfpunkten 9a-9d, sowie 10 und 11

8. Mit allen fünf Fingern auf den höchsten Punkt des Schädels (Lenkergefäß).

Dann folgen die Klopfpunkte an der Hand, die teilweise eine gewisse Verstärkung beinhalten, indem z. T. weitere Meridiane berührt werden. Die psychische Bedeutung der Meridiane an den einzelnen Fingern kann hier übergangen werden, da sie bereits im Kapitel über *Jin Shin Jyutsu* erläutert wurde.

9. Klopfen wir mit allen Fingern der freien Hand auf die Pulslinie, die an der Handwurzel quer über den Unterarm innen verläuft, also ca. eine Daumenbreite über dem Band der Armbanduhr. Dort verläuft ein ganzes Bündel von Meridianen. Es ist jedoch auch möglich, diese einzeln zu klopfen, alternativ 9a-9d.

9a. Klopfen wir mit dem Zeigefinger der rechten Hand auf den Daumen der linken Hand, wo auf der rechten Seite der Nagel ins Hautbett übergeht. Dort liegt der Lungen- und Lymph-Meridian.

9b. Klopfen wir mit dem Zeigefinger der rechten Hand auf den Zeigefinger der Linken, wo der Nagel rechts unten in die Haut übergeht. Dort ist der Dickdarm-Meridian.

9c. Klopfen wir jetzt auf die entsprechende Stelle des Mittelfingers und treffen dort den Kreislauf-Sexus-Meridian.

9d. Schließlich klopfen wir auf die entsprechende Stelle des kleinen Fingers der linken Hand und treffen dort den Herz-Meridian. Der Ringfinger-Punkt (vitale Kraft) wird ausgelassen.

10. Ist die Handkante der linken Hand mit allen Fingern der rechten Hand zu beklopfen. Dort liegt der Dünndarmmeridian. Diese Anwendung lassen Sie weg, falls Sie bereits während der heilenden Sätze (Phase vier) die Handkante beklopft haben.

Während des gesamten Klopfvorganges wiederholen Sie stets Ihr Problem: *Meine Höhenangst, meine Höhenangst, meine Höhenangst...* Hat sich inzwischen Ihr Problem verschoben, klopfen Sie das neue Problem direkt weiter, und fangen wieder bei Klopfpunkt 1 (Augenbraue) an. Bestehen jedoch vom alten Problem weiterhin Reste, und das dürfte oftmals so sein, dann kommt

11. zum Abschluss die Klopfreihe auf dem Handrücken mit kinesiologischen Elementen. Auf dem Handrücken, zwischen dem Ringfinger und dem kleinen Finger ist eine kleine Rille, die mit allen Fingern der rechten Hand beklopft wird. Das wirkt Stress abbauend. Dort treffen wir den Meridian Dreifacher Erwärmer. Er ist der Herr über unsere Stress-Reaktionen und reagiert, wenn wir uns vermeintlich oder

auch wirklich bedroht fühlen. Während des Klopfens in die Furche des linken Handrückens zwischen Ringfinger und kleinem Finger wird zunächst das zu behandelnde Problem weiterhin wiederholt, währenddessen die Augen einen Moment geschlossen werden. Anschließend fixieren wir im Geradeausblick ein in der Ferne ruhendes Objekt. Dann werden die Augen ohne den Kopf zu drehen scharf nach unten rechts gerichtet, während weiter auf den Handrücken geklopft wird. Dann wird der Blick wiederum ohne Kopfbewegung scharf nach unten links gerichtet. Anschließend lassen wir die Augen langsam zweimal in dem uns maximal größtmöglichen Kreis rechtsherum kreisen und danach linksherum kreisen. Dann schauen wir wieder geradeaus und summen einige Takte eines Liedes. Wir zählen dann laut oder leise rückwärts von 19 auf 12 und summen dann nochmals einige Takte unseres Liedes.

Damit ist die manchem Leser vielleicht äußerst absurd und unverständlich vorkommende Klopfserie abgeschlossen. Gerade die Handrückenklopfreihe mit den unterschiedlichen Augenstellungen erscheint schwer zu verstehen. Der Erfolgstrainer Anthony Robbins hatte in seinem Buch „Unlimited Power" (Grenzenlose Energie), 1986, als einer der NLP-Pioniere wissenschaftliche Ergebnisse propagiert, wie durch unterschiedliche Augenstellungen auditiv, visuell und kinästhetisch Bilder, Gehörtes und Emotionen verarbeitet und die Gehirnhälften synchronisiert werden. Diese Elemente hat sich die Klopfakupressur zunutze gemacht. Der genaue Wirkmechanismus ist bisher zwar wissenschaftlich nicht erhärtet und deshalb aus dieser Sichtweise suspekt, aber er funktioniert. So Sie interessiert sind, Näheres zu der verwandten Kinesiologie zu erfahren, schauen Sie sich den Film von Dr. med. H. Berges an unter www.youtube.com/watch?v=9O2ivOffpik.

Wenn Sie sich nun erneut nach der Stärke Ihres ursprünglichen Problems fragen, das Sie ja auf der Skala zwischen 1 und 10 bewertet hatten, werden Sie feststellen, dass es weniger stark geworden ist, d.h. Sie leiden weniger stark unter dem bislang als sehr störend empfundenen Problem.

Machen Sie einen zweiten Durchgang und gegebenenfalls weitere Durchgänge. In den meisten Fällen wird die Emotion bald verschwunden sein oder aber sich bereits zuvor verlagert haben. Sie hat sich dann in eine andere, weniger starke Emotion verwandelt. Aus Hass ist beispielsweise Trauer oder Enttäuschung geworden, die sowohl eigenes wie auch fremdes Fehlverhalten umfassen kann. Klopfen Sie dann diese Emotionen. Sie werden verschwinden und damit werden Sie sich wohlerfühlen.

Erfahrene Anwender werden bald merken, dass sie mit dem Klopfen der Zonen von 1-6 in aller Regel bereits das angesprochene Problem auflösen können, gegebenenfalls auch mit einigen Wiederholungen und/oder einem längeren Klopfen des 6. Punktes (Nierenmeridian). Auch wenn sich die Klopftechnik auch nur gedanklich durchführen lässt, ist eine solche, eine erhöhte Konzentration erfordernde Technik, zumeist weniger effektiv.

Nun empfehlen viele Protagonisten eine wöchentlich zumindest einmalige Anwendung der Klopftechnik und sei es auch, wenn man gar zu unsicher ist, was zu klopfen sei, mit der Frage, *ich weiß nicht, was ich klopfen soll.* Selbst dann erhalte man, wenn man in sich hineinhöre, eine Antwort. Das mag so sein. Wenn jedoch einmal behandelte Probleme weggeklopft sind und in der zuvor behandelten Form auch nie wiederkommen, warum kommen sie dann so überaus häufig in verändertem Kleide wieder? Warum sind Probleme nicht ein für allemal erledigt? Warum verwandelt sich eine Angst in eine andere Angst oder kommt im Kleide einer anderen Sorge zu Ihnen zurück? Warum ist kein Ende der Klopferei absehbar? Mit diesen Fragen haben wir die **Grenzen der Klopftechnik** erreicht.

Die Antwort lautet: Durch die Klopftechnik wird die Energie des ursprünglichen Impulses zwar aus der unmittelbaren Einflusszone der Persönlichkeit entfernt, die Meridiane werden frei, aber die negative Energie selbst bleibt erhalten. Sie wirkt jetzt von der Peripherie her, aus dem Astralleib. Und das wird immer, ein Leben lang so anhalten, wenn die Ursachen für die erlebten negativen Emotionen nicht vollständig hinweggenommen werden. Dann müssen Sie immer wieder klopfen und sich mit ähnlichen, sich mutierenden Problemen befassen. Letztlich eine unerfreuliche Aussicht. Wenn Sie das nicht wollen, müssen Sie nicht nur die negativen Auswirkungen in Ihrem Körper beseitigen, sondern die tatsächlichen Ursachen!

Das ist ohne Weiteres möglich, so Sie ernsthaft wollen. Die Ursachen beseitigen geschieht durch wahrhafte Vergebung. Deshalb ist es unerlässlich, wenn Sie gesund werden wollen, dass Sie allen in Ihr bereits so erfolgreich behandeltes Problem direkt oder indirekt involvierten Personen voll und ganz vergeben. Das gilt nicht zuletzt auch für Sie selbst, denn auch Sie waren ein Teil des Konfliktes. Verzeihen Sie also allen anderen und sich selbst und das nicht nur mental, das nützt nämlich wenig. So Sie aber aus tiefstem Herzen verzeihen, sind Sie befreit. Lassen Sie los! Loslassen bringt Lösung.

Damit verändern Sie Ihre Verhaltensmuster auf Dauer. Die Klopferei ist somit nur ein eleganter Neubeginn zu einem neuen, besseren Lebensgefühl. Sie müssen bereit sein, wenn nötig Ihre gesamte alte Lebenseinstellung, da diese sie in die Konfliktsituation hineingeführt hat, aufzugeben. Wenn Sie das wirklich aus Überzeugung tun, wobei Sie dazu auch das Gebet und weitere Techniken, die nachfolgend noch beschrieben werden, zu Hilfe nehmen dürfen, wird Ihnen sehr leicht ums Herz werden. Sie entwickeln dann von innen heraus Dankbarkeit gegenüber allem, was Sie in Ihrem Leben empfangen dürfen. Und genau damit legen Sie den Grundstein zu einem neuen Werden. Das Geheimnis der Klopftechnik liegt demnach in der Synchronisation der eigenen Energieströme. Machen Sie diese gefundene Harmonie also nicht wieder zunichte, indem Sie Ihre alten und falschen Denk- und Gefühlsgewohnheiten und/oder Muster wieder aufnehmen oder in modifizierter Form wieder an sich heranlassen, sondern nutzen Sie die Klopftechnik, um sich selbst positiv weiterzuentwickeln.

Falls Sie sich eingehender mit Literatur über die Klopftechnik befassen wollen, oder falls Sie Süchte, wie z. B. das Rauchen, wegklopfen möchten, seien folgende einfach geschriebenen Bücher empfohlen: Reiner und Regina Franke, „Sorgenfrei in Minuten" oder „Ab sofort Nichtraucher". Auch wenn sich sogar Krankheiten mit Klopftechnik behandeln lassen, insbesondere, wenn man weiß, welche Krankheiten mit welchen Emotionen verknüpft sind, sollten Sie bei ernsthaften Erkrankungen stets einen Fachmann zu Rate ziehen.

17 Schnellheilungen durch Körpergriffe und gezielte Stimulation des Lymphsystems

Willst du immer weiterschweifen?
Sieh, das Gute liegt so nah.
Lerne nur das Glück ergreifen,
denn das Glück ist immer da.
J.W. v. Goethe (1749-1832)

Das Verdienst, die große Bedeutung des Lymphsystems für die menschliche Gesundheit erneut bewusst gemacht zu haben, liegt bei dem Amerikaner Dr. C. Samuel West. Wenn die Körperzellen in Lymphe ertrinken, kann die zelluläre Natrium-Kalium-Pumpe keinen Strom erzeugen und die Sauerstoffversorgung der Zellen wird unzureichend. In seinem Buch „The Golden Seven Plus One", Utah, 1981, zeigte er auf, warum nur eine trockene, nicht durch Gewebswasser überflutete Gewebestruktur gesund funktionieren kann und wie dieser gesunde Zustand zu erreichen ist.

Wenngleich seine Vorstellungen über die elektrischen Ladungsverteilungen innerhalb der Zellen und Zellverbände inzwischen wissenschaftlich teilweise modifiziert wurden, so bleibt ihm doch das große Verdienst auf der Basis von Dr. Arthur Gytons Entdeckung (www.worldlingo.com/ma/enwiki/de/Arthur_Guyton), die bio-elektrisch erforderlichen Spannungen innerhalb der Zellen aufgezeigt zu haben (siehe http://video.google.com/videoplay?docid=8948245867943696912#docid=263567123686104656). Sein größtes Verdienst liegt jedoch darin, gelehrt zu haben, durch welche einfachen Maßnahmen die körperliche Gesundheit nachhaltig aktiviert werden kann. Seine sehr erfolgreichen, frappierend einfachen Therapieempfehlungen gipfeln in der Stimulierung des Lymphflusses zwecks Entgiftung und Entfernung überschüssiger Zellflüssigkeiten und einer damit verbundenen besseren Versorgung der Körperzellen mit Sauerstoff.

Dieses Ziel wird durch Griffe, die die Organdurchblutung dramatisch stimulieren, sowie durch den Lymphfluss stimulierende Massagen und eine spezielle Atmungstechnik angestrebt, vor allem jedoch durch eine intensive Nutzung des Trampolins.

Wie Dr. West selbst bekannte, hat er viele seiner Techniken alten indianischen Heilmethoden entnommen. Sein bedingungsloses Votum für das Trampolin stammt neben eigenen Erfahrungen aus einer Beobachtung des merkwürdigen indianischen Stammes der Tarahumara. Die Tarahumara, es soll an die 50.000 geben, leben im unwirtlichen Nordwesten Mexikos in der Sierra Madre Occidental oder der Sierra Tarahumara (http://de.wikipedia.org/wiki/Tarahumara). Es ist eine extrem friedfertige Gesellschaft von Läufern, ohne Polizei und Gefängnisse, die sich vorwiegend von Mais-Tortillas, Bohnen und Zucchini ernährt. Sie haben gemäß Dr. West die Eigenart, dauernd herumzuhopsen und niemals länger still zu stehen. Sie gehen nie, sondern rennen für ihre Besorgungen. Große Laufdistanzen sind normal. Dieser Indianerstamm kennt keine Krankheiten und erreicht ein hohes Alter. Dr. West schloss daraus, dass ihr aus unserer Kultursicht bizarres Verhalten den Lymphfluss und damit die Entgiftung so sehr aktiviert, dass Krankheiten keine Chance haben, sich festzusetzen. Da eine derartige Lebensweise in unserer Zivilisation nicht durchzuführen ist, propagierte Dr. West ein tägliches, mindestens halbstündiges Trampolinwippen als beste generelle Gesundheitsquelle. Nur auf diese Weise ließen sich in Körperflüssigkeit gefangene Blutplasma-Proteine ausscheiden. Durch negativen Stress werden diese gebildet und verursachen schockartige Zustände im Körper. Blutplasma-Proteine klumpen zusammen, sie bilden ganze Cluster und verstopfen die Kapillaren. Zusammen mit überschüssiger Körperflüssigkeit und Kalium legen sie den in jeder Körperzelle Elektrizität produzierenden Zellgenerator, die Natrium-Kalium-Pumpe, lahm. Der darauffolgende Energiemangel macht die Zellen krank. Schließlich wird Calcium aus dem Blut ausgefällt und überall im Körper entstehen teilweise recht schmerzhafte Calciumdepots.

Bewegen wir uns unzureichend, erlahmt das Lymphsystem. Das aus den Zellen in die Lymphe austretende Wasser wird nicht mehr mit all den Giften weggeschwemmt, das Gewebe schwillt an und der Mensch ersäuft in seinen eigenen Lebenssäften, wie Paracelsus dies nannte. Die Stimulierung des Lymphflusses und die dadurch einsetzende Entgiftung sowie die gleichzeitig damit induzierte Besserung der Sauerstoffversorgung der Organe setzen den Heilungsprozess in Gang. Teile dieser Erkenntnisse waren bereits Mitte des vorigen Jahrhunderts bekannt, wurden jedoch nach Angabe von Dr. West auf Betreiben der Pharmakonzerne aus der „Encyclopedia Americana" gestrichen. Dr. Wests auf die Notwendigkeit heilsamer, nicht überfordernder Bewegung weisender Glaubenssatz lautet:
Ausdauer ohne Ermüdung ist der Schlüssel zur Heilung (A. a. O. S. 142).

Die von West geforderte Atemmethode ist die Zwerchfellatmung. Die von ihm dabei propagierten Techniken können wir hier allerdings übergehen, da sie nicht an die heilende Wirksamkeit der Buteyko-Methode oder derjenigen von Shioya heranreichen.

Von äußerstem Interesse sind hingegen viele der von West propagierten Massage- und Gesundheitsgriffe, die sowohl bei akuten Verletzungen, aber auch chronischen Erkrankungen zu einer erstaunlich schnellen Heilung führen, indem sie die Selbstheilungskräfte des Körpers freisetzen. Manche der Übungen sind dabei rein statisch und lenken gebündelte Energie aus den Händen in bestimmte Körperteile. Andere Übungen bewirken eine leichte Muskel- und Lymph-Massage mit einer leichten elektrischen Strömung. Wieder andere bewirken eine massive, z. T. recht schmerzhafte Massage zwecks Ingangsetzung des Lymphstroms.

Die von Samuel West praktizierten Griffe sind, was nicht erstaunlich sein sollte, oftmals völlig identisch mit Griffen aus dem *Jin Shin Jyutsu* sowie altbekannten Massagegriffen. Ergänzend werden in diesem Kapitel nachfolgend auch einige weitere Griffe aufgeführt, die sich allenthalben bewährt haben.

Grundsätzlich werden drei Arten von Grifftechniken unterschieden:
1. Das glatte Streichen mit der ganzen Hand in langer und schneller Bewegung über die Körperstelle.
2. Das Streichen mit der Schnabelhand. Sie formen eine Schnabelhand, indem Sie alle fünf Fingerspitzen zusammenbringen. Dies bewirkt eine Energiebündelung, wie sie auch im *Jin Shin Jyutsu* angewandt wird. Mit dieser Schnabelhand streichen Sie dann zügig, in langer Bewegung, über die jeweilige Körperzone. Aber auch das konzentrierte Verweilen auf einer Stelle setzt den Energiefluss dort wieder in Gang.
3. Den festen Handgriff mit Daumen auf der einen und den Fingern auf der anderen Seite, beispielsweise um die Oberarme oder die Waden. Dieser Griff wird hauptsächlich zur Massage angewandt.

Betrachten wir jetzt einige Anwendungsbeispiele:

Grundposition, gut für alle Körperteile, insbesondere jedoch für die Lunge

In dieser Position werden die Hände flach links und rechts auf die Brust gelegt mit den Fingerspitzen unterhalb des Schlüsselbeins. Es handelt sich nach *Jin Shin Jyutsu* um Energieschloss 22. Es steht für *Vollständigkeit und Krone der Energieverteilung*. Dr. West empfiehlt aus dieser Position heraus die Energie aus den Händen mental zu den jeweils „zu behandelnden" Organen oder Gliedmaßen zu schicken. In dieser Position können Sie auch längere Zeit auf dem Trampolin schwingen.

Bei schmerzendem Nacken und Kopfweh

Legen Sie die linke Schnabelhand unter den linken Rippenbogen, nach *Jin Shin Jyutsu* Energieschloss 14 oder nach der TCM Leber 13. Mit der rechten Schnabelhand beginnen Sie nun hinter dem linken Ohr schnell über den linken Nacken bis zur linken Schulter zu streichen, das Ganze bis zu ein Dutzend Mal. Dann machen Sie das Ganze genau seitenverkehrt für den rechten Nacken.

Eine andere aus der TCM stammende Übung gegen Kopfschmerzen geht wie folgt:
Reiben Sie Ihre Handflächen aneinander, bis sie warm sind. Dann drücken Sie die Hände auf die Ohren, dass die Handflächen die Ohren fest bedecken, sodass Sie keine äußeren Geräusche mehr hören und die Finger auf dem Hinterkopf liegen. Klopfen Sie nun behutsam mit den Fingern in gleichmäßigem Rhythmus auf den Hinterkopf. Es wird sich anhören wie ein starkes Pulsieren: gong, gong, gong. Dieses sanfte Trommeln, das 36-mal wiederholt wird, hilft nicht nur Kopfschmerzen zu vertreiben, sondern löst auch harmonische Schwingungen aus, die gut für das Gehör sind und das Gehirn stimulieren.

Kopfweh, wie jedes andere Weh, lässt sich auch bessern, indem man die eine Hand auf den Bauchnabel und die andere Hand auf die schmerzende Stelle am Kopf bzw. eine anderweitig schmerzende Stelle legt. Es geht auch umgekehrt. Es ist eine Übung, die auch im *Jin Shin Jyutsu* geläufig ist.

Bei Augen und Stirnhöhlen

Legen Sie die Schnabelhände auf die geschlossenen Augen, das ist gut gegen Ringe unter den Augen. Intensiver ist es, ein Auge nach dem anderen zu behandeln und die freie andere Hand auf den Nabel oder unter den Rippenbogen zu legen. Streichen Sie mit der Schnabelhand über die Augenbrauen und die Stirn. Visualisieren Sie, wie die Energieströme aus den Fingerspitzen fließen. Streichen Sie vom Nasenansatz bis zur Schläfe und dann am Kinnladen herunter bis zur Kinnspitze.

Aktivierung der Hypophyse (Hirnanhangdrüse), Nebenhöhlen, Lungen

Legen Sie beide Schnabelhände gerade unterhalb des Schlüsselbeines auf die linke und rechte Brust.

Die Hypophyse hat u. a. die Aufgabe, das hormonale System im Körper zu regulieren. Sie hängt funktionell mit dem Hypothalamus zusammen und ist bei der Steuerung zahlreicher körperlicher und psychischer Prozesse von lebenswichtiger Bedeutung.

Regulierung und Aktivierung des Herzens

Legen Sie die linke Hand aufs Herz und die Finger und Daumen der rechten Hand auf die Knöchel der Linken. Die übertragende Kraft wird hierdurch verstärkt.

Aktivierung der gesamten Wirbelsäule

Legen Sie die linke Schnabelhand auf das obere Ende der Wirbelsäule und die rechte Schnabelhand auf den Steiß. „Fühlen" bzw. imaginieren Sie, wie der Strom dazwischen fließt.

Stimulieren der Nieren und Nebennieren

Fassen Sie mit beiden Händen links wie rechts auf Ihre Nieren, die Daumen sind dabei nach vorne gerichtet. Diese zumeist bei Nieren- und Rückenschmerzen automatisch eingenommene Stellung gilt es längere Zeit, ca. 3 Minuten, aufrechtzuerhalten. Die Nebennieren sind die wichtigsten Energiezentren des Menschen.

Eine modifizierte, aus der TCM stammende Übung zur Stimulierung der Nieren besteht darin, die geballten Fäuste links und rechts in Taillenhöhe auf den Rücken zu positionieren und dann den gesamten Nierenbereich kreisförmig, rhythmisch zu massieren. Sie können dies tun, bis die massierten Körperteile zu prickeln beginnen. Diese 21-mal durchzuführende Nierenmassage ist gemäß TCM zugleich gut für das Skelett, die Gehirnfunktionen, Vitalität und Potenz.

Aktivierung der Schilddrüsen und des Rachens

Legen Sie die Schnabelhände links wie rechts in Höhe des Kehlkopfes auf den Hals.

Aktivierung der Leber und der Gallenblase

Dazu legen Sie die linke Hand auf die rechte Schulter und mit der rechten Schnabelhand streichen Sie ganz flott vom unteren Brustbeinende den Rippenbogen entlang nach unten und damit über die Leber. West, der viel von den menschlichen Imaginationskräften hielt, empfahl bei dieser Übung an Energie zu denken. Es wird empfohlen die Übung 21-mal zu vollziehen.

Aktivierung der Pankreas (Bauchspeicheldrüse) und Milz

Wir legen jetzt die rechte Hand auf die linke Schulter und mit der linken Schnabelhand streichen wir sehr schnell 21-mal vom Platz unter dem Brustbein den linken Rippenbogen entlang bis oberhalb der Hüfte.

Es ist auch ohne weiteres möglich, Leber und Gallenblase sowie Pankreas und Milz zugleich zu stimulieren, indem beide Hände gleichzeitig von unterhalb des Brustbeines nach unten außen gezogen werden. Besonders erfolgversprechend ist, diese Übung wippend auf dem Trampolin durchzuführen.

Muskuläre Beeinträchtigungen und Nervenschmerzen in den Gliedern

Bei Schwierigkeiten, z. B. Verkühlung im linken Oberarm, legen Sie die linke Hand auf den rechten Rippenbogen und streichen mit der rechten flachen Hand schnell und wiederholt über den Oberarm von oben zum Ellenbogen. Wiederholen Sie dies, bis der Schmerz weg ist und, was überraschend ist, er verliert tatsächlich schnell an Intensität. Beim rechten Oberarm gilt das Entsprechende. Wenn Schmerzen in den Beinen auftreten, wird die Streichbewegung immer von der gegenüberliegenden Hand ausgeführt. Das Ganze geht auch sehr schön bei schmerzenden Hüften und Oberschenkeln (Ischias), nur legen Sie dabei die Rechte auf den linken Rippenbogen, wenn Sie rechts das Bein kräftig abstreifen wollen und umgekehrt.

Eine Schmerzlinderung wird auch durch die **Anschlusspunkt-Technik** (pin-point-technique) erzielt, indem wiederum, wie bei *Jin Shin Jyutsu* zwei Punkte am Körper verknüpft werden. Linke Schnabelhand unter den linken Rippenbogen, also Energieschloss 14 oder Akupressurpunkt Leber 13 oder auch auf den Nabel, und die Rechte ruht sodann auf der schmerzenden Körperstelle, um so möglichst viel Energie an die schmerzende Stelle zu leiten. Die umgekehrte Handhaltung ist auch möglich. Es hat sich als hilfreich erwiesen, während des Einatmens die Aufmerksamkeit auf die Hand, welche die Energie aufnimmt, zu lenken. Beim Ausatmen konzentriert man sich dann auf die Schnabelhand, welche die Energie auf die schmerzende Stelle leitet.

Nun wird es oftmals der Fall sein, dass einfaches Halten oder schnelle Streichbewegungen mit der Hand nicht ausreichend sind, was beispielsweise bei starken Zerrungen sein kann. Das war auch bei mir der Fall, als ich nach einem sportlichen Sprint-Wettlauf im Urlaub ohne Aufwärmung und nach längerer Busfahrt eine beidseitige Entzündung der Achillessehnen und der unteren Waden erlitt. Ich konnte kaum noch laufen. Ärzte sprachen von einem langwierigen chronischen Leiden. PowerTube und insbesondere das bion-tec Pflaster, das man unsichtbar in den Strumpf einlegen konnte, nahmen zwar schnell die akuten Schmerzen weg, aber richtig laufen konnte ich dennoch für Wochen nicht, weil die Schmerzen bei Belastung sofort heftig wiederaufloderten. Endlich, nach drei Wochen, fielen mir die Empfehlungen von Dr. West ein. Mit beiden Händen knetete ich Wade und Ferse des linken Beines, gerade so, wie es die Schmerzen noch zuließen, und strich dann sehr schnell und mit Druck mit der rechten Hand von der Wade bis zur Ferse des linken Beines, jeweils dort, wo es gerade massiert war und deshalb besonders wehtat. Zum Wechsel dann mit dem anderen Bein. Nach einer halben Stunde aktiver Massage und festem Streichen ließen die Schmerzen nach. Nach zweieinhalb Stunden waren sie beidseitig weg. Am folgenden Tag wiederholte ich sicherheitshalber die Massage und das Streichen für insgesamt eine Stunde, zumal noch kleine Schmerzreste in den Tiefen des Gewebes vorhanden waren. Es war ein voller Erfolg.

Dr. West empfiehlt, die besondere Lymphmassage mit **Pressen, Massage** und **Wegstreichen** auch dann noch zu wiederholen, wenn der Schmerz bereits weg sein sollte, und zwar in folgendem Rhythmus: Alle 5 Minuten 15 Sekunden pressen, massieren und wegstreichen und dies fortführen, bis der Schmerz weg ist, was im Normalfall nach 15-30 Minuten der Fall sein sollte. Anschließend in halbstündlichem, dann zweistündlichem Intervall wiederholen, auch wenn man bereits schmerzfrei ist. Das Anlegen einer elastischen Binde, die Druck auf das Gewebe ausübt, kann sehr hilfreich sein. Eine Behandlung ist auch über die Binde hin möglich.

Eine hochwirksame Variation der Methode besteht darin, nach der Massage und dem Abstreifen eine bion-tec Einlage nach Dr. Vollert in die Strümpfe auf die entzündeten und schmerzenden Stellen zu legen, jedoch alle halbe Stunde erneut zu pressen, zu massieren und z.B. Waden und Ferse abzustreifen sowie das bion-tec Pflaster erneut aufzulegen und ggf. mit einer elastischen Binde zu befestigen. Wenn Sie dies im Wechsel zwei Tage lang tun, müsste das Leiden auf Dauer behoben sein.

Bei größeren Verspannungen, Prellungen und Verletzungen an den Gliedmaßen gilt es sofort, also unmittelbar nach Eintritt der Verletzung, die geschädigte Zone zunächst mit möglichst beiden Händen anhaltend sehr fest zu pressen, damit kein Blutplasma austritt (siehe dazu den nächsten Absatz). Bedarf man einer Ruhepause, ist für diese Zeit möglichst ein straffer elastischer Pressverband anzulegen oder eine andere Person hilft aus. Bei bereits älter gewordenen Problemen ist das Schmerzzentrum zunächst mit beiden Händen fest zu umfassen und damit aufzuwärmen, dann zu massieren (soweit dies erträglich ist) und dann mit schnellen bürstenartigen Strichen mit der bloßen Hand abzustreifen. Die Heilwirkungen sind frappierend. Bei sehr schweren Verletzungen, die ärztlich versorgt wurden, reduziert sich die Genesungszeit signifikant. Es dürfte hoffentlich klar sein, dass diese Vorgehensweise nicht angewandt werden darf bei Geschwüren, Schlangenbissen oder Glasknochen!

Verletzungen am Finger, an der Hand oder am Bein
Bei Verletzungen aller Art, inklusive Quetschungen, erfährt der Körper einen Schock. Die verletzte Stelle und die Umgebung schwellen stark an. Es treten ggf. Gewebsflüssigkeit und Blut aus. Im Nachhinein er-

geben sich, insbesondere bei Frauen wegen des weicheren Gewebes, mehr oder minder ausgeprägte hässliche blaue Flecken.

Das Schnellheilungsgeheimnis besteht nun darin, es nicht so weit kommen zu lassen. Haben Sie einen Finger verletzt, so umfassen Sie diesen mit der gesamten anderen Hand und pressen den Finger kräftig. Das tut in den ersten paar Minuten vielleicht etwas weh, aber wenn Sie genau 15-18 Minuten durchhalten, ist fast alles vergessen. Der Finger ist wieder normal und voll funktionsfähig. Es gibt keine blauen Flecken. Als sich meine Kusine letztes Jahr eine tiefe, stark blutende Schnittwunde am linken Handballen zuzog, woran ich indirekt leider nicht ganz unbeteiligt war, fasste ich ihre Hand und presste sie fest mit beiden Händen. „Au, das tut weh! Und wenn uns jetzt jemand so Hand in Hand sieht?", waren ihre Bedenken. Ich hielt fest und sicherte ihr zu, sie werde hinterher nichts sehen noch blaue Flecken davontragen. Nach gut einer viertel Stunde war dem auch so. Und am nächsten Tag gab es auch keinen der bei ihr so „beliebten" blauen Flecke. Die Wunde im Handballen war nahezu unsichtbar und bereits verheilt. Das sofortige Pressen auf Verletzungen aller Art, auch bei drohenden Beulen, ist, sofern man saubere Hände hat, deshalb eine hervorragend wirkende Schnellheilmethode.

Dr. West jun. berichtet, dass ihm die Methode sogar nach einem schweren Unfall mit kompliziertem Beinbruch geholfen habe. Das sofortige und anhaltende Pressen und Abstreifen – eine Massage entfällt dann selbstverständlich – bis zur chirurgischen Versorgung, habe geholfen, dass sein Bein wenig angeschwollen ist und sehr schnell heilte. Bei Knochenbrüchen dürfte die Anwendung dieser Technik jedoch erfahrenen Therapeuten vorbehalten sein, da allzu leicht weitere Schäden verursacht werden könnten.

Bauchweh und Stimulierung der inneren Organe

Normalerweise wird die Massage des Bauchs im Urzeigersinn empfohlen, wie der Darm liegt. Unten von links nach rechts, rechts rauf, oben von rechts nach links und linke Seite von oben nach unten. An diesem Grundschema ändert auch Dr. West nichts. Er empfiehlt jedoch mit der Hand oder noch besser mit der Schnabelhand zahlreiche schnelle Striche. Da liegen zuerst die rechte flache Hand unten am Bauch links und die linke oben am Bauch rechts. Jetzt werden die Hände gegenläufig schnell nach außen gezogen, immer wiederholt. Danach positioniere man die Rechte rechts unten am Bauch und die Linke links oben am Bauch. Darauf streichen wiederum gegenläufig die Rechte schnell nach oben und die Linke schnell nach unten. Auch dies wird mehrmals, bis zu einem Dutzend Mal, wiederholt. Die in Gang gesetzte Induktion wirkt stärker als bei einer langsamen und notgedrungen vorsichtigen traditionellen Massage.

Verbrennungen

Traditionell empfohlen wird, die Brandwunde sofort unter fließend kühles Wasser zu halten, was den Schmerz kräftig reduziert. Zumeist wird dies jedoch nicht lange genug durchgehalten und der Schmerz flackert sofort wieder auf. Die Brandwunde muss – je nach Intensität der Verletzung – oftmals sehr lange unter kühlem Wasser sein, damit der Schmerz nicht mehr wiederkehrt. Salzwasser (Meeressalz) desinfiziert zusätzlich, trocknet jedoch auf Dauer aus. Eine andere Methode, sie entspringt indianischem Wissen, ist auch sehr erfolgreich: Bei Verbrennungen an den Fingerkuppen mit diesen über dem Bauchnabel aufs Hemd fassen und zur Seite hin in schnellen Bewegungen wegstreifen. Hierdurch wird der Fluss der Lymphflüssigkeit in die verbrannten Fingerkuppen reduziert und schließlich unterbunden. Das gesamte Verfahren dauert wiederum 15-18 Minuten. Die Heilung ist gemäß Dr. West vollständig. Man kann auch beide Verfahren kombinieren.

Anschlusspunkt – Technik mit einem Partner

Besonders energiereich ist die Anschluss-Punkt-Technik (pin-point-technique) bei Anwendung mit einem Partner. Dazu legt der helfende Partner die Fingerkuppen seiner linken Hand auf die Fingerkuppen der linken Hand des sich Behandelnden. Dazu müssen beide Hände leicht gekrümmt werden. Der sich Behandelnde legt nun die freie rechte Hand in Schnabelform auf seine zu behandelnde Problemzone und der Partner legt die Fingerkuppen seiner rechten Hand auf die Fingerknöchel des sich Behandelnden. Der Partner wirkt somit als Verstärker. Günstig ist, wenn beide dabei über das Zwerchfell atmen und langsam ausatmen sowie gedanklich die gebündelte Energie in die Heilzone schicken.

Heilen durch Energiewirbel

Diese Heilmethoden entspringen alten (indianischen) Weisheiten und wurden sowohl von West als auch russischen Forschern, z.B. Grabovoi und vielen anderen übermittelt. Sie werden mit dem anspruchsvoll klingenden Namen *bio-elektrische Energie-Techniken* oder *biologische Energiefeld-Techniken* oder *bio-energetische Therapietechniken* belegt.

Die einfache Methode besteht im Schaffen eines Energiewirbels mit den eigenen Händen, indem man diese mit angewinkelten Ellenbogen vor sich kreisförmig bewegt. Der erzeugte Energiewirbel wird dabei allmählich immer größer und steigert das eigene Energieniveau ein wenig.

Man kann eine andere Person energetisieren, indem man seitlich neben ihr stehend eine Hand vor ihr, die andere Hand hinter ihrem Rücken – also ohne jeden Kontakt – in einem Oval drehend auf und nieder fährt. Hierdurch werden elektromagnetische Strömungen induziert, die immerhin so stark sind, dass sie von der „behandelten" Person als angenehm und durchblutungsfördernd wahrgenommen werden.

Das Gleiche kann man mit beiden Händen auch hinter dem Rücken einer Person stehend ausführen. Dabei werden die ovalen Handbewegungen links und rechts der Wirbelsäule getätigt, an der Wirbelsäule aufsteigend und außen jeweils abfallend. Abschließend kann das geformte energetische Feld mit beiden Händen auf die Schultern oder den Rücken übertragen werden. Merkwürdigerweise wird dies auch dann von der behandelten Person wahrgenommen, so sie entspannt ist, wenn das entstandene energetische Feld nur mental auf sie übertragen wird.

Jede Mutter, die dem kleinen gefallenen Kind über die Schürfwunde *„Heile, heile, Gänsje, s'wird bald wieder gut..."* singt und den Schmerz hinwegbläst, handelt bekanntlich als erfolgreicher Therapeut.

Auch wenn manchem Leser die bioenergetischen Therapien ohne Körperkontakt zunächst absurd erscheinen mögen, jede auch nur einigermaßen sensible Person kann deren Wirkung erfahren. Freilich sind die Vorgänge bislang nur teilweise erklärbar und deshalb bis auf Weiteres außerhalb jeder wissenschaftlichen Betrachtung.

Die Schnellheilungen nach Dr. West fußen insgesamt auf einer Kombination von gesunder, vitalstoffreicher Ernährung, Trampolinschwingen und – soweit möglich - gleichzeitiger Ausübung der oben gezeigten Griffe, einer eigenen Atemtechnik mit phasenweise unterbrochener Ausatmung sowie der Visualisierung der Energie- und Heilströme, die man durch die aufgezeigten Griffe und durch mentale Vorstellungskraft aktiviert.

Zur besseren Veranschaulichung können Sie sich ein Video zu Dr. Wests Schnellheilungssystem ansehen. Freilich ist es in Englisch und wird von seinem Sohn Stephen West vorgetragen. Selbst wenn Sie infolge einer nicht immer sauberen Aussprache oder wegen medizinischer Fachausdrücke nicht alles verstehen mögen, gibt das etwa eine Stunde dauernde Video eine gute Einführung in unterschiedliche Grifftechniken (http://video.google.com/videoplay?docid=-3896004983729434075#).

Als frappierend mag bei Anwendung der Techniken erfahren werden, dass auch dieses Schnellheilungssystem, wie alle anderen in diesem Buch vorgestellten Systeme, schlichtweg funktioniert, wenn man sich an die Spielregeln hält. Offensichtlich reicht die regenerative Macht der *Kunst* weiter als die der *Wissenschaft*.

18 Beiträge der Glücksforschung zu besserer Gesundheit sowie positives Denken

Neun Zehntel unseres Glücks beruhen allein auf der Gesundheit. Mit ihr wird alles eine Quelle des Genusses: Hingegen ist ohne sie kein äußeres Gut, welcher Art es auch sei, genießbar.

Arthur Schopenhauer (1788-1860)

Wenn wir nach den Beiträgen der Glücksforschung zu einer besseren Gesundheit fragen, wird uns sehr schnell klargemacht, dass es sich dabei um äußerst subjektive Tatbestände handele. Denn Glück sei subjektives Wohlbefinden und dies sei für jeden Menschen mit anderen Inhalten gefüllt, sei es Ausgelassenheit, Reichtum, Verfügungsgewalt, Sex, Reisen, Liebe oder was auch immer. Die empirische Herangehensweise der Forscher an das Phänomen Glück ist weitgehend auf das Subjektive gerichtet. Deshalb erscheint jeder Mensch selbst als die höchste und letzte Autorität in der Beurteilung des eigenen Lebens. Wer meint, dass er glücklich sei, der ist es nach Definition der Glücksforscher auch tatsächlich. Dass das Glück jedoch anhalte, dafür bedarf es besonderer Kriterien, die Gegenstand der Forschung sind.

Früher war es ein offenes Geheimnis an den Universitäten, dass, wer Psychologie studierte und lehrte, es selbst am Nötigsten hatte. Das mag sich geändert haben. Was nun aber Glück sei, daran scheiden sich die Geister. Die einen sagen, je mehr die Summe und Stärke der momentanen angenehmen Gemütszustände die Summe und Stärke der momentanen unangenehmen Gemütszustände übersteige, desto größer sei das momentan erlebte „wahre" Glück. Diese Definition stammt von dem Träger des „Wirtschafts-Nobelpreises" 2002, Daniel Kahneman (http://de.wikipedia.org/wiki/Daniel_Kahneman). Andere Forscher setzen Glück mit Zufriedenheit gleich, zum Teil definieren sie Glück auch als Zufriedenheit mit den als am wichtigsten empfundenen Lebensbereichen. Das ist aber a priori eine gehörige Abwertung des Gefühls von wahrem Glück. Offensichtlich ist mit dem deutlich niedriger schwingenden Zufriedenheitsgefühl leichter zu operieren. Andere behaupten, Glück sei bestimmt durch unsere Gene (zu 50%), die Lebensumstände (zu 10%) und den absichtlichen Denk-, Benimm- und Verhaltensweisen im täglichen Leben (zu 40%). So Sonja Lyubomirsky, Psychologieprofessorin an der Universität Florida (http://lyubomirsky.socialpsychology.org).

An die Gene zu „glauben" ist in letzter Konsequenz so stichhaltig wie die Meinung, die Sterne bzw. das Horoskop seien die unverrückbaren Ursachen unseres Glücks. Können doch sogar bestehende Gene und Zellreproduktionsprozesse nachgewiesenermaßen geändert, zumindest jedoch repariert bzw. geheilt werden, wie wir bereits erfahren durften. Die Lebensumstände formen nicht nur unser Bewusstsein und damit auch unser Glücksempfinden, sondern sind selbst in erheblichem Ausmaß wiederum dessen Schöpfung. Letztendlich sind unsere absichtlichen Denk-, Benimm- und Verhaltensweisen im täglichen Leben von uns nur zu maximal 3% bestimmt, das Unterbewusstsein kontrolliert den Rest. Immerhin sehen Lyubomirsky und andere zu Recht den Bereich der absichtlichen Denk-, Benimm- und Verhaltensweisen als beeinflussbar an. In Wahrheit ist aber auch der Aspekt unseres Unterbewusstseins in einem hohen Umfang gestaltbar. Von uns selbst kann zumindest in einem erheblichen Umfang dessen Reorganisation angestoßen werden, damit der von der Schöpfung erwünschte Zustand hergestellt werden kann.

Übereinstimmend sagen die Glücksforscher, dass das menschliche Glücksgefühl beeinflussbar sei.

Wie wir gesehen hatten, ist die individuelle Befindlichkeit ein wesentlicher Faktor der persönlichen Gesundheit. Weshalb nur gut sein kann, was das persönliche Wohlfühlen nachhaltig, auf Dauer stärkt, also nicht Drogen noch Alkohol oder dergleichen. Auch nicht Spaß, denn der vergeht bald oder macht der Gewohnheit Platz. So „entdeckte" Paul Seligman, Professor für Psychologie in Pennsylvania (http://de.wikipedia.org/wiki/Martin_Seligman), dass das Gefühl der Sinnhaftigkeit des eigenen Handelns, Dankbarkeit und Altruismus diejenigen Faktoren sind, die ein glückliches Leben bescheren. Und er zählt noch einen ominösen *„Flow"-*Faktor hinzu, der unübersetzt als „Flow" nach Eingang in die deutsche Literatur sucht. Es handelt sich dabei um nichts anderes als undifferenziert das, was unsere Vorväter als Selbstverlorenheit oder Selbstversunkenheit bezeichneten, ein Etwas, das bekanntlich jeden glücklichen Seinszustand begleitet. Nun ja, das alles wusste ohnehin jeder, der sich dafür interessierte, auch ohne hochdotierte professorale Ausführungen. Die „Verdienste" von Seligman, der lange für die Regierung arbeitete, liegen offensichtlich ohnehin bei der Entwicklung der *erlernten Hilflosigkeit* und *erlernten Hoffnungslosigkeit* zur Steigerung der Effizienz der Verhörmethoden der CIA.

Es sei an dieser Stelle an einen Ausspruch von Arthur Schopenhauer erinnert:

Gesundheit ist nicht alles, aber ohne Gesundheit ist alles nichts.

Dies ist ein weiterer sehr wesentlicher Aspekt, der von der psychologischen Schule bis auf den heutigen Tag stiefmütterlich behandelt wird.

Überall, auch in der sogenannten positiven Psychologie, ist es wie beim Sport: Wohin Sie Ihre Aufmerksamkeit lenken, das wächst. Konzentrieren Sie sich auf Ordnung, Sauberkeit, Liebe, Verständnis und Kraft, dann wachsen diese Aspekte in Ihrem Sein. Sie fühlen sich wohler und werden gesünder. Konzentrieren Sie sich auf Krankheiten, die Fehler anderer und ihre eigenen, pflegen Sie Kritik in allem, dann werden Sie unzufrieden und unglücklich und zuletzt auch krank.

Die Korrelation zwischen positiven Gefühlen und Gesundheit ist nicht nur menschlich naheliegend und uns gewissermaßen angeboren, sie ist auch wissenschaftlich nachgewiesen. Nachfolgend eine der unzähligen Untersuchungen: www.psy.cmu.edu/~scohen/PA_Current_Directions_06.pdf. Optimisten sind schlichtweg weniger krank. Die Psychologieprofessorin Barbara Fredrickson, University of North Carolina, erforscht, wie positive Emotionen die Gedankenmuster, das soziale Verhalten und körperliche Reaktionen beeinflussen. Ihr Ziel ist es zu verstehen, wie positive Gefühle und deren Anhäufung und Verquickung das Leben der Menschen verbessern können (www.unc.edu/peplab/home.html). Eine Studie der Universität Kentucky hat schließlich nicht überraschend herausgefunden, dass „glückliche" Nonnen im Schnitt 10 Jahre länger leben als weniger glückliche Ordensschwestern (www.wired.com/medtech/health/news/2005/04/67243). Wer sich intensiver mit Glücksforschung befassen möchte, findet eine reichhaltige Literatur auf der Seite www.gluecksforschung.de/literaturverzeichnis.htm.

Nun wird von kritischen Geistern häufig und sicher nicht zu Unrecht eingeworfen, dass die ganze Freundlichtuerei wie auch positives Denken allzu häufig nichts nutze. Da haben sie uneingeschränkt Recht. Viele ehemalige Anwender des positiven Denkens berichten über ihren „Schiffbruch". Das kann auch gar nicht anders sein, denn positives Denken oder positive Gefühle werden immer in ein Gegenteil umschlagen, wenn sie „nur" gewollt, also aufgesetzt und nicht in jeder Hinsicht authentisch und verinnerlicht sind. Zu Unwahrhaftigkeit und Machtmissbrauch mutiert ein verordnetes positives Denken, wenn Unangenehmes nicht mehr angesprochen werden darf unter dem Vorwand, die kollektive Harmonie werde gestört. Das führt zu einer Ausblendung der Realität und Schaffung von Tabus und damit langfristig schwärenden Übelständen.

Menschen, welche die Glückskünste unreflektiert anwenden, gleichen zunehmend Chamäleons. Siehe dazu www.das-weisse-pferd.com/97_10/positives_denken.html. Die von Günter Scheich in seinem Buch „Positives Denken macht krank" herausgestellten Aspekte werden von amerikanischen Studien oftmals ignoriert. Sie interessieren sich überwiegend nur für das Äußere, die sichtbaren Erfolge und vernachlässigen, dass ihre Methoden, besonders bei Menschen mit größeren Problemen Frustrationen bewirken und eine Psyche gleich einem Fleckerlteppich schaffen können. Auch negative Emotionen haben bekanntlich ihren Stellenwert. Und gewiss wird die häufig versuchte Substituierung ewiger Werte im Menschen und deren Missbrauch etwa nach dem Motto *Gott will, dass ich eine Million auf dem Konto habe*, fruchtlos verlaufen oder gar zu Schäden führen. Professor Heiner Keupp, Professor für Sozialpsychologie an der Universität München, spricht von der modernen „Patchwork-Identität" (www.ipp-muenchen.de/texte/keupp_dortmund.pdf).

Nochmals sei Arthur Schopenhauer zitiert: „*Überhaupt aber beruhen neun Zehntel unseres Glückes allein auf der Gesundheit. Mit ihr wird alles eine Quelle des Genusses: Hingegen ist ohne sie kein äußeres Gut, welcher Art es auch sei, genießbar und selbst die übrigen subjektiven Güter, die Eigenschaften des Geistes, Gemütes, Temperaments, werden durch Kränklichkeit herabgestimmt und sehr verkümmert.*"

Glück und wahre Gesundheit erringen, das ist unabdingbar mit einer Besinnung auf eine eigene Werteskala verknüpft, die also nicht von außen übernommen werden sollte. Ohne Besinnung auf eine solche innereigene Werteskala und ein nachfolgend an ihr ausgerichtetes neues Handeln kann nichts Entscheidendes erreicht werden. Bedingung ist ferner ein nicht nachlassender Wille zum Guten. Ansonsten können nur vorübergehende oder oberflächliche Erfolge und Glücksmomente erzielt werden.

So beenden wir den Ausflug zu den Glücksforschern mit der Erkenntnis der österreichischen Autorin Franziska von Kapff-Essenther: „*Warum wir das Glück nicht finden? Weil wir es da suchen, wo es nicht ist, auf dem Gipfel des Daseins, in weiten Fernen, wo die ‚blaue Blume' wächst. Das Glück aber ist an einem stillen, dunklen, tief verborgenen Orte, der uns sehr nahe liegt und wo wir dennoch nur allzu selten hinkommen: In uns selbst!*".

Deshalb, Glück ist kein Besitz, sondern ein Seinszustand. Solange Glück im Außen gesucht wird, bleibt die Suche vergeblich. Man muss vielmehr bereit sein, das Leben, so wie es ist, ohne irgendwelche Bedingungen anzunehmen, zu akzeptieren. Erst dann kann es sich einstellen. Das weitverbreitete bloße Warten auf das Glück wird ein vergebliches Warten sein. Und das Leben verstreicht...

Bemühen Sie sich um Harmonie in sich selbst und mit dem Leben, dann stellt sich ein erfahrbarer Glückszustand von selber ein.

19 Grundeinsichten zum Aufbau des menschlichen Körpers

*Tatsächlich gibt es überhaupt keine Materie.
Alles und jedes ist aus Schwingungen zusammengesetzt.*
Max Planck (1858-1947)

Der Aufbau des menschlichen Körpers ist um ein Vielfaches komplexer als uns Anatomie- und Physiologieatlas offenbaren. Letztere zeigen nur die ebenfalls bereits hochgradig komplexe stoffliche Seite der menschlichen Erscheinung, wenn man nur tief genug ins Detail geht. Die von der Wissenschaft allenfalls erst in Teilaspekten anerkannte Lehre über feinstoffliche Aspekte des Menschen, wie sie von der Anthroposophie, den Rosenkreuzern und anderen Gruppierungen sowie zahlreichen Ärzten und Heilpraktikern gelehrt wird, steht dem noch immer vorherrschenden Bild des Menschen als biologisch-materielle Maschine diametral entgegen. Selbst wenn die moderne Neurobiologie den Menschen als Einheit von Körper und Seele betrachtet, so bleibt die Sichtweise offensichtlich weit hinter der tatsächlich zu vermutenden Realität zurück. Hinzu kommt eine stark eingeengte und damit nur partielle Betrachtungsweise der menschlichen Seele.

Durch neueste, quantenphysikalische Erkenntnisse sowie durch modernste fotografische und andere technische Methoden wurden und werden allerdings Zipfel eines total anderen Menschenbildes gelüftet, ohne dass jedoch das bislang tradierte, einseitige Bild abgelöst ist.

Auch wenn wir bei den folgenden Betrachtungen ein nur zum Teil durch wissenschaftliche Beobachtungen gesichertes Gebiet betreten, so erscheint es doch zweckmäßig, das universelle Bild des Menschen aufleuchten zu lassen. Denn seine Kenntnis kann uns in die Lage versetzen, zahlreiche, bislang unerklärbare Zusammenhänge plausibel zu machen.

Gemäß dieser in Harmonie mit urchristlichen Vorstellungen stehenden Ansicht, ist der Mensch Bewohner zweier Welten, auch wenn er sich dessen nicht bewusst ist, ja nicht einmal bewusst sein könnte. Der Körper ist vielfach aufgebaut und unterscheidet sich durch unterschiedliche Frequenzspektren. Die überlieferte Esoterik spricht dabei von vier Körpern, nämlich

- dem **Stoffkörper**, der unter anderem durch die Meridiane und Chakren mit den weiteren Körpern verbunden ist;
- dem **Lebenskörper**, Vitalkörper oder Ätherkörper. Er ist teilweise durch kirliansche Fotografien bekannt. Dieser Lebenskörper überragt den Stoffkörper, je nach Vitalität, um eine Spanne. Der Ätherkörper bildet das feinstoffliche Doppel der Stoffansicht;
- dem **Empfindungskörper**. Er ist der Hort aller Gefühle. Die animalische oder irdische Seele des Menschen (Psyche) hat hier ihre Verankerung. Der Empfindungskörper befähigt z.B. Mütter zu wissen, wie die Stimmung im Kinderzimmer ist, ohne den Raum betreten zu haben. Der Empfindungskörper wird auch als Astralkörper bezeichnet und kann heute auf fotografischem Weg zumindest in eingeschränkter Betrachtungsweise sichtbar gemacht werden. Auf Energetikmessen kann sich jedermann seine astrale Aura fotografieren lassen und entsprechend der farblichen Zusammensetzung deuten bzw. die vor ihm liegenden Aufgaben erklären lassen. Die Psychologen finden hier ihr Betätigungsfeld.
- dem **Denkkörper** oder Mentalkörper. Er ist der Sitz des Verstandes und des Ego-Prin-

zips. Der Denkkörper ist erst rudimentär ausgebildet. Wir arbeiten nur mit einem geringen Teil unseres Gehirns. Der Denkkörper ist dasjenige Instrument, welches die aus dem universellen Fluss kosmischer Informationen, entsprechend der Schwingungshöhe des Bewusstseins, diejenigen Impulse rausfiltert und verarbeitet, für die wir offenstehen. Er lässt den Menschen *Ich* sagen und wird zusammen mit dem Emotionalkörper in engster Verknüpfung mit dem sogenannten Selbst gesehen. Wiewohl nicht erst seit neuesten Forschungen, sondern bereits seit *David Hume,* ja bereits seit dem Altertum, klar hätte sein können, dass *Ich* und *Selbst* Fiktionen sind. Der Denkkörper besitzt andererseits zumindest potenziell die Möglichkeit, zum Träger des universellen, göttlichen Geistes zu werden, nachdem der Mensch begonnen hat, mit dem Herzen zu denken und sich von diesem allein leiten lässt. Eine bis dato in der Welt der Wissenschaft undenkbare Erwartung.

Diese vierfache Persönlichkeit ist darüber hinaus bei Mann und Frau unterschiedlich polarisiert. Ist die Polarisierung pluspolig, so kann man dies als impulsgebend bezeichnen, ist sie minuspolig, dann ist sie empfangend und offenbarend. Während der Stoffkörper des Mannes als pluspolig und damit körperlich dominierend bezeichnet wird, ist derjenige der Frau minusspolig, also empfangend und Leben offenbarend. Beim Ätherkörper ist es gerade umgekehrt. Dieser ist bei der Frau pluspolig, was mit der schnelleren Regenerationsfähigkeit des weiblichen Körpers erklärt wird. Beim Astralkörper ist der Mann wiederum pluspolig. Von ihm gehen die starken Begierdekräfte aus, während der Astralkörper der Frauen minuspolig strukturiert ist, sie also eher begehrt werden möchte. Bei dem Denkkörper ist hingegen derjenige des Mannes minuspolig, das heißt, in besonderem Maße offen für Ideen, deren Zeit reif zu sein scheint, um diese dann zu offenbaren. Erfindungen aller Art, oftmals, wie zum Beispiel beim Telefon, annähernd zu gleicher Zeit in verschiedenen Ländern entdeckt, werden fast immer von Männern gemacht. Während das pluspolige Denken der Frauen allzu leicht ihre Männer beherrscht, um ihnen zu sagen, wo es lang geht. Deshalb allein sagte Paulus im 1. Korintherbrief, die Frauen sollen ihren Kopf bedeckt halten, also nicht ihre mentale Macht ausspielen, sondern vielmehr Gott in ihren Herzen empfangen. Dass Unverstand diese keineswegs nur im Christentum zu findende Empfehlung total veräußerlicht hat, beweisen die Geschichte und die unsinnigen Kopftuchvorschriften.

Die unterschiedliche Polarisation der menschlichen Körper könnte endlich als Chance gesehen werden und nicht als ein nach „Gender Mainstream" zu negierender Fehler der Schöpfung. Denn das pluspolige, „männliche" Prinzip steht für Struktur und Ordnung, während das minuspolige, „weibliche" Prinzip für die sich ergießende Kraft der Liebe steht. Und beides ist vereint in Einem und Jedem. Paracelsus hat dies wie folgt ausgedrückt: *„Gott will den Mann als Mann und die Frau als Frau und will, daß jeder von ihnen Mensch sei."*

Darüber hinaus versteht keineswegs nur die esoterische christliche Lehre den **Menschen als Mikrokosmos,** als kleine Weltkugel, die den Makrokosmos, das All spiegelt und in sich trägt; als eine, idealisiert als Kugelgestalt gesehene Entität, die unvergänglich ist und seit ihrer Schöpfung besteht. Dieser Mikros wird als Träger der unvergänglichen Seele des Menschen angesehen. Der Mikros trägt auf seiner Außengestalt

- den **Kausalkörper** oder die karmische Programmierung all der Leben, welche vergängliche vierfache Persönlichkeiten in ihm seit Äonen lebten. Der Kausalkörper ist der mikrokosmische Sternenhimmel, der nach astrologischer Sicht dem tatsächlichen Himmelsbild im Moment der Geburt weitgehend entspreche. Er beeinflusse den

Menschen, soweit und solange dies möglich ist. Goethe zum (nicht bindend vorherbestimmten) neuen Erdenleben: *Ungeboren hast Du Ja gesagt.*

Nicht nur eine Reihe Psychologen, sondern auch zahlreiche Ärzte, wie z. B. Dr. Reimar Banis, „Durch Energieheilung zu neuem Leben", Verlag Via Nova, beschreiben den komplexen körperlichen Aufbau annähernd so und bemühen sich, mittels medizinischer Medikation karmische Lasten zu erleichtern.

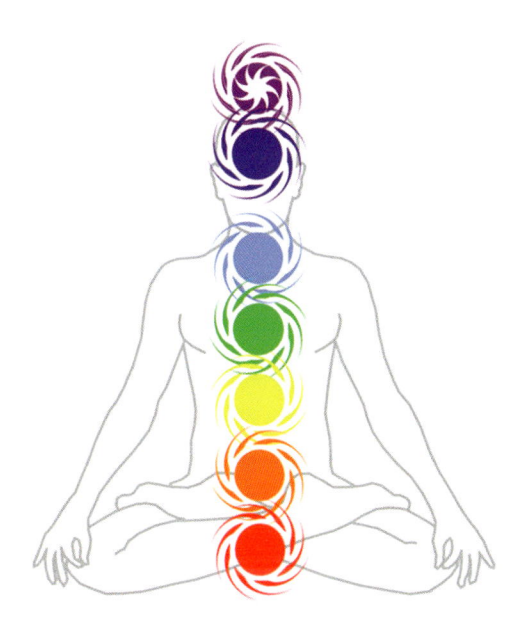

Quelle: Bild mit freundlicher Genehmigung der Bucher GmbH, Heuchlingen

Verschiedene neuere feinstoffliche Betrachtungsweisen differenzieren andererseits das feinstoffliche Erscheinungsbild des Menschen deutlich weiter und kommen zu sieben unterschiedlichen feinstofflichen Schwingungsebenen, entsprechend der Zahl der im Menschen angelegten sieben zentralen Chakren, wobei die dabei verwendeten Begriffe jedoch nicht einheitlich belegt sind.
Nun hat der **Mikros** oder das feinstoffliche Ei, das den Menschen unsichtbar umgibt, bzw. in das die Persönlichkeit hineingeboren ist, auch einen Mittelpunkt. Dieser entspricht örtlich dem menschlichen Herzen, weshalb dem Herzen weltweit, in allen spirituellen Schulen, eine überragende Bedeutung beigemessen wird. Klar doch, dass diese Ansicht nicht im Materiellen wiederzufinden ist und der berühmte preußische Arzt Rudolf Virchow sagen konnte: *„Ich habe tausende von Herzen seziert, aber so etwas wie eine Seele habe ich nicht gefunden"*. Entsprechend eng und materialistisch hat Virchow die Medizin bis heute geprägt. Es ist eine Sichtweise, die sich durch neueste naturwissenschaftliche Entdeckungen als unhaltbar erweist. Es ist gewiss nicht nur wieder Goethe, der der einseitigen materiellen Sichtweise widerspricht, wenn er Faust seufzen lässt: *„Zwei Seelen hab ich ach in meiner Brust..."*. Wussten Sie, dass diese Lehre der zwei Seelen im Menschen erst im Jahr 869 in dem 8. Konzil unter der Aufsicht von Kaiser Basilios aus der christlichen Lehre eliminiert wurde? Der Protagonist Photius wurde exkommuniziert und mit Bann belegt. Neuere Erkenntnisse sprechen für die Richtigkeit der These, die Goethe verfocht. Die zweite Seele, dieser Mittelpunkt im Mikros wird nämlich als der **göttliche Geistesfunken** im Menschen, als Seelenkern oder das Juwel in der Lotosblüte bezeichnet. Im Christlichen auch als der *Eingeborene Sohn* oder das *Senfkorn Jesu*, dessen **Entfaltung** die einzige wesentliche Aufgabe des Menschen auf dieser Erde ist. Dass eine solche Geburt auch eigene feinstoffliche, unsterbliche Seelenkörper hervorbringt, dürfte selbstredend sein. Erleuchtende Hinweise bringen beispielsweise Karl von Eckartshausens Ausführungen über die Geburt Christi im Menschenherzen, auf welche noch einzugehen sein wird.

Dies sind doch alles nur *esoterische Spinnereien*, wird vielleicht so mancher Leser denken. Es gebe ja bislang nicht einmal den wissenschaftlich anerkannten Nachweis eines einzigen Äthers... Irrtum, weit gefehlt, das stimmt nicht. Abgesehen von den alten *„unwissenschaftlichen"* Philosophen und Denkern, wie

Heraklit, Demokrit, Platon, Aristoteles, Böhme, Descartes, Spinoza, Leibnitz, Reichenbach, Fresnel, Lorber, Wöhler, Tesla, Huter und Steiner sind zu nennen Planck, Lorentz, Driesch, Reich, Maharrishi, sowie moderne Vertreter der Quantenphysik, die noch zu Worte kommen werden. Bereits 1920 sagte Einstein: *„Nach der allgemeinen Relativitätstheorie ist der Raum mit physikalischen Qualitäten ausgestattet; es existiert also in diesem Sinne ein Äther. Gemäß der allgemeinen Relativitätstheorie ist ein Raum ohne Äther undenkbar; denn in einem solchen gäbe es nicht nur keine Lichtfortpflanzung, sondern auch keine Existenzmöglichkeiten von Maßstäben und Uhren, also auch keine räumlich-zeitlichen Entfernungen im Sinne der Physik."* (Vortrag an der Universität zu Leiden, 1920). Einstein nannte diesen von ihm geforderten Äther den *„neuen"* oder *„relativistischen Äther"*. Also ohne Äther, welcher der Raum-Zeit physikalische Eigenschaften verleiht, wäre die Allgemeine Relativitätstheorie nicht haltbar.

Der Chemiker Dr. Klaus Volkamer hat in einer wissenschaftlichen Studie „Feinstoffliche Erweiterung unseres Weltbildes", 2. Auflage 2009, Weißensee Verlag, dazu detaillierte wissenschaftliche Bestätigungen herausgearbeitet (http://www.youtube.com/watch?v=fsINyEosjeo&feature=channel). Volkamers wissenschaftlich untermauerte Einsichten sowie zahlreiche neuere wissenschaftliche Entdeckungen sprechen dafür, dass die oben vorgestellten Grundeinsichten zum Aufbau des menschlichen Körpers zumindest in die richtige Richtung weisen, wenngleich alle bildhaften Vorstellungen, die wir uns machen, extrem vereinfacht und mit Unvollkommenheiten befrachtet sein dürften. Deshalb sollten auch die oben knapp umrissenen, unterschiedlich schwingenden, feinstofflichen Ansichten des Menschen nicht als vollzählig angesehen werden.

Das künstlerische Bild eines freilich degenerierten menschlichen Systems können Sie im Foyer des Theaters zu Weimar bewundern (siehe Abbildung rechts).

Die herrschende Neurologie ist unverändert der Meinung, Träume wie auch feinstoffliche Welten seien ausschließlich Phantasiegebilde. Diese Auffassung erweist sich inzwischen als veraltet und obsolet. Feinstoffliche Felder, geschaffen durch menschliches Denken und Begehren erweisen sich vielmehr immer deutlicher als real wirksame Größen und werden durch Wissenschaftler als morphische Felder in ihr Weltbild einbezogen. Zumindest auf der Ebene der durch menschliches Denken und Fühlen belebten Neutrino-Felder sind somit alle und alles miteinander verknüpft! Warum sollte dies auf der Ebene der göttlichen Seele der Menschen anders sein?

Das Geheimnis, warum das universelle Menschen- und Weltbild von der westlichen Wissenschaft im Einklang und im Auftrag der herrschenden Mächte (noch) keine allgemeine Anerkennung findet, liegt in der Erkenntnis, dass dann das eigene Verhalten total umgekrempelt werden müsste und alle angemaßten Machtansprüche dahin wären. Ein seit Jahrtausenden eingeschliffenes gesellschaftliches Verhalten wäre nicht länger aufrechtzuerhalten und deshalb bleibt den Blinden nur die Negation. Herrschende Medien und angestellte Wissenschaftler blasen überwiegend ins gleiche Horn. Die willkürliche und zu einer arroganten Selbstverständlichkeit gewordene Ausklammerung Gottes aus der modernen Forschung und Philosophie ist wesentlicher Impulsgeber bei der Selbstzerstörung unserer Zivilisation.

Der freundliche Leser möge sich, eingedenk des französischen Sprichwortes *Vorurteile sind unsichtbare Handschellen,* die oben nur sehr kursorisch behandelte, mehrdimensionale Schöpfung Mensch als eine Sichtweise vor Augen halten, für die so manches spricht, selbst dann, wenn er sie mit seiner bisherigen Weltsicht nicht vereinbaren kann. Umso

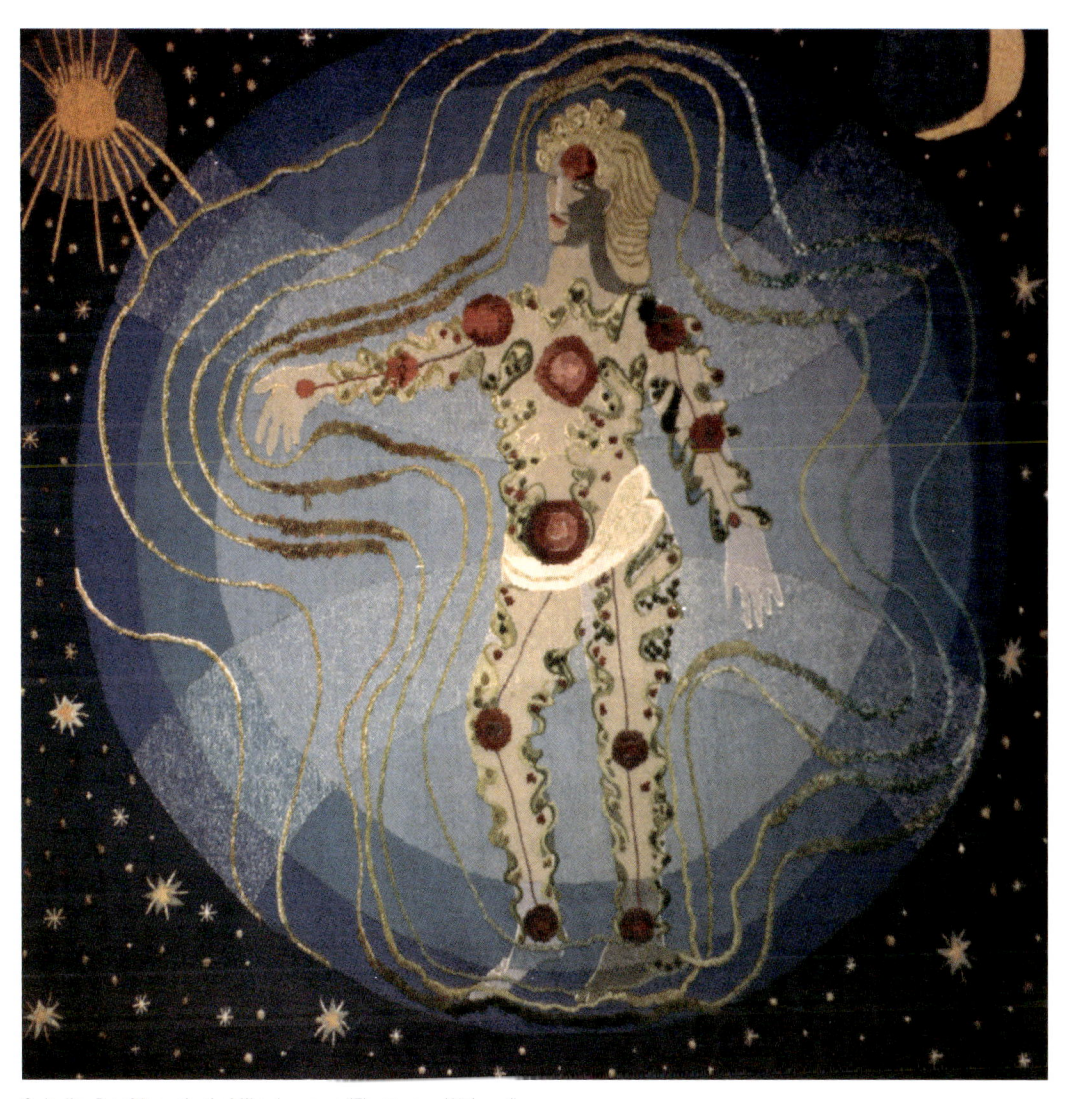

Gobelin, Der Mensch als Mikrokosmos (Theater zu Weimar"

mehr mag er allerdings überrascht sein, dass führende, auf dem Boden eines strengen sozialistischen Materialismus aufgewachsene russische Forscher bereits seit Jahrzehnten nicht nur kosmische, schöpferische Kräfte des Universums bejahen, sondern auch von einem Schöpfungsplan und Gesetzen des Lebens sprechen und mit den feinstofflichen Ansichten des Menschen arbeiten.

Dazu im weiteren Verlauf mehr. Hier ging es nur darum aufzuzeigen, wie komplex die Gesamtheit der menschlichen Schöpfung nach bestimmten alten Überlieferungen, zumeist gnostischen Ursprungs, ist und sich auch gemäß neuester Forschungsergebnisse darstellen mag. Ferner, wie ausgeprägt die Anknüpfungspunkte im Menschen ausgelegt sind, für alles, was ist.

20 Mensch – Schwingung – Gesundheit

Wer Tao gleich ist, empfängt Tao.
Wer der Tugend gleich ist, empfängt Tugend.
Wer der üblen Tat gleich ist, empfängt Übeltat.

Lao Tse, Tao Te King (6. Jh. v. Chr.)

Die moderne Wissenschaft lehrt, dass Materie nichts anderes als eine besondere Form der Schwingung sei. David Hawkins versuchte die menschlichen Bewusstseinszustände auf einer Schwingungsskala von 0 bis 1000 als die höchste denkbare Schwingung, nämlich das göttliche Offenbarungsfeld selbst, einzuordnen.

Ebene 700 – 1000	Erleuchtung
Ebene 600	Frieden
Ebene 500	Freude
Ebene 400	Verstand
Ebene 350	Akzeptanz
Ebene 310	Bereitwilligkeit
Ebene 250	Neutralität
Ebene 200	Mut
Ebene 175	Stolz
Ebene 150	Ärger
Ebene 125	Verlangen
Ebene 100	Angst
Ebene 75	Tötungsabsichten
Ebene 50	Apathie
Ebene 20	Scham
Ebene 0	Auslöschung

(http://de.spiritualwiki.org:80/Hawkins/BigTable). Es ist diesem Zusammenhang nebensächlich, inwieweit die eindimensionale Hawkins'sche Einstufungstabelle, die dennoch detailliert und mit sehr vielen Beispielen versehen ist, zu relativieren ist. Ist sie doch im Einzelnen durch eine gehörige Portion amerikanischer Selbstüberschätzung, eine eigenwillige Sicht der Geschichte, vor allem aber durch das Bestreben, das Gottesreich, bzw. dessen Emanationen in dieser dipolaren Welt mit irdischen Maßstäben vermessen zu wollen, gekennzeichnet. Einige Fehlerquellen bei Hawkins beschrieb beispielsweise Bodo Zinser (siehe www.bewusstseinsebenen.de/hawkins_bodo_zinser.htmund www.bewusstseinsebenen.de/hawkins_bodo_zinser_2.htm). Trotz der genannten Einschränkungen wird nur die exakte Messbarkeit, nicht jedoch die Existenz unterschiedlicher energetisch-schwingungsmäßig, künftig vielleicht sogar genauer bestimmbarer menschlicher Bewusstseinsebenen angezweifelt. Um das persönliche Frequenzspektrum annäherungsweise zu erfassen, gelten derzeit die modifizierten, zu medizinischen Zwecken eingesetzten Arm-Tests nach Raphael van Asche als geeignet und werden in der Praxis erfolgreich angewandt. Siehe www.horusmedia.de/1997-arm/arm.php.

Nach der Skala von Hawkins beginnt ab der Schwingungshöhe 200 eine neue, erfreulichere Welt. Für unsere Aussagen langt es, die enorm niedrigen emotionalen Schwingungsfrequenzen von Scham, Schuldgefühlen, Apathie, Trauer und Angst zu sehen und den großen Abstand zu Mut, Vertrauen, Zuversicht, Optimismus oder gar Gelassenheit, Liebe und Freude, die ein schöpferisches gesundes Bewusstsein kennzeichnen. Wer dies sieht, weiß auch, warum machtpolitisch oftmals niedrige Schwingungen bewusst geschaffen und aufrechterhalten werden. Denn Menschen mit niederem Schwingungsniveau sind leicht zu manipulieren und leicht zu beherrschen. Wenngleich die meisten Menschen während ihres Lebens in einem engen Rahmen ihrer von Geburt an gegebenen Bewusstseinsschwingungen verharren

(Hawkins These), so ist es doch möglich, dass sie während ihres Lebens entweder tief abstürzen oder ihr Bewusstsein in ungeahnte Höhen emporschwingen können. Der Wille wie die Qualität der gelebten Emotionen und die Entgiftung (Reinigung von Leib und Seele) sind dafür entscheidend bzw. die Quelle aus der man lebt.

Akzeptiert man grundsätzlich die Existenz unterschiedlicher Schwingungshöhen des Bewusstseins und damit der Lebensqualität, so wie es das natürliche menschliche Empfinden nahelegt, so sind die nachfolgenden wissenschaftlichen Erkenntnisse zu verstehen:

Unbestritten ist, dass sich das menschliche System permanent selbst regeneriert. Nach neuerer wissenschaftlicher Meinung sind bereits nach 10 Monaten alle Atome und Zellen im menschlichen System ausgetauscht, traditionell nahm man an, dass dieser Prozess je nach Organ zwischen Tagen und bis zu sieben Jahren (Skelett) dauere. Unverändert ist jedoch die Frage: *Warum werden die Menschen trotz Zellerneuerung immer ungesünder und älter in ihrem Aussehen?* Die Antwort lautet: Es ist eine Folge des Stresses. Die DNS begeht nämlich bei der Reproduktion, wenn sie unter Stress steht, Fehler. Werden Informationen von außen im Bewusstsein negativ bewertet, dann bricht nämlich kurzfristig das menschliche Energie- und damit das Immunsystem zusammen. Dabei ist klar, dass das Unterbewusstsein, das über 97% aller biologischen Prozesse steuert und somit dominierend ist, Fehler verursacht. Wissenschaftlich erwiesen ist, dass beispielsweise die ATP-Produktion bei negativen Nachrichten stark abfällt. Die Zellerneuerung gelingt dann also nur noch unvollkommen. Ist hingegen der Mensch emotional in einem hervorragenden Zustand, dann schwingt sein Bewusstsein hoch und die Fehlerquellen bei der Reproduktion der DNS nehmen rapide ab, ja sogar eine Regeneration ist möglich. Stress entsteht durch falsche Ernährung, Bewegungsmangel und Verstöße gegen die Lebensgesetze, die dann allesamt im Bewusstsein, insbesondere im Unterbewusstsein als Konflikte und automatisierte falsche Überzeugungen und Handlungsanweisungen abgespeichert sind. Eines der fundamentalsten Gesetze lautet: *Was der Mensch sät, wird er ernten* (Galater 6,7). Jede Handlung, aber auch das Unterlassen haben ihre Folgen auf allen Bewusstseinsebenen und diese überdauern ein Leben.

Aufschlussreich über die Regenerationsfähigkeiten der DNS sind die Ausführungen von Prof. Dr. Enrico Edinger unter http://www.youtube.com:80/watch?v=Q8hEBWpZMqg&feature=related.

Das Ergebnis lautet: Je glücklicher Sie sind, desto jünger werden sie aussehen, desto gesünder sind Sie und desto langsamer werden Sie altern. Das sind zweifellos auch alte Volksweisheiten, die auf Erfahrungen beruhen. Bemerkenswert ist jedoch, dass sich ein deutscher Professor als auch der russische Prof. Dr. Viktor Zyganow, Wiesbaden, an solche Aussagen, die bislang als Tabuthemen galten, heranwagen, nämlich dass die gelebte Ethik, sprich die Lebenshaltung des Menschen und das daraus resultierende Bewusstsein mit körperlichen Prozessen der DNS korrelieren und die biologische Gesundheit bestimmen. Die Reinheit unserer Herzensgefühle ist also bestimmend für die Schwingungsfrequenz unseres Bewusstseins. Je höher die Schwingungsfrequenz, desto besser erfolgt die Zellreproduktion durch die DNS. Sogar bestehende Fehler in der DNS können durch anhaltend hoch schwingende Herzensgefühle behoben werden. Diese zentralen Aussagen werden in nachfolgenden Kapiteln vertieft. Näheres siehe unter www.newenrem.com/index.php?id=33. Deshalb gilt auch: Freude in sich zu erzeugen, Freude zu empfinden und Freude zu schenken, ist wesentlich für Ihre Gesundheit. Freude, nicht etwa nur Spaß, sondern Freude des Herzens bringt Energie und Lebenskraft.

Bereits Professor *Popp*, Neuss, sagte in einem Vortrag (5. Symposium der DGEIM) am 25.10.2003, dass die DNS ein sich selbstfokussierendes System sei und sich in eine Resonanz „hineintunen" könne. Ergo ist die Aussage, dass durch die Erhöhung des eigenen Bewusstseins Heilung generiert werden kann, nicht im Widerspruch zu wissenschaftlicher Erkenntnis. Eine durch Bewusstseinserhöhung erzielte Heilung ruht somit nicht einseitig auf unsicherer Empirie, die etwa nur gelegentlich hervorgerufen werde durch eine Änderung psychologischer Prozesse oder religiöser Katharsis oder „Wunder". Heilungserfolge können vielmehr ganz gezielt angegangen werden, wobei wir wieder bei den Ausführungen von Prof. Edinger und der ihm vorangegangenen modernen russischen Forscher angelangt sind.

Deshalb sind eine richtige Lebenseinstellung und eine hochwertige Ernährung so eminent wichtig, denn sie definieren in besonderem Maße unsere Schwingungshöhe und damit zugleich die Fehlerfreiheit in der Reproduktion der DNS. Tierische Nahrung enthält tierische Schwingungen, die überdies durch Massentierhaltung und Todesängste geprägt sind. Sie können im Körper zwar durch intensiven Sport und schwere körperliche Arbeit abgebaut werden, jedoch nicht in höhere Qualitäten sublimiert werden. Hochwertige Lichtphotonenschwingungen können allein aus erstklassigen Pflanzen resorbiert werden.

In diesem Kontext erhalten auch die positiven Affirmationen bei der Klopftherapie sowie alle heilenden Sätze eine nachhaltige Bestätigung und Untermauerung. Dies gilt ebenso für die harmonisierenden Wirksamkeiten des *Jin Shin Jyutsu* sowie für alle Erholungstherapien und Heilgebete.

Aus der Pädagogik wissen wir, dass Kinder das annehmen, was ihnen vorgelebt wird, nicht etwa das, was ihnen gepredigt wird. Nur das Erste ist entscheidend. Auf der anderen Seite zeugt es von Dummheit, Kindern, wie seinen Liebsten, alle Probleme und Hürden aus dem Weg zu räumen. Wer das tut, fördert nur Entscheidungsschwäche, Faulheit und Lebensuntüchtigkeit. Die dabei, insbesondere von Frauen, gezeigte Neigung zum Mit-Leiden entpuppt sich als eine große Schwäche, die den eigenen Schwingungszustand nachhaltig herabmindert. Leiden und Probleme sind erforderliche Lehrmeister. Denn die meisten Menschen fangen erst dann an aufzuwachen, wenn ein gehöriger Leidensdruck entstanden ist. Sind wir berechtigt, den Lernprozess eines Dritten, der sich durch Leid und Schmerz vollzieht, zu unterbinden? Ist das eine dauerhafte Hilfe? Das ist keinesfalls ein Votum für ein *steinernes Herz*. Mit-Gefühl sollten wir nämlich schon spontan entwickeln und gute Wünsche des Gelingens! Nicht etwa die skeptische Einstellung: Das wird ja doch nichts! Unsere Hilfe darf nach den kosmischen Gesetzen allerdings nur eine *Hilfe zur Selbsthilfe* sein und sollte überdies erwünscht sein, damit sie auch angenommen werden kann.

Auch die heilenden Affirmationen einer Catherine Ponder, „Die Heilungsgeheimnisse der Jahrhunderte", Arkana Verlag, und die Heilsätze von Florence Scovel Shinn, „Das Lebensspiel und seine Regeln", Freya Verlag, von tonangebenden Materialisten bislang als Spinnerei abgetan, erhalten damit neues Gewicht. Sie werden zu einer erfahrbaren Realität, wenn sich der Leidende von den niederen Schwingungen lösen und auf die Schwingung des Glaubens und der Zuversicht erheben kann. Dadurch, dass der Glaube an Gott und seine Schöpfung aktiviert wird, verbessert sich das innereigene Schwingungsmuster. Damit wird eine biologische Regeneration im Sinne der Schöpfung ermöglicht. Starke, im Bewusstsein verankerte, positive Gedanken, Worte und Gefühle ändern somit die Physik und Chemie unseres Körpers. Ein Mensch, der sich Dankbarkeit gegenüber allen und jedem zu Eigen gemacht hat, schwingt auf der Hawkins'schen Tabelle bei deutlich über 500 Einheiten und ist damit nicht nur für seine Umwelt sehr angenehm, sondern fördert zugleich die eigene Gesundheit über alle Maßen. Die höchste umwandelnde, regenerierende Kraft ist die göttliche Liebe. Der Noch-Materialist darf erkennen, wo er sich auf der Skala wiederfindet und welch weiten Weg er noch vor sich hat.

21 Über die Bedeutung der Reinkarnation

Des Menschen Seele
Gleicht dem Wasser,
Vom Himmel kommt es,
Zum Himmel steigt es,
Und wieder nieder zur Erde muß es,
Ewig wechselnd.

Goethe, Gesang der Geister über den Wassern

Der Begriff Reinkarnation stammt aus dem Lateinischen und leitet sich ab von re in carnem = zurück ins Fleisch, d.h. etwas muss zurück in einen irdischen Körper. Was ist das? Das, was zurück in den Körper muss und will, wird oftmals als die menschliche Seele bezeichnet. Stimmt das? Steht nicht geschrieben: *„Die Seele, die sündigt, muss sterben."* Und *Sündige sind wir allemal,* denn sündig heißt nämlich nichts anderes als gesondert von Gott.

Also mit der Reinkarnation der persönlichen Seele von Herrn *Schaunmerma* oder Frau *Sehnmerscho* kann es, so man den Heiligen Schriften Glauben schenken will, nicht sehr weit her sein. Eine persönliche Wiederkunft auf die Erde dürfte demnach, so sollte man meinen, eine Illusion sein. Auf den Persönlichkeitsmenschen und die Persönlichkeitsseele bezogen sollte es nicht nur nach christlicher Auffassung keine Reinkarnation geben, denn auch für die feinstofflichen menschlichen Aspekte gilt zunächst die Aussage: *„Aus Staub bist du und zu Staub sollst Du werden."*

Damit könnte dieser Beitrag abgeschlossen werden, wenn da nicht doch unzählige, unübersehbare Hinweise wären, dass es einen fortwährenden Wandel und eine Wiederverkörperung gäbe.

Was re-inkarniert also? Der Wiederverkörperung unterliegt grundsätzlich etwas, das mit irdischen Begriffen nicht zu fassen ist. Dieses Etwas stammt nicht aus dieser, unserer dipolaren Welt, die in jeder Ansicht durch Aufblühen, Wachsen und Vergehen gekennzeichnet ist, die also dem permanenten Wandel unterliegt. Dieses beständige Etwas ist das ursprüngliche Seelenprinzip, das gerufen ist, in dieser sich wandelnden Welt Erfahrungen zu machen, um einmal, wenn es sich vervollkommnen durfte, wieder heimzukehren in das ursprüngliche Reich, von dem Jesus bezeugt, dass es nicht von dieser Natur ist.

Es ist Aufgabe dieses ursprünglichen Seelenprinzips, viele Erfahrungen in Erdenleben zu machen, um diese dann jeweils im Jenseits, den verschiedenen astralen und mentalen Schwingungsebenen, zu verarbeiten, um mit einem überarbeiteten Lebens-Drehbuch auf die Stoffebene wieder abzutauchen. Goethe sagte dazu: *„Ungeboren hast du Ja gesagt".* Ja, zu all den Herausforderungen, die während der nächsten Inkarnation durch den Persönlichkeitsmenschen zu meistern oder zu erdulden sind. An denen er seelisch wachsen oder sich schädigen kann. Während des Aufenthalts in den „himmlischen" Sphären des Jenseits erfolgt dann die Läuterung und Abklärung des vergangenen Lebens und die daraus resultierende nächste Wahl. Immer wird das Prinzip der Freiheit gewahrt. *„Klopfet an, so wird euch aufgetan",* sagte Jesus. Ein eigenes Tun ist von Nöten.

Über die Bedeutung der Reinkarnation **231**

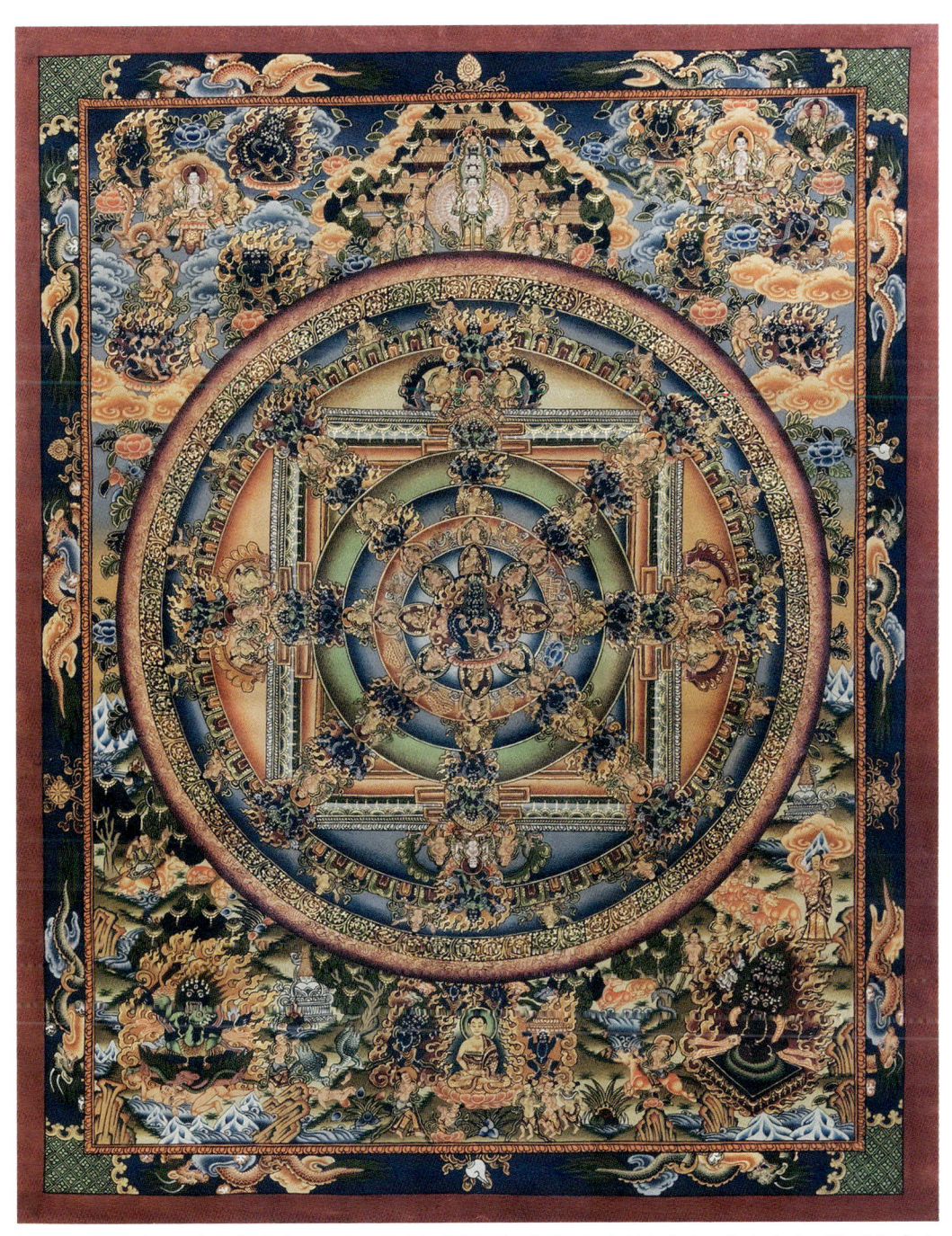

Samsara: Das Lebensrad als Symbol des ewigen Kreislaufs (Quelle: shutterstock, historisches tibetanisches Mandala „Rad des Lebens")

Nun ergibt sich daraus jedoch ein Problem, das darin liegt, dass die Seele jeweils bewusst *Ja* sagt zu dem, was nach dem Tode folgt oder folgen kann, nämlich der Eintritt in die himmlischen Sphären zum eigenen Besten und das ist die seelische Fortentwicklung. Der Tod als solcher, vor dem sich so viele Unwissende sinnloserweise fürchten, ist aus höherer

Sicht keinesfalls dramatisch, sondern gleicht eher einem Einschlafen und anschließendem Erwachen in der Ätherwelt, etwas, was jeder Mensch während des Schlafes bereits erfahren hat. Wenn nun Seelen mit Eintritt des physischen Todes infolge fehlenden Bewusstseinszustandes nicht erwarten oder nicht darum bitten, in die himmlischen Gefilde aufgenommen zu werden zur Fortführung des weiteren Reifeprozesses, noch die lieben Hinterbliebenen und die Geistlichen dies für sie tun, dann bleiben diese Verstorbenen auf der erreichten Entwicklungsstufe im Ätherfeld der Erde als „Erdlinge" hängen. Die wenigsten von ihnen erkennen, dass sie gestorben sind, denn sie verfügen ja noch über ihre feinstofflichen Körper. In Ermangelung einer eigenen Nahrungsaufnahme- und Verarbeitungsfähigkeit sehen sie sich jedoch bald zu einem vampirhaften Verhalten genötigt und zehren von dem Lebensäther der Lebenden. Am ehesten bietet sich dazu die trauernde Verwandtschaft an. Zugleich suchen orientierungslose Verstorbene so schnell wie möglich nach einer neuen Reinkarnationsmöglichkeit, um ihren unbefriedigenden, durch Hunger gekennzeichneten Seinszustand zu beenden. Das bedeutet jedoch, dass sie unter Auslassung der himmlischen Läuterung und Rückschau baldmöglichst wieder inkarnieren. So waren nach vielen Berichten Unzählige zwischen den Inkarnationen nicht in die himmlischen Sphären der Läuterung und Neuausrichtung eingegangen. Nach ihrem physischen Tod blieben diese Seelen an ihrem Besitz, am Ort des Todes oder an einem ihrer Nachkommen hängen.

Ein solches Verhalten, nämlich das Leben auf Kosten anderer, ist eher typisch für unreife oder junge Seelen, für Menschen, die noch dem Materialismus oder Ideologien verhaftet sind, die die Existenz der Seele negieren und behaupten, mit dem stofflichen Tode sei das Leben bereits zu Ende. Es ist klar, dass ein solcher Umstand negative Folgen für alle Betroffenen generiert.

Gelegentlich mag es auch geschehen, dass Seelen, durch Unfalltod bedingt, noch vor Ablauf ihrer Lebenskraft sofort wieder inkarnieren, um den vorzeitig abgebrochenen Lebensauftrag auszuführen, wodurch dann Impressionen des zuvor Erlebten mitgenommen werden, worüber viele Psychologen berichten.

Das Ja-Sagen zum Leben und seinen Prozessen, die Akzeptanz unseres Seins und des Wechselspieles ist eine wesentliche Voraussetzung, dass ein Entwicklungsprozess stattfindet. Diese Bejahung muss von jeder Seele freiwillig erfolgen, denn es gibt erfreulicherweise keine Automatik, auch wenn die Ewigkeit etwas länger warten muss. Nicht umsonst lautet der biblische Seufzer: *„Mein Volk geht verloren, weil es keine Kenntnis hat."*

Das ursprüngliche göttliche Reich ist also weder vom Diesseits noch vom Jenseits. Es ist weder im Stoff noch im Reich der Gefühle oder der Gedanken zu erreichen. Und zwar deshalb, weil es selbst der Urgrund oder die UR-Sache ist, aus der alles entstanden ist und entsteht. Es ist also ein nicht Beschreibbares, ein All-Eines, das hinter oder über der dipolaren Welt der Grobstofflichkeit wie der Feinstofflichkeit liegt und damit der normalen menschlichen Erfahrbarkeit enthoben ist. Diese ursprüngliche Welt durchdringt dabei unsere dipolare Welt und ist, wenngleich für alle irdischen und damit dialektischen Verfahren unfassbar, dennoch allgegenwärtig.

Jeder Träger eines ursprünglichen Seelenprinzips kann mit Goethes Faust seufzen: *„Zwei Seelen hab' ich ach in meiner Brust"*: Die ursprüngliche göttliche Monade oder den Mikros, der zurück in das Reich-nicht-von-dieser-Welt möchte und zugleich die irdische Seele, die sich üblicherweise nach all den schönen Dingen dieser Welt oder auch der Welt danach, dem Jenseits, verzehrt. Von Letzterer sagte Spinoza, sie sei als Einheit von Denken, Fühlen und Wollen eine *Vorstellung* *des Körpers von sich selbst.* Folgerichtig ist sie dann auch eine vergängliche Wesenheit.

Eine Rückkehr der Monade in das mit unseren Begriffen so gut wie nicht beschreibbare Reich Gottes, das also im Jenseits nicht zu finden ist, wird erst dann möglich, wenn sich eine irdische, also vergängliche Seele und Persönlichkeit ganz in den Dienst der Monade, d.h. des Geistkerns stellt, den sie tragen darf und muss, sich dem weiht und ihm so zur Regeneration verhilft. Es geht um die Heimreise zurück in das ursprüngliche Reich Gottes mit einem damit kongruenten Seinszustand. Der in allen heiligen Schriften mehr oder minder blumig beschriebene sogenannte Sündenfall aus der göttlichen Einheit in diese Welt der Dipolarität ist dann aufgehoben und hat ein gutes Ende gefunden.

Dieser Rückkehrprozess, der im Neuen Testament als die *Wiedergeburt aus Wasser und Geist* genannt wird, ist das zentrale Thema des Christentums. Er ist zugleich auch das zentrale Thema aller bonafiden Re-ligio, nämlich der Wiederverknüpfung mit dem Göttlichen. Alle großen Religionsstifter und Hierophanten, Lao Tse, Krishna, Buddha und Jesus legten davon Zeugnis ab. Hermann Hesse hat in der *„Morgenlandfahrt"* in unserer Zeit diesem Prozess dichterische Fassung verliehen. Im 20. Jahrhundert taten dies beispielsweise Jan van Rijckenborgh und Bruno Gröning.

James Morgan Pryse schrieb ein Buch mit dem Titel „Reinkarnation im Neuen Testament", Ansata-Verlag, Interlaken, Schweiz, in welchem er sowohl die noch vorhandenen Hinweise auf die Reinkarnation als auch die von den Korrektoren unsauber verfassten Änderungen aufzeigt.

Am schönsten jedoch ist die Beschreibung der Wiederverkörperung der ewig seienden Seele im Nikodemus-Gespräch, zitiert nach dem *Evangelium des Vollkommenen Lebens:*
Jesus saß in der Vorhalle des Tempels, und viele waren gekommen, um seine Lehre zu hören. Und einer sprach zu ihm: „Herr, was lehrest Du vom Leben?" Und er sagte zu ihm: „Gesegnet sind, die viele Erfahrungen durchmachen, denn sie werden durch Leiden vollkommen werden; denn Tod und Geburt haben keine Herrschaft mehr über sie.

Die da gelitten und überwunden haben, werden zu Pfeilern gemacht werden im Tempel meines Gottes, und sie werden ihn nie wieder verlassen. Wahrlich ich sage euch, wenn ihr nicht wiedergeboren werdet durch Wasser und Feuer, so werdet ihr das Himmelreich nicht sehen."

Und ein gewisser Rabbi namens Nikodemus kam zu ihm während der Nacht aus Furcht vor den Juden und sprach zu ihm: „Wie kann ein Mensch wiedergeboren werden, wenn er alt ist? Er kann doch nicht wiederum in seiner Mutter Leib gehen und neu geboren werden?"

Jesus antwortete: „Wahrlich, ich sage dir, es sei denn, dass jemand wiedergeboren werde aus dem Fleisch und dem Geiste, so kann er nicht in das Reich Gottes kommen. Der Wind bläst, wo er will, und du hörest sein Sausen wohl, aber du weißt nicht, von wannen er kommt und wohin er fährt. Das Licht scheinet vom Osten zum Westen, aus der Finsternis steigt die Sonne empor und geht wieder hinab in die Finsternis. Also ergehet es dem Menschen in alle Ewigkeit. Wenn sie aus der Finsternis kommt, so hat sie vorher gelebt, und wenn sie niedersinkt, so geschieht es, auf dass sie ein wenig raste und dann abermals lebe. Also müsset ihr durch viele Wandlungen hindurch, damit ihr vollkommen werdet, so wie es geschrieben steht im Buche Hiob: Ich bin ein Wanderer und wechsele einen Platz nach dem anderen, bis ich in die Stadt und das Haus komme, die ewig sind."

„Wenn ich von irdischen Dingen sage und ihr glaubet nicht, wie würdet ihr glauben, wenn ich euch von himmlischen Dingen sagte? Niemand fährt gen Himmel, denn der vom Himmel herabgekommen ist, nämlich des Menschen Sohn, der im Himmel ist."

Der Übersetzer kommentiert dazu: *„In zwei Fällen ließen die Korrektoren beim Ausschneiden unerwünschter Stellen (aus dem Johannes-*

evangelium) unvorsichtigerweise Worte stehen, die ohne Kenntnis der fehlenden Stellen sinnlos sind. Sie überführen sich damit durch ihren eigenen Mund. Die Antwort an Nikodemus: „Habe ich euch irdische Dinge gesagt, und ihr glaubt sie nicht, wie würdet ihr dann glauben, wenn ich euch himmlische Dinge sagte!" bleibt im Evangelium des Johannes unverständlich; denn welche irdischen Dinge hatte Jesus dort gesagt? Er hatte nur vom Reich Gottes und vom Heiligen Geist gesprochen. In unserem Evangelium lesen wir, dass Jesus irdische Dinge erklärt, nämlich Fragen der Wiederverkörperung – (nicht Wiedergeburt!), wie die Seele des Menschen in die Welt komme und wieder weggehe und wiederkomme".

Zitiert nach dem *Evangelium des Vollkommenen Lebens,* aus dem Aramäischen von Rev. G.J. Ouseley, Humata Verlag.

Noch deutlicher sind die von den Korrektoren übersehenen Stellen im Neuen Testament, Math. 17, 10-13 oder Matth. 11. 9-14 und Markus 9, 11-13. Dort wird immer wieder die Frage gestellt: „Bist Du Elias?"

„Die Jünger fragten ihn: Warum sagen denn die Schriftgelehrten, Elias müsse zuerst kommen? Er antwortete und sprach: Gewiss, erst kommt Elias und wird alles wiederherstellen. Ich sage euch aber: Elias ist schon gekommen und sie haben ihn nicht erkannt, sondern mit ihm getan, was sie wollten. So wird auch der Menschensohn durch sie leiden müssen. Da verstanden die Jünger, dass er zu ihnen von Johannes dem Täufer sprach (...) Seit den Tagen Johannes des Täufers ist dem Himmelreich Gewalt angetan (...) Und wenn ihr es gelten lassen wolltet: Ja, er ist Elias, der wiederkommen sollte. Wer Ohren hat, der höre."

Der Prophet Elias lebte im 9. Jh. v. Chr., siehe http://de.wikipedia.org/wiki/Elija.

Manchem mag dies alles noch immer als starker Tobak erscheinen, aber die Lehre der Reinkarnation war während der ersten Jahrhunderte des Christentums Allgemeingut und erfuhr durch den Kirchenlehrer Origenes (185–254) eine besondere Bestätigung. Sehr früh jedoch geriet die Kirche voll unter staatlichen, d.h. kaiserlichen Einfluss. So wurde das Konzil von Nicäa im Jahr 325 durch Kaiser (!) Konstantin I. einberufen und entschied in seinem Sinn gegen die Lehren der Arianer. Unbestritten blieb jedoch in der keineswegs einheitlichen alten Kirche der Tatbestand der Reinkarnation der unsterblichen Seelenansicht voll auch in Übereinstimmung mit den Lehren Platons.

Das offizielle und endgültige Ende dieser Lebenssicht kam nach der Überlieferung freilich unter dem Einfluss der Kaiserin Theodora (ca. 500-548) und ihrem kaiserlichen Gemahl Justinian I. Sie muss eine außergewöhnlich schöne, intelligente und machtbewusste Frau gewesen sein, die sich als Tochter eines Bärenwärters am Zirkus zu Byzanz über das älteste Gewerbe der Welt zur Kaiserin emporbiente. Aus politischen Gründen schien es zweckdienlich, die alten Lehrinhalte der zur Staatsreligion gewordenen christlichen Lehre zu überarbeiten. Vor allem Theodora erscheint als Triebfeder des Wandels der Lehre, wollte sie sich doch zumindest als herausragende Heilige verehren lassen und das tat sie. Noch heute ist sie in der Basilika San Vitale zu Ravenna mit großer Aureole zu bewundern. Um nicht länger unter dem moralischen Hinweis zu stehen, dass sich alles begangene Böse in einem späteren Leben gemäß dem Gesetze des „Was du säest, wirst du ernten" rächen könnte, wurde flugs das Gesetz „geändert".

Darüber hinaus wurde jedes geschriebene Wort, das man in den Evangelien zur Wiederverkörperung finden konnte, beseitigt. Damit dies besser gelinge, wurden widerspenstige Bischöfe gestürzt und eine eher lokale ökumenische Synode einberufen, um die Beschlüsse des Konzils von Chalcedon von 451, in welchem unter anderem die Lehre der Reinkarnation noch bekräftigt worden war, zu widerrufen. Obwohl Theodora nicht sonderlich alt, bereits 548 verstarb, war der Schaden bereits angerichtet und die Eliminierung der christlichen Reinkarnationslehre wurde auf dem 2. Konzil zu Konstantinopel unter ihrem Ehemann Justinian I. im Jahr 553 auf kaiserlichen Befehl hin beschlossen. Bezeichnend mag sein, dass nur 165 von rund 3000 formal geladenen Bischöfen anwesend sein konnten.

Dennoch wurde der Beschluss allgemeinverbindlich, umso mehr als die kirchliche Hierarchie bald entdeckte, dass mit der entwickelten Alternative, nämlich der Drohung mit einem ewigen Höllenfeuer, die Untergebenen besser und leichter zu regieren waren. Alle späteren Versuche, den verhängnisvollen Konzilsbeschluss zu revidieren, schlugen fehl, bzw. wurden als Häresie blutig verfolgt. Siehe z.B. www.geschichtsforum.de/f40/theodora-kaiserin-von-byzanz-vom-zirkus-zum-kaiserthron-10737/sowie www.puramaryam.de/reinkarnationsbann.html.

Wenn man das Wesen der Reinkarnation, das allerdings nie eine persönliche Reinkarnation kannte, die zum besseren Trost in manchen Richtungen hinzugefügt wurde, als solches akzeptiert, kann man besser verstehen, was es mit den Erfahrungsberichten über frühere Leben auf sich hat (Thorwald Dethlefsen und verschiedene moderne Mediziner). Es sind in aller Regel die Berichte, die ein vorheriger Träger des Mikros mit dem unvergänglichen, ewigen Seelenprinzip in einer Inkarnation gesammelt hat und als Erfahrungsernte, als Informationen, dem Mikros aufgeprägt sind und damit dessen künftiges Schicksal beeinflussen.

Durch Hypnose oder eine Form der Hypersensibilität der Persönlichkeit für dieses überpersönliche Erbe kann dieses durchaus abgerufen werden. Es führt jedoch letztendlich zu sehr unerwünschten Ergebnissen, weshalb Dethlefsen solche Experimente aufgab. Denn es ist nicht Ziel noch Aufgabe des Menschen, sich mit dem Streben und vor allem dem Versagen all seiner Vorgänger und Träger des Mikros zu befassen und damit zu belasten, sondern gerade diese Lasten durch einen unvoreingenommenen Dienst und der Identifikation mit dem eigenen, eingeborenen Gottesfunken, der Monade, hinter sich zu lassen und diese zur Erlösung zu führen. Bruno Gröning lehrte diesbezüglich: *„Solange einem Menschen sein vorheriges Leben noch unbekannt ist, kann er durch einen unbefangenen Neubeginn seine Schuld leichter machen, als wenn er die geistigen Ursachen kennt, weshalb er gerade dieses Schicksal durchleben, und ausgerechnet mit jenen Menschen zusammen sein muss."* (zitiert nach Hopp, „Kräfte des Geistes", S. 212).

Ziel und Aufgabe des Menschen ist, dass er und damit seine Persönlichkeitsseele sich ganz dem Unsterblichen in ihm, also der unsterblichen Seele weiht. Indem er dies tut, folgt er einem Prozess, der im Christentum als die *„Wiedergeburt aus Wasser und Geist"* bezeichnet wird. Und dann gilt: *„Und wären eure Sünden rot wie Scharlach, so sollten sie doch gereinigt werden im Blute des Lammes".* Das Wort Sünde kommt von gesondert sein, nämlich gesondert vom Göttlichen. Das wird aufgehoben durch „Einsicht und Umkehr", wodurch die persönliche Seele erneuert wird durch Glaubensvertrauen im Kraftstrom des Lammes, d.h. des Christus, der die göttliche Kraft für den Menschen erfahrbar macht. Und solange jemand in dieser Kraft bleibt, gilt: *„Wer in ihm bleibt, der sündigt nicht"* (Joh. 3,6 und 5,18). Da Letzteres aber uns sterblichen Menschen dauerhaft nicht möglich zu sein scheint, sagte bereits Jesus: *„Warum nennst du mich guter Meister? Niemand ist gut, auch nicht einer."* (Luk. 18,19). *„Und zum Himmel auffahren wird nur einer, der zuvor davon herabgekommen ist"* (Joh. 3,13), also die gottgeborene unvergängliche Seele, die durch den Prozess der Wiedergeburt aus Wasser und Geist dazu instand gesetzt wurde.

Nikodemus sprach zu ihm: *„Wie kann dieses geschehen".* Und Jesus antwortete und sprach: *"Bist du ein Meister in Israel und verstehest dies nicht? Wahrlich, wir reden, was wir wissen, und zeugen, was wir gesehen haben, und ihr nehmt unser Zeugnis nicht an."*

Der Tatbestand, dass die Lehre der Reinkarnation, also der Wiederverkörperung in der westlichen Welt nicht allgemein anerkannt wurde, hat die Geschichte nachhaltig geprägt. Ohne diese Verfälschung wäre es kaum zu den unsäglichen Pogromen, der Inquisition und den schrecklichen Religionskriegen, der Entwicklung des seelenlosen Materialismus mit allen grauenhaften Folgen gekommen. Die allgemein praktizierte verantwortungslose Haltung der Machtinhaber, gekennzeichnet durch die Einstellung „nach mir die Sintflut", wäre undenkbar. Deshalb ist der Verzicht auf diese, z.B. im buddhistischen Thailand bewährte Lebenslehre zugleich wesentliche Ursache unzähliger Übel der westlichen Zivilisation.

Manager, die von der Lehre der Reinkarnation überzeugt wären, würden nicht mehr die forcierte Plünderung der menschlichen wie natürlichen Ressourcen betreiben, da sie das Gesetz des Karmas fürchteten. Denn wenn Machtmissbrauch als gesetzmäßige Folge Ohnmacht gebiert, wird man sich darauf einstellen und ihn möglichst unterlassen. Die ersatzweise nachfolgende, über Jahrhunderte propagierte Angst vor Hölle und rächendem Gott verfängt zum Leidwesen der Kirchen seit vielen Jahren nicht mehr. Kein Wunder, sie beruhte auf einer Spekulation, die die unendliche Liebe Gottes für seine Kinder missachtete. Die Spekulation mit der Angst und der drohenden Hölle wurde inzwischen durch den Materialismus weitgehend hinweggefegt. Die Welt ist davon das Spiegelbild.

Wer das schwäbische Motto: *Spare, spare, Häusle baue, Wieble nehme, Kinner hawwe un' verrecke* für die Essenz des Lebens hält, der hat das Wesentliche noch nicht erkannt und bleibt unbeschadet allen Reichtums und aller Intelligenz ein armer Tropf. Des Lebens Spiel dreht sich ums Sein und nicht ums Haben.

Genesung verlangt also, den Regenerationsprozess nicht nur im Körper, sondern vor allem in der eigenen Seele tatkräftig zu beginnen, was sich durch eine neue, positive Lebenseinstellung beweisen wird, die vor allem die eigene persönliche Welt wunderbar neu gestaltet.

22 Wollen, Denken, Fühlen und Handeln bestimmen Gesundheit und Schicksal

Das Leben eines Menschen ist das, was seine Gedanken daraus machen.

Marcus Aurelius, röm. Kaiser (121-180)

Zahlreiche, das Bewusstsein des Menschen beeinflussende Heilmethoden können ansatzweise psychologisch erklärt werden und/oder unter Zuhilfenahme der Quantenphysik. Deren wesentliche Gesetze sind freilich vereinfacht, dafür aber allgemeinverständlich dargestellt auf der Internetseite http://www.pm-magazin.de/r/technik/die-welt-der-quanten-wo-verr%C3%BCckt-sein-ganz-normal-ist.

Die Übertragung der Regeln der Quantenphysik auf das menschliche Leben und die gesamte Schöpfung mag zwar ein von uns genutztes Erklärungsmodell sein, gilt aber unbeschadet einer zahlreichen professoralen Unterstützung als wissenschaftlich nicht gesichert. Freilich sind auch noch manche offene Flanken gegeben, die gern übergangen werden. Andererseits gibt es schwerwiegende Argumente und Erklärungsansätze, dass die Geheimnisse des Lebens einem zumindest quantenähnlichen Verhalten unterliegen. Deshalb werden sie in diesem Buch in einem besonderen Kapitel in komprimierter Form beschrieben. Dies ist umso mehr gerechtfertigt, als die herrschende Wissenschaft, insbesondere die medizinische, die zuhauf erzielten Erfolge der durch Bewusstseinsänderung erreichten Heilungen sowie die durch „Quantenheilung" erzielten Erfolge noch immer verdrängt, weil sie nicht in das amtierende Weltbild passen. Darüber hinaus steht die herrschende Wissenschaft überwiegend im Dienst politischer und wirtschaftlicher Machtkonglomerate, die unbehelligt zu Lasten der Lebensgrundlagen der Natur agieren.

Über die Problematik unseres Wollens und den Umstand, dass ein hoher Prozentsatz Menschen aus den unterschiedlichsten Motiven gar nicht gesund sein will, hatten wir bereits in der Einleitung gesprochen. So mancher mag sich damit arrangiert haben, sei es bewusst oder auch nicht. Für diese gewissermaßen „freiwillig Leidende" hat der Arzt gewiss symptomatische Hilfen parat.

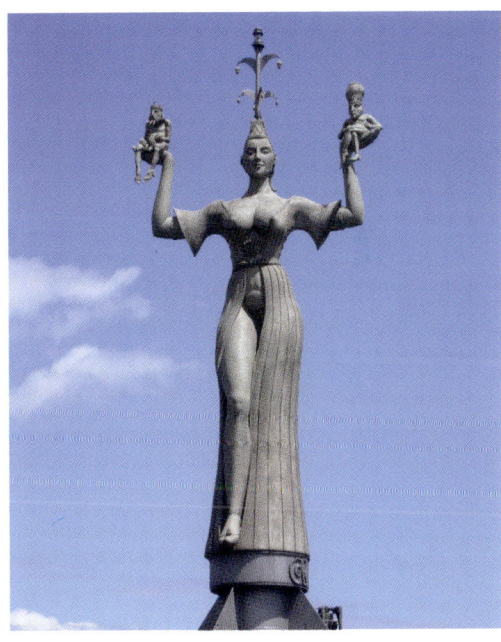

Statue der *Imperia* im Hafen Konstanz. *Imperia*, die Macht ist eine Hure, mal dominiert die weltliche, mal die klerikale, ideologische Ansicht. Die Menschheit huldigt ihr und nährt sie.

In alten Mythen wird der menschliche Wille als der Hohepriester im menschlichen System bezeichnet. Seine Aufgabe sei, der unsterblichen Gottheit zu dienen. Von der Reinheit und den inneren Qualitäten dieses

Priesters hänge alles andere ab, nämlich das Denken, Fühlen und Handeln. Nach dieser Auffassung ist somit der – in Gott entzündete – menschliche Wille für unser Schicksal und damit auch für unsere Gesundheit ausschlaggebend. Dies erinnert an die Aussage von Schopenhauer: *„Dem Willen zum Leben ist das Leben gewiss."* Deshalb erscheint es in diesem Zusammenhang zweckmäßig, sich die Frage zu stellen:

Haben wir einen freien Willen?

*Schicksal und Wille stets in Fehden,
So dass der Wille sich am Schicksal bricht,
Nur der Gedank' ist dein, der Ausgang nicht.*

William Shakespeare, Hamlet (1564-1616)

Die Strafgesetzbücher aller Zeiten unterstellten das Vorhandensein eines freien Willens. Dies gilt prinzipiell auch für die christliche Religionsphilosophie. Wir werden für verantwortlich angesehen, wenn wir imstande sind, unsere Handlungsentscheidungen von vernünftigen Erwägungen abhängig zu machen, d.h. vor allem unsere Wünsche kritisch zu betrachten. In der allgemeinen Philosophie wird dieser Sachverhalt unverändert diskutiert (http://www.zeno.org/Kirchner-Michaelis-1907/A/Freiheit). Was jedoch sagt die medizinische Wissenschaft, insbesondere die Hirnforschung? Dort findet man, wie nicht anders zu erwarten, ebenfalls divergierende Auffassungen.

Einfach angelegte medizinisch-wissenschaftliche Studien sowie eine falsch verstandene Humanität erzeugten in der modernen Gesellschaft die weitverbreitete Meinung, ein freier Wille existiere nicht. Jeder Täter sei Opfer der äußeren oder seiner inneren Umstände. Diese propagierte Sicht führte nicht nur im sozialen Bereich, sondern auch bis in die Rechtsprechung zu einer nachsichtigen, vermeintlich alles verstehenden ethischen, in Wahrheit jedoch unlauteren Gesinnung, die dahingehend wirkte, die Verantwortlichkeit des Menschen für sein Tun und Lassen zu reduzieren. Das gilt erst recht für die Wirtschaft, wo menschliche Verursacher von immensen Langzeitschäden für die Gesellschaft und Umwelt (Atomindustrie, Gen-Industrie und andere) nicht zur Rechenschaft gezogen werden. Für die Gesamtgesellschaft, wie insbesondere die Erziehung, wirkt diese Einstellung zweifelsohne sehr destruktiv.

Neue Studien zeigen, dass manches dafür sprechen könnte, dass selbst bei vom Unterbewusstsein vorbereiteten Muskelreaktionen ein freier menschlicher Wille gegeben sei. Nämlich ein Wille, der **Nein** sagen und jedwede situationsgegebene und unterbewusst vorprogrammierte Handlungsanweisung unterbrechen kann. Die Experimente von Dr. Benjamin Libet legen die Vermutung nahe (www.philosophieverstaendlich.de/freiheit/aktuell/libet.html), dass der Mensch sehr wohl die Möglichkeit in sich trage, eine durch sein Unterbewusstsein vorbereitete Handlung Millisekunden vor Ausführung abzubrechen oder auch nicht. Die durchgeführten Experimente sind jedoch kritisiert worden, substanziell, weil die zu treffenden Entscheidungen in jeder Hinsicht belanglos waren und es sich nicht um rational wichtige und zugleich emotional belangreiche Entscheidungen handelte. Alle bisherigen wissenschaftlichen Experimente geben bis dato keine belastbaren Erkenntnisse. Auch wenn einige Forscher sagen: *Wir tun nicht, was wir wollen, sondern wollen, was wir tun.* So in etwa Professor Gerhard Roth, Uni Bremen. Demgegenüber stellt Professor Markus Kiefer, Universität Ulm, die These auf: *„Unser Wille ist freier als gedacht."* (http://dasmagazin.ch/index.php/gerhard-roth). *„Die bewussten Absichten und Einstellungen entscheiden darüber, ob ein unbewusster Prozess in unserem Gehirn überhaupt ablaufen kann. Die Aussage ‚Ich konnte nicht anders, ich hatte einen inneren Drang so zu handeln', sollte von daher in der Regel ehrlicherweise lauten: Ich wollte nicht anders."* (www.heise.de/tp/r4/artikel/33/33264/1.html).

Zu erinnern sei in diesem Zusammenhang, dass der Mensch nach Erkenntnissen der Quantenbiologie nicht durch seine Gene fest definiert ist, sondern diese selbst ändern kann, bzw. könnte, so er wollte. Die Wahrheit über das freilich zunächst eingeschränkte Ausmaß der Willensfreiheit hat zutreffend bereits der Apostel Paulus gekennzeichnet. Er sagte (Römer 7,15): *„Das Gute, das ich will, das tue ich nicht; sondern das Böse, das ich nicht will, das tue ich."* Wodurch aufgezeigt wird, wie sehr nicht nur unser Wille und die Willensstärke von der Reife unseres Seins abhängen, sondern vor allem die Qualität unseres Unterbewusstseins, das sich der Steuerung durch Verstand und Willen entziehen will und nur zu gern selbst die Leitung übernimmt. Zu Recht heißt es deshalb meistens: *Wer nicht kann, der will nicht.* Gelegentlich mögen allerdings unbewusste Blockaden vorliegen, die zuerst behoben werden müssen. Der Mensch ist nämlich auch für den Zustand seines Unterbewusstseins und alle daraus resultierenden Impulshandlungen verantwortlich, da er es, nebst seinen Erziehern, selbst geprägt hat und es vor allem in seine Macht gegeben ist, dieses Unterbewusstsein von verderblichen Neigungen zu befreien und neu zu gestalten. Deshalb gilt: Auch wenn unsere Emotionen, also unsere astrale Verfassung, unser Handeln maßgeblich steuern und unser Denken nur dazu benutzt werden sollte, um unsere Entscheidungen nachträglich zu rechtfertigen, so kann unsere emotionale Verfassung doch von uns selbst gestaltet und beeinflusst werden, was wiederum Sache eines Willensentschlusses ist! Diese weitgehend indirekte Freiheit des Willens durch Steuerung unserer Gefühle wird in wissenschaftlichen Betrachtungen in aller Regel schlechthin ausgeklammert oder übersehen. Je mehr jemand die eigene emotionale Verfassung durch einen Mangel an Liebe auf niedrigem Niveau zementiert hat, desto geringer wird zwangsläufig sein Freiheitsspielraum. *„Im ersten bist Du frei, im zweiten bist Du Knecht",* so lautet in Goethes Formulierung das Gesetz.

Die Auswirkungen des ersten, nämlich unseres Denkens oder Tuns erfolgen früher oder später gesetzmäßig und können dann kaum mehr aufgehalten werden. Klar, dass man sich dann recht unfrei fühlt.

Mit der Frage der Willensfreiheit hatte sich bereits Dante Alighieri (1265-1321) auseinandergesetzt. Er schrieb: *„Das Grundprinzip unserer Freiheit ist die Freiheit des Willens, die viele im Munde führen, wenige aber verstehen."* Wer Willensfreiheit akzeptiert, wird auch die Gegenseite der Medaille, nämlich die Eigenverantwortung des Menschen für sein Geschick akzeptieren. Wer jedoch gehorsame Gefolgsleute möchte, wird Eigenverantwortung wie Freiheit negieren.

Nach Ansicht des Autors ist der menschliche Wille somit nicht vollständig frei, noch ist er, wie vor allem viele Astrologen sowie einige Hirnforscher meinen, gänzlich determiniert. Er ist vielmehr ein Produkt der gesamten Persönlichkeit in all ihren Ansichten, u. a. geprägt durch Gefühle, vergangene Erfahrungen, den Grad des Selbstbewusstseins, den Mut zu Veränderungen und die autonome Denkfähigkeit. Zumeist gleichen unsere Willensentscheidungen kleinen Nuancen nur, dem Umlegen einer kleinen Weichenzunge. Und doch bewirken diese, wie bei den Zügen, zunächst nur minimale Änderungen des Verhaltens, letztlich aber eine neue Richtung der Folgeereignisse. Freier Wille ist somit die innere, autonome Möglichkeit, jederzeit etwas in seinem Leben verändern zu können und sei es auch anfänglich noch so gering. Letztlich ist der Wille jedoch die leitende Instanz unseres ganzen Lebens. Bei allen Lebensprozessen darf er eine wichtige Rolle spielen. So kann er unser Denken bestimmen, indem er unsere Gedankenantennen auf etwas Bestimmtes richtet. Dann erst wird der Gedanke konkret, ein Gedankenbild entsteht. Die Freiheit, worauf wir unsere Aufmerksamkeit lenken, bleibt, ob wir sie nutzen oder nicht. Energie und Wachstum fließen genau dorthin, zum bedachten Konflikt oder aber zu einer für alle harmonisch empfundenen Lösung.

In dem Maße, wie man seine eigene Verantwortung entdeckt hat, kann die Willensfreiheit zum Tragen kommen. Deshalb ist Eigenverantwortung zu lehren und zu übernehmen *der Schlüssel*. Niemand muss seinen Seinszustand als gegeben erachten, sondern darf an diesem, d.h. an sich selbst, arbeiten. Das Schwierigste dabei ist, erst einmal auf die Idee zu kommen, dies zu tun. Wer sein Unterbewusstsein entsprechend dem Schöpfungsplan zu reinigen versteht, wird frei, d.h. er kommt in Harmonie zu sich selbst und der Schöpfung und er wird dadurch auch gesund.

In unserer Zivilisation werden Willensfreiheit und Eigenverantwortung allerdings gering geschätzt. Politik und Medien haben nicht Informationsvermittlung für mündige Bürger, sondern die Massenmanipulation unmündiger Bürger zum Ziel. Statt der Erziehungs-Maxime „Brechung des Willens" wie vor hundert Jahren geht es heute um dessen gekonnte Manipulation. Am krassesten zeigt sich dies bei speziellen Polizeieinheiten und dem Militär, die weltweit darauf getrimmt sind, auf Befehl sofort brutal zuzuschlagen, d.h. der freie Wille des Einzelnen wird durch Drill und/oder Manipulation bewusst aberzogen, um die Durchschlagskraft zu erhöhen. Betroffene argumentieren hinterher, wenn sich die Ansichten der Gesellschaft verändert haben, zumeist vergeblich mit Befehlsnotstand, weil die Rechenschaftspflicht dadurch nicht aufgehoben wird. Auch eine spätere Auseinandersetzung mit dem eigenen Gewissen, das sehr wohl fragen kann, warum man so gehandelt hat und keine andere Alternative ergriff, bleibt, mit allen daraus erwachsenden Konflikten und Krankheiten, nicht erspart. Es ist Teil der Lebensschule, die auch den Willen betrifft.

Autosuggestionstherapien können sehr erfolgreich sein

Einbildung ist das halbe Leben.
Deutsche Volksweisheit

Bei leichteren Beschwerden, z.B. kalten Füßen, helfen Affirmationen: „*Meine Füße sind warm, meine Füße sind warm, meine Füße sind warm ...*" Wenn Sie dies, je nach Schwere des Falles, bis zu fünf Minuten fortwährend wiederholen, werden Sie im Normalfall Erfolg haben. Stecken Sie allerdings in einem Eisloch fest, dürfte es sein, dass die Aufrechterhaltung anderer Körperprozesse Priorität beansprucht. Ebenso ist ein bekannter Stimmungsaufheller der Satz: „*Mir geht es gut, mir geht es gut, mir geht es gut...*" Wenn Sie das länger als eine Minute permanent wiederholen, „glauben" Sie selbst daran und das ist wesentlich. Je mehr Sie davon überzeugt sind, desto besser wird es Ihnen gehen, denn unsere Welt ist ausgesprochen subjektiv.

Emile Coué, Pionier der Autosuggestion (http://de.wikipedia.org/wiki/%C3%89mile_Cou%C3%A9) hatte mit seinem Heilsatz „*Von Tag zu Tag geht es mir in jeder Hinsicht besser und besser*" *(Tous les jours à tous points de vue je vais de mieux en mieux!)* unzählige Heilungen in Gang gesetzt. Auch seine Methode, bei Schmerzen zu sagen: „*Es geht vorbei, es geht vorbei*", erwies sich in vielen Fällen als großer Erfolg.

Noch erfolgreicher ist jedoch, wenn Sie Ihr Unterbewusstsein überzeugen können mit den Worten: „*Es ist gar nichts passiert, es ist gar nichts passiert.*" Diese Methode üben clevere Eltern bei ihren kleinen Kindern aus, die hingefallen sind und sich die Knie blutig geschrammt haben. Das Kind schaut zumeist erst zu den Eltern und wenn diese bestürzt dreinschauen, dann erst fängt es an zu schreien. Lachen jedoch die Eltern und sagen: „Es ist nichts passiert, es ist nichts passiert", dann übernimmt das Kind diese Aussage als real und jeder Schmerz ist schnell verflogen. Eine eventuell nötige Heilung geschieht in Windeseile. Nicht ganz einfach, jedoch möglich ist es, diese Erfahrung auf sein erwachsenes Dasein zu übertragen. Dazu muss man sich allerdings ganz schön im Griff haben und seinem „logischen" Denken absolut verbieten sich „Horrorszenarien" auszudenken, denn diese stehen dem körperlichen Heilimpuls diametral entgegen. Bei kleineren Unfällen zumindest kann diese Methode erfolgreich eingesetzt werden. Dabei muss der Satz jedoch einige Minuten lang wiederholt werden, bis Sie ihn in Ihrem Unterbewusstsein als real ansehen. Dann ist auch der Schmerz weg und die Heilung greift. Aber hüten Sie sich vor „falschem" Denken, denn dann kommt der Schmerz sofort zurück. Unsere Psyche sichtet nämlich das Gefühl, das mit einem jeden Gedanken verknüpft ist und sendet dieses in den gesamten Körper. Weil alles mit allem verknüpft ist, erfahren wir Schrecken wie Freude bis in die letzte Körperzelle. Selbstzucht ist daher angezeigt. Im Zweifel sind die beschriebenen Indianer-Schnellheilungsmethoden, wie sie Dr. West überliefert hat, vorzuziehen.

Eine andere Methode besteht darin, dass Sie mit Ihrem Körper sprechen. Wie bitte? Doch, genau so. Mit Ihrem Hund oder Pferd, so Sie eines hätten, sprächen Sie doch auch liebevoll und aufmunternd! Wie viel mehr haben Sie da Erfolg, wenn Sie mit Ihrem Körper sprechen! Sie meinen, das sei doch etwas daneben? Nein, lieber Leser, Sie sind nicht Ihr Körper, Sie wohnen nur eine Zeitlang in dem Körper, den Sie als den Ihren ansehen dürfen. Sie sind dem Wesen nach Seele. Und je mehr Sie sich mit Ihrem Körper identifizieren, und das tut das Ego, desto mehr gehen Sie in die Irre. Lehren nicht alle Weisheitslehrer seit Anbeginn der Welt, dass das Ego eine Illusion sei? Es wird immer dort identifiziert, wo es gerade weh tut. Erfahren Sie es selbst, sprechen Sie mit einem Lächeln im Gesicht in guter Haltung und Laune zu Ihrem Körper: *„Fühle dich wohl, sei und bleibe ganz entspannt. Beseitige das Übel in dir, denn du hast dazu die Möglichkeiten"*. Immer wieder. Oder noch einfacher und umfassender: *„Lieber Körper, aktiviere alle Deine Heilungskräfte nach der schöpferischen Norm!"* Was meinen Sie, wenn Sie Ihren Körper, sprich Ihr (Unter)Bewusstsein, erst mal überzeugt haben, was fürwahr die Hürde darstellt, wie sehr er Ihnen dann hilft. Und Sie können noch hinzufügen, *„Lieber Körper, wenn du es allein nicht schaffen solltest, dann lass es in das Tagesbewusstsein aufsteigen, was ich tun könnte, um zu helfen!"* Zumeist wird er es allein schaffen und wenn nicht, dann richten Sie sich bitte nach den in Ihr Bewusstsein gekommenen Therapie-Anweisungen, bzw. gehen zum Arzt und nehmen die empfohlene Arznei.

Vergessen Sie nie, Ihrem Körper für seine Hilfen und Dienste gebührend zu danken und ihn zu loben! Sie wissen doch, wie sehr kleine Kinder über ein Lob glücklich strahlen. Der Autor weiß, das alles klingt, freundlich ausgedrückt, reichlich unorthodox. Aber seien Sie versichert, es funktioniert und zum Teil deutlich besser als so manche andere der weiter unten beschriebenen und freilich viel spektakuläreren Maßnahmen zur Steuerung des Bewusstseins in Richtung Gesundheit. Und warum ist dies so? Erstens weil es der Wahrheit entspricht, dass der Mensch nicht identisch ist mit seinem Körper und zweitens weiß niemand besser als unser Körper selbst, wessen er wirklich bedarf. Er ist Träger und Subjekt eines vollkommenen Systems der Selbstregulation und Selbstheilung. Wenn wir dies berücksichtigen, erhalten wir die Möglichkeit, unser Bewusstsein und damit unsere künftigen Lebenserfahrungen auf eine sinnvollere Basis zu stellen.

Gelegentlich mag es vorkommen, dass der Körper unterbewusst gar nicht heilen will. Er straft also ab für tatsächliche oder vermeintliche Missetaten. Wie Sie ein solches Verhalten schnell ändern können, haben wir im Kapitel über die Klopfakupressur beschrieben. Zur Kontrolle sollten Sie sich bei gegebenem Anlass erneut fragen: „*Willst du die vollkommene Heilung? Du hast die Kraft, dich selbst zu heilen, in dir. Willst du sie wirklich nutzen?*" Horchen Sie eine Zeitlang in sich hinein nach der Antwort. Und ist diese kein uneingeschränktes Ja, dann sollten Sie sich umprogrammieren. Eine Änderung wäre auch erzielbar, indem Sie Ihrem Unterbewusstsein jeden Widerspruch untersagen und die neue Direktive so lange überzeugend wiederholen, bis die neue Regel akzeptiert wird. Eine Neuprogrammierung gelingt am besten durch Anwendung einer der bereits besprochenen oder noch zu besprechenden Methoden der inneren Reinigung und Heilung.

Äußerst erfolgreich war zum Beispiel der über 100-jährige Arzt Dr. Nobuo Shioya, indem er mittels Atemübungen, guter Ernährung, Autosuggestionen und weiterer Hilfen, eine erhebliche Vergrößerung seiner Prostata rückgängig machte, etwas, das nach herkömmlichem medizinischem Verständnis nicht möglich ist. Ferner beseitigte er Tuberkulose, Herzbeschwerden und weitere körperliche Mängel. Dazu mehr in einem späteren Kapitel.

Heilen mit Placebo forte

Viel besser als ein guter Wille wirkt manchmal eine gute Pille.
Wilhelm Busch (1832-1908)

Nach medizinisch unbestrittenen Erfahrungen lassen sich knapp ein Drittel aller Krankheiten durch Scheinmedikamente, sogenannten Placebos, heilen. Dabei spiele die Art der Beschwerden keine Rolle. Der feste Glaube des Patienten, die ihm verabreichte „Medizin" werde ihn heilen, führt bereits eine Heilung herbei. Der Glaube aktiviert die Selbstheilungskräfte des Körpers. Bereits die einfache Erwartung einer Heilung steigert die körpereigenen Abwehrkräfte in beachtlichem Ausmaß. Um wie viel mehr vermag dies also ein fester Glaube. Dieser ist keinesfalls, wie ungläubige im Materialismus verhaftete Intellektuelle zu behaupten pflegen, ein Nichtwissen, sondern eine unerschütterliche, innere Überzeugung, die Berge versetzen kann. Aus dieser Erkenntnis heraus gab es immer wieder Ärzte und Wissenschaftler, die den Bereich der Heilung durch Placebos fortentwickeln wollten, jedoch verständlicherweise auf nicht viel Gegenliebe seitens der Pharmaindustrie und der etablierten Ärzteschaft trafen. Eben, weil mit den Placebos nicht nur eine vorübergehende Illusion im Patienten geweckt wird, sondern vielmehr eine volle Heilung von den diagnostizierten Beschwerden erzielt werden kann.

Mit der Weiterentwicklung der Quantentheorie und deren Anwendung im Bereich der Humanmedizin gibt es neue, revolutionäre Einsichten. Viele der jüngsten Forschungsergebnisse sind zusammengefasst auf einer DVD. Es ist eine internationale Gemeinschaftsproduktion von über einem Dutzend europäischer und amerikanischer Professoren und Wissenschaftler unter dem Titel „The Living Matrix – The New Science of Healing" (Die neue Wissenschaft des Heilens). Heilung basiert nach deren Erkenntnis auf Informationen, die unsichtbar auf Energiewellen aufgetragen sind und ihren Ursprung in biologischen Feldern haben. Die Vorstellung, die Gene seien für unsere Gesundheit verantwortlich, ist überholt. Gene fungieren nur als Bausteine, so wie man durch intelligente Anordnung von Bausteinen entweder eine Kathedrale oder ein Zuchthaus oder ein Bordell errichten kann. Die Informationen und die Energie aus dem biologischen Feld (Matrix) seien das Entscheidende. Der niederländische Arzt Dr. H. Koning sowie der amerikanische Professor Bruce H. Lipton empfehlen dringend, die bisher stiefmütterliche Ausbildung der Mediziner bezüglich des Placebo-Effektes zu intensivieren und selbigen im Gesundheitswesen explizit zu nutzen, da hierdurch die Krankheitskosten schnell um mindestens ein Drittel gesenkt werden können.

Bereits lange ist bekannt, dass farbige Placebos stärker wirken als weiße. Extrem kleine und sehr große wirken besser als die Normalgröße. Bitter schmeckende Placebos sind übrigens erfolgreicher als süße. Neben der bitteren Medikation, offensichtlich bereits wesentlicher Effekt bei den von dem Frankfurter Arzt Dr. Heinrich Hoffmann stammenden *Hoffmannstropfen,* kam die verordnete Ruhe. Er gab bereits in seinem weltbekannten *Struwwelpeter* das erfolgreiche Heilrezept:

*„Und der Herr Doktor sitzt dabei
Und gibt ihm bittre Arzenei"*

Kapseln wirken übrigens nochmals besser als Pillen. Ganz besonders wirksam waren Placebos, auf deren Verpackung noch ein teures Preisetikett war. Und häufig erwiesen sich Spritzen als Spitzenreiter. Doppelblindstudien, bei denen auch die verabreichenden Ärzte nicht wussten, dass sie Placebos verabreichen, ergaben eine deutlich höhere Wirksamkeit als Studien, in denen die Ärzte wissentlich Placebos gaben. Je wichtiger der Name des Medikaments klang, desto höher lag die Erfolgsquote. Wenn viele der aufgezeichneten Kriterien beachtet wurden, stieg die Heilungsquote bis auf rund 70 Prozent. Eine Erfolgszahl, die herkömmliche Pharmahersteller zum Schwärmen brächte. Der Pharmariese Bayer soll den Placebo-Effekt bei Aspirin sehr erfolgreich getestet haben.

Nun können Sie sich schlecht durch Placebos von eigenem Leiden heilen oder ihren Verwandten oder ihrem Arzt empfehlen, er möge Sie damit kurieren. Das wird nicht klappen. Aber die vorliegenden Ergebnisse zeigen auf, dass die Selbstheilungskräfte des Körpers durch einen die Heilung bejahenden Willen und einen festen Glauben an die Heilung in ungeahntem Ausmaß aktiviert werden können. Wenn Sie Ihr Unterbewusstsein zu Ihrem Mitspieler gemacht haben, dann haben Sie mit höchster Wahrscheinlichkeit bereits gewonnen.

Aber Vorsicht, auch das Umgekehrte kann eintreten! Die amerikanische Zeitschrift *General Hospital Psychiatry* berichtete von Versuchen mit Nocebos. Das sind wiederum Medikamente ohne jeden Wirkstoff, denen jedoch vor allem schädliche Nebenwirkungen auf der Verpackung und dem Beipackzettel angedichtet werden. Dieser Nocebo-Effekt ist ebenfalls durchschlagend und kann zu Krankheitsbildern führen, die durch klinische Mittel nicht zu beheben sind. Allein die richtigstellende Information könnte dies bewirken (http://energiebrief.dr-ramadani.de/der-nocebo-effekt-wenn-sogar-die-scheintherapie-schaden-kann). Dies ist somit ein erneuter entscheidender Hinweis, wie wichtig und wirksam Informationen sind, egal in welcher Form sie verabreicht und aufgenommen werden, sei es in Wort, Schrift, Bild, homöopathischen Verdünnungen oder Symbolzeichen. Deshalb können ein zu intensives Studium der Verpackungsbeilagen oder allzu kritische Gespräche mit dem Apotheker genau die unerwünschten Nebenwirkungen auslösen. Jeder Kranke ist aufgerufen, sich von dem mentalen Feld seiner Krankheit zu trennen, wenn er genesen will.

Seien Sie versichert, der Placebo/Nocebo Effekt gilt bei allen Medikamenten wie auch Speisen und Getränken, die Sie zu sich nehmen, ja sogar bei der Luft, die Sie einatmen. Die Veränderung der Befindlichkeit und Gesundheit wird tatsächlich mehr von den Überzeugungen des Anwenders bzw. des Patienten bestimmt als von den chemischen Substanzen. Deshalb, an dieser Stelle nochmals: Wann immer Sie etwas essen oder trinken, seien Sie nicht nur sorgfältig in der Auswahl, damit Sie Aufbauendes zu sich nehmen, sondern haben Sie zugleich auch die innere Überzeugung, dass das, was sie dann zu sich nehmen, Ihnen sehr gut tut und genießen Sie es. Tischgebete und ein vorheriges Segnen der Speisen können in diesem Zusammenhang nur förderlich sein.

Einige Erkenntnisse der Quantenphysik

Die sichtbaren Wirkungen des großen Teh sind die Folgen der Ausströmungen Tao's. Das ist die Natur Tao's.
Tao Teh King, Lao Tse, 6. Jh. v. Chr.

Quanten sind die Bezeichnung für Elementarteilchen, also Teilchen, die nicht mehr weiter teilbar sind, also das, was man früher bezüglich des Atoms dachte. Dabei denkt man an den korpuskularen Aspekt. Daneben und zugleich besteht der Wellenaspekt der Quanten. Man kann deshalb mit Louis de Broglie (http://de.wikipedia.org/wiki/Louis_de_Broglie) von Materiewellen sprechen. Alle Materienteile, Moleküle, Atome, Protonen und Elektronen haben nicht nur Teilcheneigenschaften, sondern sind zugleich Welle. Dabei gelang dem Nobelpreisträger *Carlo Rubia* der Nachweis, dass die Materie nur zu einem Milliardstel aus Masse besteht, der Rest sei Vakuum. Mittels unseres normalen Bewusstseins merken wir nichts von den Quanteneigenschaften, wiewohl die Quanten in und um uns allgegenwärtig sind. Photonen, über die im Zusammenhang mit der Ernährung bereits berichtet wurde, sind nichts anderes als Lichtquanten.

Die für uns interessanten Ergebnisse der Quantenphysik haben mit folgenden Gesetzmäßigkeiten zu tun:

Die **Unschärferelation** besagt, dass von subatomaren Teilen entweder nur der Ort oder die Geschwindigkeit bestimmt werden kann, niemals beides zugleich. Ein Elektron befindet sich also während seiner Rotation um den Atomkern überall zugleich! (http://de.wikipedia.org/wiki/Heisenbergsche_Unsch%C3%A4rferelation).

Die **Quantenverschränkung** besagt, dass die Teilchen (Elektronen, Photonen, Neutronen, Protonen, Elementarteilchen) energetisch und informativ miteinander verbunden sind und bleiben, so sie jemals einen Masse- oder Energiekontakt miteinander hatten. Wenn ein Teilchen zu einer Rechtsrotation veranlasst wird, dreht sich im gleichen Moment auch das Zwillingsteilchen genauso. Auf Quantenebene ist alles mit allem verbunden. Dies gilt demnach auch für den gesamten menschlichen Organismus. Alle Körperzellen kommunizieren permanent mit unendlicher Geschwindigkeit untereinander (http://de.wikipedia.org/wiki/Quantenverschr%C3%A4nkung).

Das Prinzip der **Nichtlokalität** sagt aus, dass ein subatomares Teilchen nicht nur an einem Ort, sondern an verschiedenen Orten zugleich sein kann! Schließlich der **Beobachtereffekt**. Er besagt, dass im subatomaren Bereich durch die pure Beobachtung die Manifestation von Welle zu materieller Manifestation und umgekehrt verschoben wird. Die Elektronen reagieren auf die Absicht des beobachtenden Bewusstseins. Eine objektive Beobachtung oder Messung ist damit ausgeschlossen, es bleibt die subjektive Beobachtung des Phänomens.

Der ferne Zuschauer erhält den Eindruck, dass die angeblich grundlegenden Teilchen des Universums gar keine wirklichen Teilchen seien, sondern Schwingungsmuster, die auf Saiten oder Strängen aufgereiht sind. Die Schwingungsmuster (Frequenzen) bestimmen wiederum die jeweilige Identität der Saite, ob Quark und damit Subteilchen eines Atoms oder Photons und damit elektro-magnetische Energie. Die **String-Theorie** stellt deshalb die These auf, dass Form und Inhalt des atomaren Universums bestimmt werden von den Schwingungsfrequenzen im Zentrum. Während das Schwingungsmuster die Teilchenart bestimme, bestimme die Schwingungsintensität die Teilchenmasse. Letztendlich existiere kein Unterschied zwischen Masse und Energie. In diesem Miniuniversum wirken nicht nur die bekannten vier Dimensionen Breite, Höhe, Tiefe und Zeit, sondern es ist multidimensional. Die Saiten oder *strings* schwingen in verschiedenen Dimensionen, was zwangsläufig heißt, auch in verschiedenen Universen. Nur deren Zahl scheint noch ungewiss. Und das schier kaum Vorstellbare ist, dass diese unterschiedlichen Dimensionen und „parallelen" Universen hier am gleichen Ort ineinander schwingen und sind. Nur unsere eigene „lahme" Schwingungsstruktur hindert uns an der Wahrnehmung der Fülle. Leicht erklärt ist die String-Theorie bei http://www.drillingsraum.de/room-10_plus_eine_dimension_6/10_plus_eine_dimension_6_i.html oder noch anschaulicher in einem englischsprachigen Film unter http://de.answers.yahoo.com/question/index?qid=20070807054512AArmr53 oder auch detaillierter unter http://de.wikipedia.org/wiki/Stringtheorie.

Niemand weiß, warum in der Welt der Quanten und Photonen die gewohnte Kausalität endet und dort andere Gesetzmäßigkeiten gelten, die offensichtlich jedoch bis tief in unser eigenes Leben hineinreichen. Dies gilt im Besonderen für das Wunderwerk des menschlichen Körpers mit seiner extrem komplexen Struktur, deren Funktionsweise uns noch immer weitestgehend verborgen ist.

Alle Aussagen der Quantenphysik liegen jenseits unserer sogenannten „gesunden" Logik und sind dennoch nicht zu leugnen. Kein Wunder, dass sich immer mehr Quantenphysiker eine holistische Weltsicht zu Eigen machen, holistisch (= ganzheitlich) in dem Sinne, dass alles mit allem untrennbar verknüpft ist. Eine Sichtweise, die bereits allen gnostischen Betrachtungsweisen in der Geschichte eigen war, vgl. Elaine Pagels, „Versuchung durch Erkenntnis. Die Gnostischen Evangelien", Insel Verlag. Die Erkenntnisse der Quantenphysik, die dabei sind, unser Weltbild zu verändern, verdanken wir vornehmlich den großen Forschern Max Planck, Werner Heisenberg, Niels Bohr und Erwin Schrödinger. Wenn man diese Erkenntnisse akzeptiert, verlieren die zahlreichen, durch das Bewusstsein des Menschen verwirklichbaren Heilmethoden ihren irrealen, für viele nur schwer zu akzeptierenden Charakter, wenngleich sie für uns Menschen dennoch immer ein Wunder der Schöpfung sein werden.

Die Qualität von Gedanken und Haltung bestimmt unsere Gesundheit

Die Gedanken sind frei,
wer kann sie erraten?
Sie fliegen vorbei
wie nächtliche Schatten.
Kein Mensch kann sie wissen,
kein Jäger erschießen
mit Pulver und Blei.
Die Gedanken sind frei.
Deutsches Studentenlied

Wer der Auffassung ist, der Mensch könne denken, was er wolle und dies habe keine Auswirkungen auf seinen Gesundheitszustand, ist auf dem Holzweg. So an die 60 Tausend Gedanken soll Otto Normalverbraucher am Tage denken; oftmals immer wieder dieselben. Wir erschaffen die Gedanken nicht selbst, sondern empfangen diese, entsprechend unserem eigenen Schwingungszustand, aus dem Strom allen Bewusstseins. Das Gehirn fängt die Gedanken auf und verarbeitet sie. Die meisten sind flüchtig und unbedeutend, aber dennoch Zeit und Energie raubend. Rund ein Viertel des Gedachten ist destruktiver Natur, was anderen und vor allem uns selbst schadet. Nur wenige Prozent der Gedanken sind üblicherweise aufbauend und von Nutzen. Das alte deutsche Studentenlied *„Die Gedanken sind frei, wer kann sie erraten?"* sagt demnach nichts über die Kehrseite, die Folgen unserer ach so „freien" Gedanken aus. Jeder ausgesandte Gedanke hat nämlich die Bestrebung, sich zu verwirklichen. Jeder ausgesandte Gedanke kehrt, wie ein Bumerang, zum Sender zurück. Der Sender wird immer wieder mit den Schöpfungen der eigenen Gedanken konfrontiert. Diese können eine große Eigendynamik entfalten. Sie bleiben bestehen, bis sie ihren Schöpfer übermannt haben, es sei denn, er akzeptiert sie als eigene Geschöpfe, er erkennt sie als selbstgeschaffene Kinder, die er ernährte, vorbehaltlos an. Dann können destruktive Gedanken durch Liebe in Vollkommenheit umgewandelt und erlöst werden. Gedanken sind blitzschnell und weitreichend, Zeit und Raum, wie alle Materie sind keine Hindernisse. Und das gilt nicht nur im individuellen Leben, sondern auch für die gesamte Gesellschaft. Diese manchem Leser vielleicht übertrieben vorkommende Aussage lässt sich auf persönlicher Ebene jedoch ganz schnell belegen.

Rechter-Arm-Test:
Wenn eine Person den rechten Arm ausstreckt und sagt: *„Mir geht es hundsmiserabel!"*, dann können Sie diesen Arm ganz leicht nach unten beugen (http://stevenblack.wordpress.com/2008/02/10/der-kinesiologische-muskeltest-2/). Sagt sie: „Mir geht es gut", dann wird Ihnen dies viel schwerer fallen oder auch unmöglich sein. Und das ist nicht auf das Sagen beschränkt. Wenn die betreffende Person die verschiedenen Aussagen nur denkt, erhalten Sie ebenfalls die unterschiedlichen Ergebnisse. Noch krasser fallen diese aus, wenn die Versuchsperson sich die Aussage lebhaft visualisiert oder in sich fühlt. Das gilt auch, wenn durch ein vorangegangenes kurzes leichtes Beklopfen des Thymus der Ausgangszustand vor dem Test optimiert wurde. Steht die Versuchsperson jedoch auf einem Elektrokabel, das unter Strom steht, wird auch bei positiver Aussage der Armtest negativ verlaufen, es sei denn, die Testperson hat sich zuvor besonders geschützt, z.B. durch Tragen des bereits beschriebenen Medalons. Negative Gedanken wirken also nicht nur auf die Psyche, sondern schlagen sich auch im Hirn und dem gesamten Körper nieder. Sie offenbaren sich unmittelbar in Form einer verminderten Leistungsfähigkeit. Dabei sollte klar sein, dass nicht nur die Muskeln, sondern alle Organe des Körpers leistungsmindernd betroffen sind. Der Armtest wird auch beeinflusst von Ihrer menschlichen Umgebung. Wenn diese betont negativ von Ihnen denkt, werden Sie höchstwahrscheinlich versagen. Denken die Mitmenschen positiv, wird dies als Stärkung im Armtest offensichtlich.

Die Körperhaltung drückt Gedanken und Gefühle aus. Das hatten die Comiczeichner der Herald Tribune bereits vor Jahrzehnten verinnerlicht: *„Wenn du das Gefühl des Traurigseins so richtig genießen willst, dann musst du dich vorbeugen, die Mundwinkel nach unten ziehen, die Arme hängen lassen, auf deine Füße starren"*. So erklärt das amerikanische Fritzchen der Erna die Situation. Stehen wir jedoch gerade, schauen nach vorn und heben die Arme hoch, lächeln wir sogar noch, hellt sich unsere Stimmung sofort auf. Körperhaltung, Gefühle und Gedanken korrelieren aufs Engste miteinander. Die von Moshé Feldenkrais (http://de.wikipedia.org/wiki/Feldenkrais-Methode) entwickelte, körperorientierte Feldenkrais-Methode will über die Wahrnehmung von Bewegungsmustern die menschliche Bewusstheit erweitern sowie Fehlhaltungen auslösende Muster durch günstige Bewegungsabläufe ersetzen. Indem wir unsere Körperhaltung verbessern, also eine gerade Haltung einnehmen mit einem breiten Lächeln im Gesicht – und sei es am Anfang auch nur aufgesetzt –, können wir das Unterbewusstsein überlisten und uns in eine angenehme Stimmung versetzen.

Gedanken haben nicht nur die Eigenschaft, Realität zu werden, sondern werden auch von Gedanken anderer angezogen und akkumulieren sich zu ganzen Gedankenfeldern. Aus ihnen entsteht dann der allgemein bekannte Gruppenzwang, der Tatbestand, dass einzelne Individuen relativ vernünftig agieren, in der Gruppe jedoch ihre Eigenverantwortung eher aufgeben und leichter manipuliert werden können. Gustave Le Bon (http://de.wikipedia.org/wiki/Gustave_Le_Bon) und andere haben dieses Phänomen ausführlich beschrieben, jedoch erst Sheldrakes morphogenetische Felder machen diesen Tatbestand besser verständlich. Anschaulich wird der Sachverhalt anhand des Filmes: http://www.youtube.com/watch?v=nz8zdsLhyag.

Eine weitere Konsequenz unseres Gedankenlebens ist jedoch überwiegend unbekannt, nämlich dass mit jedem positiven Gedanken zugleich das negative Gegenstück erschaffen wird und umgekehrt. Diese naturgegebenen Spiegelungen sind zwar in manchen alten Sprichwörtern enthalten, wie: *Je größer die Not, desto näher die Rettung* oder: *Das Gute ist des Bösen kleinster Teil.* So richtig verlässlich schien das aber nicht, außer vielleicht die Erfahrung vieler nach religiöser oder hochethischer Lebenshaltung Strebender, dass sie besonders intensiv von negativen Kräften angefallen wurden. Alles nach dem Motto: *Wo viel Licht ist, ist auch viel Schatten.* Dass wir mit jedem Gedanken ein Gegenstück kreieren, mit einem schlechten – einen guten, mit einem lichtvollen – einen dunklen und umgekehrt, dies verlangt das kosmische Gesetz des Ausgleichs. Sie kennen die Anekdote: *Der Mönch im Puff denkt: „Ach wäre ich nur beim Abendgottesdienst", und sein ‚Bruder' denkt während des Gottesdienstes: „Im Puff wäre es bestimmt schöner!"* Glücklich sind sie beide nicht.

Große Friedensbewegungen entstehen immer nach, ja bereits während der schrecklichsten Kriege..., und verpuffen letztlich und wandeln sich in ihr Gegenteil. Der schöpferische Sinn der geschaffenen Gedankendoppel liegt einerseits im notwendigen Ausgleich, mit der Folge, dass sich z.B. nicht all das mental ausgesandte Übel sogleich ungehindert manifestiert. Andererseits verlangen die mit lichtvolleren Gedanken zugleich geschaffenen dunklen Wolken, dass sie in Liebe aufgelöst werden. Der Mensch darf sie als Teil der Schöpfung akzeptieren und kann sie durch Akzeptanz und Liebe verwandeln und damit ihre Dipolarität auflösen. Ansonsten sind und bleiben sie mit Goethe (Faust I) *Teil von jener Kraft, die stets das Böse will, und doch das Gute schafft.* Dieses Gesetz gilt also in besonderem Maße auch für die nach humanistischer Güte Strebenden, denn sie sind *Teil von jener Kraft, die stets das Gute will und doch das Böse schafft*, in endlosem Wechselspiel, das so lange währt, bis die Schattenkraft akzeptiert und in bedingungsloser Liebe aufgelöst wird. Die Aufnahme eines Kampfes gegen die Dunkelheit ist hingegen völlig fruchtlos und extrem kontraproduktiv.

Gedanken sind an jedem Punkt des Bewusstseins-Raumes wie in einem Hologramm immer gegenwärtig; deshalb haben sie auch keine Geschwindigkeit, auch wenn vom relativen Standpunkt der derzeitigen Wissenschaft ihnen jede beliebige Überlichtgeschwindigkeit zugemessen wird. Was immer wir als Gedanken aussenden, ist unzerstörbar und kehrt dem universellen Gesetz gehorchend, immer zu seinem Erzeuger zurück. Nur vom Erzeuger selbst kann das Gedachte durch Vergebung und Liebe erlöst bzw. umgewandelt werden. Es sei hier an die alte jüdische Legende erinnert, die aussagt, dass ein Betender gleich einem Pfeilschützen sein Gebet in Gottes Ohr senden müsse, um erhört zu werden. Wenn er nicht träfe, werde der Pfeil umkehren und ihn mit doppelter Wucht in die eigene Brust treffen. Selbstsüchtige Gedanken werden Gottes Ohr nicht treffen, wohl aber die eigene Brust. Es bleibt demnach nichts anderes übrig, als die volle Verantwortung für die eigenen Gedanken und alle daraus folgenden Konsequenzen zu übernehmen. *Denke deshalb nichts, was du nicht willst, dass es sich manifestiere.* Es könnte schneller als dir lieb ist, zu deiner Wirklichkeit werden!

Mein erster selbst gewählter Lehrer, Jiddu Krishnamurti, 1895-1986, hatte uns auf den jährlichen Tagungen in Saanen gelehrt, dass der Mensch durch Einnahme einer Beobachterrolle seinen eigenen Seinszustand nachhaltig positiv verändern kann. Aus der Rolle des Opfers der eigenen Gedankenräder ist ein Entkommen möglich. Der Mensch wird dann nicht mehr gedacht, ist nicht mehr Nach-Denker der aus dem großen Bewusstseinsfluss oder seinem eigenen Unterbewusstsein aufsteigenden Impulse. Indem man durch Konzentration auf die eigene Stirn absolut urteilsfrei, d.h. ohne Sympathie oder Antipathie, die Dinge in und um sich beobachtet, nämlich auch die eigenen Gedankenimpulse, die eigenen Gefühle sowie die eigenen Handlungen und Reaktionen, verwandelt sich die eigene Sichtweise der Dinge. Erst wer dies für eine Weile gemacht hat, in dem entwickelt sich ein Bewusstsein, in welch ungeheurem Maße Bewertungen und Urteile das Leben bestimmen. Nun wird durch die vorgeschlagene Übung nicht die Fähigkeit zum Urteilen abgeschafft, aber der Mensch kann diese zumeist negativ wirkende Neigung unverkrampft beherrschen. Letztendlich wird man dadurch zu einer Oase konzentrierter Ruhe. Die Krishnamurti Foundation hat Krishnamurtis Vorträge u. a. im Buch, „The Flight of Eagle", 1971, London, aufgezeichnet. Das diesbezügliche Wissen ist allerdings uralt und wurde bereits in den antiken Mysterienschulen gelehrt. Heute kann die Hirnforschung nachweisen, dass durch die Konzentration auf den Bereich der Stirn und urteilsfreies Beobachten neue Verknüpfungen im Gehirn geschaffen werden. Universell gilt: Wohin die Aufmerksamkeit gerichtet wird, das wächst. Die uralte Konzentrationstechnik mit urteilsfreiem Beobachten bewirkt über den Weg neuer Nervenverknüpfungen eine Umstrukturierung unseres Gehirns und damit des Unterbewusstseins. Eine positive Veränderung unserer bisherigen Denk- und Gefühlsmuster sowie unseres Verhaltens sind die Folge. Durch eine bewusste, positive Änderung der Körperhaltung und ein Lächeln können wir diese Entwicklung nachhaltig beschleunigen. Auf Dauer benötigen wir jedoch auch die übrigen Komponenten, wie gesunde Ernährung, Bewegung, etc.

Professor Bruce Lipton zeigt in einem Interview „*The Power Of Consciousness*", die Macht des Bewusstseins und dessen lebensgestaltende Möglichkeiten im Licht der aktuellen wissenschaftlichen Erkenntnisse: www.youtube.com/watch?v=VYYXq1Ox4sk&feature=fvw.

Wer wirklich daran interessiert ist, seine alten, d.h. schädlichen Denk- und Gefühlsmuster abzulegen, wird die traditionelle und bewährte Lernmethode anwenden. Sie führt geradezu zwangsläufig von einer Zerstreutheit des Denkens zu einer Reinigung und zugleich zur Konzentration des Bewusstseins im Körper. Sie werden bald erkennen, wenn Sie diese Haltung einige Wochen durchhalten, dass die meisten Gedanken mit Begierden verknüpft sind, die danach trachten, dass Sie dieselben Gedanken auch „schön" denken und zwar immer und immer wieder. Denn die im Blut verankerten Begierden verlangen danach, sind süchtig auf Ihre Gedankenarbeit. Wenn Sie aber durchhalten mit Ihrer Konzentration auf die Stirn, ohne zu urteilen, dann entschlüpfen Sie immer mehr der unerfreulichen Opferrolle. Sie können dann vielleicht erstmals bewusst erfahren, dass es daneben auch Gedanken gibt, die aus der Seele, im Zentrum des menschlichen Herzens, entspringen. Sie werden sich dann in die Lage versetzen, mit dem Herzen zu lernen und zu denken. „To learn by heart", nicht etwa auswendig lernen, wie dieser Begriff im Englischen seit Jahrhunderten verwendet wird, sondern in dessen ursprünglichem Sinn. Denn das Herz ist das Zentrum der menschlichen Seele und verfügt über ein universelles Wissen. Ohne mentales Studium können wir aus dieser Quelle lernen, falls wir darauf hören möchten. Deshalb wird das Bewusstseinszentrum schließlich im Herzen verankert. Bedingung ist jedoch das Schweigen aller übrigen Sinne. Gewiss mag diese Aussage manchem Leser allzu mystisch klingen. Die neueste Quanten- und Photonenforschung stützt diese Aussagen jedoch:

Die Professoren Lynn McTaggart, Rollin McCraty, James L. Oschman, Bruce Lipton, Marilyn Schlitz, Fritz-Albert Popp, Rupert Sheldrake und viele andere verbürgen nicht nur die Möglichkeiten von bislang wissenschaftlich unbegründbaren Wunderheilungen, sondern zeigen wissenschaftlich Abläufe auf, die hinter diesen Heilungen stecken. Darüber hinaus kommen sie auf Grund ihrer detaillierten Studien zu einer von der Medizin des 19. und 20. Jahrhunderts total abweichenden neuen Sicht des Menschen. Das derzeit noch immer vorherrschende Bild des Menschen als Maschine, mit dem Steuerzentrum Hirn und der Pumpmaschine Herz, dessen Körperprozesse von der DNS bestimmt seien, wird als falsch entlarvt und verworfen. Der Körper ist vielmehr dezentral organisiert und das Hirn gleicht mehr einer Antenne und einem Transmitter als einer unabhängigen Schaltzentrale. Es sind keineswegs nur chemische und elektro-magnetische, hydraulische und nervliche Prozesse, sondern vor allem Lichtprozesse, die sich im und vor allem auch um den Körper herum abspielen. Nicht nur die menschlichen Empfindungen, nicht nur das Bewusstsein, auch nicht nur das sogenannte Körperfeld, sondern vor allem ein intelligentes Energiefeld, an dem der Mensch Anteil hat, ist wesentlich für die Lebensprozesse. Das neue Weltbild ist dementsprechend holistisch. Ähnlich wie man einen Magneten unendlich oft teilen kann und das kleinste Teil immer wieder durch einen eigenen Nord- und Südpol gekennzeichnet ist, oder wie man einen Flachwurm teilen kann und erhält immer wieder vollständig lebensfähige kleinere Flachwürmer, so ist in einer holistischen Welt alles mit allem verknüpft und alles geschieht gleichzeitig auf allen Ebenen, im großen wie im kleinsten Fraktal. Letzteres ist nichts anderes als ein widerspiegelndes Bild der höheren Ebenen. Das heißt, die Mikroebene des Atoms, die nicht mechanisch, sondern energetisch strukturiert ist, reflektiert das Makrofeld, das ebenfalls informativ-energetisch ist.

Dieses neue Bild des Menschen und des Universums deckt sich mit dem uralten, aus den christlich-gnostischen und den östlichen Religionen überlieferten Menschenbild, das aussagt, dass der Mensch mit dem gesamten Universum verbunden ist, gemäß dem hermetischen Grundsatz: *Wie oben so unten.* Der Film „The Living Matrix" (www.thelivingmatrixmovie.com), seit Sommer 2010 auch in deutscher Sprache erhältlich, gibt einen guten Einblick in diese neue Sichtweise.

Unseren persönlichen Überzeugungen kommt eine alles entscheidende Stellung zu. Der niederländische Arzt Dr. Herman Koning formuliert dies wie folgt: *„Wenn Sie glauben, sie hätten eine unheilbare Krankheit, dann haben Sie Recht und wenn Sie denken, Ihr Problem sei heilbar, dann haben Sie auch Recht. Alles hängt an Ihrer Einstellung."* Der Glaube und die eigene Überzeugung sind – was seit alters her bekannt war, aber zumeist missachtet wurde – entscheidend, ob eine Heilung erfolgt oder nicht. Sogar Scheinoperationen können nachweislich Erfolge zeitigen, wenn der Patient an den Erfolg glaubt, so eine Studie aus Huston. Das Körperbewusstsein kann Wirklichkeit und Illusion nicht unterscheiden. Deshalb kann man auch in der Hängematte liegend seine Muskeln trainieren oder dehnen, man muss sich nur das Trainingsbild stark genug visualisieren. Der Körper (Unterbewusstsein) nimmt nämlich die bloße Vorstellung als bare Münze und veranlasst den Muskelaufbau. Sind Ihre Gedankenbilder allerdings negativ geprägt, zerstören Sie vor allem sich selbst. Jedes Verlieren in negativen Gefühlen verzehrt viel Energie und kürzt unsere Lebenserwartung. Positive Gedanken und Gefühle führen zu einer Regeneration des

Körpers, zu einer Aktivierung der Selbstheilungskräfte. Deshalb ist es keineswegs egal, was Sie denken und welche Gedankenbilder und Vorstellungen Sie in sich aufnehmen! Darüber hinaus nutzt der Mensch nach den Ergebnissen der Gehirnforschung nur Teile seines Gehirns. Das Reservepotenzial, wenn wir nur unser Bewusstsein öffnen wollten, ist also immens.

Von besonderem Interesse dürfte eine Versuchsreihe von Prof. Rollin McCraty, Forschungsdirektor des Institute of HeartMath (www.heartmath.org/) sein, der die empirische Bestätigung fand, dass nicht das Hirn, sondern das menschliche Herz das dominierende, alles entscheidende Zentrum im Menschen darstellt. Man zeigte den Versuchspersonen, deren Hirn und Herz mit hochsensiblen Computermessgeräten verknüpft waren, unterschiedliche angenehme Bilder, wie Blumen, Sonnenuntergänge am Meer oder sehr bedrohliche Bilder wie Schlangenangriffe. Interessant war, dass das Herz der Testpersonen wesentlich schneller reagierte als das Hirn, welches immer hinterherhinkte. Frappierender und für jeden durch die Wissenschaften des vorherigen Jahrhunderts geprägten Beobachter geradezu erschütternd war jedoch der Tatbestand, dass das Herz bereits reagierte, bevor der Versuchscomputer das nächste, per Zufallsgenerator ausgesuchte Bild ausgewählt hatte. Das Herz reagierte also schneller(!) als die Bildabfolge durch den Computer zustande kam. Dieses Phänomen lässt sich nur mit dem Rückgriff auf die Quantenphysik erklären, die besagt: Informationen werden weder durch Zeit noch durch den Raum begrenzt. Sie sind allgegenwärtig und überall zugleich und abrufbar. Das heißt, die Welt ist holistisch und der Informationsfluss erfolgt Herz – Hirn – Körper.

Es ist verständlich, dass solche neuen Erkenntnisse, die, um es zu wiederholen, mit den Aussagen der alten Weisheiten identisch sind, noch immer nicht selbstverständliches Allgemeinwissen darstellen. Denn ein solches Wissen fordert Konsequenzen in der menschlichen Lebenshaltung insofern, als Wollen, Denken und das Fühlen im Herzen zu einer Einheit, zu einem vollen Gleichklang kommen müssen, wenn Gesundheit auf höchster Ebene realisiert werden soll; denn *was das Herz nicht will, geht in den Kopf nicht hinein*, d.h. wird nicht zu dauerndem Besitz. Es ist einleuchtend, dass diese Erkenntnisse zugleich Veranlassung zu einer vollkommenen Neuorientierung der menschlichen Gesellschaft geben werden. Für ein Negieren oder Bekämpfen dieser Einsichten ist es andererseits gottlob bereits zu spät.

Die Wissenschaftler des bereits oben zitierten Institute HeartMath sagen: *Konzentrieren Sie sich beim Einatmen auf Ihr Herz und das dreimal täglich 3-5 Minuten.* Die amerikanische Zielvorstellung ist dabei jedoch typisch amerikanisch verhaltens- und anwendungsorientiert, die Schaffung von Harmonie in der Persönlichkeit. Sie will vor allem die persönlichen und wirtschaftlich umsetzbaren Erfolge steigern und greift damit zu kurz.

Die persönliche oder die psychophysische Kohärenz ist anhand von Mustern des Herzrhythmus messbar. Nicht kohärente Muster zeigen scharfe, durch Zacken gekennzeichnete Auf- und Abschwünge, während kohärente Muster in Form von Sinuskurven verlaufen. Das Herz verursacht dabei Wärme, Druckwellen, elektrische und elektromagnetische Signale, sowie Rhythmen, Töne und Licht, die allesamt Auswirkungen auf das Hirn, alle Organe und Körperteile sowie die Umgebung haben. Erforscht sind dabei erst die Anfänge. Sicher ist jedoch, dass auf Energieströme aufgeprägte Informationen das Wesentliche sind. Die Medizin des 21. Jahrhunderts dürfte sich demgemäß total ändern in Richtung einer Informationsmedizin, die den Körper instand setzt, seine natürlichen Regenerationsprogramme durchzuführen. Krankheiten sind nach diesem Verständnis nichts anderes als ein Unfall oder Staue im natürlichen, persönlichen Informationsfeld des Menschen, die durch richtige Informationen geheilt werden können.

Das vom Institute of HeartMath entwickelte Modellbild (keine Fotografie der Wirklichkeit) zeigt den Menschen inmitten eines rund drei Meter umfassenden Globus, in welchem ein großes Bündel von Strahlen von seinem Herzen ausgeht und wieder zurückfließt.

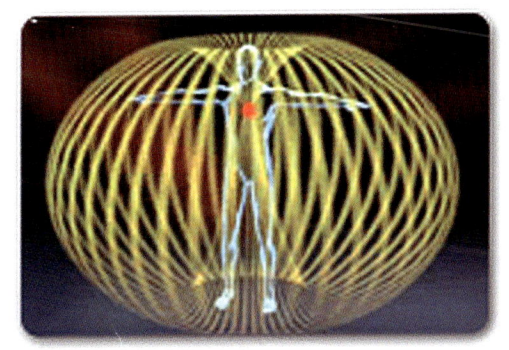

Quelle: Bild mit freundlicher Genehmigung des Institute of HeartMath

Inzwischen weiß man, dass die pulsierenden Energiefelder des Herzens um ein Vielfaches weiterreichen als zunächst vermutet und in steter Kommunikation mit dem umliegenden natürlichen Energiefeld der Natur stehen. Zu dem Energiefeld des Herzens kommen die Energiefelder des Gehirns, des Bauches mit seinem Gehirn und anderer vitaler Organe hinzu.

Untersuchungen haben ergeben, dass das elektrische Kraftfeld des Herzens 100-mal und das magnetische Kraftfeld des Herzens 5000-mal stärker ist, als dasjenige des Hirns. Das mag verdeutlichen, warum tief verankerte Emotionen so stark wirksam sind. Sie beeinflussen nicht nur das Denken. Die Wissenschaft zieht aus diesen neuen Erkenntnissen erste Folgerungen und überschreitet damit unwiderruflich die Schwelle zu einem neuen Menschenbild und einer neuen Weltsicht. Die Medien, Wirtschaft, Politik und Gesellschaft

werden mit hoffentlich nicht allzu großer Verzögerung folgen.

Aus einer Ansprache, die Charlie Chaplin anlässlich seines 70. Geburtstages im Jahre 1959 hielt, sei zitiert: *„Als ich mich zu lieben begann, da erkannte ich, dass mich mein Denken armselig und krank machen kann. Als ich jedoch meine Herzenskräfte anforderte, bekam der Verstand einen wichtigen Partner. Diese Verbindung nenne ich heute ‚Herzensweisheit'".*

Die Kraft der Gefühle und der Imagination

*Sieh auf dein Innerstes!
Denn da ist die Quelle des Guten,
die stets wieder sprudeln kann,
wenn du wieder nachgräbst.*
Marc Aurel (121-180)

Wir hatten bereits bei der Betrachtung der menschlichen Gedanken gesehen, dass sie oftmals durch unsere Begierden gesteuert sind und ihre Trennung von Gefühlen oftmals kaum möglich erscheint, wiewohl der Mensch denken kann (z.B. wissenschaftliche Überlegungen) ohne zu fühlen und zu wollen. Auch ist es möglich, dass der Mensch zeitweise ganz und gar durch Gefühle regiert wird unter Ausschaltung jeden Denkens und Außerachtlassung aller Willensvorsätze. Letztlich sind auch eisern durchgezogene Willensentschlüsse ohne Berücksichtigung jedweder Gefühlsregungen oder weiterer gedanklicher Überlegungen im Rahmen des menschlichen Aktionsradius. In jedem dieser Extremfälle werden die darauf aufbauenden Handlungen früher oder später zu einem Schiffbruch führen. Die menschlichen Aspekte Wollen, Denken und Fühlen müssen nämlich gleichgewichtig berücksichtigt sein, wenn daraus resultierende Handlungen Bestand haben sollen. Das ist uralte Erkenntnis, wenngleich nahezu permanent dagegen verstoßen wird. *Der gute Zweck wird durch gute Mittel geheiligt,* bestimmt durch mitfühlendes, vorausschauendes Denken sowie angemessenes Handeln. So wenigstens die ursprüngliche Fassung, bevor das heilige Motto zu der *Zweck heiligt die Mittel* pervertiert wurde.

Nun hat es mit dem Gefühlsaspekt so seine besondere Bewandtnis. Gefühle hängen mit den Trieben, dem Bauch, den animalischen Begierden, lokalisiert in den unteren Chakren und vor allem dem Plexus Solaris zusammen, können andererseits jedoch auch aus dem Herzen kommen. Die westlichen Sprachen zeigen nicht auf, wo Emotionen = Gefühle ihren Ursprung haben, auch wenn einige Neunmalkluge seit Kurzem willkürliche Unterscheidungen aufstellen, um zu differenzieren. Die einzige wirklich sichere Unterscheidung, die sich im deutschen Sprachgebrauch seit Jahrhunderten bewährt hat, ist die Verwendung der Begriffe Herzenswunsch, Herzenstrieb und Herzensgefühl, die klar ausdrücken, wo das Gefühl seinen Ursprung hat. Eine Oktave tiefer liegt nämlich das Bauchgefühl, das so manches Mal auch eine richtige Entscheidung treffen kann, da dort, in den Plexizentren des animalischen Bauchgehirns, viele Fäden zusammenlaufen.

Der Naturmensch wird seinem Entscheidungszentrum Bauch vertrauen und kann dabei sehr erfolgreich sein, während ein spirituell orientierter Mensch sein Bewusstseinszentrum ins Herz verlagert hat, denn die menschliche Seele spricht und versteht allein die Sprache des Herzens. Er wird also auch nicht primär vom Verstand regiert sein wie ein typischer Verstandesmensch.

Es liegt nun nicht an uns, die drei verschiedenen Varianten zu bewerten, denn alle Menschen unterscheiden sich in ihrer Entwicklung, Erfahrungsernte und Entfaltung und niemandem steht es zu, in die Persönlichkeit eines Dritten einzugreifen. Wir weisen nur darauf hin, dass auf Grund der im vorigen Kapitel angeführten Ergebnisse des Institute of HeartMath wie auch der alten Mysterien dem Herzen eine besondere Stellung zukommt und die Entwicklung eines Persönlichkeitsbewusstseins an diesem Ort mit der größten menschlichen und spirituellen Energiequelle zusammentrifft, der göttlichen Liebe, die im Menschenherzen Wohnung genommen hat.

Die Ambivalenz unseres Seins wie vor allem die Frage nach der Quelle der erfahrbaren Gefühle, die wir Liebe nennen, kommt so treffend in dem altbekannten Kontrastprogramm von irdischer Liebe und Tod zum Ausdruck:

Zwei Frauen mittleren Alters sprechen über die Liebe und ihre Ehemänner. Die eine meint: „Da spielt sich nichts mehr ab." Da fragt die andere: „Hast Du's schon mal mit schwarzen Spitzendessous und 'nem schwarzen BH probiert?" Gesagt, getan.
Am Abend zur Bettzeit erblickt der Ehemann die schwarzen Strapse und fragt:
„Sag' mal, ist was mit der Oma?"

Deshalb gilt: So ist die Welt der Gefühle, die aus dem Bauch aufsteigen, also triebhaften Ursprungs sind. Aber unveränderlich gültig ist der Satz: Wenn wir uns ändern, insbesondere unser Gefühls- und Entscheidungszentrum in das Herz verlagern, ändert sich auch die Welt.

Konnten wir sagen, dass jeder Gedanke zu seinem Absender zurückkehrt, so gilt dies auch und erst recht für jedes Gefühl, bzw. für gefühlsunterlegte Gedanken. Wir erinnern an die alte jüdische Sage, die davon spricht, dass jedes Gebet einem Pfeile gleicht, der abgeschossen wird in Richtung Gottes Ohr. Trifft er, wird das Gebet unweigerlich erfüllt. Wenn er jedoch nicht trifft, wird sich der Pfeil umwenden und mit doppelter Wucht die Brust des Schützen durchbohren. Das ist eine sehr schöne Geschichte, die dazu Anlass geben kann, beizeiten darüber zu reflektieren, was und wie man wünscht und dass man mit dem Herzen „zielen" muss.

So wird im Talmud geraten:

*„Achte auf Deine Gedanken,
denn sie werden zu Deinen Worten,
achte auf Deine Worte,
denn sie werden zu Deinen Taten,
achte auf Deine Taten,
denn sie werden zu Deinen Gewohnheiten,
achte auf Deine Gewohnheiten,
denn sie werden zu Deinem Charakter,
achte auf Deinen Charakter,
denn er wird zu Deinem Schicksal"*

Das Zusammenspiel von Gedanken und Gefühlen ist zumeist sehr ausgeprägt und kommt in unseren Wünschen und Gebeten zum Tragen. Man sollte sich deshalb recht genau überlegen, was man sich wünscht, denn der Wunsch könnte wortwörtlich in Erfüllung gehen und damit vielleicht anders, als man es dann doch haben möchte.

Wir Menschen sind also Schöpfer unserer eigenen kleinen Welt und unseres eigenen Schicksals mittels unserer gefühlsunterlegten Gedanken, die lebendige Energien sind. Wer Machtwillen, Habgier, Kritik, Neid oder Missgunst aussendet oder sich selbst für krank hält und dabei bleibt, erschafft seine eigene Hölle in sich und um sich, die er dann bewohnen darf. Wer jedoch nach schwerem Leiden und Schicksal die Reife und Erkenntnis erlangt hat, dass er falsch und wider die Schöpfung und damit zugleich wider sich selbst gehandelt hat und noch immer handelt, erhält zugleich die Möglichkeit, diese selbstgeschaffene Hölle aufzulösen, so er will. Und hier ist die Körperhaltung von besonderer Bedeutung, da sie mit den Gefühlen korreliert. Geben wir uns eine aufrechte Haltung und lächeln, können wir in uns gute, lebensbejahende Gefühle erzeugen. Wenn wir uns diese zu einer Lebensrealität machen, sind negative Emotionen und Absichten ausgeschlossen. Das ist eine elegant gelebte Eigenverantwortung, die auf erprobten, sicheren Überzeugungen fußt. Sie werden zu einer verlässlichen Quelle der Selbstregulierung und der Selbstheilungskräfte des menschlichen Bewusstseins.

Man darf gespannt sein, wann die Pädagogik, das Fernsehen und alle Medien diese durch die Quantenphysik erhärteten Aussagen nicht nur zur Kenntnis nehmen, sondern beginnen, sich dementsprechend neu auszurichten. Denn uneingeschränkte Herzlichkeit, positive Gedanken und Gefühle stärken die Gesundheit, während der Konsum negativer Nachrichten, Gedanken und Gefühle die Gesundheit nachhaltig beeinträchtigt. Jahrelange Studien des Institute of HeartMath belegen diesen Zusammenhang. Wer mag, kann einen Teil dieser Untersuchungsergebnisse in deutscher Sprache nachlesen unter www.horusmedia.de/2000-herz/herz.php. Die von HeartMath angebotenen, zumeist kostenpflichtigen und teilweise mit technischen Codierungen ausgestatteten Therapiehilfen konzentrieren sich, typisch verhaltensbezogen, auf die Bewältigung und Kompensation von Stressgefühlen und die Verbesserung von Erfolgschancen im Wirtschaftsleben, vornehmlich dem Verkauf.

Doch nun zur kreativen Anwendung unseres Denkens, Fühlens und Wollens. Wenn zum Gedanken die rechte Imagination, das heißt das bildliche Sichvorstellen der Wunscherfüllung hinzukommt, können Wünsche Wirklichkeit werden, sofern sie im Rahmen Ihres Schöpfungsplanes liegen. Wenn Sie sich voller Zuversicht im Herzen vorstellen, Sie seien vollkommen und voller Energie, strotzen vor Gesundheit, dann wird dieses imaginierte Bild auf Ihren Körper projiziert und es geht mit Ihnen bergauf. Das Gewünschte sollte in der Gegenwart, also bereits heute, so, als sei es bereits erfüllt, erfahren werden. Das ist wesentlich. Ihr Vertrauen in die Wunscherfüllung muss somit zu einer Selbstverständlichkeit geworden sein, die durch Ihr Unterbewusstsein nicht mehr angezweifelt wird. *Wenn ihr Glauben habt und nicht zweifelt, ... wird's geschehen*, so lehrte bereits

Jesus (Matthäus 20 und 21). Oder: *Was immer ihr euch wünschet, bittet darum, glaubet, dass es euch schon gegeben wurde, und es wird euch zuteil werden.* Darüber hinaus sind Freude und Dankbarkeit Kennzeichen des richtig Wünschenden. Nach modernem Verständnis könnten in diesem Zusammenhang vollzogene Heilungen als Quantenheilungen bezeichnet werden.

Man kann beim Wünschen leicht mit kleinen Dingen anfangen und staunen, wie das so klappt. Denn es klappt. Verzetteln Sie sich jedoch nicht. Wirkliche Herzenswünsche sollten nämlich die alleinige Priorität haben. Deshalb sollten Sie sich über diese klar werden. Und das geht keineswegs im Handumdrehen. Die Frage, was ist wirklich essenziell in meinem Leben, muss man sich dazu erst mal stellen. Und die Antwort bedarf einer tiefen Reflexion ins eigene Sein.

Aus den genannten Bedingungen ist erkennbar, dass es nicht so ganz einfach ist, nachhaltig erfolgreich zu wünschen. Denken Sie immer daran, dass die Zahl der Ihnen offenstehenden Wünsche begrenzt sein könnte! Und dies wird immer so sein, wenn deren Erfüllung aus Sicht der Schöpfung nicht oder nicht mehr der Höherentwicklung Ihrer Seele dienlich ist. Der Zauberlehrlinge viele mussten das bereits am eigenen Leib erfahren. Gehen Sie deshalb an die umfangreiche Literatur, die zumindest bereits die finanziellen Wünsche der Autoren gestillt hat, mit kritischem Verstand.

Wesentliche Aspekte unseres Denkens, Fühlens und Wollens werden geradezu zwingend später nochmals angesprochen. Denn unser Wollen, Denken und Fühlen sowie die daraus resultierenden Handlungen sind der Schlüssel unseres Seinszustandes.

Genesung des Bewusstseins

Bewusstseinszustand ist Lebenszustand.
Jan van Rijckenborgh (1896-1968)

Da dieses Kapitel verschiedene Möglichkeiten betrachtet, die das menschliche Bewusstsein herabziehen oder aber in seinen Schwingungsfrequenzen und dem harmonischen Gleichklang erhöhen, könnte es leicht nach Moral riechen. Und alles, was mit Moral zu tun hat, steht ja zu Recht in Verdacht, Instrument der kirchlichen und/oder weltlichen Obrigkeit zu sein, um gefügige Untertanen zu erhalten. Dennoch wage ich die Fragestellung, was trägt dazu bei, dass unsere Gesundheit und unser Bewusstsein sich auf eine niedrigere oder höhere Ebene einschwingen?

Unser Bewusstsein prägt die vermutlich elektromagnetische Lichtenergie durch die Macht unserer Gedanken. Es gibt Ihnen Form. Kommt unser Gefühl hinzu, und das ist zumeist der Fall, wird die Form schöpferisch belebt. Wohin wir auch immer unsere Aufmerksamkeit durch Wort, Tat, Gefühl oder intensives Denken richten, die von uns schöpferisch geformte Schwingung bleibt mit uns verbunden und kehrt immer wieder zu uns, ihrem Schöpfer, zurück. Denn in Wahrheit sind wir ja nicht so sehr das Wesen aus Fleisch, Blut und Knochen, sondern eher eine beseelte Ansammlung von Energien, Informationen, Gefühlen, Erfahrungen und Einstellungen, die allein zu ihrer Weiterentwicklung eines Körpers bedürfen. Das für normale Augen Unsichtbare ist das Wesentliche, das allerdings sehr wohl den Körper prägt. Wenn wir über Trübsale nachdenken oder Sorgen, dann vermehren wir sie, vor allem in uns. Kurzum, wir sind der Schöpfer und Baumeister unseres eignen Seins.

Auch wenn die beiden Aspekte des alten griechischen Mottos *ein gesunder Geist in einem gesunden Körper* wegen vielerlei Freiheitsspielräumen und karmischer Bedingungen nicht gleichgesetzt werden dürfen, korrelieren Gesundheit und Bewusstsein doch in hohem Maße miteinander. Schlechte, die Gesundheit beeinträchtigende wiederholte Handlungen prägen unser Bewusstsein, während fest verinnerlichte Vorstellungen, je nach Qualität, unterbewusst die körperliche Gesundheit unterminieren oder stärken. Ordnung im Körper herzustellen, indem ein möglichst kongruentes Wollen, Denken, und Fühlen angestrebt wird, zeitigt deshalb gute Früchte.

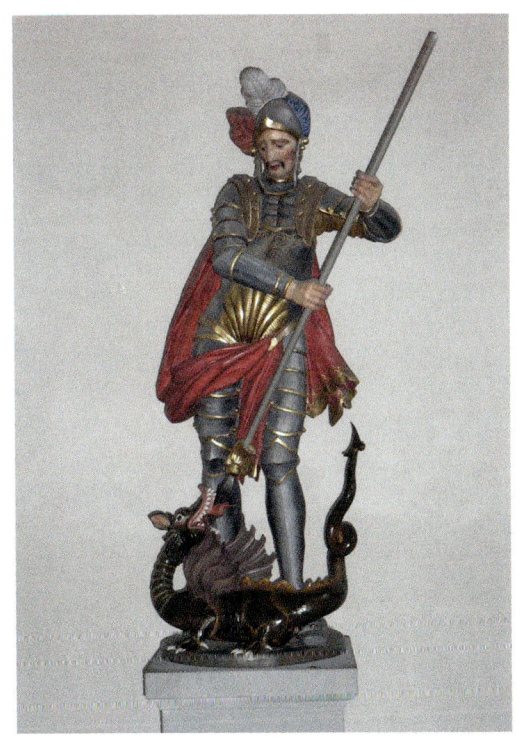

Der eigene Schatten lässt sich durch Gewalt nicht auflösen

Das menschliche Bewusstsein und Körpersystem fungiert letztlich wie ein Magnet. Was in ihm verankert ist, wird von ihm auch angezogen. Die Verankerungen sind teilweise geprägt durch erbliche und karmische Einflüsse sowie in besonderem Maße durch Fremdprogramme, die von unseren Eltern und Erziehern in unserer frühen Kindheit übernommen wurden, ferner durch eigene „anerzogene" Gewohnheiten. Es ist allseits beliebt, die Schuld für alle gesundheitsprägenden Gewohnheiten auf Dritte und äußere Umstände abzuwälzen, denn dann brauche ich mich nicht den erheblichen Anstrengungen zu unterziehen, die mit einer Änderung meines eigenen Bewusstseinszustandes verknüpft sind. Eine solche Haltung widerspiegelt nicht nur die eigene fahrlässige Bequemlichkeit, sondern zugleich den mangelnden Mut, dem eigenen Seinszustand ins Auge zu sehen und die erforderliche volle Verantwortlichkeit für das eigene Leben zu übernehmen. Womit wir in Resonanz sind, das leben wir und strahlen es aus.

Geeignete Methoden zur Änderung unseres Resonanzverhaltens und damit der Veränderung des eigenen Bewusstseinszustandes werden in zahlreichen Kapiteln beschrieben. Hier wollen wir nur rekapitulieren, welche Verhaltensweisen zu einer Veränderung des Schwingungsniveaus des Bewusstseins sowie der Gesundheit führen.

Destruktiv und schwingungsmindernd wirken: Bewegungsmangel, Faulheit, Geschwätz, jede Form von Unehrlichkeit, wie Heuchelei, seit Jahrhunderten insbesondere bei Politikern beliebt, Geltungs- oder Ehrsucht. Je höher das Ross, desto tiefer der Fall. Unehrlichkeit bzw. Unwahrhaftigkeit erzeugt nicht nur psychischen, sondern auch körperlichen Stress, der sich in den inneren Organen niederschlagt. Sehr negativ wirken auch Kritiksucht, Rechthaberei, Streit und Ärger, Eifersucht und Intoleranz sowie falsche Entscheidungen. Sie entstehen überwiegend aus Angst und eigener Unausgewogenheit. Für Sorgen und Grübeleien gilt dasselbe, ebenso für Selbstmitleid, das stark eingrenzt, egozentrisch und „blind" macht. Negativ wirken ferner sinnlose Zeitvergeudung, zumeist kombiniert mit dem Konsum allzu aufregender Filme, besonders von Horrorfilmen, Videospielen sowie entsprechende Bilder und Gedanken. Gier erwächst aus falsch verinnerlichten Grundsätzen. Wer schließlich die

Nacht zum Tage macht, zündet seine Lebenskerze an zwei Seiten an. Rauchen, Alkohol und Drogen besorgen den Rest. Dass sogar Tätowierungen und Piercings gesundheitsmindernd wirken können, ist weitgehend unbekannt. Sie können nämlich sehr leicht essenzielle Meridiane blockieren und führen dadurch indirekt zu einer Minderung der erfahrbaren Lebensqualität. Über den Konsum minderwertiger Nahrung, Genussgifte etc. sowie ungesunder Getränke, Umweltgifte und gestörte Schlafplätze wurde bereits ausführlich gesprochen.

Aufbauend wirken insbesondere alle ohne Ehrgeiz betriebenen Ausdauersportarten, wobei die Muskeldehnung nicht zu vergessen ist, denn Muskelverkürzungen, nicht nur beliebt bei vielen Hobbyradlern, bewirken eine schlechte Körperhaltung und werden damit oftmals zum Vorboten schwerwiegenderer Probleme, wie etwa Bandscheibenschäden. Empfehlenswert ist ein gesunder Schlaf, vor allem vor Mitternacht. Er wirkt positiv auf das Nervensystem und begünstigt die Regeneration der inneren Organe. Ferner gute, aufbauende Musik und Tanz, hinreichende tägliche Entgiftung und Körperentschlackung sowie eine vitalstoffreiche und gesundheitsförderliche Ernährung. Gute Fette und Weißdorntinkturen können die Herzkohärenz fördern. Notwendig ist vor allem jedoch die Akzeptanz seiner selbst, weil, solange wir unglücklich mit uns selbst sind, suchen wir stets Sündenböcke außerhalb. Störende andere Menschen sind zumeist Spiegel unserer eigenen unguten Gedanken, Gefühle oder auch getätigten Fehler. Gelegentlich sind diese Spiegelungen stark vergrößert, damit wir sie endlich erkennen mögen. Stemmen wir uns nicht dagegen, sondern nehmen vielmehr die Hindernisse in uns selbst hinweg, also werden wir frei vom Hang zu Urteilen und erlangen innere Klarheit und Harmonie! Leben wir nach dem Motto: *Was du nicht willst, das man dir tu', das füg' auch keinem andren zu.* Ehrlichkeit und die Übernahme der totalen Eigenverantwortlichkeit sowie eine gute Zeitnutzung sind geboten. Hinzu kommt der sehr wesentliche Mut zur Veränderung, der durch ein Loslassen von alten Denk- und Verhaltensmustern beflügelt wird. Dabei zählen Konzentration, Freude und Leichtigkeit bei allem, was man tut. Nicht umsonst lautet das Gesetz: *Was du säst, wirst du ernten.* Indem wir alte Verhaltensmuster loslassen, schaffen wir Raum für Neues. Dankbarkeit gegenüber allem, was wir haben und oder erleben dürfen sowie Liebe zu sich selbst und seinen Nächsten sowie der Natur beflügeln den Prozess der Neuorientierung.

Das Bewusstsein lässt sich bekanntlich in Wachbewusstsein und Unterbewusstsein unterteilen, wobei Letzteres deutlich mehr als 95 % des Gesamtbewusstseins umfassen dürfte. Das Unterbewusstsein ist notwendiger Daten- und Programmspeicher für eine Unzahl an für unser Überleben und Wohlbefinden sinnvoller Programme, jedoch auch für angenommene schädliche und widersprüchliche Programme, die durch traumatische Erlebnisse, Ängste und Süchte entstanden sind. Durch ein chaotisches Unterbewusstsein werden die Prozesse der Regeneration der DNS beeinträchtigt, wodurch der Alterungsprozess beschleunigt voranschreitet. Die Annahme des sogenannten „positiven Denkens", dass das Unterbewusstsein gewissermaßen die Quelle des Göttlichen selbst sei, ist illusionär. Wenn allerdings durch Bewusstwerdung der Inhalte des Unterbewusstseins, durch veränderte Lebenshaltung, durch Erkenntnis und die Prozesse der Reue, des Vergebens und des um Vergebung Bittens, des Löschens schädlicher Programmierungen sowie durch Verankerung von lebensbejahenden Programmen eine völlige Erneuerung stattfindet, dann wird sich das Unterbewusstsein zu einem eifrigen und freudvollen Diener der göttlichen Seele wandeln.

Gute Gefühle sind hoher Lohn für richtiges, lebensbejahendes Denken. Und das Schönste dabei ist, gute Gefühle bedeuten Lebensfreude. Sie sind zumeist nur einen Gedankensprung weit weg. Warum aber fangen wir die guten und lebensbejahenden Gedanken nicht auf? Weil wir es nicht gewohnt sind. Weil das alles gegen den Strich oder die Programmierung des eigenen wie gesellschaftlichen Trotts läuft. Und weil wir die eigene Identität vergessen haben und an dieser nicht oder kaum noch interessiert sind und eine Änderung nicht oder nur unvollkommen wollen. *„Ich kann nicht!"* heißt nämlich in Wahrheit: *„Ich will nicht!"*

Solange Ihnen ein vermeintliches Kompliment zuteil wird: *„Du bist ganz so wie vor 10 Jahren. Du hast Dich gar nicht verändert"*, wissen Sie, was die Uhr geschlagen hat. Das einzige und größte Abenteuer, das diese Welt noch zu bieten hat, wartet dann noch auf Sie, nämlich die Reise ins eigene Innere und die eigene Transformation. Deshalb: Lassen Sie Ihre Resonanz zu unguten Gefühlen los. Ärgern Sie sich nicht. Sorgen, Ärger und Urteile bringen vor allem eigenen Energieverlust und lösen nichts. Um es klar zu sagen: Dies ist kein Plädoyer für Leichtfertigkeit. Was getan werden muss, ist zu tun, wann immer es ansteht und nicht amanhã (morgen). Für Sie muss es keine Probleme geben, nur Aufgaben oder Herausforderungen. Alle begangenen Fehler waren und sind ausschließlich zum Lernen da, nicht zur Selbstzerknirschung und Selbstzerstörung. Vergeben Sie darum anderen und anschließend auch sich selbst. Es wird Ihnen und Ihrer Umwelt gut tun.

23 Heilungswege und Schnellheilungssysteme

*Glück ist kein Geschenk der Götter,
sondern die Frucht innerer Einstellung.*
Erich Fromm (1900-1980)

Nachfolgend werden weitere wissenswerte und erfolgreiche Wege zur Heilung sowie auch Schnellheilungssysteme vorgestellt, die allerdings nicht alle jedermanns Begeisterung finden mögen. Es dürfte klar sein, dass es sich hierbei, wie bei vielen der bereits angeführten Wege zur Selbstheilung, um alternative Heilmethoden handelt, die zumindest in Deutschland nicht oder aber noch nicht anerkannt sind. Manche werden unbeschadet ihrer Wirksamkeit vermutlich nie anerkannt werden. Die Gründe dafür sind unterschiedlichster Natur, keinesfalls nur ökonomisch bedingt. Bei diesen Methoden, nicht jedoch bei allen, fehlen häufig allein aus Geldmangel allgemein anerkannte wissenschaftliche Untersuchungen und Belege ihrer nachhaltigen Wirksamkeit. Viele von ihnen wirken primär auf das biologische System, andere berücksichtigen, dass dieses insgesamt unter der Führung der Seele steht, wieder andere richten sich unmittelbar an die menschliche Seele in der stillschweigenden Erwartung, dass der Bios folge. Mit den nachfolgend beschriebenen Verfahren ist der Fundus an weiteren Schnellheilungsmethoden allerdings nicht erschöpft.

Energieoptimierung mit Medalon und den Energieschlössern

Der Schlüssel zum Glück heißt Vergebung.

Unter dem Kapitel *Das Energie-Amulett Medalon* hatten wir über die außergewöhnlichen Wirkungen des Medalon berichtet. Nun lässt sich diese Energiequelle therapeutisch ganz gezielt einsetzen, mit Ergebnissen die deutlich über die durch ein Tragen bereits induzierten positiven Wirkungen, die oben beschrieben wurden, hinausgehen.

Eigene Versuche mit der Anwendung des *Medalons* auf die sensiblen Punkte der Pressakupunktur, der Klopfakupunktur sowie diejenigen der TCM brachten erstaunliche Ergebnisse. Energieblockaden wurden spürbar gelöst und der Energiefluss im Körper verbessert. Geradezu sensationell jedoch war die Wirkung bei einer systematischen Behandlung aller 26 Energieschlösser nach *Jin Shin Jyutsu*. Der erfahrbare Energiefluss im Körper war sehr stark. Kalte Nieren, kalte Füße, kaltes Gesäß, kalte Knie verschwanden unmittelbar. Schultern wurden besser durchblutet. Und das Beste von allem, die Nachhaltigkeit ist höher als bei anderen Verfahren. Dies ist jetzt nun nicht eine subjektiv übersteigerte Stellungnahme, sondern die positiven Ergebnisse können objektiv sofort nachgemessen werden mit einem Oberon-Gerät, siehe www.Stump-medizintechnik.de oder mit dem bereits zitierten Chakra-Messverfahren der Bucher GmbH, Heuchlingen.

Freilich gibt es erst wenige Untersuchungen, sodass bisher gewonnene Ergebnisse noch nicht verallgemeinert werden dürfen. Vor allem ist ungeklärt, wie nachhaltig positive Änderungen andauern.

MMS

*Glaubt den Werken, nicht den Worten.
Worte sind leerer Schall.
Die Werke aber zeigen euch den Meister an.*
Paracelsus (1493-1541)

Große Breitenwirkung und das Lob vieler Geheilter hat MMS, das „Miracle Mineral Supplement", wie es von seinem Entdecker benannt wurde, erhalten. In seinem Buch, das auch in deutscher Sprache erschien, „MMS – Der Durchbruch" von Jim Humble, Mobiwell Verlag, wird die Anwendungsmethode von MMS detailliert beschrieben. Jim Humble ist der Entdecker der Anwendung dieses extrem schnell wirkenden Oxidanz, dem Chlordioxid, in der Humanmedizin. Die oxidative Wirkung von MMS ist so kräftig, dass sie nicht nur Abwasserkanäle, sondern in besonderer Aufbereitung auch den menschlichen Körper im Expresstempo reinigt. Humble machte seine Erfahrungen vor allem mit Tropenkrankheiten, insbesondere Malaria und Schlafkrankheit aber auch Infektionskrankheiten, die nach einmaliger (!) Eingabe von MMS und einer zumeist 12-stündigen, extrem intensiven Heilkrise vollständig behoben wurden (www.youtube.com/watch?v=Mt0D9iKoP6M). Später kamen andere Krankheitsbilder hinzu, wie z.B. Pilzbefall, wobei die Dosierungen von ihm allmählich nach unten so angepasst wurden, dass die jeweils induzierte, erhebliche Heilkrise als weniger eingreifend erfahren wurde.

Die Wirkweise beschreibt Humble dahingehend, dass MMS alle anaeroben Organismen im Körper eliminiere. Anaerob ist hier gleichbedeutend mit einem sauren pH-Wert. Fremdzellen sind sauer. Gesunde Körperzellen würden nach Humble durch MMS nicht beeinträchtigt. Schädliche Nebenwirkungen, die über die mit der Heilkrise verbundene Übelkeit und/oder den kräftigen Durchfall hinausgehen, werden nicht verzeichnet.

Die Zahl der Erfolgsberichte ist bestechend. Die betroffenen Personen fühlen sich wieder uneingeschränkt gesund. Ziehen Sie bitte die verschiedenen Berichte über MMS zu Rate. Pro z.B. http://naturmedizin-alternativmedizin.suite101.de/article.cfm/mms_und_die_schulmedizin oder differenziert unter www.agenda-leben.de/thread.php?postid=3076, wobei die Kritik teilweise auf nur theoretischen Überlegungen beruht.

Humble propagiert die Eigenbehandlung und volle Eigenverantwortung des Menschen für sich selbst. Insofern spricht er vielen Menschen aus dem Herzen. Dem medizinischen System der westlichen Welt gefallen diese Sicht und seine einfache Behandlungsweise selbstverständlich nicht. Möglicherweise ist dies der Grund, warum kostenintensive Massenstudien bislang nicht gemacht worden sind. Humble dürfte deshalb und nicht nur wegen der als sehr einschneidend erfahrenen Reinigungsmethode noch viele Widerstände zu überwinden haben. MMS ist vorschriftsmäßig jeweils mit 10%iger Zitronensäure zu mischen, um das wirksame Chlordioxid (ClO_2) zu generieren. Das Mittel verspricht auch bei Krebs eine Alternative zu operativen Behandlungstechniken darzustellen, mit, soweit berichtet, deutlich erhöhten Heilungsaussichten. Dr. med. Peter Rohsmann, München, schildert seine Erfahrungen mit MMS unter www.youtube.com/watch?v=SUCKaseUIc4&NR=1.

Der schweizerische Verlag ZeitenSchrift hatte MMS bereits eine ausführliche Würdigung in Heft 59, 3. Quartal 2008, gewidmet und kommt zu eindeutig positiven Schlussfolgerungen. Einen informativen Auszug finden Sie unter www.zeitenschrift.com/magazin/59_mms.ihtml.

Vor wenigen Monaten erschien von Dr. med. Antje Oswald, Detmold, „Das MMS-Handbuch - Gesundheit in eigener Verantwortung", Daniel Peter Verlag, mit einem ausführlichen Verzeichnis von Ärzten und Heilpraktikern, die MMS therapeutisch erfolgreich begleiten.

Vor der ersten Anwendung der keinesfalls ungefährlichen Teilkomponenten (Natriumchlorit = $NaClO_2$ und Säure), die erst unmittelbar vor ihrem Einsatz zusammengemischt werden müssen, sollte man sich fachkundigen Rat einholen.

MMS ist, wie sein kleinerer Bruder, der bereits beschriebene aerobisch stabilisierte Sauerstoff (ASO), ein besonders starkes Oxidans, und sollte deshalb nicht gleichzeitig mit Antioxidansien wie OPC, Astaxanthin oder Vitamin-C-Gaben eingenommen werden, weil durch Letztere das Hinwegoxidieren der Viren, Pilze, Parasiten und lebensschädlichen Bakterien behindert werden könnte.

Auch eine schnelle Heilung auf der körperlichen Ebene, so angenehm sie sich anfühlt, wird sich am Ende als nicht ausreichend erweisen. Die Seele wird ihre Genesung einfordern, unbeschadet ob Sie sich dessen bewusst sind oder nicht.

„Magische" Schnellheilungen durch Heiler

Ein Mensch mit gütigem, hoffendem Herzen fliegt, läuft und freut sich; er ist frei.
Weil er geben kann, empfängt er;
weil er hofft, liebt er.
Franz von Assisi (1182-1228)

„Magische" Heilungen durch sogenannte „spirituelle" Heiler sind für unser rational geprägtes Denken nur sehr schwer nachvollziehbar. Nach Auskunft der auf diesem Sektor an Heilerfolgen gemessen tatsächlich erfolgreichen Heiler bemühen sich diese zumeist, auf die feinstofflichen Körper einzuwirken. So wie dies in der traditionellen Heilkunde teilweise auch durch Frequenzen erfolgt, angefangen von Farben über Töne, hochpotenzierte Heilmittel, die nur noch Informationsträger ohne Wirkstoffe darstellen bis hin zu elektro-magnetischen Hochfrequenzen und Symbolen. Fragt man Heiler, so wenden sich diese zumeist – keinesfalls immer – an den Energiekörper oder Lebenskörper des Menschen, da dort die Matrize zur körperlichen Ausgestaltung ruht. Moderne Forscher könnten auch sagen, sie wenden sich an das in der DNS abgespeicherte Programm und bemühen sich, dieses unmittelbar zu reparieren. Im Erfolgsfall wird der Stoffkörper darauf sehr zügig positiv reagieren.

Der Autor ist, wie es der Zufall so wollte, seit vielen Jahrzehnten mit dem wohl am meisten von Wissenschaftlern getesteten Heiler Christos Drossinakis befreundet. Weder die herausragenden Heilerfolge bei auch ärztlicherseits bereits aufgegebenen Menschen, noch erlittene Fehlschläge waren mit an Sicherheit grenzender Wahrscheinlichkeit vorhersehbar. Die heilerischen Bemühungen durch Handauflegung und intensive Heilswünsche sind und waren stets gleichbleibend dieselben, zumeist mit großem Erfolg gekrönt, gelegentlich jedoch, aus nicht immer nachvollziehbaren Gründen, vergeblich. Die große energetische und mentale Wirksamkeit von Drossinakis erwies sich in vielfältigen wissenschaftlichen Versuchen hingegen als klar messbar, auch über größte Distanzen. Die Wirkungen sind nachgewiesen und wissenschaftlich dokumentiert; siehe dazu sein letztes Buch „Geistiges Heilen" sowie www.Drossinakis.de.

Auf die schnelle Heilung von Sportverletzungen spezialisiert (z.B. Boris Becker, Franziska van Almsick, Roger Federer) hat sich der Ägypter Mohamed Khalifa, der im österreichischen Hallein wohnt, siehe www.mohamedkhalifa.com. Ein von Natur aus hellseherisch veranlagter und talentierter Heiler ist auch Bernhard Regner aus Bad Wörishofen. Er verzichtet auf jegliche Körperkontakte (www.hellseherheiler.com). Noch beeindruckender ist Harald Jürgen Dold in der Lösung von bestehenden körperlichen oder seelischen Ungleichgewichten und Blockaden (www.bodenseespirit.de oder lifemeersburg@web.de).

Die meisten der Heiler legen viel Wert darauf, dass nicht sie es sind, die die Heilung vollbringen, sondern die Schöpfung selbst. Es ist ein hohes Maß an charakterlicher Qualität vonnöten, dass sich keine subjektiven emotionalen Einflüsse in die Therapie einschleichen. Gute Heiler sehen sich selbst ausschließlich als „Katalysatoren", die den Heilungsprozess in Gang bringen. Sie haben, wenn es gut ist, ihr Herz geöffnet für die Liebesradiationen, auf denen das Leben und das Universum basieren. Es fließen Schwingungen (Lichtphotonen?) und Heilinformationen, die zu einer Regeneration führen. Dabei werden allerdings öfters die Erwartungen des Hilfesuchenden enttäuscht, da eine Heilung nicht an der Stelle eintritt, weswegen der Heiler aufgesucht wurde, sondern oftmals an anderer, vielleicht aus höherer Sicht wichtigeren. Solche Heiler erwarten in der Regel von ihrer Klientel eine Mitarbeit und zugleich eine zumindest teilweise Überprüfung und Umstellung der bislang unkritisch angenommenen Lebensgewohnheiten. Letzteres ist ein wesentlicher Faktor bei der Erringung und vor allem der nachhaltigen Stabilisierung einer wiedergewonnenen Gesundheit.

Die offensichtlich besonders wirksamen magischen „Heilmittel" der Naturheiler, wie zum Beispiel kräftig heilende Hände, scheinen „angeboren" und damit fest an die Persönlichkeit der jeweiligen Heiler geknüpft. Sie können somit praktisch nicht oder doch nur sehr eingeschrankt gelehrt oder weitergegeben werden. Deshalb macht es im Rahmen dieses Buches wenig Sinn, sich mit diesen allzu sehr zu befassen. Eine Ausnahme besteht jedoch bei der sogenannten Quantenheilung und dem Werden zu einem Kanal für kosmische Heilkräfte. Für eine erfolgreiche Quantenheilung langen die in jedem Menschen vorhandenen Lebensströme, um Heilungsprozesse anzustoßen. Die Weiterleitung universeller Heilkräfte, eine über die Welt der Quanten hinausreichende Kunst, verlangt darüber hinaus eine mit den universellen Gesetzen in Harmonie schwingende neue Lebenshaltung.

Quantenheilungen

Wenn jemand Gesundheit sucht, frage erst, ob er bereit ist, künftighin die Ursachen der Krankheit zu meiden. Erst dann darfst du ihm helfen.
Sokrates (469-399 v. Chr.)

Unter der äußerst modern klingenden Bezeichnung Quantenheilung, die jedoch keineswegs eindeutig definiert ist, operieren derzeit zahlreiche Heiler und angelernte Amateure. Die Methoden zur Ingangsetzung eines Heilprozesses differieren dabei im Einzelnen merklich. Erfolge sind in großer Zahl festgehalten. Unbeschadet dessen können nicht alle Methoden gutgeheißen werden. Mit der Quantentheorie der modernen Physik haben die unter Quantenheilung subsumierten Heilmethoden nichts zu tun. Die Quantentheorie dient allein als Erklärungsversuch für sich vollziehende Heilungsprozesse.

Pro und contra Quantenheilung

Populär sind derzeit Heilsysteme, die mit der sogenannten Matrix-Energie oder Null-Punkt-Energie arbeiten. Hierbei wird ein beträchtlicher Werberummel veranstaltet. Geschäftstüchtige amerikanische Heiler, die inzwischen auch in Deutschland auftreten, arbeiten wie Zauberlehrlinge mit Kräften, die sie nach eigenem Bekunden selbst nicht verstehen, geschweige denn erklären können. Dabei erzielen sie allerdings bei Anwendung bestimmter, relativ leicht erlernbarer Behandlungstechniken sowie gleichzeitig eingesetzter Impulse zahlreiche spontane Wirkungen wie auch Heilungen.

Zahlreiche Schüler der von Dr. Bartlett entwickelten Methode berühren üblicherweise mit ihrer Linken die zu behandelnde Person nur leicht an der Schulter. Mit der Rechten verbindet sich der Behandler mit dem „Feld", fühlt sodann in ca. 40 cm Abstand vom Körper des zu Behandelnden die Chakren ab und „setzt" einen Impuls, wobei dies mehr einem Geschehenlassen gleicht. In aller Regel kippen dann die Behandelten bewusstlos nach hinten um und müssen aufgefangen werden. Das ist Teil der Schnellheilungen, die Bartlett **Matrix Energetics** oder Matrix Healing nennt. Die dabei häufig auftretende, kurzzeitige Ausschaltung des Bewusstseins ist jedoch ein schwerwiegender Eingriff in die Persönlichkeit Dritter und öffnet Tür und Tor für Kräfte, die Bartlett nach eigener Aussage weder beschreiben noch kontrollieren kann. Das mag gut gewollt sein, aber erinnert sehr an die zahlreichen Fernsehshows mit Hypnoseeinlagen um der Sensation willen. Zumeist recht verwirrt und sehr benommen sowie „geheilt" stehen die Behandelten zwar bald wieder auf, ggf. bereit für einen zweiten und dritten Durchlauf oder auch mehr. Die oftmals sehr einnahmeorientierten Matrix-Therapeuten lassen die zumeist ordentlich Verdatterten mit ihrer neuen Situation üblicherweise allein fertigwerden, was für diese oft eine maßlose Überforderung bedeutet. Wohlgemerkt, Dr. Bartlett kennt auch die Zwei-Punkte-Berührungsmethode und nutzt zeitweise auch diese.

Verantwortungsbewusste Ärzte, die in vergangenen Jahrzehnten mit Hypnose gearbeitet hatten, haben nicht umsonst von solcher Methode Abstand genommen. Ferner machen Professor Sheldrake und viele andere, nicht nur bereits der Apostel Paulus, darauf aufmerksam, dass es im Feinstofflichen unendlich viele Felder oder auch Abstufungen eines einzigen Feldes (Matrix) gäbe. Aus welchem der Felder oder aus welchem Frequenzspektrum erfolgt nun der Heilimpuls, die kollabierende Welle? Bartlett bekennt offen, dass er nichts darüber weiß. Schließlich legt Matrix Energetics keinerlei Wert darauf, dass sich der Kranke mit den Ursachen seines Fehlverhaltens, die zu der Krankheit führten, auseinandersetzt. Es findet also zumeist kein Gespräch statt, weder vor Anwendung der „Matrix-Magie" noch hinterher. Der Kranke erfährt zwar häufig einen psychischen Schock, kann damit jedoch nicht umgehen. Es kommt zumeist auch nicht zu einer Heilkrise, die zu einer nachhaltigen Umstellung der bisherigen Lebenshaltung führt. Das verstößt nicht nur gegen die obige Aussage von Sokrates, sondern gegen das universelle Gesetz. Jesus sagte, nachdem er geheilt hatte: „*Gehe hin, danke Gott und sündige nicht mehr! So nicht, wird Schlimmeres über dich kommen.*" Übersetzt in unsere Sprache heißt sündigen = absondern von den universellen Schöpfungsgesetzen. Und genau das darf nicht sein, dass nämlich der Geheilte in seine alten, destruktiven Denk-, Gefühls- und Verhaltensmuster zurückfällt. Wenn doch, dann wird es das nächste Mal noch ärger. Die Summe dieser Fakten sollte vor einer unbedarften, isolierten Anwendung von Matrix Energetics warnen. Es bringt keinen nachhaltigen Erfolg, wenn die Krankheitssymptome zwar verschwinden, die krankmachenden Ursachen jedoch auf eine andere Persönlichkeitsebene oder in die Zukunft verschoben werden!

Krankheit wird in allen Gesellschaften und Religionen dieser Welt überwiegend als Ausdruck einer wie auch immer gearteten Abweichung von der Schöpfungsnorm angesehen, auch wenn dies so mancher Materialist nicht wahrhaben will und dagegen ankämpft. Liebe, Fürsorge und Hilfe zur Ingangsetzung der natürlichen Heilkräfte sind die seit Jahrtausenden Bestand habenden Heilmethoden, die zur Regeneration führen.

Wenden wir uns nun denjenigen Aspekten der Quantenheilung zu, die Bestand haben dürften. Sie sind mit vielen Namen verbunden. Jeder hat sie entdeckt. Kaum einer zitiert. Und jeder war der Erste, wobei auch der am meisten genannte Dr. Frank Kinslow, der noch vor Bartlett veröffentlichte, nachweislich in fremden Gewässern fischte, ohne dies in seinen Büchern zu dokumentieren. Lange vor ihm beschrieb Segre K. King in seinem Buch „Der Stadtschamane" die wesentlichsten Teile der Methodik. Jahrzehnte vorher hatte bereits Dr. Samuel West in der von ihm als Anschlusspunkt-Technik (pin-point-technique) bezeichneten Methode, die wir oben beschrieben haben, große Heilerfolge erzielt. Ferner der Neuseeländer Clif Anderson mit seiner Methode der *Deep Field Relaxation (DFR)*. Kinslow spricht von „Quantum Entrainment", zu Deutsch Quanten-Aufladung. Dieser Begriff findet jedoch in den Übersetzungen keine Verwendung. Man bevorzugt den Anglizismus neben dem allgemeinen Begriff Quantenheilung.

Bei diesen Formen der Quantenheilung handelt es sich im Wesen um nichts anderes als eine „moderne" Version des uralten beidhändigen Segnens, das freilich auch noch zu Beginn der Neuzeit en vogue war. Erinnert sei an Ludwig XIV., von dem es hieß, er sei mit heilenden Händen begnadet gewesen. Er soll als junger König jährlich einmal viele seiner Untertanen mit beidseitigem Handauflegen geheilt haben. Erfreulich ist, dass heute bereits in einigen Kliniken die als „therapeutisches Berühren" genannten Heilimpulse erfolgreich eingesetzt werden, siehe http://www.3sat.de/page/?source=/ard/sendung/151289/index.html. In Japan hingegen wurde die Methode des Handauflegens im Rahmen der Volksmedizin durchgängig und auch im 20. Jahrhundert praktiziert. Dr. Nobuo Shioya, „Der Jungbrunnen des Dr. Shioya", KOHA-Verlag, sprach von Lebensstrahlen, die vom Handauflegen ausgingen und praktizierte diese Methode bereits als junger Arzt.

Dr. Kinslow hat für diese Heilmethode vor allem einen zeitgemäßen und sehr werbewirksamen Namen gefunden und die Methode dem breiteren Publikum besser strukturiert vorgetragen. Sein Verdienst liegt darin, die Quantenheilung ins allgemeine Bewusstsein gehoben zu haben und als effektive Heilmethode publik gemacht zu haben. Zur Quantenheilung mit der Zwei-Punkte-Berührungsmethode gibt es inzwischen eine umfangreiche Literatur. Zu nennen sind neben Dr. Frank Kinslow, „Quanten Heilung und Quanten Heilung erleben", Wolfgang Zimmer, „Angstfrei mit Quantenenergie und Quantenenergie in der Praxis", Dr. med. Lothar Hollerbach, „Der Quanten Code", Trinity Verlag, sowie das sich auf das Wesentliche konzentrierende Werk von Ruy Takahashi, „Heilen mit Quantenenergie".

Die Zwei-Punkte-Berührungsmethode der Quantenheilung

Um die Quantenheilung erfolgreich einsetzen zu können, bedarf es einer Vorbereitung des eigenen Zustandes. Die Vorbereitungsphase besteht aus zwei Komponenten, der Sensibilisierung und der Harmonisierung. **Sensibilisieren** Sie sich durch eine Ohrenmassage, dadurch steigt Ihre Aufmerksamkeit; ferner durch langsames Aufeinander-zu-Bewegen der geöffneten Handflächen. Ab einer individuell unterschiedlichen Entfernung werden Sie ein Kribbeln in den Händen verspüren. Bei manchen erfolgt dies bereits bei weit geöffneten Armen, wenn die Handflächen aufeinander zu zeigen, bei anderen macht sich das Kribbeln erst kurz vor Berührung der Handflächen bemerkbar. Üben Sie dies hinreichend, um die Wahrnehmungsfähigkeit der Energie, die über Ihre Hände und Finger fließt, sowie Ihre Intuition zu schulen. **Harmonisieren** können Sie sich leicht, wenn Sie bewusst während der Harmonisierungsphase mit dem Zwerchfell atmen und die Gymnastikübung Nr. 21 durchführen. Ferner können Sie sich bei Zwerchfellatmung mittels intensiver Imagination unter einen Lichtkegel oder eine Lichtdusche stellen, die Ihr ganzes Sein erfasst; und schließlich dadurch, dass Sie Ihr Denken, wie oben beschrieben, voll und ganz Ihrem Herzen unterstellen, wodurch Ihr Gedankenprozess zwangsläufig zur Ruhe gelangt. Dabei ebenfalls mit dem Zwerchfell atmen. Durch die Harmonisierung kommen Sie zu innerer Ausgeglichenheit oder in der Sprache der Physik zu einem synchronen, harmonischen Schwingen Ihrer körperlichen, mentalen und gefühlsmäßigen Energien. Diese Synchronisation ist erforderlich, um erfolgreich gute Heilungsimpulse generieren zu können.

Je nach Diagnose formulieren Sie das **Heilungsziel** verbal oder rein gedanklich in positiven Worten/Bildern. Nun folgt die Phase der **Handauflegung.** Sie legen die eine Hand leicht auf die schmerzende Stelle. Ist das Organ doppelt ausgebildet, legen Sie die andere Hand auf den zweiten, gesunden Körperteil/Organ oder ansonsten auf eine andere schmerzfreie Stelle des Körpers. Achten Sie dabei auf das Gefühl in Ihren Händen, es wird sich über der Schmerzstelle anders anfühlen als über der gesunden Körperstelle. Lassen Sie jetzt beide Hände einige Zeit in Ruhe dort liegen. Sie sollten sich dabei ausschließlich auf das Gefühl in Ihren Händen konzentrieren. Auf keinen Fall aber mit den Gedanken spazieren gehen! Wenn sich beide Hände gleich anfühlen, was in der Regel nach spätestens 15 Minuten, bei Geübten und in Abhängigkeit von der Situation kann dies ggf. bereits nach wenigen Minuten der Fall sein, ist der Heilimpuls gesetzt und die Behandlung beendet. Noch besser als eine Konzentration des Behandelnden auf die eigenen Hände wirkt der Heilimpuls, wenn Sie (der Behandelnde) absolut gedankenstill in der vollkommenen inneren Harmonie einer Herz-Haupt-Einheit verweilen können. Entscheidend sind das Bewusstsein und dessen Schwingung, damit Heilung in Gang kommt und über Sie (nicht von Ihnen) fließen kann. Eine Hilfe kann auch sein, wenn Sie sich vorstellen, Sie bestünden nur aus Energiewellen, die mit Informationen geladen sind (Photonen). Die Photonen springen von einem Berührungspunkt durch den Körper zum nächsten, dem kranken und verschränken sich. Und damit kann sehr schnell ein Heilimpuls erfolgen.

Oftmals ist eine Behandlung nach einigen Tagen zu wiederholen. Kann die Hand nicht auf die schmerzende Stelle gelegt werden, dann daneben oder bei Geübten in etwas Abstand darüber, was dann auch mit der zweiten Hand so gehandhabt werden kann, weil die Strahlkraft der Hände genügend stark ausgebildet ist. Statt der gesamten Hand ist auch die Verwendung von jeweils nur einer Fingerkuppe möglich.

Bei einem Sitzungsablauf mit zwei Personen ergibt sich folgende Vorgehensweise: Ihr Freund klagt z.B. über Schmerzen im rechten Oberarm. Dann formulieren Sie das Heilziel präzise und vor allem positiv, *„ein voll beweglicher, sich gut anfühlender Oberarm".* Sie stellen oder setzen sich dazu am besten hinter Ihren vor Ihnen sitzenden Freund und beginnen voll konzentriert die Behandlung, wie oben dargelegt. Der Behandelte soll sich dabei entspannen und an etwas Schönes denken. An eine Heilung braucht der Behandelte nicht zu glauben. Er tut auch gut daran, alle eigenen Vorstellungen, Verkrampfungen oder Gebete loszulassen. Sie sind nur hinderlich. Es gilt nur entspannt wahrzunehmen. Quantenheilung funktioniert auch bei Tieren!

Der fortgeschrittene Behandelnde muss selbst bei einem schmerzenden Knie nicht beide Knie mit den Händen umfassen, wiewohl dies naheliegt, sondern kann auch beide Schultern berühren. Das klappt ebenfalls. Ziel ist nämlich primär die Setzung eines Synchronisationsimpulses, welcher letztlich für den gesamten Körper gilt. Bei **psychischen Problemen** erfolgt die Handauflegung stets von hinten auf die Schultern, neben dem Hals. Denken Sie jedoch daran, dass psychische Probleme ggf. rein ernährungsbedingt oder durch andere fortbestehende Auslöser, z.B. elektromagnetische Störfelder oder einen gestörten Schlafplatz, entstanden sein können! Dann wird, wenn diese Ursachen nicht aufgehoben werden, die harmonisierende Wirkung der Quantenheilung sehr schnell verpuffen!

Ein beidseits manuelles Setzen von Heilimpulsen auf oder über dem Kopf (segnen) dürfte zugleich die Synchronisation der beiden Gehirnhälften fördern.

In jedem Fall wird die behandelte Person die Behandlung als sehr angenehm und harmonieförderand erfahren. Das ist deshalb der Fall, weil Sie bei rechter Einstellung voll synchron schwingen und damit synchrone Schwingungen übertragen. Kranke Körperstellen sind demgegenüber nicht synchron, sondern versetzt oder gar chaotisch schwingend. Die Übertragung synchroner Schwingung setzt somit eine Änderung des bisherigen Schwingungsmusters in Gang. Die Selbstheilungskräfte der Natur werden aktiviert. Und letztlich heilen ausschließlich diese. Der vermeintliche „Heiler" ist wirklich nur der Impulsgeber für ein natürliches regenerativ wirkendes Schwingungsmuster, mehr nicht. Je reiner und liebevoller das Bewusstsein, desto erfolgreicher die Therapie. Dabei ist eine komplette Neuausrichtung des energetischen Systems möglich. Die Quantenenergie selbst sorgt für Heilung, wenn auch oftmals erst mit Verzögerung, weil Synchronisationsprozesse gelegentlich mehr Zeit beanspruchen. Auch Fernheilungen sind mittels Quantenheilung möglich, wenngleich es zweckmäßig erscheint, sich diese Kunst erst zuletzt anzueignen. Wer Heilimpulse bei Dritten zu setzen vermag, wird selbst heil, denn er verschenkt kaum je persönliche Kraft, sondern wirkt vielmehr als Brücke des Energieflusses kosmischer Kräfte, die auch ihm selbst zugute kommen, so er in der rechten Einstellung verweilt.

Wenn man die gegebene Lage klar durchdenkt, wird es offensichtlich, dass Quantenheilungen am eigenen Körper um vieles schwerer zu verwirklichen sind, als am Körper eines Dritten. Denn es ist eine besondere Herausforderung, nicht an den eigenen Schmerz zu denken und mental wie gefühlsmäßig in ein vollkommenes Gleichgewicht zu kommen. Es ist jedoch möglich. Eine Hand wird man auf die verletzte oder kranke Stelle legen, die andere Hand auf eine gesunde. Im Normalfalle sollte sich die Heilung beschleunigt vollziehen, wenn, ja wenn der sich selbst Behandelnde das innere Gleichgewicht findet. Dabei stets die oben beschriebene Vorbereitungsprozedur beachten. Ein bewusst ganz einfaches, banales Beispiel: Sie haben kalte Füße. Dann legen Sie die rechte Hand auf Ihr Steißbein und die linke auf das Schambein gemäß *Shin Jin Jyutsu*. Tun Sie dies nach der oben empfohlenen Methodik, also mit der klaren Zielsetzung *„warme Füße, jetzt"* und der oben empfohlenen inneren, völlig entspannten Ausrichtung. Es funktioniert, allerdings kaum in einem verkrampften Zustand. Einfacher ist und bleibt eine interfamiliäre Hilfestellung oder in obigem Beispiel, Bewegung oder, so möglich, eine Wärmflasche. :-)

Eine einfache Methode zur Anwendung der Quantenheilung an sich selbst entwickelte Othmar Schluttenhofer aus Schwangau. Man verwendet dazu einen präparierten Ring an einem Handgelenk, der an einer mit − und einer mit + gekennzeichneten Stelle vom Mittel- und Zeigefinger der anderen Hand für wenige Sekunden berührt wird. Das Minus steht für das zu behandelnde Thema, das Plus für die Aktivierung der Lösung. Dabei hat die volle Konzentration des Anwenders auf diese zwei Punkte zu erfolgen. Dann die Lösung aktivieren, indem man das sagt oder nur denkt und die Finger weg vom Ring nimmt. Wenige Sekunden danach soll die Welle aus Energie und Information beim Anwender ankommen, was sich zumeist in einem leichten Schwanken des Oberkörpers zeigt. Die Vorbereitung durch Entspannung, Harmonisierung und positive Zielformulierung erfolgt wie oben. Auf diese Weise lassen sich nach den Erfahrungen Schluttenhofers z. B. bewegungsbedingte Beckenschiefstände binnen Minuten beheben.

Abschließend sei nochmals ausdrücklich darauf hingewiesen, dass bei der Quantenheilung nur ein Aspekt oder Ausschnitt des universellen Quantenfeldes in Resonanz geht. Ohne eine weiterführende Auseinandersetzung mit den Ursachen der Krankheitssymptome und deren Behebung durch Erkennen, Vergeben und Verzeihen sowie das Entwickeln von Dankbarkeit und Liebe werden Sie sich nicht

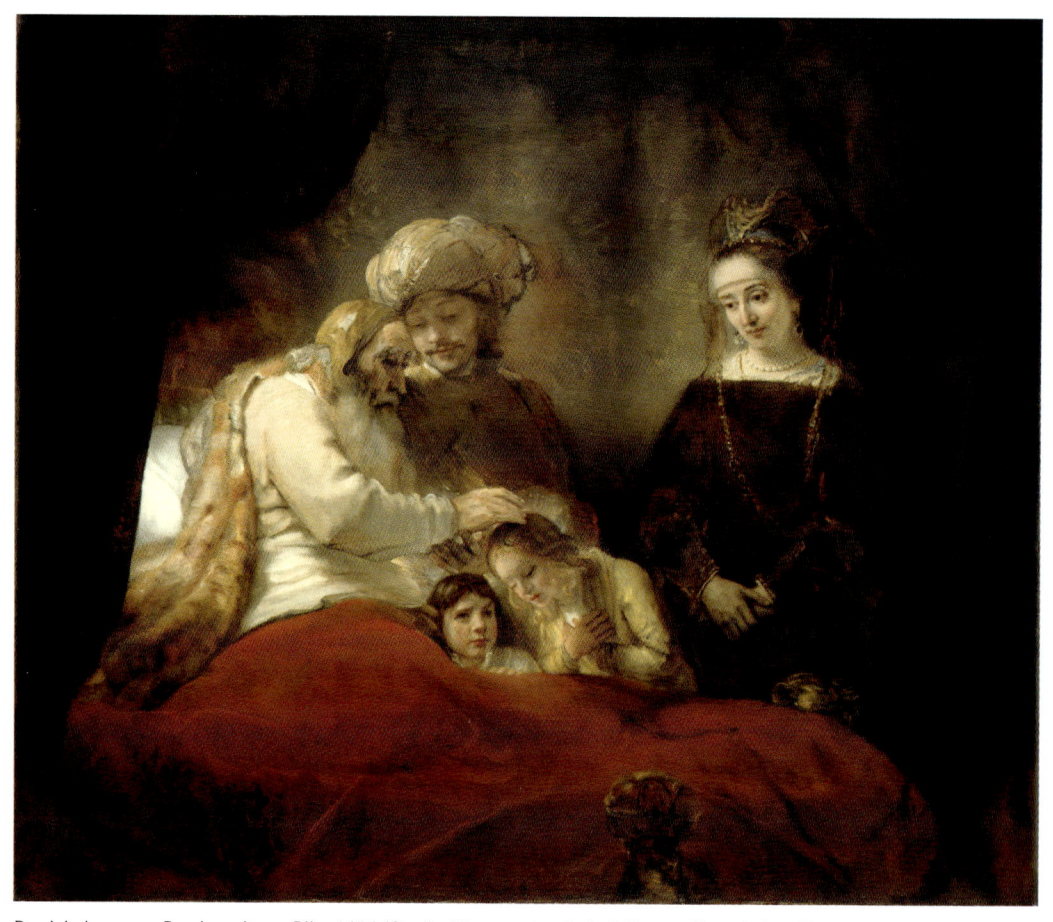

Der Jakobssegen, Rembrandt van Rijn, 1656 (Quelle: Museumslandschaft Hessen Kassel, Gemäldegalerie Alte Meister)

nachhaltig von dem Übel befreien können. Unangemessen erscheint die vielfach vorgenommene Gleichsetzung des Quantenfeldes mit der Fülle der göttlichen Offenbarung. Scheitern wird die Quantenheilung immer, wenn der Anwender Zweifel hegt oder mit dem eigenen Willen ein bestimmtes Ergebnis erzwingen will. Auch hier gilt die laotische Weisheit: *„Das Lassen ist das Tun des rechten Weges"*. Also im Loslassen, nur im Lassen kann das Rechte getan sein. Und damit sind wir wieder bei den oben genannten Segnungen, die stets unter dem Motto standen: *„Herr, nicht mein, sondern Dein Wille geschehe"*.

Jedwede derartige Anwendung der Quantenenergie schafft Ordnung im Körper, sowohl beim Anwender als auch beim Empfänger. Es gibt keine unkalkulierbaren Risiken oder Nebenwirkungen, nur ein Plus an Harmonie und körperlicher wie psychischer Ordnung, an deren Aufrechterhaltung der Geheilte allerdings aktiv mitzuwirken hat.

An dieser Stelle sei nochmals und nachdrücklich darauf hingewiesen, dass bei allen ernsthaften Erkrankungen unbedingt eine fachmännische Betreuung durch Hausarzt oder Heilpraktiker in Anspruch zu nehmen ist.

Russische Schnellheilungssysteme

*Die Wahrheit triumphiert nie,
ihre Gegner sterben aus.*
Max Planck (1858-1947)

Für die meisten westlich geprägten Leser wird es erstaunlich sein, dass bereits in der UdSSR, dem Hort eines über lange Jahrzehnte herrschenden extremen Sozialismus und Kommunismus, eine Rückbesinnung auf die reichen Regenerationsmöglichkeiten der Natur möglich war und auch stattgefunden hat. Über die Erfolge der russischen Ärzte Buteyko (Atemmethode) und Schatalowa (Ernährungs- und Energiemethode) wurde bereits berichtet, ebenso über die von Harmut Müller in St. Petersburg mit russischen Kollegen entwickelte Theorie von *Global Scaling*. Zweifellos entpuppte sich das Nicht-Vorhandensein einer marktbeherrschenden Gesundheitsindustrie als ein großer Vorteil, der das eigenständige Denken zahlreicher russischer Forscher und Ärzte beflügelte.

Viel klarer als im Westen sind die Erkenntnis und das Bekennen der Wissenschaftler zur Existenz eines Schöpfungsplanes und dem Bestehen universeller Lebensgesetze.

Arkadij Petrov schreibt in seinem 1. Buch „Rette Dich" aus der Trilogie „Erschaffung der Welt" in Kapitel 8:

„Kann man denn vermuten, dass die lebendige Materie des Kosmos das Ergebnis eines gewissen willensstarken Impulses ist? Könnte ein solcher auf die Verteilung der Massen der Materie einwirken? Kann man denn solche Einwirkungen in anderen, hoch komplizierten Erscheinungen der uns umgebenden Welt suchen und finden?

Zu gewissen Zeiten herrschte in der Wissenschaft der Standpunkt, das Entstehen des Lebens auf der Erde wäre zufällig (Anmerkung: Die herrschende Meinung im Westen ist immer noch in dieser Illusion befangen). *Heute jedoch, vom modernen wissenschaftlichen Standpunkt ausgehend, wird die Zufälligkeit einer Synthese der Moleküle RNA und DNA, die bekanntlich das Leben bestimmen, als wenig wahrscheinlich angesehen. Außerdem, die Zeit der Existenz des Universums selbst wäre ungenügend für das Entstehen des Lebens auf der Basis des Zufälligkeitsprinzips.*

Wenn, so eine der Berechnungen, in einer beliebigen Zelle des Raumes in der Umgebung eines Elektrons jede Mikrosekunde eine Variante erprobt würde, so wären auf 100 Mrd. Jahre nur 10 Varianten erprobt. Die Zahl 10 ist im Vergleich zu den notwendigen 101000000 minimal.

Wenn man mit Methoden der ‚Zufallskombinationen' versuchen würde, selbst das einfachste, primitivste Eiweißmolekül zu bilden, wäre für die ganze Zeit der Existenz des Universums nur ein geringfügig kleiner Teil solcher Varianten ‚durchgespielt'."

Auch wenn so mancher materialistische Wissenschaftler zu Recht darauf hinweist, dass mittels der Wahrscheinlichkeitsrechnung ein wissenschaftlicher Beweis der Existenz Gottes nicht möglich ist, so bleibt die tatsächliche Ausklammerung Gottes aus der Schöpfung und Wissenschaft unabhängig vom IQ nichts anderes als der Beweis mangelnder Reife. Die wegen eigener psychischer Mängel gegebene Unfähigkeit, selbst mit dem eigenen Herzen und Haupt essenzielle Erfahrungen zu machen, lassen so manchen Wissenschaftler unbeschadet eines hohen Intelligenzquotienten in Negation verharren. Wie könnten sie je finden, solange sie ausschließlich mit dem Hirn suchen, was mit dem Hirn allein nicht gefunden werden kann? Zur Negierung oder Abwertung der Erfahrungen anderer Menschen ist es dann ein kleiner Schritt. Der Nobelpreisträger Albert Einstein hatte da offensichtlich ein besseres Gespür, indem er seine Überzeugung aussprach: *„Gott würfelt nicht."* Und: *„Die menschlichen Wesen, Pflanzen oder*

der Staub, wir alle tanzen nach einer geheimnisvollen Melodie, die ein unsichtbarer Spieler in den Fernen des Weltalls anstimmt."

Führende russische Wissenschaftler gehen noch einen Schritt weiter, der hier im Westen überwiegend ängstlich gescheut wird, und bekennen entsprechend ihrer Einsicht, dass es eine allumfassende Intelligenz, die der gesamten Schöpfung innewohnt, gibt und diese Gott selbst ist. Sie sagen, dass Wissenschaft zum Wohl des Menschen letztlich nur möglich sei, wenn die Existenz einer unzerstörbaren im Menschen wohnenden gottgeschaffenen Seele akzeptiert werde. In einer so vollkommenen Seele ist alles Wissen enthalten, auch wenn es vom derzeitigen menschlichen Bewusstsein nur in kleinen Bruchteilen erfasst wird. Die gesamte Natur und Schöpfung ist durch Informationen miteinander verknüpft, von den entferntesten Galaxien bis zu den kleinsten Erscheinungen.

Primär durch das Wirken von Grigori Grabovoi (www.grabovoi.de/diplome.html) sind wesentliche Wirkmechanismen des menschlichen Bewusstseins zur Wiederherstellung der Gesundheit von Mensch wie Natur offengelegt worden. Grabovoi beschreibt den engen Zusammenhang zwischen wissenschaftlichen Erkenntnissen und den Lehren Jesu und anderer Hierophanten. Die neue Wissenschaft sei somit „irrational", d.h. sie greife weit über die menschliche Ratio hinaus und könne nur über das Herz erschlossen werden. Einen ersten Einblick gewährt der fünfteilige, sehenswerte Film „Die gerettete Welt" unter www.lichtarbeiter-forum.de/die-gerettete-welt-t448.html.

Die Zielrichtung geht also weit über die Herstellung einer persönlichen Gesundheit hinaus. Es ist eine Lehre, die das Ziel hat, die immer drohender werdende Zerstörung der gesamten Schöpfung durch Wirtschaft, Wissenschaft und politische Machthaber zu unterbinden. Deshalb nannte Grabovoi seine Botschaft eine neue Lehre für die neue Zeit: *„Rettung und harmonische Entwicklung des Menschen"*. Die Lehre geht davon aus, dass Gott und seine Schöpfung in jedem möglichen Glauben und in jeder Kultur, in jedem Menschen, überall und einheitlich existieren. Das Verbindungsglied des Menschen zum Schöpfer und zu allen anderen Geschöpfen ist seine Seele.

Es wird Wissen über den Aufbau und die Struktur der Seele weitergegeben und aufgezeigt, wie die äußere Realität durch Veränderungen im Inneren zur Entfaltung gebracht werden kann. Das Besondere dabei ist, dass diese Lehre für egozentrische Zwecke oder zur Machtausübung nicht missbraucht werden kann. Es handelt sich um ein Wissen, das allein aus dem Herzen und Glauben und damit in Verbindung mit dem ursprünglichen Schöpfungsfeld realisiert werden kann. Die Nähe zu der seit zweitausend Jahren mit Füßen getretenen Botschaft Jesu ist frappierend.

Grigori Grabovoi lehrt, dass das gesamte Universum eine informative Struktur sei und der Mensch eine Lichtstruktur, die Informationen trage. Der Mensch selbst bestehe aus drei göttlichen Strukturen, der Seele, dem Geist und dem Bewusstsein. Diese Triade sei für Mensch und Welt existenziell. Auf ihr basiere die Ur-Matrix nach dem perfekten Plan der Schöpfung. Alle Abweichungen müssen und können wieder hergestellt werden, damit der Mensch und die Umwelt in Harmonie gelangen und in der göttlichen Norm schwingen. Der Mensch besitzt somit durch sein Bewusstsein das Instrument, um die Welt und sich selbst zu verändern und um beliebige negative, d.h. außer Norm geratene Informationen der inneren oder äußeren Realität in normgerechte umzuwandeln. Indem der Mensch die Informationen verändert, verändert er sich selbst und die Welt. Die Welt ist demnach abhängig vom Menschen. In dem Maß, wie der Mensch zur Selbsterkenntnis gelange, finde er zur Schöpfung, zu Gott. Nur im Zuge der Selbstfindung könne der Mensch mit Gott und der Schöpfung kommunizieren. Die Seele ist Teil Gottes selbst und durch Geist und Bewusstsein wird alles Beseelte in der erlebbaren Welt manifestiert. Deshalb sind auch alle Seelen miteinander verbunden und alles, was man anderen zufügt, hat seine Folgen in der eigenen Seele und im eigenen Bewusstsein. Eine Aussage, die kongruent ist mit den uralten Erkenntnissen der Gnostiker.

Seele, Geist und Bewusstsein nach Grabovoi

Betrachten wir nun die Triade der menschlichen und schöpferischen Aspekte nach Grabovoi.

Die Seele

Auf ihrer Ebene erfolgen die Wechselwirkungen mit dem Schöpfer. Jeder Planet, jeder Stern ist eine Seele, unerschütterlich, wie die Weltstruktur, die alles organisiert. Von ihr geht der Geist aus, sie schafft das Bewusstsein und Letzteres die Form der Existenz. Die Seele gleicht somit dem Prinzip; das Bewusstsein, die Struktur und der Schöpfer liefern die Grundlage für alles, da letztlich alles aus dem Schöpfer selbst hervorgeht.

Der Geist

Der Geist ist der Wille des Schöpfers in der Seele und existiert ohne Raum und Zeit. Zugleich aber ist der Geist auch eine Handlungsform der Seele und der Energievorrat zur Schaffung der körperlichen Realität. Durch Konzentration des Geistes auf eine Form verwirklicht sich die Erscheinungsform in Elementen des physischen Körpers, sowohl im Großen und Außen wie auch im Kleinen (Mikrowelt) und Innen. Geist beschert Wachstum und Formgebung. Mit Hilfe des Geistes teilen sich Zellen. Bei Abwesenheit bleibt nur Verfall. Geist ist also Leben. Und da in jedem Objekt und Lebewesen Geistkraft steckt, ist Geist überall und in allem. Er ist eine lebendige, organisierte Struktur. Er gleicht Strömen von Neutrinos, also neutralen Elementarteilchen, die jedes und alles durchdringen ohne abgewiesen zu werden oder sich zu verändern. Geist ist somit allgegenwärtig, alles durchdringend und nichts beschädigend. Er ermöglicht allem zu erscheinen und zu sein.

Das Bewusstsein

Bewusstsein wird definiert als die Fähigkeit, auf Informationen zu reagieren und sie zu verarbeiten.

Bewusstsein, das sich zu bewusstem Sein entwickeln kann, ist die Struktur, die der Seele erlaubt, den menschlichen Körper zu steuern. Das Bewusstsein wird allerdings durch verschiedene Zustände gekennzeichnet. Grabovoi unterscheidet schlafendes, waches, erweitertes und wahrhaftes Bewusstsein, sowie zahlreiche Besonderheiten auf allen Ebenen. Das gewöhnliche Bewusstsein nimmt die Wirklichkeit so wahr, wie sie von der Mehrheit gespiegelt und historisch gespeichert wurde. In diesem Fall entspricht die Vorstellung über die Welt und uns selbst dem Durchschnitt der Masse und ihrer vorherrschenden Meinung. Diese Menschen nehmen die Welt wahr, als ob sie blind in der Nacht umherirrten. Sie wissen nicht, wohin sie gehen. Das erweiterte Bewusstsein entsteht, wenn die Wechselwirkungen zwischen sichtbarer und unsichtbarer Welt wahrgenommen werden. Dann werden Fähigkeiten entwickelt, zunächst halb bewusst, dann bewusst, Prozesse auf der Mikro- wie der Makroebene zu steuern. Durch das erweiterte Bewusstsein entsteht „geistiges Sehen" und das Erkennen der Schöpfung. Das wahrhafte Bewusstsein widerspiegelt die gesamte Struktur der Welt. Durch wahrhaftes Bewusstsein kann ein beliebiges Element der Realität in Erscheinung gebracht werden.

Grigori Grabovoi und seine Schüler, insbesondere Arkady Petrov, haben Methoden entwickelt, die durch sehr konkrete Informationsimpulse Heilungen zustande bringen können, von denen nachfolgend einige wenige der weit über 20 Methoden vorgestellt werden. Nehmen Sie dabei bitte alle „Techniken" spielerisch, als ein Jonglieren mit Ihrem Vorstellungsvermögen und Bewusstsein, nicht etwa als Abbildungen einer wissenschaftlichen Realität, was sie weder sind noch sein wollen. Frappierend jedoch wird sein, dass mit diesen „Techniken", je nach individueller Veranlagung, durchschlagende Erfolge erzielt werden können.

Aktivierung der Steuerung durch das Bewusstsein

Um die Steuerung des Bewusstseins zur Erzielung von Heilungen und der Harmonisierung der Umwelt zu aktivieren, ist eine Verbindung zur Schöpferebene herzustellen. Dabei sind nach Grabovoi bewusst und konzentriert folgende Affirmationen auszusprechen (auch wenn es sich dabei nur um fromme Wünsche handeln mag):
1. Ich bin in meiner Seele. Ich sehe alles so, wie es der Schöpfer sieht.
2. Ich handle immer so, wie der Schöpfer handelt mit dem Ziel: *Rettung und harmonische Entwicklung der Welt.*
3. Datum und Uhrzeit.

Diese Aussage ist nun der eigenen Vorstellung nach in die Unendlichkeit auszusenden, denn nur durch das Senden des Impulses in die Unendlichkeit kann der zeitlichen Wirksamkeit der darin enthaltenen neuen Information Dauer verliehen werden. Deshalb sind auch eine Datums- und Zeitangabe erforderlich.

An dieser Stelle nochmals ein Wort an die Kritiker, die sich fragen: *Wie kann durch die hier und oder auch in vorigen Kapiteln dargestellte „Gedanken- und/oder Gefühlsakrobatik" Gesundheit entstehen?* In einfachen Worten darf man sagen, dass durch neue, veränderte Vorstellungen im Gehirn neue Nervenverknüpfungen geschaltet werden. Diese wiederum verursachen eine Veränderung der gesamten inneren neuronalen wie biochemischen Prozesse und geben dadurch Anstoß zur Genesung. Auch wenn in Wahrheit diese Prozesse sehr komplexer Natur sind, unter anderem auch Lichtprozesse einschließen und in ihrer Gesamtheit so gut wie nicht erforscht sind, so sind sie doch tausendfach belegt. Die Regenerationsprozesse können jederzeit und bei jedwedem Krankheitszustand greifen. Laien wie Fachärzte sprachen bislang von Wunderheilungen. Diese Wunder sind uns jedoch zugänglich, auch wenn wir nicht genau wissen, wie sie ablaufen. Es ist auch nicht zu erwarten, dass sie innerhalb weniger Jahre dem wissenschaftlichen Verständnis detailliert erschlossen werden.

Auspressen eines Ergebnisses aus einer Zahl

Stellen Sie sich eine Zahl, z. B. die 1, als größere räumliche Form vor. Dann schreiben Sie in Gedanken das Ziel oder Ergebnis, das Sie erreichen möchten, in diese Zahl. Anschließend pressen Sie ihre große räumliche Zahl gedanklich von allen Seiten zusammen bis auf einen Punkt. Das gewünschte Ergebnis wird „herausgepresst" und erscheint in der Realität. Ist Ihr Visualisierungsvermögen weniger gut ausgebildet, dann schreiben Sie das erwünschte Ergebnis in das Innere Ihrer breit, in doppelten Strichen aufgemalten Zahl und zerknüllen anschließend das Papier zu einer Kugel. Auch dann wird das Ergebnis „herausgequetscht" und kann sich manifestieren. Anmerkung: Es ist wichtig, das Ziel stets positiv zu formulieren! Achtung, da die Steuerung Ihres Bewusstseins dem Schöpfer folgen soll, ist das, was Sie schaffen wollen, auch ein für alle Mal.

Heilung durch Zahlencodes

Die Heilung mit siebenstelligen bis neunstelligen Zahlen geht von der Vorstellung aus, dass, wenn der gesamte Kosmos aus Schwingungen, aus informationsgeladener Energie besteht, die Abweichungen von der Norm auch mathematisch, durch Zahlen erfasst werden können. Der Leser sei hier an die Zahlenmystik des Pythagoras und die Spärenharmonie eines Johannes Kepler erinnert. Ein Rhythmus kann in Zahlen definiert werden. Jede elektromagnetische Welle, also beispielsweise jede Farbe oder jeder Ton besitzt eine nur ihm eigene Frequenz. So ist beispielsweise die Frequenz der Farbe Violett doppelt so hoch wie die des Rots. Entsprechendes gilt für alle Folgen von Ziffern, die als eine Abfolge unterschiedlicher Frequenzen angesehen werden. **Nach Grabovoi tragen alle Ziffern eine besondere Schlüsselinformation:**

1 steht für Anfang,
2 steht für Handlung,
3 steht für das Ergebnis,
4 steht für die Wechselwirkungen mit der äußeren Realität,
5 steht für die inneren Realitäten sowie die Zellebene,
6 steht für die Systeme der Information, inkl. Licht- und Photonenströme,
7 steht für die Basis der Schöpfung oder einen Entwicklungsaspekt der Seele,
8 steht sowohl für die Ewigkeit (zeitlich) als auch für die Unendlichkeit (räumlich) als liegende 8,
9 steht als Zahl des Schöpfers, die alle vorherigen Elemente hervorbringt,
0 steht für einen speziellen Raum, wenn eine Zahl ihre Qualität ändert (Nullraum).

Jedes Organ im menschlichen Körper ist durch eine ihm eigene Frequenz gekennzeichnet. Durch ein Arbeiten des menschlichen Bewusstseins mit der Zahlenreihe, die zu einem in der Norm schwingenden Organ gehört, kann gemäß Grabovoi und anderer russischer Wissenschaftler, die dies dokumentiert haben, die gesundheitliche Norm eines kranken Organs wieder hergestellt werden. Darüber hinausgehend hat Grabovoi für unzählige Krankheiten ganz spezifische Zahlencodes genannt, die durch Verwendung seiner mentalen Technologien zur Regeneration führen. Dabei ist es essenziell, sich niemals auf die Krankheit oder das Leiden zu konzentrieren, sondern immer und ausschließlich auf die Norm, d.h. den schöpferischen Sollzustand. Siehe: Grigori Grabovoi, „Wiederherstellung des menschlichen Organismus durch Konzentration auf Zahlen", Rare Ware Verlag, Juli 2010.

An dieser Stelle seien zunächst wenige Ziffernkombinationen von Grundthemen herausgegriffen, die nicht mit spezifischen Krankheiten in Verbindung stehen, jedoch von allgemeinem Interesse sein könnten.

Grundthema		Konzentration auf
Technologie zur Verjüngung	2145432 und 2213445	mein Bild in meinen besten Jahren
Harmonisierung der Gegenwart	71042	Problemlösung individuell benennen
Harmonisierung der Vergangenheit	7819019425	individuell zu benennen
Harmonisierung der Zukunft	148721091	Idealzustand individuell imaginieren
Harmonische Beziehungen in der Familie	285555901	individuell benennen und imaginieren
Harmonisches Verhältnis am Arbeitsplatz	141111963	individuell benennen und imaginieren
Lösung allgemeiner Fragen/Probleme	213309909	individuell benennen und imaginieren
Umwandlung von Negativem ins Positive	1888948	individuell benennen und imaginieren

Nach Grabovoi können Sie mit der jeweiligen Ziffernkombination immer wieder gedanklich spielen, sie sich plastisch vorstellen, jonglieren, beispielsweise auch auf die Haut schreiben oder einen Zettel, den Sie bei sich tragen oder auf ein hautfreundliches Pflaster schreiben und dieses aufkleben. Der Fantasie seien keine Grenzen gesetzt. Anwender berichteten dem Autor bei Anwendung verschiedenster gesundheitsbezogener Ziffernkombinationen (z. B. bei 4812567 Rückführung einer akuten Bronchitis in die schöpferische Norm) von überraschend schnellen Erfolgen. Obwohl der Autor mit den Verjüngungsziffern einige Zeit arbeitete, hatte ihn allerdings diesbezüglich niemand angesprochen, vielleicht, weil er ohnehin jünger ist, als der Pass angibt. :-)

Grabovoi hat darüber hinaus auch Zahlencodes für Krankheitsbereiche in den verschiedenen Körperbereichen benannt, die zu deren Harmonisierung beitragen:

Für Kopf	1819999
Hals	18548321
rechten Arm, rechte Hand	1854322
linken Arm, linke Hand	4851384
Rumpf	5185213
rechtes Bein, rechter Fuß	4812531
linkes Bein, linken Fuß	485148291
Erkrankungen des Verdauungstraktes	5321482
Schlafstörungen	514248538
Wirbelsäule und Nacken	5481321

Neben der Zahl stets die schöpferische Norm, d. h. den erwünschten gesunden Endzustand imaginieren

Für weitergehende Ziffercodes, die sich auf die Umkehrung von rund 1000 Krankheiten beziehen, sei auf die angegebene Literatur verwiesen. Zu den Zahlencodes sei jedoch folgender wichtige Hinweis gegeben. Sie wirken wie auf Ziffernfolge umgesetzte homöopathische Heilmittel, könnten also wie jene eine spürbare, unerwünschte Erstverschlimmerung hervorrufen. Durch ergänzende Zufügung von *EnKomp075*, was im nächsten Kapitel unter *Energetische Kompensationstherapie* beschrieben wird, soll jedoch eine eventuelle Erstverschlimmerung durch die Ziffercodes ausgeschlossen werden.

Auch wenn der Autor eine Reihe von Erfolgsbeispielen mit Zahlencodes kennt, sollte bei allen ernsthaften Erkrankungen zugleich und vor allem eine fachkundige Behandlung erfolgen. Die Anwendung der Zahlencodes bewirkt keine Beeinträchtigung ärztlicher Therapien.

Das Feld der schöpferischen Informationen

Stellen Sie sich ein Energie-Ei vor, in welchem Sie stehen. Der Radius um Sie beläuft sich auf 1 Meter, er symbolisiert die Sphäre der Seele. Unter Ihren Füßen befindet sich in einem kleineren Kreis der Punkt der Archivierung der Seele. Hier sind die gesamte Vergangenheit und die Genesis all Ihrer Organe aufgezeichnet. In 5 Meter Entfernung von Ihnen besteht eine weitere Kugel, welche die Sphäre des Bewusstseins darstellt. Informationen gehen von der Seele auf die innere Seite der 5-Meter-Sphäre und werden von dort zurückgespiegelt. Sie gehen deshalb zurück in den physischen Körper. Das heißt, die Informationswelle geht vom Menschen aus und kehrt zu ihm zurück. Das geschieht permanent. Dort wo sich jedoch die Wellen treffen, entsteht eine sogenannte stehende

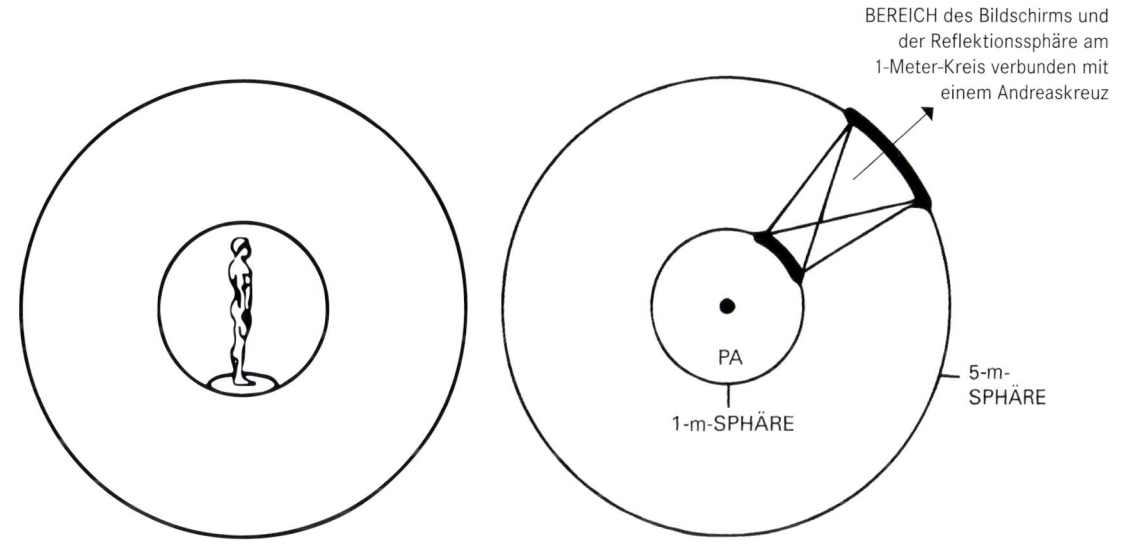

Der untere Pol der Seele (Punkt der Archivierung)

PA = Punkt der Archivierung, (Quelle: Grafiken mit freundlicher Genehmigung des Verlags Rare-Ware)

Welle. Aus diesen stehenden Wellen werden die „Bildschirme" bzw. die Bilder unseres Bewusstseins geformt. Indem wir nun die Bilder unseres Bewusstseins in positivem Sinne ändern, ändern wir die Informationen.

Der diese Methode Praktizierende tut dies, wenn er diese Situation gedanklich erreicht hat, indem er erklärt: *Ich schaffe die Funktionsfähigkeit meiner (z. B. Niere) neu entsprechend der Norm des Schöpfers.* Die nunmehr positiven Informationen gelangen auf ihrem Rückweg in den physischen Körper und damit werden neue positive Ereignisse in unserer Persönlichkeit und unserer Welt generiert.

Handelt es sich bei den gegebenen negativen Informationen um ein Massenphänomen, z.B. eine Grippeepidemie, dann sei es zwingend geboten, dass sich der Einzelne aus seiner kleinen Sphäre hinausbegibt auf die Makro-Ebene, um von den Informationen nicht „erdrückt" zu werden. Er sagt zu diesem Zweck nur: *„Ich gehe auf die Makro-Ebene hinaus."*

Von dort oben schaut er auf seine kleine Welt zurück und sagt: *„Ich sehe das Segment mit der verantwortlichen Information über die An-* *omalie auf der äußeren Seite der 1-m-Sphäre."* Dann markiert man auch dieses Segment gedanklich und verbindet die beiden Segmente an den Außenrändern der Sphären und zugleich innen mit einem Andreaskreuz, dem Heilzeichen des Christus, oder aber man schreibt dazwischen ein großes N (für schöpferische Norm). Er spricht: *„Ich sehe das Segment, das für die Information der Anomalie verantwortlich ist, auf der Innenseite der 5-m-Sphäre."*

Arbeiten mit dem Lichtstrom des Schöpfers

Dieser Lichtstrom des Schöpfers fällt in lichtgoldener Farbe von oben senkrecht herab. Man kann ihn sich vorstellen als eine Lichtdusche, die über Länder, Gebäude, Räume und/oder Menschen heruntergeht. Man formuliert zur Visualisierung seine Absicht und Steuerung wie folgt: *„Ich stelle dieses Land (Haus, diesen Raum, mich, diese Menschen) in den Lichtstrom des Schöpfers, um es (es, ihn, mich, sie) von allen negativen Informationen und Emotionen zu befreien."*

Sie können ergänzend noch hinzufügen: *„Mögen alle Elemente aus dem göttlichen Lichtstrom, die aktuell nur unzureichend vorhanden, aber erforderlich sind, aufgenommen werden. Ich manifestiere dies mit dem Licht des Schöpfers auf der Seele des Schöpfers."*

Mit Ort, Datum und Uhrzeit versehen und, wie oben beschrieben, wiederum in die Unendlichkeit schicken. Diese Methode kann auch bei Pflanzen und Tieren genutzt werden. Der goldene Lichtstrom trägt in sich stets die Norm des Schöpfers.

Heilen von Problemzuständen

Alle Probleme des Menschen haben einen Konzentrationspunkt, der sich 2 cm vor dem menschlichen Kopf auf Höhe des sogenannten dritten Auges befindet. Diese Sphäre der aktuellen Aufgaben, Herausforderungen oder Probleme hat einen Radius von ebenfalls 2 cm. In dieser Kugel vor unserer Stirn sind also alle Informationen aller unserer Herausforderungen verdichtet. Deshalb, so Grabovoi, reibe man sich bei Problemen gern mal die Stirn.

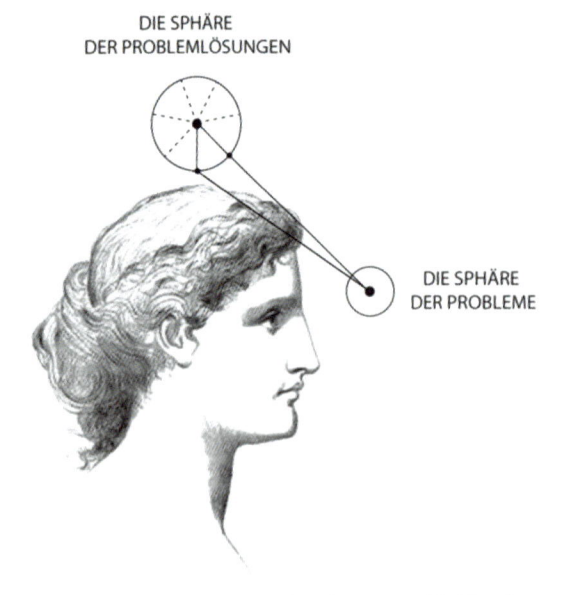

Kopfbild mit Sphäre der Problemlösungen und Sphäre der Herausforderungen (Quelle: mit freundlicher Genehmigung des Verlags Rare-Ware)

Über dem höchsten Punkt des Schädels, über der Hypophyse, befindet sich in 7 cm Abstand von der Schädeldecke eine weitere Sphäre mit einem Radius von 5 cm. Diese besteht aus 7 Segmenten entsprechend der Zahl der Chakren. Es ist das obere informative Zentrum. Das erste Segment zielt zur Nasenwurzel hin, bzw. in Richtung der Sphäre der Herausforderungen. Wenn man die Informationen dieses Segments mit der aktuellen Herausforderung passend zusammenstellt, beginnt die Lösung des bestehenden Problems.

Dazu denken wir uns einen senkrechten Lichtstrom zwischen der Mitte unseres Kopfes und der Mitte der oberen informativen Sphäre. Wir verbinden gedanklich die beiden Abgrenzungen des nach vorne weisenden Segments der Sphäre zur Steuerung der Problemlösungen mit dem Mittelpunkt der Sphäre der Herausforderungen vor unserer Stirn. Und dann formulieren wir die zu erfüllende Aufgabe: *Wiederherstellung der schöpferischen Norm in meinem Leben.*

Damit beginnt der Vorgang der Problemlösung. Variationen in der Methodik können gewählt werden, indem ein Lösungssegment in das Problemzentrum eingeführt wird, um dort die Aufgabe der Reinigung (Herkules im Augiasstall) durchzuführen. Die Probleme werden gemäß Grabovoi in der Folge gelöst, wie sie entstanden sind, wobei sich die Geschwindigkeit der Problemlösungen allmählich erhöht.

Diese Technologie ist für schnelle Problemlösungen geeignet. Die zeitweiligen Koordinaten von Problem und Lösung werden impulsartig aktiviert. Hierdurch kann man sich von vielen Herausforderungen lösen, zugleich jedoch auch ihren Sinn verstehen, der der seelischen Weiterentwicklung dient. Man kann das, was geschehen ist und geschieht, seine Gedanken, Einstellungen und Taten noch mal umdenken. Dadurch findet ein sehr wichtiger, neuer Gestaltungsprozess der Realität statt.

Wiederherstellung der Wirbelsäule

Auch diese Technik erfolgt – zum Kopfschütteln vieler Chiropraktiker – wiederum ausschließlich mental und kann dennoch funktionieren. Eine gut geformte Wirbelsäule ist für unser Wohlergehen essenziell, da sie mit allen Organen des Körpers verknüpft ist und als Steuerungskanal fungiert. Sie verhindert Haltungsschäden (Beckenschiefstand) und Folgeschäden. Wenn eine Abweichung nur aus einer (vorübergehenden) Überbelastung durch falsche Haltung resultiert, dürfte sie gleich zu beheben sein. Allerdings schließt Grabovoi auch nachhaltige Schäden wie Wirbelsäulenverkrümmungen, Bandscheibenvorfall und Wirbelabnutzungen ein.

Betrachten wir die zwei einfachsten Verfahren zur Aufrichtung der Wirbelsäule:
Über dem Atlas und im Bereich des Steißbeines stellen wir uns je eine Sphäre vor, die mit dem Rückgrat verbunden ist. In stehender Position und sich Ihr eigenes Rückgrat intensiv vorstellend, ziehen Sie jetzt diese beiden ballonartigen Sphären mit der linken und rechten Hand hinter sich greifend, auseinander. Ihre Wirbelsäule richtet sich auf gemäß der schöpferischen Norm!
Eine zweite Technik geht wie folgt:
Um jeden Wirbel auf seinen eigenen Platz zu stellen, imaginieren Sie 4 Kugelsphären, die um Ihr Rückgrat geformt sind und die mit Lichtstrahlen untereinander verbunden sind. Die Lichtstrahlen ziehen die mit Energie gefüllten Kugeln aneinander und richten fehlstehende Wirbel sowie herausgerutschte Bandscheiben wieder ein. Durch ein Rollen der 4 Sphären längs des Rückgrates werden alle Wirbel und Bandscheiben der Norm nach wiederhergestellt. Ihr Spruch lautet: *„Wiederherstellung der Zellstruktur der Wirbelsäule gemäß der Norm des Schöpfers."* Datum und Uhrzeit, sowie Schicken des Bildes in die Unendlichkeit.

Bei allen Heilungsbemühungen, die Sie mit einer der vorgestellten Heilmethoden anstreben, bedenken Sie immer, dass nach den Thesen von Grabovoi jeder sichtbare Erfolg an eine wichtige Bedingung geknüpft ist, nämlich den Glauben an die Schöpfung, den Glauben an einen in jedem Menschen und in allem vorhandenen Gott und an uns selbst, nämlich Gottes Schöpfung. Nur dann wird Ihnen auf Dauer Erfolg beschieden sein. Die eigenen Vorstellungen einer künftigen Wirklichkeit, genauer, unser Denken, Fühlen und unsere Überzeugungen bestimmen also unser künftiges Sein und das unserer Umwelt. Dabei verbietet es sich, dass schädliche Impulse ausgesendet werden (Voodoo-Praktiken und dergleichen), da diese stets auf den Verursacher zurückfallen. Ein Schutz ist nicht möglich, denn alles ist mit allem und jedem verbunden.

Zugegebenermaßen, die oben gedrängt dargestellten russischen Heilungsmethoden klingen sehr „esoterisch" und fern von unserer Welt. Aber wenn man bedenkt, dass bereits Schopenhauer sagte, die Welt sei Wille und Vorstellung, auch wenn er das modifiziert interpretiert, so sind die russischen Heilungsansätze grundsätzlich nicht nur philosophisch begründet, sondern zugleich auch konform mit den Regeln der Quantenphysik, nach denen alles zugleich und auf allen Ebenen geschieht. Und sie sind überdies durch unzählige wenn auch keineswegs zwingend eintretende Erfolge belegt.

Als Literaturquelle für die hier vorgestellten Methoden und viele weitere ist zu empfehlen: Svetlana Smirnova, Sergey Jelezky: „Heilungsmethoden mit Hilfe des Bewusstseins – Allgemeine Rettung und harmonische Entwicklung nach der Lehre von Grigori Grabovoi", Rare Ware Medienverlag, siehe www.rare-ware.info. Die Grafiken stellte der Rare-Ware-Verlag dankenswerterweise zur Verfügung und genehmigte das ausführliche Zitat aus dem Werk von Arkadij Petrov. Viele der Heilmethoden sind uralt (siehe Heilen mit dem Lichtstrom des Schöpfers) oder entsprechen alten

Segnungen und Segenswünschen. Auch eine Methode, die bereits Osho lehrte, wurde in den Zyklus der Methoden der Schüler, die sich um Grabovoi formiert haben, aufgenommen. Die Methoden, die von den russischen Schülern von Gregori Grabovoi praktiziert werden, sind damit nicht erschöpft.

Hatten sich beim Studium der Methoden bei manchem Leser die Nackenhaare aufgestellt, so ist dies bei den hier nicht beschriebenen Verfahren zur Wiederherstellung operativ entfernter Organe oder gezogener, bzw. ausgefallener Zähne, gewiss. Ob die diesbezüglichen vorgelegten Dokumente, die in zahlreichen Einzelfällen klinisch und notariell beurkundet sind, einer Belastung standhalten, wird vielfach bezweifelt Aber auch Igor Arepjev erklärt: *Die Basis zur Organwiedererschaffung ist in jedem Menschen, in jeder Seele vorhanden.* In den Stammzellen des Knochenmarks und auch im Archivierungspunkt der Seele seien die Baupläne für jedes Organ archiviert und können dort abgerufen werden. Näheres in dem Film unter http://mediathek.viciente.at/2009/11/der-ewige-jungbrunnen-russen-lassen-organe-und-zahne-nachwachsen-2.

Grigori Grabovoi gab der von ihm erkannten menschlichen Berufung dichterischen Ausdruck:

Mensch!
Du bist die Welt. Du bist die Ewigkeit.
Du hast unermessliche Kräfte.
Deine Möglichkeiten sind grenzenlos.
Du bist die Verkörperung des Schöpfers.
In dir ist Sein Wille, durch seine Bestimmung veränderst du die Welt.
In dir ist Seine Liebe.
Liebe alles Lebendige wie Er, der dich erschaffen hat.
Verbittere dein Herz nicht, denke an das Gute, schaffe Gutes.
Das Gute wird mit Langlebigkeit zurückkehren.
Die Liebe wird dir Unsterblichkeit schenken, der Glaube und die Hoffnung: Weisheit.
Mit dem Glauben und der Liebe werden deine unsichtbaren Kräfte aufleben.
Und du wirst das erlangen, wovon du träumst.
Unsterblichkeit, das ist das Gesicht des Lebens, genau so, wie das Leben, das ist die Spur der Ewigkeit.
Erschaffe, um in der Ewigkeit zu leben.
Lebe, um die Ewigkeit zu erschaffen.

Energetische Kompensationstherapie

Es gibt vieles, das nicht erklärt werden, aber nichts, das nicht geschehen könnte.
Bruno Gröning (1906-1959)

Die Energetische Kompensationstherapie – ENKOMP™ – basiert auf der Erkenntnis, dass unser Körper und all seine Organe durch Schwingungsfrequenzen definiert sind und dass jedes Lebewesen und jede Materie ein energetisches Informationsfeld ist. Diese Erkenntnis entspricht somit dem neuesten Stand der Quantenphysik und der Quantenheilung. Hervorgegangen ist die energetische Kompensationstherapie aus der von Dr. Paul Schweizer entwickelten Methode des Biofeldtests (www.gbm-medizin.de/diagnose/artikel/Biofeldtest%20-%20Grundlagen%20und%20Methodik.pdf).

ENKOMP™ wird als energetisches Verfahren bezeichnet, weil hier alle negativen grob- wie feinstofflichen Lebenserscheinungen als Schwingungsfelder betrachtet werden, die durch gegenläufige positive Wellenmuster kompensiert und damit ausgelöscht werden, wobei linksdrehende Abstrahlungen als negativ und rechtsdrehende als lebensbejahend und positiv eingestuft werden. Ob deshalb bereits Goethe seine Suppe vor dem Speisen mit einem eigenen goldenen Löffel immer rechtsherum gedreht hat? In den Reformhäusern bekommen Sie landauf landab die bekömmlicheren rechtsdrehenden Milchsäuren und Jogurtkulturen (www.lebensmittellexikon.de/m0000260.php).

Die Kompensationsmittel von ENKOMP™ bestehen aus Gebeten, nämlich Bitten an Jesus Christus und die Höchste Geistige Ordnung um Mithilfe bei der Erstellung des energetischen Kompensationsmittels in Form von Informationsimpulsen oder Engrammen. Diese werden anschließend oftmals in ein Lichtgitter-Mandala umgesetzt, was aber nicht zwingend ist. Unabdingbar dazu gehört jedoch die Danksagung! Um den gewünschten Regenerationsprozess anzustoßen, wird das Kompensationsmittel in das göttliche All geschickt. Der Prozess zur Übertragung der Genesungsimpulse kann damit beginnen.

Die energetische Kompensationstherapie ist insgesamt recht umfangreich. Sie wird von Therapeuten in unterschiedlichster Form genutzt, sei es als Testverfahren, zur Therapie oder für unterschiedliche Diagnoseverfahren. Im Rahmen dieses Kapitels werden wir uns ausschließlich mit der therapeutischen Nutzung von Kompensationsmitteln zur Selbstanwendung befassen.

Die Kompensationsmittel, die für typische Erkrankungen bereits vorliegen, können unbedenklich genutzt werden, da sie ausschließlich positive Frequenzen enthalten. Sie gehen in Resonanz zu entsprechenden negativen Frequenzen und löschen diese. Ist keine Resonanz gegeben, passiert hingegen nichts. Erstverschlimmerungen und unerwünschte

EnKomp033	Blockaden lösen, löscht die meisten psychischen Blockaden
EnKomp425	für guten Schlaf – Hauptmittel
EnKomp341	Unverträglichkeiten und Allergien – Hauptmittel
EnKomp431	Magen-Darm-Erkrankungen – Hauptmittel
EnKomp435	Akut-Hauptmittel
EnKomp442	Schmerzen – Hauptmittel
EnKomp447	Verzeihen - Versöhnen – Hauptmittel
EnKomp448	Atemwegserkrankungen – Hauptmittel
EnKomp451	Herz-Kreislauf – Hauptmittel
EnKomp453	Sexualität – Hauptmittel
EnKomp454	Sinnesorgane – Hauptmittel
EnKomp461	Tropenschutz und Strahlungsschutz – Hauptmittel
EnKomp510	Befreien von erdgebundenen Seelen
EnKomp000	wandelt alle Informationen in positive Informationen und alle Energien in göttliche Energien um
EnKomp999	ist ein Mittel, das ganzheitlich im Vertrauen in die höchste geistige Ordnung behandelt, der man es überlässt zu entscheiden, was im Augenblick für einen besonders wichtig ist. Das dürfte in aller Regel zunächst die Lösung seelischer und mentaler Probleme sein, denn körperliche Beschwerden sind aus höherer Sicht in aller Regel nachrangig. Die Behandlung mit diesem Mittel könnte somit durchaus über Monate andauern.

Nebenwirkungen sind unbekannt. Die Kompensationsmittel reizen nicht das Immunsystem. Nur alte, noch nicht aufgelöste Belastungen können zeitweilig in Erscheinung treten. Gegebenenfalls sind diese dann allerdings mit weiteren Kompensationsmitteln zu behandeln. Das Kompensationsmittel kann man beispielsweise auf ein hautfreundliches Pflaster schreiben und sich auf den Körper kleben oder mit Übertragungskarten auf Trägersubstanzen oder auf einen Stellvertreter (Foto) übertragen.

Einige der vorgefertigten, standardisierten Kompensationsmittel seien oben (Seite 277) genannt. Man kann diese wie die Zifferncodes von Grabovoi direkt auf die Haut (auch in unsichtbarer Farbe) oder ein Hautpflaster schreiben, das man dann auf seinen Körper klebt. Die Wirkung ist energetisch-informativ und in manchen Fällen, jedoch keinesfalls immer, erstaunlich schnell! Die Dauer jeder der gewählten Kompensationstherapien ist im Voraus nicht bekannt. Sie kann sich über eine längere Zeit hinziehen. Sie ist gedanklich mehrmals täglich zu aktivieren!

Betrachten wir zunächst die einfache Methode zur Behandlung von Lebensmitteln und Getränken:

Bild rechts: Messungen ergaben eine deutliche Schwingungserhöhung gemessen in Bovis-Einheiten, wenngleich bion-pad und Medalon noch bessere Ergebnisse zeitigten. Bitte achten Sie darauf, dass (bezogen auf die Darstellung auf Seite 279) zuerst die Eingabefelder belegt werden müssen. Erst dann das Ausgabefeld. Nach Beendigung der Übertragung ist das Ausgabefeld zuerst zu räumen, danach die Eingabefelder. Die oben beschriebenen vorgefertigten Kompensationsmittel dürfen nicht zugleich mit dem eingezeichneten Schwingungs-Umkehrmittel EnKomp075 eingesetzt werden.

Energetische Kompensationstherapie **279**

Nahrungsmittel werden zu Lebensmitteln

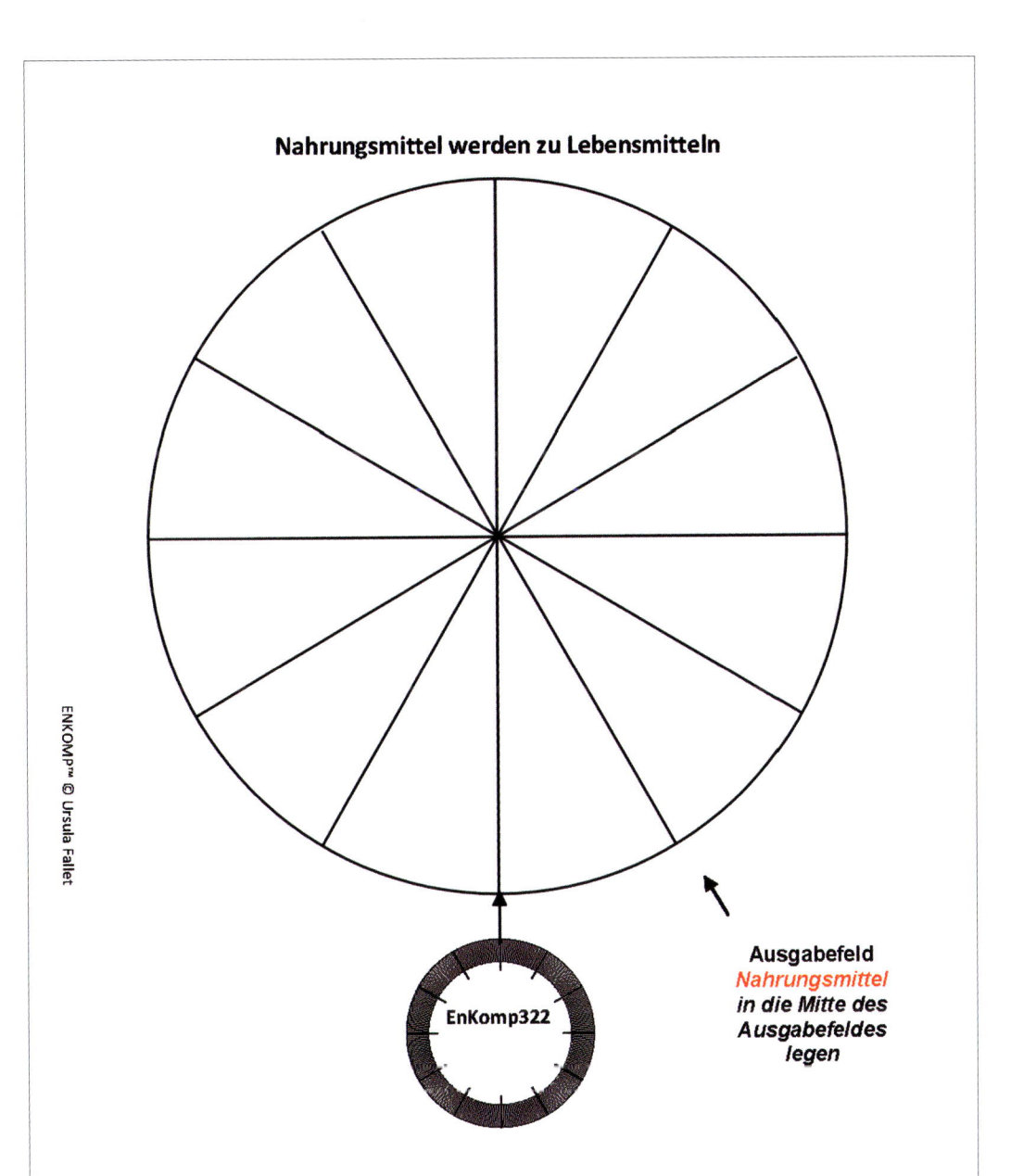

EnKomp322

ENKOMP™ © Ursula Fallet

Ausgabefeld
Nahrungsmittel
in die Mitte des
Ausgabefeldes
legen

Das *Nahrungsmittel oder Getränk* wird ins Ausgabefeld gelegt.
Es werden dann durch das Kompensationsmittel alle krankmachenden Energien und Informationen entfernt. Die krankmachenden Informationen des Behälters oder der Verpackung werden neutralisiert, und heilende Energien und Informationen werden auf das ***Nahrungsmittel/Getränk*** übertragen. Es wird zugleich vor schädlichen Einflüssen (Strahlungen) geschützt. Die Übertragung dauert ungefähr 2 Minuten. Nun haben Sie ein Lebensmittel frei von negativen Informationen.

280 Heilungswege und Schnellheilungssysteme

Das etwas anspruchsvollere Therapieverfahren zur **individuellen** therapeutischen Gestaltung des Kompensationsmittels sieht wie folgt aus:

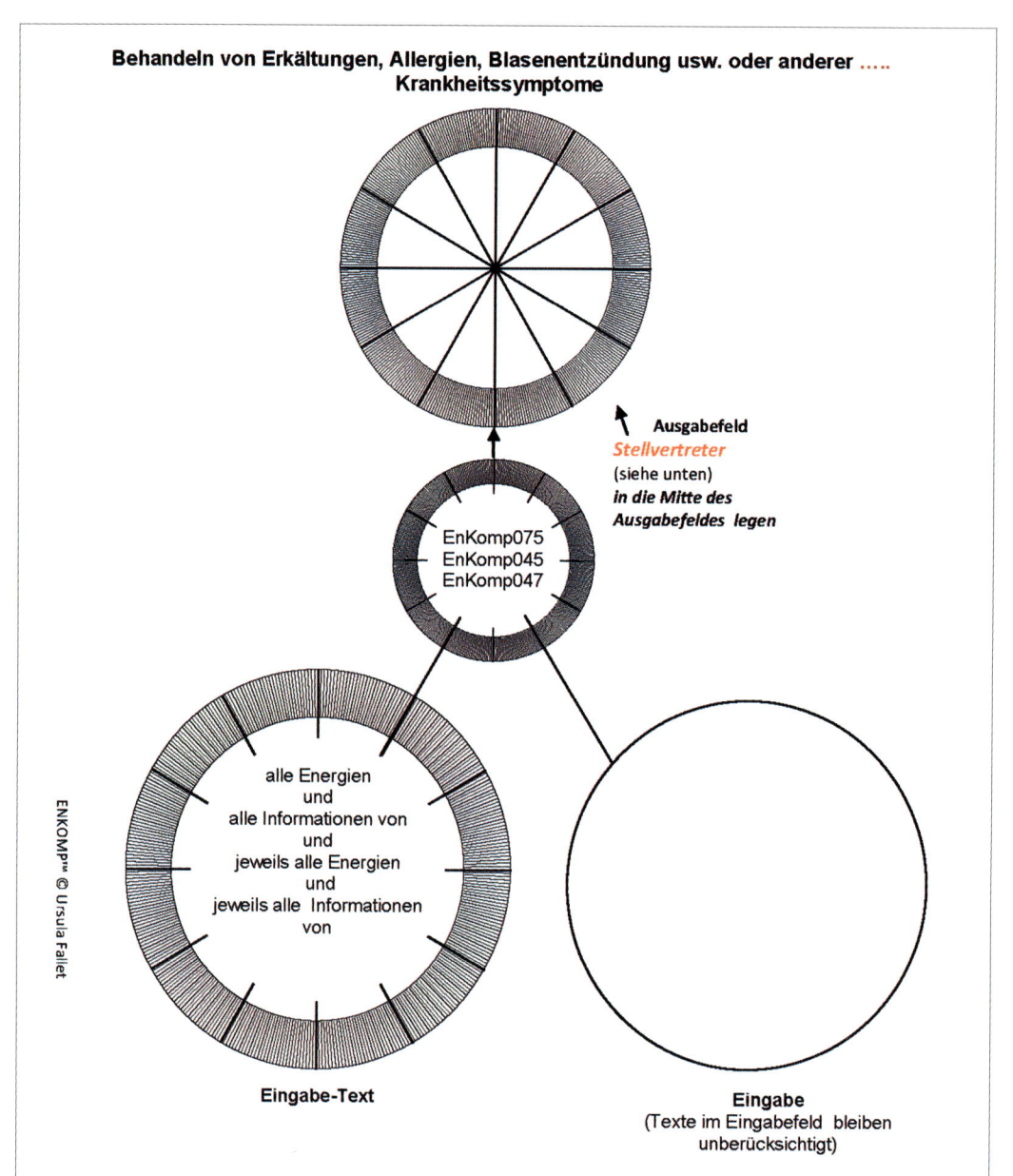

**Behandeln von Erkältungen, Allergien, Blasenentzündung usw. oder anderer .....
Krankheitssymptome**

Ausgabefeld
Stellvertreter
(siehe unten)
in die Mitte des Ausgabefeldes legen

EnKomp075
EnKomp045
EnKomp047

ENKOMP™ © Ursula Fallet

alle Energien
und
alle Informationen von
und
jeweils alle Energien
und
jeweils alle Informationen
von

Eingabe-Text

Eingabe
(Texte im Eingabefeld bleiben unberücksichtigt)

Eingabe-Text Krankheitssymptome aller Art und/oder Substanzen einschließlich Medikamente auf Zettel schreiben und diese gefaltet ins Eingabe-Feld geben. Ferner Persönliche Angaben (Namen, Geburtsdatum, Anschrift). Alternativ zur Texteingabe:
Eingabe (leerer Kreis) Substanzen in Natura, von denen man annimmt, dass sie belasten, Medikamente und andere Substanzen in Natura, wie Blutstropfen, Haare, Urin, Speichel oder Foto
Ausgabefeld geben Sie ihren Finger ein oder bequemer als *Stellvertreter* den vollständigen Namen ggf. mit Geburtsdatum und Anschrift ein oder Ihr Foto oder eine Blutprobe oder Haare.
Es wird ein Heilimpuls aus den Eingaben erstellt und ins Ausgabefeld übertragen. Man sollte diesen Vorgang mehrmals täglich wiederholen. **Sollten die Krankheitssymptome innerhalb von 3 Tagen nicht verschwinden, Arztbesuch nicht vergessen!**

Die in dem mittleren Kranz (auf Seite 280) angeführten und noch nicht erläuterten Kompensationsmittel haben folgende Bedeutung:

EnKomp075	kehrt Belastungsfrequenzen in Genesungsfrequenzen um.
EnKomp045	sucht die optimale Anzahl der Kompensationsmittel, die für die Herstellung der Genesungsfrequenzen benötigt werden.
EnKomp047	überträgt die Genesungsfrequenzen, solange es nötig ist. Dabei ist jedoch zu beachten, dass dies nur für die aktuell akute Beeinträchtigung gilt! In tieferen Schichten könnte sich eine gleichartige Beeinträchtigung wiederholen, deren Bearbeitung in einem Zug leider blockiert ist. Mit einem kurzen Anheben des „Stellvertreters" im Ausgabefeld kann zwar immer ein neuer Heilimpuls gesetzt werden, zielführender ist jedoch ein Test, der aufzeigt, welches Mittel für die darunterliegende Schicht am geeignetsten ist, bzw. welche Beeinträchtigung zuerst abgearbeitet werden sollte. Die dazu erforderlichen Test- und Analyseverfahren werden hier nicht beschrieben.
EnKomp048	überträgt das Heilmittel auf die Trägersubstanz

Die Dauer der Übertragung der Genesungsfrequenzen auf das Ausgabefeld variiert mit der Komplexität und Schwere des Einzelfalles. Die Empfehlung geht, dies mit einem Pendel/Armtest auszutesten. Die Erfahrung lehrt, dass je komplexer die Krankheitserscheinung ist, desto länger die Übertragung dauert. Überdies hat es sich gezeigt, dass man viel schneller zum sichtbaren Erfolg kommt, wenn komplexe Krankheitsbilder in Einzelaspekte zerlegt werden, wie *eine schwere Grippe mit Gliederschmerzen* in beispielsweise folgende Bestandteile: Gliederschmerzen, Schnupfen, Husten, Kopfweh, Grippe. Diese Begriffe werden nacheinander, auch abwechselnd, auf einem kleinen gefalteten Zettelchen in das Eingabefeld-Text gegeben. Bei nicht allzu gravierenden Einzelbeschwerden dürften 2,5-3 Minuten zur Übertragung reichen. Die Informationsumkehr kann (muss aber nicht) nach Versuchen des Autors und befreundeter Anwender überraschend schnell helfen. Eine lästige Bindehautentzündung des Autors verschwand binnen Stunden.

Hier die besonders einfach zu handhabende große EnKomp-Therapie mit Eingabe- = Ausgabefeld:

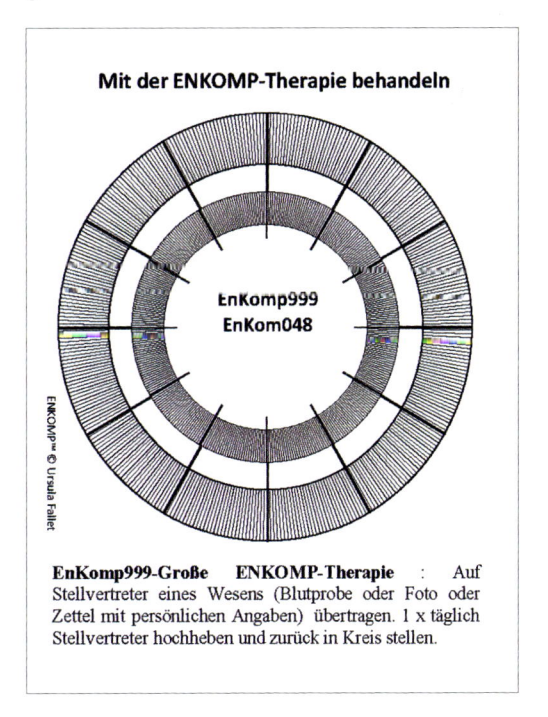

Mit der ENKOMP-Therapie behandeln

EnKomp999
EnKom048

ENKOMP™ © Ursula Fallet

EnKomp999-Große ENKOMP-Therapie : Auf Stellvertreter eines Wesens (Blutprobe oder Foto oder Zettel mit persönlichen Angaben) übertragen. 1 x täglich Stellvertreter hochheben und zurück in Kreis stellen.

In aller Regel machen sich die Genesungsimpulse relativ bald bemerkbar. Zumeist sind jedoch Wiederholungen der Behandlungen über einen Zeitraum von einigen Wochen angezeigt. Für diese Fälle wird zweckmäßigerweise ein Kompensationsmittel (z.B. Globuli) hergestellt, das dann täglich genutzt werden kann. Auch hierzu gibt es spezielle Testkarten, die einem bei der Suche nach den entsprechenden Kompensationsmitteln helfen.

Die stattfindenden Prozesse sind ausschließlich durch Akzeptanz eines holistischen Weltbildes näherungsweise zu verstehen. Alles ist mit allem verknüpft und geschieht gleichzeitig, erst recht bei eigenen Energiebildern oder Substanzen. Klar sein sollte, dass ohne den festen eigenen Willen zur Genesung auch mittels ENKOMP™, wie bei allen anderen vorgestellten Therapien, nichts Entscheidendes passieren kann.

Die energetische Kompensationstherapie kann auf Erfolge in einem weiten Spektrum verweisen, das von Allergien und ADH-Syndrom (ohne Gaben von Ritalin) bis zu toxischen Belastungen und Zeckenbissen (Borreliose) reicht. Beeindruckend ist vor allem die sanfte, komplikationsfreie Stimulierung der Gesundheit von Körper und Psyche. Am besten machen Sie selbst einen dreimonatigen Test und schreiben EnKomp999 und EnKomp048 auf ein hautfreundliches Pflaster, das Sie sich aufkleben, um selbst Änderungen zum Guten zu erfahren.

Seminare zu ENKOMP™ veranstaltet die Schöpferin des Verfahrens, Ursula Fallet, Deckenpfronn (ursula.fallet@fallet.com) für Ärzte, interessierte Laien und Therapeuten. Die Anwendung der Seminarinhalte dürfte die Erfolgsquote von praktizierenden Ärzten und Heilpraktikern steigern, auch bei Verwendung allopathischer Heilmittel. Die oben angeführten Grafiken wurden mit freundlicher Genehmigung von Frau Fallet aus den umfangreichen Schulungsunterlagen entnommen. Die energetische Kompensationstherapie stellt sich insgesamt als ein ausgefeiltes diagnostisches und therapeutisches System dar. Sie steht letztendlich im Dienst der unsterblichen Seele des Menschen. Ihr Ziel liegt, gemäß ihrer Begründerin, im Beseitigen aller Widerstände, Befleckungen und Mängel, welche die Seele daran hindern, in ihrem von der Schöpfung beabsichtigten Reifeprozess voranzuschreiten.

Heilung nach der Methode Shioya

Die Leute sollten nicht immer soviel nachdenken, was sie tun sollten, sie sollen lieber nachdenken, was sie sein sollten. Wären sie nur gut, so möchten ihre Werke selber leuchten.
Meister Eckehart (1260-1328)

Der japanische Arzt Dr. Nobuo Shioya wurde nach eigener Aussage als kaum überlebensfähiges, schwächliches Kind geboren und fiel während der Zeit seines Heranwachsens von einer Krankheit in die nächste. Das hat seinen Wunsch, Heilkunde zu studieren und eine herausragende Heilungs- und Krankheitspräventionsmethode zu finden, sehr beflügelt. Was er in Jahren herausfand, bescherte ihm nicht nur persönlich eine herausragende Gesundheit, sondern auch seinen Patienten. Dank seiner Methode hat er als 74-Jähriger nicht nur eine Himalaya-Treckingtour als Einziger der Teilnehmer ohne Höhenkrankheit überstanden, sondern bestritt im Alter von über hundert Jahren noch erfolgreich Golfturniere. Er ist in Japan seit langem heilerische Kultfigur.

> Seine Gesundheitsmethode besteht aus einer Reihe von Komponenten; einerseits einer vitalstoffreichen Ernährung, einer positiven Denkweise, dem Denken in Lösungen statt in üblen Problemen, einer durch stete Dankbarkeit geprägten täglichen Lebensweise, der Vermeidung jedweder Nörgelei und einer speziellen Atmungstechnik.

Die ersten vier Aspekte seiner Lehre decken sich weitestgehend mit den bereits beschriebenen Empfehlungen. Die von ihm empfohlene Atemtechnik weicht jedoch erheblich von den im Kapitel über das Atmen beschriebenen Methoden ab. Sie sei deshalb hier dargelegt:

Man sitzt aufrecht auf einem Stuhl, ohne sich anzulehnen, die Beine nebeneinander und die Unterarme in rechtem Winkel vor sich. Die linke Hand bildet eine Faust mit dem Daumen obenauf. Die rechte Hand umfasst die linke geschlossene Faust mit dem rechten Daumen über dem linken. Für Linkshänder empfiehlt Shioya die umgekehrte Handhaltung. Die ausschließliche Nasenatmung geht wie folgt: Tief mit dem Zwerchfell einatmen – Atem anhalten, nach längerer Praxis bis zu maximal 10 Sekunden – ausatmen. Mit kurzem normalem Atemzug einatmen (auch Zwerchfell) und wieder ausatmen. Dann wieder die 3-stufige Atemfolge wie oben, immer alternierend mit einem normalen Atemzug. Ziel ist es, bis zu 25 tiefe Atemzüge mit Atemanhaltung durchzuführen. Das Anhalten des Atems bewirkt, wie bei Buteyko, eine Steigerung der Kohlendioxidkonzentration.

Während der Einatmungsphase stelle man sich vor, man atme die unerschöpfliche Kraft des Universums tief in den Unterbauch ein, von wo sie sich im ganzen Körper verteilt. Während der Luftanhaltephase stelle sich ein gesunder Mensch vor, dass er kerngesund sei, ein Kranker stelle sich vor, dass er geheilt sei, also das Organ oder die verletzte Stelle hervorragend funktioniere, bzw. vor Gesundheit strotze. Während der Ausatmung stelle er sich vor, wie den Körper alle Giftstoffe verlassen und er ganz rein und jugendlich sei. Sind mehrere Krankheiten vorhanden, so kann man sie innerhalb der 25 tiefen Atemzüge aufteilen oder der Schwere nach abarbeiten.

Anschließend an den Zyklus mit den 25 Atemzügen folgen 10 einfache, langsame, stille aber tiefe Atemzüge. Dabei stellt man sich als „große Bekräftigung" einen wahrhaften großen Frieden in der gesamten Schöpfung vor. Durch diese letzte Vorstellung werden die individuellen Heilungsimpulse auf die gesamte Schöpfung übertragen.

Die Methodik ist sehr erfolgversprechend. Die Atemtechnik mit der entsprechenden Händchaltung kann aus europäischer Sicht auch abends, im Bette liegend, vor dem Einschlafen praktiziert werden. Dann werden, auch wenn die 25 tiefen plus 10 Atemzüge nicht erreicht werden sollten, die daran geknüpften Imaginationen mit in den Schlaf genommen und wirken heilend fort.

Dr. Shioya trachtet in seinem Buch, „Der Jungbrunnen des Dr. Shioya", KOHA-Verlag, danach, die durch den Einsatz seiner Methode bei den unterschiedlichsten Krankheiten mit nachweislich großem Erfolg erzielten Heilungen rational zu erklären. Damit hat er die gleichen Schwierigkeiten wie der Autor, der zusätzlich die Erkenntnisse aus der Quantentheorie bemühen kann. Aber hatte nicht bereits Lao Tse gesagt: *„Könnte Tao erklärt werden, dann wäre es nicht das ewige Tao"*? Auf welche Weise dem rationalen Verstand und damit aller Naturwissenschaft Unerklärliches geschieht, bleibt dem Menschen bis auf den heutigen Tag verborgen. Aber es geschieht. Und deshalb sollte es nicht negiert oder lächerlich gemacht werden, sondern vielmehr die Bedingungen offengelegt werden, unter welchen die Gesetzmäßigkeiten einer höheren Ordnung in dieser Natur Gestalt annehmen. Sie sind wirksam und funktionieren, wenn man sich an die Spielregeln hält.

Welche Atemmethode, Buteyko oder Shioya, ist nun überlegen? Für Shioya spricht die Integration des Bewusstseins in den Atmungsprozess sowie die schnelle Erlernbarkeit. Buteyko kann jedoch auf eine größere Nähe zur Natur mit hoher Variabilität in der Anpassung sowie auf eine besonders starke Entgiftungswirkung seiner Atemschule verweisen. Der Autor hat beide Methoden studiert, bevorzugt dabei die Buteyko-Methode, da sie besonders geeignet erscheint, im Unterbewusstsein verankert zu werden.

Der Heilungsweg vom freudigen Ausdruck zum gesunden Leben

Wenn du hervorbringst, was in dir ist, wird das, was du hervorbringst, dich retten. Wenn du nicht hervorbringst, was in dir ist, wird das, was in dir ist, dich zerstören.
Worte Jesu nach dem Thomas-Evangelium

In der Schauspielkunst wird die uralte Lebensweisheit gepflegt, dass sich jedes Gefühl und erst recht jedes gedankenunterlegte Gefühl in einer bestimmten körperlichen Haltung und Mimik ausdrückt. Einige östliche Heiler beschritten diesen Weg erfolgreich in umgekehrter Richtung, nämlich von einer freudigen Haltung und Mimik hin zu vollständiger Gesundheit. Im Bewusstsein der Gesellschaft ist dieser Heilsweg freilich weitestgehend verschüttet. Dr. Mirsakarim Norbekov hat diesen Weg, der unweigerlich zur Gesundheit führt, medizinisch untersucht, bestätigt und wieder offengelegt. Er verlangt deshalb von allen Leidenden, die genesen möchten, eine makellose äußere Haltung und ein breites Lächeln im Gesicht. Denn nur eine gute Haltung und ein Lächeln signalisieren dem Unterbewusstsein und allen Körperzellen: Mir geht es gut. In einem scheinbar festgefügten, bisher leidenden Charakter beginnen sogleich immer mehr Zellen, wenn auch anfangs vielleicht zögerlich, so gut zu arbeiten, wie es nur bei guten Gefühlen möglich ist und ... siehe da, deutlich über 95 Prozent der Genesungsvoraussetzungen sind bereits geschafft!

Die „königliche" Körperhaltung zeichnet sich durch ein durchgedrücktes, gerades Rückgrat aus, die Schultern sind zurückgezogen und der Kopf ist nicht mehr im Nacken, sondern wird sehr gerade gehalten. Eine solche Haltung ist den ganzen Tag über aufrechtzuerhalten, was Anfängern eine gehörige Portion Selbstdisziplin abverlangt. Wenn Sie dies 40 Tage lang tun, haben Sie mit Gewissheit gewonnen. Dann ist das Regenerationsprogramm voll automatisiert. Kritikern dieses Systems fehlt hierzu das Durchhaltevermögen.

Zur Erlangung einer vorbildlichen, „königlichen" Haltung und eines sehr freundlichen Lächelns bedarf es neben dem unbedingten Willen zur Heilung des Trainings der Gesichtsmuskeln und vor allem der Wirbelsäule, die bei den meisten Menschen zumindest kleinere oder größere Haltungsschäden aufweist, wenn nicht mehr. Wirbelsäulengymnastik, die sich über das gesamte Skelettsystem erstreckt (weitestgehend identisch mit den in diesem Buch gegebenen Vorschlägen) erleichtert die Regeneration des Körpers, denn alle Organe sind im besonderen Maße mit der Wirbelsäule verbunden. Das gilt auch für die Augen, wie die Uni München vor wenigen Jahren berichtete.

Nach den wissenschaftlichen Untersuchungen von Norbekov sind die roten Blutkörperchen nicht nur Träger von Nährwerten, sondern zugleich von Botenstoffen. Wenn der menschliche Wille und eine damit übereinstimmende Haltung und Mimik aussagt, *mir geht es gut,* dann wird diese Information binnen 30 Sekunden auf alle Körperzellen übertragen. Deshalb sind alle Übungen, die eine allmähliche Umprogrammierung des Körpers (Unterbewusstsein) anstreben, mindestens 30 Sekunden mit dem bewusst herbeigeführten Gefühl der eigenen uneingeschränkten Vollkommenheit des Übenden aufrechtzuhalten, damit sie alle Körperzellen erreichen und positiv beeinflussen können.

Das Besondere bei der von Norbekov empfohlenen Gymnastik ist deshalb nicht so sehr der Umstand, dass der Ausübende die volle Aufmerksamkeit auf die jeweilige Übung richtet und bei guter Körperhaltung in sich selbst Freude und Dankbarkeit erweckt, dass er die Übungen ausführen darf und kann. Das sind Dinge, die bereits oben unter den

Sportübungen immer wieder betont wurden, da sie nachweisbar den Erfolg steigern. Das Besondere ist vielmehr, dass sich der Übende darüber hinaus gleichzeitig ganz bewusst in die imaginierte Vorstellung versetzt: *„ich bin vollkommen"* oder *„ich bin voll Freude"* oder *„ich bin ein Gewinner"* und dies mit einem extrem breiten Lächeln belegt! Dass die erzeugte Vorstellung nicht der augenblicklichen, subjektiv erlebten Wahrheit entspricht und das von einem Ohr zum anderen gehende Lächeln am Anfang als aufgesetzt und total künstlich empfunden wird, spielt dabei keine Rolle! Wer nämlich eine Woche lang den selbstsuggerierten durch eine „königliche" Körperhaltung und ein breites, freundliches Lächeln belegten Emotionszustand durchhält, dem ist er bald zu einer neuen Selbstverständlichkeit geworden. Der Körper, bzw. das Unterbewusstsein hat dann bald die neue, positive Programmierung übernommen und die lebensfeindlichen, bisher akzeptierten oder anerzogenen Programme des Körpers sind überschrieben. Die neuen positiven Programme werden dann als Befehl an alle Zellen des Körpers weitergegeben, denn der menschliche Wille befiehlt Freude und drückt sie in Haltung und Lächeln aus. Die ihm unterstehenden Millionen Körperzellen können gar nicht anders als folgen, und das ist entscheidend!

Das Ergebnis lautet: Das Lächeln, die Entspannung des Gesichts sowie des gesamten Körpers infolge der guten äußeren Haltung verwehrt allen niedrig schwingenden Gedankenmustern und Gefühlen den Zugang zu Psyche und Körper. Eine Regeneration des Körpers wie der Psyche ist die unmittelbare Konsequenz. Sie ist im physischen Bereich medizinisch (!) nachweisbar. Die Regeneration setzt, ähnlich, wie nach einer erfolgreichen Entgiftung, sehr schnell ein. So ist es möglich, binnen einiger Wochen seine Charaktereigenschaften, vielerlei körperliche Defekte sowie die Körperhaltung neu zu gestalten.

Ältere Menschen, die zumeist im Halsbereich einen leichten Buckel machen und zum Ausgleich ihren Kopf mehr in den Nacken kippen, gewinnen schnell wieder ihre ursprüngliche Körpergröße, d.h. sie „wachsen" binnen weniger Tage. Darüber hinaus führt die Wiederherstellung der unterbewusst ablaufenden Programme zu einer Verjüngung der Haut um Jahrzehnte und zum Verschwinden zahlreicher Zivilisationskrankheiten sowie zu einer Regeneration der Organe.

Die eigene Glatze wieder bewachsen zu lassen, ist Norbekov allerdings versagt geblieben. Er arbeitet, ähnlich wie unter den Methoden von Grabovoi beschrieben, mit sich imaginierten Massagen der inneren Organe und der Wirbelsäule. Hinzu kommt jedoch, dass zusätzlich zunächst das Gefühl *wohliger Wärme* an den behandelten Stellen imaginativ hervorgerufen wird, was den Heilimpuls beflügelt und abschließend das Gefühl einer *angenehmen Frische,* die den Sollzustand *gesunder Körper* stabilisiert. Die imaginative Reinigung und Massage erstreckt sich auf Skelett, Gelenke, Muskeln, Nervenstränge, Venen, Organe, etc., wegen ihrer Empfindlichkeit erfolgt jedoch keine direkte Behandlung von Herz und Haupt.

Einen besonderen Fokus legt Norbekov auf die Wiederherstellung des Sehvermögens. Er berichtet, dass von hundert die Behandlung durchführenden Brillenträgern hundert die Brille ablegten. Das bessere Sehen erfolgt im Einklang mit einer generellen körperlichen Erholung. Sein Buch „Eselsweisheit – Der Schlüssel zum Durchblick oder Wie Sie Ihre Brille loswerden", Verlag Goldmann Arkana, München, wie auch seine übrigen Bücher sind für die nach Information Dürstenden allerdings mit erheblichen, die Leselust beeinträchtigenden Hürden gespickt, ehe es zur Sache geht. Macht sich doch Dr. Norbekov bewusst zum Narren. Sein Ziel ist dabei, den Leser aus einem eingefleischten, falschen Gleichgewicht zu bringen. Insbesondere die von vielen Kranken getragene Verliebtheit in die eigene Krankheit und bei chronisch Kranken der Umstand, dass sie sich wegen Fehlens eines echten Lebenszieles nicht mehr tagein tagaus mit ihrer *„einzigartigen"* Krankheit beschäftigen könnten, erweckt seine Spottlust. Für Wissenschaftler störend wirkt der Umstand, dass er jedwede Quellenangaben zu seinem unbestritten sehr umfassenden Wissen unterlässt, ja sich über zitierende Kollegen sogar lustig macht. Dabei verwendet er Erkenntnisse Dritter und gängige Weisheiten, die den eigenen Erkenntnissen entsprechen, ungekennzeichnet gern. Unbeschadet dessen darf man sich erinnern, dass Kinder und Narren die Wahrheit sagen.

Während der Übungen gibt es viele an sich selbst gerichtete Lob- und Danksagungen, wie auch immer wieder die Bestätigung *„Ich kann alles"* oder *„Ich bin die Vollkommenheit"*. Diese von dem Sufi-Mediziner Norbekov vorgegebenen Aussagen zur Steigerung des Selbstvertrauens sind durchaus verständlich, beinhalten jedoch für Ungefestigte Gefahren. Der Übende tut gut daran, solche Lob- und Danksagungen sofort als an Gott oder das Göttliche in uns gerichtet zu übersetzen. Das eigene Ego, das bekanntlich überall dort ist, wo es gerade weh tut, ist in dem gesamten Heilungsprozess ohnehin nur hinderlich, es strotzt vor Einwendungen und Bedenken. Man vergesse es. Den mit der erfolgreichen Methode verknüpften Gefahren einer maßlosen Selbstüberschätzung und des Narzissmus begegne man mit Demut und dem Wissen, dass alle Gaben allein aus des Schöpfers Hand sind, wir sie jedoch freilegen dürfen.

Über 3 Millionen Menschen sollen inzwischen Seminare nach dieser Methode absolviert haben. Hört man Seminarteilnehmer, so berichten diese uneingeschränkt positiv, bei Personen mit Augenfehlern haben sich nach 10 Seminartagen die Augen ausnahmslos um mehr als 1 Dioptrie verbessert, bei anderen haben sich Narben der Länge nach halbiert und sie fühlen sich rundum besser. Im deutschsprachigen Raum werden Seminare von den bulgarischen Dipl.-Ing. Tatyana Jerkova und Georgi Jerkov, Fürstenfeldbruck, angeboten. Näheres siehe unter www.norbekov-europe.de.

Der Autor, der im Zuge dieses Werkes so manche Heilungsseminare besucht hat, kann bestätigen, dass der heilwillige Leser aus einer Teilnahme einen hohen gesundheitlichen Gewinn erzielen kann. Unbeschadet dessen, dass nachfolgend über weitere Methoden berichtet wird, die in mancherlei Beziehung noch schneller zum Erfolg führen, ist das System Norbekov eine schnell und vor allem umfassend wirksame Heilmethode für Körper und Psyche, die ob der daraus zu gewinnenden Erkenntnisse für die eigene Haltung und Lebenshaltung gar nicht hoch genug eingeschätzt werden kann. Übernehmen Sie eine solche lebensbejahende Haltung nebst freudigem Ausdruck und kontrollieren sich auf deren stete Einhaltung. Sie werden gewiss positive Überraschungen erleben! Das Seminar ist so gehalten, dass es zu einem lehrreichen, das bisherige Leben verbessernden, fröhlichen Urlaubsvergnügen wird.

Ho'oponopono – Heilung für Psyche, Körper und Gesellschaft

Soll Gott dich lenken,
Tu an Gott denken.
Bruno Gröning (1906-1959)

Ho'oponopono ist eine von den Ureinwohnern Hawaiis überlieferte Heilmethode zur Auflösung von Konflikten in der Großfamilie und kann übersetzt werden als der Weg in die Ordnung. Bereits vor Jahrzehnten wurde dieser frappierend einfache Weg mit christlichen Heilsgeheimnissen verglichen.

Ho'oponopono wurde weltweit bekannt durch die Arbeit des Psychologen Dr. Ihaleakala Hew Len. Er hat aus der im hawaiischen Familienverband durchgeführten, umfangreicheren Methode diejenigen Teile herauskristallisiert, die auch bei Einzelanwendung als erfolgsentscheidend anzusehen waren. Dr. Len hatte die Zwangsinsassen in einer Anstalt schwer gestörter, teilweise gefesselter krimineller Psychopathen geheilt, ohne je mit einem gesprochen zu haben. Er las nur die jeweiligen Akten und arbeitete dann an seiner eigenen inneren Reinigung. Absurd? Nicht aus der Sicht desjenigen, der folgende Überzeugungen hat:

„Ich bin 100% verantwortlich für alles, was in mein Leben tritt. Also nicht nur für das, was ich denke, fühle, sage oder tue, sondern für alles, denn es ist Teil meiner Welt."

Genau das lehrte bereits Krishnamurti vor über 50 Jahren: *„Wenn Sie nicht bereit sind, sich für alles, für wirklich alles, was in Ihrem Leben geschieht, verantwortlich zu fühlen, dann werden Sie keine Fortschritte machen."* Ich aber hatte dies nicht verstanden. Heute weiß ich, dass er Recht hatte und vor allem, dass die darin verborgene Aufgabenstellung lösbar ist. Vermutlich sagte Ähnliches so mancher weise Mensch davor und niemand nahm es an. Es gibt also kein Abschieben auf Dritte, die Schuld tragen. Wir sind verantwortlich für alles, was wir wahrnehmen, auch für die Taten unserer Nachbarn. Denn die Probleme sind in meiner Welt und für diese bin ich zumindest mitverantwortlich, sonst wäre ich ja auch nicht hier und jetzt da, wo ich bin, nämlich inmitten so mancher Aufgabenstellungen. Ein Hallodri in der Familie bringt Probleme für alle. Das gilt auch für die Gesellschaft. Es ist also eine ganz „neue" und umfassende Sicht der Verantwortlichkeit, vor die wir gestellt sind und die angenommen werden kann. Sie bedingt deshalb absolute Aufrichtigkeit gegenüber sich selbst, sonst wird man keine fruchtbaren Ergebnisse erhalten.

Die Therapie bestand und besteht in ganz wenigen Schritten; zunächst dem Vergegenwärtigen des Problems und Erspüren von dessen Resonanz im eigenen Sein sowie dann der aus dem Herzen gesprochenen Worte:

„Es tut mir Leid – Ich verzeihe dir und mir – Ich liebe Dich in mir – Ich danke Dir."

Diese Worte spricht man nicht zu einem externen Verursacher, den man sich etwa imaginiert, sondern zu dem Problem im eigenen Herzen und zu Gott. Dr. Len sagte, er habe sich dadurch von den negativen, dunklen Aspekten in sich selbst gereinigt, welche die Probleme in sein Leben gerufen hätten. Der Rest geschähe von selbst. Das Heilmittel ist bedingungslose Liebe, die verzeiht und damit heilt. Der Weg führt immer zunächst zu einer inneren Reinigung. Diese innere Reinigung ist für jeden erfahrbar, der die Methode ernsthaft, von Herzen anwendet.

Dr. Len können Sie im freilich englischen Original sehen und hören unter www.youtube.com/watch?v=OL972JihAmg&feature=related. Damit umschiffen Sie zugleich die zahlreichen gewinnorientierten Vermarktungen, die den Markt überschwemmen. Dr. Len legt Wert darauf, dass er keine persönlichen Gefühle oder Beziehungen zu Dritten aufbaut, sondern loslässt. Er setzt sich ausschließlich mit den Resonanzen in sich selbst auseinander. Durch deren Rückführung auf Null, das Löschen der Dateien in ihm, werden die regenerativen Kräfte frei. Mitgefühl, nicht Mitleiden, und vor allem die Verzeihung sind also entscheidend. Sie veranlassen die Reinigung. Durch die Liebe erfolgt, dank des schöpferischen Gesetzes der Resonanz, die Heilung im Innen wie im Außen, für die wir bereits im Voraus dankbar sein dürfen. Deshalb lauten nochmals die einfachen Sätze, die nach Visualisierung des Vorfalls auch leicht abgewandelt lauten können:

„Es tut mir Leid, was in mir ablief – Ich verzeihe das Geschehen und mir – Ich liebe Dich, Gott in mir – Ich danke Dir."

Das Erstaunliche ist: Die Heilung geschieht nicht nur in der Innenwelt des Anwenders, sondern auch in der Außenwelt! Denn auf der Welt ist alles Eins, unbeschadet dessen, ob wir uns auch getrennt fühlen mögen. Nichts kann in unserer eigenen Welt, unserem Mikrokosmos geschehen, ohne dass es nicht auch eine Resonanz in der Außenwelt hervorruft. Indem man die eigene innere Resonanz vollkommen heilt, was auf verschiedene Art und Weise geschehen kann, verschwinden die Probleme im Außen. Oder noch deutlicher: Die Probleme im Außen lösen sich nur dann auf, wenn man zuvor die eigene innere Resonanz zu ihnen geheilt hat, indem man sich reinigte. Das hermetische Prinzip wie innen so außen kommt zum Tragen.

Annäherungsweise lässt sich der Prozess verstehen, wenn man die Ergebnisse der Quantenphysik heranzieht und den Menschen als Mikrouniversum ansieht, von dem jeder Teil (Atom) mit jedem Teil des Makrouniversums verbunden ist, so der Quantenphysiker David Bohm (http://de.wikipedia.org/wiki/David_Bohm). Das heißt letztlich: Die Welt ist in mir und wenn ich einen bestimmten Teil meiner innereigenen Welt reinige, so werde ich geheilt und es heilt auch ein Teil der äußeren Welt. Das entspricht Bohms holistischer Weltsicht, für die bereits die christlichen Gnostiker standen sowie weitere, zahlreiche Verfechter der Quantentheorie.

Eine Einführung in Ho'oponopono bietet auch der Kurzfilm www.alpenparlament.tv/playlist/256-hooponopono-heile-dich-selbst-und-heile-die-welt. Im deutschsprachigen Raum werden zahlreiche Seminare angeboten. Sie sind jedoch zum Erlernen der wenigen, zündenden Worte und zu deren Verinnerlichung nicht erforderlich und dürften eher verwirren. Unter den deutschsprachigen Büchern über Ho'oponopono ist dasjenige von Ulrich Emil Duprée zu nennen. Abschließend ist erwähnenswert, dass Dr. Len mit einigen Mitarbeitern die Selbstreinigungen auch in Bezug auf „politische Größen" durchführt. Die Methode wird von ihm nicht vermarktet. Dr. Len bekennt: *„Das Leben ist ein Geschenk, ein Geschenk, um mich zu reinigen, ein Geschenk, um zu erkennen, wer ich bin, ein Geschenk, um nach Hause zu gelangen."*

Wie oft ist dieses Reinigungsritual nun durchzuführen? Einmal jährlich, wöchentlich oder gar einmal täglich? Nein, fortwährend, soweit wie möglich. Erst dann kann man zu einer inneren Klarheit gelangen und die wahnwitzige Verstandesapparatur, die die Stimmen des Unterbewusstseins wiederkäut, kommt zum Schweigen. Deshalb ist die Methode auch kein Turbo zur Erfüllung egozentrischer Wünsche und sollte dazu auch nicht genutzt werden.

Eine weitere erfolgreich wirksame hawaiische Vergebungstechnik schildert Serge King in seinem Buch, „Instant Healing Jetzt", Lüchow-Verlag, S. 139. Hier werden die fünf Finger (Schnabelhand) auf die schmerzende Stelle gelegt und ausgesprochen: *„Was immer damit zusammenhängen mag, ich vergebe es voll und ganz."* Diese einfache Technik geht von der Erfahrung aus, dass mit jedwedem lokalisierbaren Leiden auch eine gefühlsmäßige Komponente verknüpft ist. Durch die Auflösung dieser emotionalen Spannung wird die Heilung stark begünstigt. Man braucht dabei nicht zu wissen, welcher Vorfall dem allem zu Grunde liegt. Es langt, die fünf Finger auf die schmerzende Stelle zu legen und den obigen Satz wiederholt zu sprechen, bis der Schmerz nachlässt. So Sie jedoch eine Ursache in sich kennen, wie z.B. aufgestauten Ärger, dann benennen Sie ihn ruhig und üben Vergebung.

Nach Erfahrung des Autors wird die Technik noch schneller wirksam, wenn Sie die Fingerkuppen der anderen Hand auf die

Knöchel der Schnabelhand legen, die auf der schmerzenden Stelle liegt, ganz entsprechend der Anschlusspunkt-Technik nach Dr. West. Oder aber Sie legen die freie Hand auf den Bauchnabel oder unter den Rippenbogen auf Energieschloss 14 nach *Jin Shin Jyutsu*. Beschleunigt wird der Heilprozess, wenn alle 3 Techniken ineinanderfließen, wenn Sie neben einer energetisch optimalen Haltung der Hände aussprechen: *„Was immer damit zusammenhängen mag, ich vergebe es voll und ganz. Ich vergebe Dir und mir. Es tut mir Leid. Ich liebe Dich, Gott in mir. Ich danke Dir."*

Will man das Unterbewusstsein noch besser erreichen und damit auch das Reproduktionsprogramm für die Zellen (DNS) positiv beeinflussen, hat es sich als zweckmäßig erwiesen, bei geschlossenen Augen die (hoffentlich warmen) Schnabelhände zu nutzen. Je nach dem Ausmaß der individuellen Energie, sind die Schnabelhände in etwa 5-10 cm Abstand vor beide Augen und die Stirn zu halten, zweitens vor den Kehlkopf (Halschakra), drittens vor beide Ohren, viertens seitlich links und rechts vor die Schläfen (in Höhe des Stirnchakras), fünftens eine Schnabelhand vor die Stirnmitte und die zweite Hand auf gleicher Höhe hinter den Hinterkopf, sechstens beide Hände mit gekrümmten Fingern von oben Richtung Schädeldecke. Wer über eine kräftige Ausstrahlung der Hände verfügt, kann statt Schnabelhand auch jeweils die Handinnenfläche als Zentrierungspunkt wählen.

Fühlen Sie dabei bitte, wie heilende Energieströme aus Ihren Fingern oder den Handflächen in den Kopf einfließen und falls Sie noch nichts fühlen können, dann imaginieren Sie sich das bitte, was ebenso hilft. Für jede Handhaltung lassen Sie sich bis zu maximal eine Minute Zeit. Man kann bereits vorher einen Wechsel vornehmen, wann immer (unwillkürlich!) ein tieferer Atemzug oder Seufzer vollzogen wurde. Neben dem Erfahren/Imaginieren der Heilstrahlung der Hände gilt es aufrichtig, also mit ganzem Herzensgefühl zu verzeihen und sich den jeweils geheilten Zustand (also Ihr gelöstes Problem) positiv formuliert innerlich zu erleben, zumindest jedoch vorzustellen und dafür Dankbarkeit zu fühlen und auszusprechen. Je tiefer Sie in Ihren Gefühlen sind, desto wirksamer das Ergebnis. Wenn Sie das gut beherrschen, kann ein einziges Mal dieser Heilmethode bereits den gewünschten psychischen Erfolg bringen. Ansonsten ist das Prozedere zu wiederholen.

Als besonders wunderbar kann empfunden werden, dass im Namen der göttlichen Schöpfungsnorm die oben genannte Formel auch für die Öffnung unzureichend geöffneter Chakren angewandt werden kann. Alles spricht dafür, dass auf diese Weise alte, negative Programme, wie bei einer Zwiebel, schalenweise gelöst und durch heilvolle Programme ersetzt werden. Wer sich selbst heilt, heilt auch andere und die Welt.

Das christliche Heilsgebet

Herr, mache aus mir ein Werkzeug Deines Friedens, dass ich liebe, wo man hasst; dass ich verzeihe, wo man beleidigt; dass ich verbinde, wo Streit ist; dass ich die Wahrheit sage, wo Irrtum ist; dass ich Glauben bringe, wo Zweifel droht; dass ich Hoffnung wecke, wo Verzweiflung quält; dass ich Licht entzünde, wo Finsternis regiert; dass ich Freude bringe, wo der Kummer wohnt. Herr, lass mich trachten, nicht, dass ich getröstet werde, sondern dass ich tröste; nicht, dass ich verstanden werde, sondern dass ich verstehe; nicht, dass ich geliebt werde, sondern dass ich liebe. Denn wer sich hingibt, der empfängt; wer sich selbst vergisst, der findet; wer verzeiht, dem wird verziehen; und wer stirbt, der erwacht zum ewigen Leben.

Franz von Assisi (1181-1226)

Bevor man über das Gebet sprechen kann, sollte man über den Begriff Glauben sprechen, denn ohne Glauben gibt es bekanntlich kein Gebet. Das Wort Glaube hat in unserer Zeit ein sehr breites und abgenutztes Bedeutungsspektrum. Der eine glaubt an schönes Wetter morgen, der andere an steigende Aktienkurse und in diesem Sinne haben Zyniker gar nicht so Unrecht, wenn sie sagen, „glauben" sei ein Synonym für nicht wissen, zumindest sei es mit einem hohen Anteil Unsicherheit oder Spekulation verknüpft. Glauben steht in der Umgangssprache deshalb für „ich meine" oder, wenn man sich subjektiv etwas sicherer wähnt, für „ich erwarte". Und wir alle wissen, Meinungen und Erwartungen ändern sich wie Wind und Wetter.

Glaube in christlichem Sinn ist dagegen etwas anderes. Man würde ihn in heutiger Terminologie, anders als im NT, als eine sichere Überzeugung bezeichnen, die sich als bewährt erwiesen hat und fest im Bewusstsein verankert ist. Darüber hinaus kann der Glaube wachsen und macht sich als eine sehr persönliche Erfahrung im Herzen und Sternum des Gläubigen fühlbar, so wie Sie in Ihrer Jugend vielleicht im Herzen (nicht in der Hose!) die erste Liebe zum anderen Geschlecht erfahren haben. Dabei ist die Glaubenserfahrung jedoch um ein Vielfaches harmonischer. Und diese Erfahrung wird in vielen Religionen ähnlich beschrieben. Das Heilsgebet steht nun unter dem Motto: „*Glaube und vertraue, es hilft, es heilt die göttliche Kraft.*"

Auch wenn diese Essenz des christlichen Heilsgebets in dieser Form erst Ende der vierziger Jahre des vorigen Jahrhunderts durch Bruno Gröning formuliert wurde, so umfasst sie doch das gesamte Spektrum des Jahrtausende alten Heilsrituals an Seele und Körper. Viele Menschen, auch diejenigen, die sich als Gläubige bezeichnen, haben zumeist vergessen, was über dem christlichen Teil der Bibel steht, nämlich: *Das Neue Testament unseres Herrn und Heilandes Jesus Christus.* Und genau darin liegt der Schlüssel verborgen. Der Jesusmensch, der zum Christus ward, ist der Heiland, der alle seelischen und körperlichen Leiden heilen kann, so wir ihn darum bitten und an Gott glauben und ihm vorbehaltlos vertrauen.

Mittels unseres Erkennens und Wissens stellen wir Tatsachen fest. Durch unseren Glauben jedoch können wir, dank der Quantenmöglichkeiten, Tatsachen erschaffen. Die Kraft des Glaubens verwirklicht nämlich immer das, wovon wir innerlich überzeugt sind. Heilender Glaube ist somit jener, der auf das innere göttliche Sein blickt und dadurch verursacht, dass im Äußeren das geschieht, was mit dem Wesenskern in Harmonie schwingt. Alle Dinge sind möglich, dem, der da glaubt (Markus 9,21). Im Thomasevangelium heißt es in Vers 48: „*Wenn die zwei* (Haupt und Herz) *miteinander Frieden machen in dem einen Haus* (dem Körper)*, werden sie zum Berg* (Aufgabenstellung) *sagen: Hebe dich hinweg – und er wird sich hinwegheben.*"

Bei diesem Prozess handelt es sich nicht um einen Anspruch auf Heilung, sondern um die eigene Zubereitung zur Erlangung der Gnade der Heilung an Seele und Körper. Das bedingt stets eine intensive Auseinandersetzung mit dem eigenen Seinszustand und dessen Akzeptanz als eigene selbstgeschaffene Realität; ferner der Frage nach dem Ziel unseres Lebens. Krankheiten wollen uns nämlich sagen: *„Du bist von der göttlichen Lebensnorm, den Schöpfungsgesetzen abgewichen"*. Das Schwierige ist nur oftmals, wir wissen nicht mehr so recht wann und worin, weil wir mitsamt all unseren Wissenschaften so ungeheuer dumpf und unsensibel geworden sind. Nur wenn die Dinge ganz offensichtlich zu sein scheinen, zum Beispiel bei falschem Essen oder Trinken oder wenn Unfälle der Anlass sind, können wir sofort eine kurze Ursachenkette erkennen. Aber die dahinter stehenden, ursprünglichen Verstöße, unser falsches Wollen, Denken und Fühlen, unser Sprechen und Handeln, nehmen wir nicht mehr wahr, wollen wir nicht wahrnehmen, weil es vor allem stets unbequeme Wahrheiten sind, die wir lieber verdrängen oder negieren. Aber gerade erst die Auseinandersetzung mit den wirklichen Ursachen, zu welchem unsere Bettlägerigkeit und das Leiden hinreichend Gelegenheit bieten, schafft den Samen zu einer inneren Reinigung. Reue heißt nicht, dass wir wegen begangener Dummheiten uns zerknirschen und in Selbsthass verfallen, was eine destruktive, anmaßende und unerwünschte Selbstjustiz in Gang setzen kann, sondern wir bekennen und akzeptieren uns so, wie wir sind, in all unsrer Unvollkommenheit. Die vorbehaltlose Akzeptanz und die Bereitschaft zu einer Neuorientierung in unseren Denk- und Verhaltensmustern schaffen den Grund, dass Bitte, Glaube und Vertrauen eine Heilung bewirken können. Das wahrhafte Gebet wird dabei stets die Klausel enthalten, dass „mir" selbst volle Heilung zuteil werde in Übereinstimmung mit Gottes Willen. *Nicht mein, sondern Dein Wille geschehe*, denn Gott weiß um ein Vielfaches besser als wir, was gut für uns ist. Insofern ist einerseits der Gebetswunsch auf volle Gesundheit und nicht etwa nur die Bitte um Heilung von dieser oder jener Beeinträchtigung im Rahmen der göttlichen Norm, andererseits jedoch ist große Demut von innen heraus angezeigt. Das Alte, d.h. das Leid, wird in einem wahrhaften Gebet hinter sich gelassen und nicht festgehalten, denn Leiden gehören im Kern nicht zu uns. Das heißt auch, dass alle Vorwürfe an Dritte nicht nur mental, sondern von Herzen zu vergeben sind, einschließlich der Selbstvorwürfe und Schuldgefühle, die zerstörerisch wirken und das Notwendige, also das die Not wendende Lernen vereiteln. Deshalb heißt es auch im 1. Petrus 5,7: *Alle eure Sorge werfet auf Ihn*. Wenn Sie also das Abgeben des Unguten unterlassen und an Ihren Sorgen festhalten, braucht es Sie nicht zu verwundern, dass Heilung auf sich warten lässt. Es gilt als gesicherte Erkenntnis: Wer sein Bewusstsein mit Ängsten oder anderen negativen Emotionen oder gar der festen Überzeugung des Scheiterns tränkt, schädigt sich massiv.

Jetzt mag sich noch die Frage erheben, wo und wie soll man beten? Freund, hast du nicht gelernt, dass Gott im eigenen Herzen Wohnung nehmen will? Matthäus 6 empfiehlt: *„Wenn du aber betest, so geh in die Kammer deines Herzens und nachdem du deine Tür geschlossen hast* (d.h. alle Aufmerksamkeiten und Ablenkungen von außen weggenommen hast), *bete zu deinem Vater, der im Verborgenen ist, und dein Vater, der im Verborgenen sieht, wird's dir vergelten."*

Kein Geringerer als Meister Eckehart sagt: *„Wo und wann Gott dich bereit findet, muss er wirken und sich in dich ergießen; ganz so, wie wenn die Luft lauter und rein ist, die Sonne sich ergießen muss und sich dessen nicht enthalten kann. Gewiss es wäre ein großer Mangel an Gott, wenn er nicht große Werke in dir wirkte und großes Gut in dich gösse, sofern er dich ledig und bloß findet... Im Buch der Geheimnisse steht geschrieben, dass un-*

ser Herr dem Volke entbot: ‚Ich stehe vor der Tür, klopfend und wartend, ob jemand mich einlässt; mit dem will ich Abendmahl halten' (Offenbarung, 3,20) Du brauchst Ihn weder hier noch dort zu suchen, Er ist nicht weiter als vor der Tür des Herzens; dort steht Er und harrt und wartet, wen Er bereit finde, dass er Ihm auftue und Ihn einlasse. Du brauchst Ihn nicht von weither zu rufen; Er kann es kaum erwarten, dass du Ihm auftust. Ihn drängt es tausendmal heftiger nach dir als dich nach Ihm; das Auftun und das Eingehen, das ist nichts als EIN Zeitpunkt." (Predigt 59). In den Worten unserer Zeit: Wer sich entleert von allen Dingen dieser Welt, wird zwangsläufig erfüllt werden durch Gottes Liebe und Weisheit, denn es gibt keinen leeren Raum. Also, das Loslassen, das Leersein und Sichvollkommen-Öffnen und die feste, in Dankbarkeit schwingende Zuversicht, dass das Ziel erreicht ist, bringen das Leben im Jetzt.

Die individuell erfahrbare Gottesansicht an der Schwelle unseres Herzens heißt Christus. Es ist der eingeborene Sohn, der Schlüssel und Pforte ist. Es ist offensichtlich, dass mit diesem Zugang eine neue, höhere Oktave unseres Menschseins eröffnet wird. Jede Heilung richtet sich deshalb bewusst zuerst an die Seele, der Körper kann dann folgen. Auch Franz von Assisi bekannte: *„Die Tiefe der Menschenseele birgt unergründliche Kräfte, weil Gott selbst in ihr wohnt."* Wahres Beten heißt also sich in die tiefste Tiefe des eigenen Herzens versenken und dadurch den eigenen Schwingungszustand so zu erhöhen, dass er offen wird für die göttliche Sendefrequenz, die Seele sie empfangen kann. Aus ihr erwächst dann alles Heil.

Unsere Gesundheit wird, wie wir sahen, durch zwei Komponenten bestimmt. Das Irdische und das Seelische. Hippokrates sei nochmals zitiert, der sagte: *„Wer oder was auch immer der Vater deiner Krankheit sei, die Mutter ist die Ernährung"*, also alles, was wir zu uns nehmen. Über die *„Mutter"* haben wir genug gesprochen, der *„Vater"* jedoch hängt mit unserer Seele zusammen und deren 1001 Erfahrungen und ihrer Reifwerdung oder ihrem Widerstreben im Folgen der göttlichen Liebesweisheit. Dabei hat das, was die Seele betrifft, stets Vorrang vor den Belangen des Körpers. Seelische Aufgaben und erst Recht, wenn sie bereits zu Nöten geworden sind, weil sie nicht gelöst wurden, schlagen sich deshalb immer im Körper nieder. *Denn es ist besser, dass der Körper Not leidet oder gar stirbt, als dass die Seele verdürbe.*

Was ist also zu tun? Wir sollten und dürfen lernen, dass wir unsere gesamte Lebenseinstellung ändern können. Sowie wir dies tun, erfahren wir sehr starke Genesungsimpulse. Gott selbst ist an die erste Stelle in unserem Leben zu stellen. Erst danach kommt alles andere, unsere Liebsten, unsere Kinder und all das Materielle.

Dazu ist die Betrachtungsweise unseres Lebens und unserer Vergangenheit zu ändern. Alle Schuldzuweisungen und vor allem Verachtungen sind aufzuheben gegenüber Dritten als auch gegenüber uns selbst; nicht nur vergeben und verzeihen, sondern auch akzeptieren, was geschah und somit als Herausforderungen, als Lernschritte des Lebens anzusehen. Wann immer wir meinen, solche Prüfungen nicht bestanden zu haben, mögen wir das ernstlich bereuen und sogleich allen und auch uns selbst verzeihen und Gott dankbar sein, dass er unsere Seele vor Schlimmerem bewahrte und uns jetzt die Einsicht schenkt, dass wir Ihn an die erste Stelle unseres Lebens stellen dürfen.

Schließlich gilt es, die überlieferte Erfahrung zu beachten, dass Danksagung, Lob, Preis und das Segnen um ein Vielfaches schneller wirken als jedwedes Bitten. Segnen ist das urteilsfreie Akzeptieren von dem, was ist (nicht etwa dessen Gutheißung), verbunden mit der ich-losen Übermittlung von Heilskraft. Betreffend der im Gebet zumeist gedachten und/

oder ausgesprochenen Bitten hatte Jesus bereits gesagt: *„Euer Vater weiß genau, was ihr braucht, noch ehe ihr um etwas bittet."* (Matth. 6,9). Deshalb bereiten Sie sich vor durch Vergebung gegenüber allem und allen, bevor Sie beten. Erst dann können Sie in Ihrer Gebetsversenkung Ihren Herzenswunsch so empfinden, als sei er bereits erfüllt mit all Ihren Sinnesorganen, so wie er ausschaut, riecht, schmeckt, sich anhört, anfühlt und Ihre Intuition beflügelt. Dann sagen Sie Dank für das Wunder, das sich in Ihnen vollzieht.

Aus dem Gesagten wird ersichtlich geworden sein, dass jedes Herunterplappern von Gebeten unfruchtbar ist und eher eine Beleidigung der göttlichen Intelligenz darstellt. Stereotype „Gebete", die den erfahrenen Mangel zum Gegenstand haben, werden erfahrungsgemäß nur sehr selten erhört. Allein, was dem eigenen Herzen entspringt, voller Liebe ist und durch reine Gedanken und die dankbare Überzeugung der Erfüllung geprägt ist, wird stets Gottes Ohr finden.
    Und so Sie sich nun an diese Regeln erinnert haben, beten Sie, wie Ihnen das Herz eingibt. Es wird Ihnen nach Ihrem Glauben geschehen.

Ergänzend sei noch angeführt, dass die ausgeübte Gebetshaltung der Hände nicht ganz einerlei ist. Die beim Gebet weitverbreitete Verschränkung der Finger sorgt nach der Lehre der Mudras (Fingerhaltung) (http://de.wikipedia.org/wiki/Mudra) nämlich für Spannungsimpulse. Vgl. z.B. Kim da Silva, „Gesundheit in unseren Händen". Besser ist es, die Hände quer ineinander, also Handfläche an Handfläche zu halten. Oder aber man hält die offenen Hände am Korpus oder auf den Oberschenkeln mit den Handflächen nach oben. Eine dritte sehr hilfreiche Handhaltung, die früher im Christlichen weitverbreitet war, ist diejenige, die Albrecht Dürer unter anderem in seiner Zeichnung *Betende Hände* (http://de.wikipedia.org/wiki/Betende_H%C3%A4nde) festgehalten hat.

Hierbei werden die Handflächen aufeinander gelegt, mit den Fingerspitzen nach oben. Es ist die älteste, bereits in den Veden dokumentierte Gebetshaltung (http://de.wikipedia.org/wiki/Namaste) und wird im Indischen *Namasté* genannt.

Das für uns besonders Verblüffende dabei ist, dass wenn Sie mit dieser Handhaltung (Namasté) zugleich in Zwerchfellatmung sind, Sie nach 5 bis 9 tiefen Atemzügen bereits Ihren gesamten Körper beruhigt haben. Aller Stress fällt ab und Sie finden leicht eine harmonische, in sich ruhende Haltung, insbesondere wenn Sie dabei Heilung oder Frieden denken und fühlen. Es ist deshalb nur von Vorteil, diese „Übung" zumindest morgens und abends regelmäßig auszuführen.

Heilung durch Befreiung von Besetzungen

Die ich rief, die Geister, werd ich nun nicht los
J. W. v. Goethe, Zauberlehrling

In dem Kapitel über Reinkarnation wurde bereits ausgeführt, dass sehr viele Verstorbene, aus welchen Gründen auch immer, den Weg in die himmlischen als licht empfundenen Gefilde des Jenseits nicht einschlagen. Der schweizerische, von Geburt an hellsichtige Fachmann auf diesem Gebiet, Herr Anton Styger, beschreibt in seinen Büchern „Erlebnisse mit den Zwischenwelten", 2008 und 2009, die erfahrene Dramatik sehr plastisch, siehe www.geobiologie.ch/meine-buecher/index.html, ebenso das Ehepaar Gudrun-Anna und Christoph Bauer in dem Buch „Was wir Euch noch sagen wollten – Besetzungen durch Verstorbene und deren Erlösung", Januar 2008. Übereinstimmend berichten diese beiden Autoren und andere, z.B. Johann Kössner in seiner Kosmogonie „Wenn Seelen Schöpfer werden", Eigenverlag Kössner, S. 152 ebenfalls – dass Verstorbene vielfach der Überzeugung anhängen, dass sie nicht gestorben seien und dass sie deshalb, jetzt außerhalb Ihres Stoffkörpers, ihr Leben gerade so weiterführen wie zuletzt im physischen Körper, statt in die höher schwingenden, lichteren Gefilde des Jenseits überzugehen. Sie sind dabei Opfer ihrer eigenen, begrenzten, materiebezogenen Vorstellungen und können sich nicht von dem niederen Frequenzbereich zwischen Diesseits und Jenseits lösen. Als erdgebundene Seelen sind sie sich selbst und den im Stoff Lebenden eine schwere Last. Unzählige Krankheiten, so führt Bauer aus, sind aus von ihnen begangenen Besetzungen Lebender zu erklären. Den Besetzten, die übrigens zumeist ganz normal aussehen, wird nämlich Lebenskraft abgezogen. Sie sind dann oftmals durch erhöhte Stimmungsschwankungen oder Energieschwäche oder nicht abheilen wollende Leiden gekennzeichnet. Bei den Besetzern handelt es sich also nicht um Teufel oder „Gespenster", für die seitens Exorzismen betreibender Kleriker Beschwörungen veranstaltet werden sollten. Letztere fruchten bekanntlich, wenn überhaupt, nur vorübergehend. Denn die praktizierte Ablösungsmethode ist gegen die universellen Gesetze (http://derstandard.at/1297821978044/Berufsbild-Exorzismus-Wenn-der-Teufel-im-Detail-steckt). Exorzisten treiben, wenn Gebete nicht helfen, aus und verdammen die „Geister" in die „Hölle", statt ihnen in der Liebe, die Jesus geboten hatte, zu einer Wandlung der negativen Energien zu verhelfen und damit auch ihnen zu helfen. Bei den Besetzern handelt es sich nach Ansicht der genannten Autoren, wenn auch nicht immer, so doch oftmals um Ahnen und vorverstorbene Verwandte. Diese, wie auch alle anderen Kräfte bedürfen der Hilfe. Man muss ihnen mit Geduld ihren Seinszustand erklären. Bauer holt die in fremde Identitäten geschlüpften feinstofflichen „Geister" hervor und fordert sie auf, ein Stück Materie zu halten. Viele erkennen erst dann, dass sie das nicht können, weil ihnen der Stoffkörper fehlt. Jetzt kann bei den verstorbenen Seelen die Einsicht geweckt werden, dass ihr Lebenspfad ein anderer ist. Bauer wie Styger bitten darum, dass eine himmlische Hilfe für sie bereitgestellt wird, der sie sich anvertrauen können und sie den Weg in die lichten himmlischen Gefilde des Jenseits beschreiten.

Das Erstaunliche dabei ist nicht so sehr, dass den Verstorbenen geholfen wird, denn diese ganze „Operation" wird möglicherweise von vielen Lesern als „spinnert" apostrophiert werden, sondern der Umstand, dass bisher unter Energiemangel Leidende binnen Stunden sich auf einmal erlöst und sehr erleichtert fühlen, so wie kaum bisher in ihrem Leben. Wer dies einmal erlebt hat, sei es an sich selbst oder ihm Nahestehenden, muss von der Existenz feinstofflicher Welten nicht mehr überzeugt werden.

Anton Styger gibt in seinem Büchlein „Gebete für die Seele", Styger-Verlag, 2009, Hilfen und Befreiungs- sowie Ablösungsrituale, die nach seinen langjährigen Erfahrungen sehr hilfreich sind. Sie lösen die Belastungen für in niederer, erdgebundener Schwingungsebene dahinvegetierende Wesen und für die von ihnen besetzten Menschen. Seiner Beobachtung nach sind psychisch Kranke, und damit nicht nur viele Insassen von Psychiatrien, häufig mit feinstofflichen Wesenheiten (Verstorbene) oder auch durch Elementale belastet. Elementale sind nichts anderes als zu feinstofflicher Materie verdichtete Gedanken, die wir immer wieder gedacht haben und die an uns, ihren Schöpfer gebunden sind und uns für immer und allezeit begleiten. Sie wollen von uns immer wieder „bedacht" werden, bis wir nach Jahren und Aberjahren endlich auf die Idee kommen, dass wir für ihr Sein selbst die Verantwortung tragen. Der große zypriotische Mystiker Daskalos (1912-1995), der sich den Erkenntnissen von Rudolf Steiner (http://wiki.anthroposophie.net/Hauptseite) sehr verbunden fühlte, hatte sich bereits vorher intensiv mit der Auflösung von Elementalen, also von zu einer feinstofflichen Realität gewordenen, selbstgeschaffenen oder zugelassenen Konflikten, befasst. Siehe http://wiki.anthroposophie.net/Daskalos. Das Kreieren von Gedankengeschöpfen hat immer knallharte Konsequenzen, auch wenn wir dies nicht wahrhaben wollen. Die gute Botschaft lautet jedoch, wir, ihr Schöpfer, können die Elementale in Liebe auflösen, wodurch Krankheitsursachen verschwinden und wir uns befreit fühlen.

Die dem christlich erzogenen Menschen am nächsten liegende und effizienteste Auflösungsmethode ist diejenige des Gebets: *Ich bitte Dich, meinen Schöpfer und Gott, unendliche Weisheit und Liebeslicht, um Deinen Beistand und um Heilung. Aus Unwissenheit und Unverstand habe ich ein Gedankenkonstrukt geschaffen, das immer mehr gewachsen ist und mich nun beherrscht. Es quält mich. Ich bitte Dich, Herr und alle Lichtkräfte, dieses von mir genährte Wesen* (jetzt bitte sehr genau bezeichnen als Angst vor …, Wut auf …, Sucht nach …) *aufzulösen und zu befreien. Ich bedaure, dass ich dieses Wesen mit solch niederer Schwingung geschaffen habe und es deshalb ein Teil von mir wurde. Ich bitte um Vergebung. Nimm nun Platz an meiner Brust. Ich habe dich erschaffen vor langer Zeit und ich weiß nicht mehr warum. Jetzt und hier übernehme ich jedoch die Verantwortung für dich und lasse dich frei. Ich bitte für dich um deine Heilung und Wandlung, damit du Licht und Liebe bist. Ich entbinde dich deiner Aufgabe und danke dir. Jesus Christus, hülle uns ein in Dein Liebeslicht im Hier und Jetzt, damit wir beide in Einheit geheilt sind. Herr, Du lösest die von mir geschaffenen Energien auf in Deiner Liebe. Ich danke Dir. Amen.*

Anton Styger zeigt in dem oben genannten Büchlein Lösungen für die unterschiedlichsten Arten von Besetzungen. Seine Gebete schenken dem ernsthaft Suchenden, oftmals verblüffend schnell, befreiende Erleichterung. Viele Leser kennen die Familienstellungen, nach Bert Hellinger, dessen bleibendes Verdienst darin liegt, dass er erstmals die naturgegebene Ordnungsstruktur in Familie, Sippe und Ehe ausformulierte, an welche die natürliche Liebe gebunden ist. Ohne Beachtung dieser primären Ordnungsstrukturen, die eine Priorität des Ersten vor dem Nachkommenden aufzeigen und dessen Würdigung verlangen, wird Liebe in dieser Natur nicht fruchtbar sein. Eine konzise Beschreibung bietet Hellingers Vortrag „Wie Liebe gelingt" unter www.dalank.de/male/hellinger.htm. Das Familienstellen ist inzwischen weit verbreitet und wird auch als eine lukrative „Show" vermarktet.

Beim Familienstellen werden die verstorbenen Familienmitglieder durch fremde Personen gespielt und im Raum positioniert, wodurch Erkenntnisse über aktuelle Probleme gewonnen werden können sowie im Normalfall eine spürbare Besserung des Befindens des Betroffenen ausgelöst wird. Die Aufstellungen funktionieren durch die aufgerufene Verbindung mit dem spezifischen morpho-seelischen Feld der Familie. Die verborgenen Ordnungsprinzipien finden Anerkennung. Werden noch lebende Verwandte vertreten, können nicht nur Erkenntnisse, sondern auf Dauer auch Spannungsaufhebungen erzielt werden, ohne dass sich belastende Folgeerscheinungen einstellen. Werden jedoch Verstorbene in der Aufstellung durch Stellvertreter dargestellt, dann bemächtigen sich die „gerufenen Geister", sofern sie den Weg in die feinstofflichen lichten Gefilde des Jenseits noch nicht gefunden haben und deshalb noch hier im Erdenfeld herumirren, zeitweise der Darsteller! Nach der Sitzung könnte es sich ergeben, und nach den Erfahrungen von Bauer ist das zumeist der Fall, dass die Unerlösten in die Aura des Verursachers der Aufstellungen, ihren Verwandten, eindringen und ihn dann bleibend als Wirt benutzen. Die negativen gesundheitlichen Folgen für den Besetzten sind absehbar. Und die verstorbenen, orientierungslosen Besetzer bleiben unerlöst im Erdenfeld. Familienaufstellungen als Therapiemethode bieten deshalb häufig keine zu empfehlende Lösung. Da glücklicherweise andere Methoden, die in diesem Buch beschrieben sind, sicherer zu den im Familienstellen angestrebten Zielen führen, erübrigt sich ein näheres Eingehen auf die Technik des Familienstellens.

Ähnliche Risiken des Besetztwerdens gelten verständlicherweise bei allen Geisterbeschwörungen, spiritistischen Sitzungen sowie Halloween-Veranstaltungen an düsteren, geschichtsträchtigen Orten. Wann immer beispielsweise wiederkehrende Depressionen und/oder andere hartnäckige Leiden, zumeist im Brust- oder Nackenbereich sowie im Unterleib nicht behoben werden können, sollten Besetzungen durch Verstorbene in Betracht gezogen werden. Auch wenn z.B. Anton Styger Hilfen zur Selbsthilfe durch spezielle Gebete anbietet, dürfte der Gang zum Fachmann der sichere Weg sein. Dies gilt insbesondere bei Besetzungen, die bereits im Kindesalter eingefangen wurden. In manchen Fällen mag die homöopathische Methode nach dem bereits angeführten Dr. Reimar Banis helfen. Für Selbstheilungen erscheinen die im Büchlein „Gebete für die Seele" von Styger aufgezeigten Lösungen sowie ergänzend die „Energetische Kompensationstherapie" am effektivsten, wie der Autor in seinem Bekanntenkreis wiederholt erfahren durfte.

Folgerungen für die Erziehung wie auch Gespräche mit Alten und erst recht Sterbenden sollten aus der Kenntnis dieses Sachverhalts unbedingt getätigt werden. Es gilt, klar zu erläutern, wie Menschen erkennen können, dass sie gestorben sind, nämlich, wenn sie durch Dinge hindurchgreifen, statt sie zu fassen, dass ihnen niemand antwortet, so sie rufen, da niemand sie hört noch sieht. Und dass sie, so schnell als irgend möglich, um Geleit bitten sollen, das ihnen dann auch gewährt werden wird, hin zu den lichten himmlischen Gefilden, wo sie neue, weiterführende Aufgaben erwarten; denn auch dort besteht die Notwendigkeit einer freiwilligen Entscheidung: „Wer anklopfet, dem wird aufgetan." (Luk. 11,10).

Die Erfahrungen von „Himmel" bis „Hölle" sind, um es zu wiederholen, nicht Träume oder Imaginationen des Bewusstseins, sondern ganz reale feinstoffliche Wirklichkeiten, die hellsichtige Menschen mehr oder minder wahrnehmen können. Unter den deutschsprachigen Wissenschaftlern ist der Aachener Professor Dr. Walter van Laack, Autor von „Wer stirbt, ist nicht tot", einer der Ärzte, die entgegen der üblichen ängstlichen Anpassung den Mut haben, die Welt danach als eine reale Welt anzuerkennen. Er widerlegt die Vermutungen, die Jenseitserlebnisse bereits Gestorbener seien durch Sauerstoffmangel oder Halluzinationen erzeugt; siehe www.youtube.com/watch?v=iKP6haOni4s.

Wer mag, kann auch auf die zahlreichen Berichte der weltbekannten und hochgeehrten schweizerischen Sterbeforscherin Elisabeth Kübler-Ross zurückgreifen (www.youtube.com/watch?v=WbqSFbTCMlI&feature=related).

Gespräche über den Sinn des Lebens und den Zweck des Ablegens eines verbrauchten physischen Körpers sind sehr zu empfehlen, denn sie geben Mut, erst recht, wenn Sie erkennen durften, dass Sie nicht eine Seele haben, sondern in Wahrheit Seele sind, die einen vergänglichen Stoffkörper bewohnt. Das Leben selbst erlischt nie. Es verlagert sich nur auf eine andere Schwingungsebene. Sie, als Zurückbleibender eines Dahingegangenen, werden deshalb auch kein Zetermordio-Geschrei anfangen über den erlittenen Verlust und damit die Reise des Gestorbenen verzögern oder schlimmstenfalls gar verhindern. Wer dies täte, handelte als rücksichtsloser Egoist. Spezielle, immer wiederkehrende Gottesdienste für Dahingegangene sind deshalb auch eine heikle Sache. Wenn jene zurückgerufen werden, weil Sie klagen: „Ach, wärest Du noch da!", dann machen Sie sich schuldig. Seien Sie lieber mit dem Gehenden froh, dass er seine Leiden hinter sich lassen darf und geben Sie ihm all Ihre Wertschätzung und Dankbarkeit mit auf den Weg und freuen sich über die gemeinsamen schönen Zeiten, die Sie mit ihm verbringen durften. Wünschen Sie „*Gute Reise!*" in die himmlischen Gefilde, für die er sich entschieden hat. Das verlangt natürlich etwas Selbstzucht. Aber hatten Sie sich nicht für ein eigenverantwortliches Leben entschieden? Dann wählen auch Sie die ewig Bestand habende Ansicht des Lebens.

Wer sich intensiver mit der Thematik der Sterbehilfe auseinandersetzen möchte, kann das Büchlein von G. und Ch. Bauer zu Rate ziehen: „Vom Sterben und dem Leben danach". Verlag Lebenswerkstatt, Juli 2009.

Heilung mit Bruno Gröning

Den Seinen gibt's der Herr im Schlaf.
Sprichwort, aus Psalm 127

Der größte Heiler der letzten Jahrhunderte, Bruno Gröning, fußt voll und ganz auf urchristlicher Basis, unbeschadet dessen, dass einige seiner Epigonen das christliche Element in seinen Reden verschleiern und mit ihm einen Persönlichkeitskult veranstalten, der ihm völlig fremd war. Das Verdienst von Bruno Gröning liegt darin, wieder bekannt gemacht zu haben, was der einzelne Mensch dazu beitragen kann, um eine erfahrbare Heilung an Seele und Körper zu erlangen. Er lehrte, dass der Mensch, der den göttlichen Heilstrom aufnehmen wolle, zunächst eine offene, aufrechte Sitzhaltung einnehmen soll, die Beine nicht überkreuzt, sondern die Füße in normalem Hüftabstand nebeneinander am Boden.

Warum dies? Weil der Mensch der Erdung bedarf. Er ist stofflich, ein Geschöpf von Mutter Erde und bekennt seine Verwurzelung. Das Rückgrat hingegen sei durchgedrückt, das Haupt aufrecht. „*Die Lehne hat Ausgang*" waren Grönings oft wiederholte Worte. Die Hände ruhen dabei auf den Oberschenkeln mit den Handinnenflächen nach oben offen. So kann der Lichtstrom des Himmels möglichst widerstandsfrei in den Menschen herabfließen. Die Hände berühren einander nicht. Die Atmung (Zwerchfell) ist entspannt. Diese Körperhaltung ist als *Kutscherhaltung* bekannt. Soweit zur äußeren Haltung, die eine Aufnahme der universellen Heilimpulse, des *Lebensstromes* begünstigt.

Für die innere Ausrichtung empfahl er nachdrücklich, alle Probleme und Sorgen abzutun, alles loszulassen, was einen irgendwie beschäftigt und die eigene Gefühls- und Gedankenmühle in Gang hält. Er zitierte oft: „*Werfen Sie alle Ihre Sorgen auf Christus!*" Manchmal sagte er auch: „*Werfen Sie Ihre Sorgen in einen Abfalleimer und schauen dann nie mehr hinein*" und gelegentlich auch: „*Werfen Sie Ihre Sorgen auf meinen Rücken, der ist breit*" :-) Alles nur, damit der nach Genesung Strebende loslässt, ablässt von allen negativ wirksamen Gedanken an das Übel in seinem Körper und all den Unvollkommenheiten in seinem Leben, die, so Bruno Gröning, nicht zu ihm, dem Menschen, gehören. Das Loslassen war und ist eine der zentralen Bedingungen, um Heilung zu erlangen. Er sagte immer wieder: „*Wenn Sie auf Ihrer Krankheit sitzen bleiben, von ‚Ihrem' Übel sprechen und fortwährend an es denken, dann können Sie nicht geheilt werden. Das Übel ‚gehört' Ihnen nicht, geben Sie es ein für allemal ab!*" Und als nächsten Schritt empfahl er: „*Hören Sie auf Ihren Körper, auf Ihr Herz, öffnen Sie Haupt und Herz für die Heilstrahlung!*" So wird der universelle Strom des Lebens von dem aufmerksamen, stillen Beobachter des eigenen Körpers empfangen.

Eine solche innere und äußere Haltung, *Einstellung* genannt, empfahl Gröning den Heilung Suchenden in aller Ruhe zu zelebrieren, mindestens zweimal täglich, morgens und abends eine Viertelstunde lang. „*Glaube und vertraue, es hilft, es heilt die göttliche Kraft*" sind die von ihm immer wiederholten Sätze.

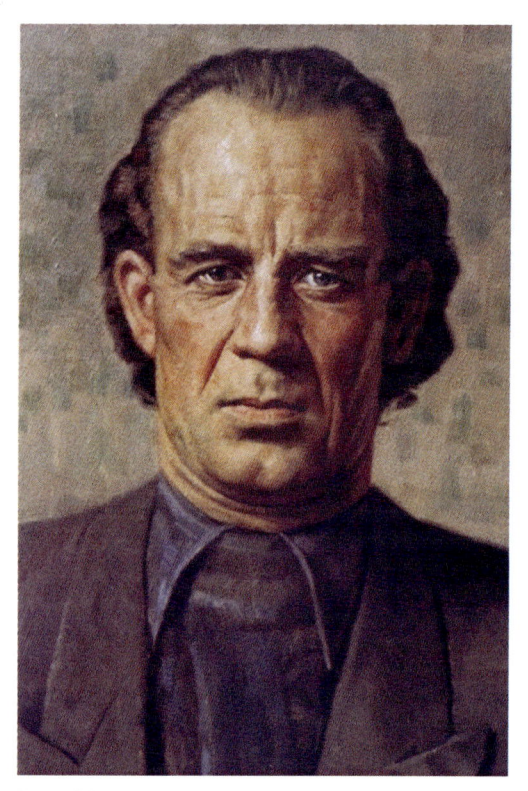

Bruno Göring (Quelle: mit freundlicher Genehmigung von Alfred Hosp)

Nun sind nicht nur Zigtausende von Spontanheilungen während seines Wirkens dokumentiert. Das Besondere ist jedoch, dass dank der von Bruno Gröning initiierten inneren und äußeren Einstellung heute noch, inzwischen weltweit, jährlich über Tausende von Heilungen geschehen. Diese werden, so gemeldet, auf medizinisch-wissenschaftliche Weise, d.h. durch Ärzte untersucht, bevor sie als „Genesungswunder" dokumentiert werden. Austherapierte wie auch jahrzehntelang Leidende, wie auch Süchtige wurden und werden geheilt, sofern sie künftig ohne Wenn und Aber im Einklang mit der Schöpfung leben wollen und eine Heilung im Rahmen ihres Lebensplanes, den wir freilich nicht kennen, erlaubt ist. Bruno Gröning pflegte (wie zuvor Paracelsus) immer zu sagen: *„Jede Krankheit kann geheilt werden, aber nicht jeder Kranke".* Und genau das hat sich bis heute so erwiesen. Nach Gröning selbst waren dies alles keine Wunder. Er sagte: *„Für mich existiert kein Wunder. Ich kenne kein Wunder. Ich kenne nur eines: Gott selbst. Gott ist es, der all dieses bewirkt, was Menschen nicht bewirken können."* Walter-Wilhelm Busam, „Aus dem Werk von Bruno Gröning. Eine Anthologie", Edition Busam, Berlin, S. 161. Mit der Heilung sind häufig *Regelungen* verbunden. Das sind Heilungsschmerzen, die aus der physischen Wiederherstellung der natürlichen Norm herrühren. Davor soll man keine Angst haben, sondern sich vielmehr darüber freuen, dass endlich neues Leben einzieht, auch wenn das Wiederherstellen so manches Mal ein bisserl wehtun mag.

Bruno Gröning hat nie Geld für eine von ihm initiierte Heilung angenommen. Er sagte: *„Danken Sie Gott, nicht mir, ich bin nur der kleine Gröning"* und spielte damit auf seine Körpergröße an. Unbeschadet dessen verfügte Gröning über rational nicht fassbare, sehr große Heilkräfte und konnte Heilungen auch über weite Distanzen hin in die Wege leiten. Er verstand sich als Kräftetransformator, der die Menschen lehrte, auf welche Weise sie sich umwenden und öffnen können, um vom göttlichen Heilstrom selbst berührt zu werden. *Umkehr* war deshalb das zentrale Thema.

Ein jeder, der ernsthaft, d h. nicht in spekulativer Haltung, sondern von innen heraus, die empfohlene Einstellung und Geisteshaltung annimmt und dadurch zu innerer Ruhe gelangt, wird auch heute den Heilstrom in seinem Körper erfahren können. Dieser äußert sich allerdings bei jedem Menschen in anderer Form. Zumeist berichten die Teilnehmer einer Zusammenkunft von einem Kribbeln in Händen und Füßen, großer Wärmeempfindung oder einem Berührtwerden in Kopf, Brust und/oder Herz mit zumindest der Folge, dass sie neuen Lebensmut und neue Lebensenergie finden. Essenzielle Bedingung ist dabei jedoch, dass niemand sich durch Heilberichte, in welchen vergange

Krankheiten, oftmals aus purer Sensationslust und entgegen dem Rat von Gröning breitgetreten werden, wie das bei manchen Zusammenkünften der Fall sein mag, anstecken lässt und der Genesung Suchende dadurch in sein altes, niedriges Schwingungsniveau herabgezogen wird. Bruno Gröning hatte vor solchem immer eindringlich gewarnt. *„Befassen Sie sich nicht mit dem Übel, befassen Sie sich nicht mit der Unordnung in Ihrem Körper"*, waren seine immer wiederholten Ratschläge. Betreffend der Macht des Glaubens beschrieb er (Vortrag 1951) das hier geltende Gesetz wie folgt: *„Immer wird dem Menschen das zu Teil werden, was er glaubt."* Und so kann sich der Mensch selbst heilen.

Ob und inwieweit Sie mit der Methode nach und mit Bruno Gröning Heilungen erfahren werden, kann der Autor selbstverständlich nicht vorhersagen, aber eines ist ihm gewiss, dass, wenn Sie sich an die wenigen Anweisungen halten und viel vom Lebensstrom aufnehmen, Sie viel ausgeglichener und harmonischer werden als zuvor. Denn wer nach diesen Regeln lebt, wird nichts Disharmonisches mehr in sein Denken und Leben lassen, keine Kritik und negative Urteile mehr zulassen, genau nach der Anweisung von Jesus, der von sich selbst sagte: *„Ich urteile niemanden."* Deshalb gilt unverändert seine Mahnung an uns: *„Urteilt nicht!"* Das alles bedingt zwangsläufig, dass wir auch uns selbst nicht mehr verurteilen wegen vergangener Fehler, sondern nach Reue Verzeihung gewähren, sowohl anderen als auch uns selbst. Wir werden uns deshalb so akzeptieren, wie wir sind. Unser eigener Schwingungszustand verbessert sich. Im darauffolgenden Schritt dürfen wir dann lernen, Gott zu lieben in uns selbst und in unseren Nächsten.

Innere Läuterung und eine erneuerte Glaubensbindung formten, noch bevor Herr Gröning seine Ansprachen begann, die von ihm so bezeichnete große Umkehr der Heilung Suchenden und war die Basis für spontane Massenheilungen. Die Heilungen beruhen nach Grönings Aussage *„auf einer innerhalb der göttlichen Ordnung der Natur liegenden Kraft und nicht auf einer Durchbrechung von Naturgesetzen"*. Diese Ansicht wird nachvollziehbar, wenn wir uns innewerden, dass es kein Atom gibt, das nicht durchflutet wird von der strahlenden göttlichen Lebens- und Lichtenergie.

Da Bruno Gröning kein Buch hinterlassen hat, sondern nur Vorträge, die auf Tonbändern festgehalten wurden, gibt es heute einen Teil der aufgezeichneten Vorträge in Buchform sowie auch CDs mit seiner Originalstimme; ferner eine umfangreiche Sekundärliteratur, in der Zeitzeugen über die Wunderheilungen mit Bruno Gröning berichten, einschließlich der von ihm in kleinem Kreis getätigten Aussagen. Empfehlenswert ist das Buch von Alfred Hosp, „Kräfte des Geistes", Verlag Verein zur Förderung seelisch geistiger und natürlicher Lebensgrundlagen, Klagenfurt. Das Buch enthält neben dem persönlichen Erfahrungsbericht zahlreiche Zitate von Gröning und dessen Einblick in das Ziel der menschlichen Schöpfung. Dann wird in deutschsprachigen Städten gelegentlich ein Dokumentarfilm gezeigt, der aus alten Filmdokumenten zusammengetragen ist und den Titel trägt: „Das Phänomen Bruno Gröning – Auf den Spuren des Wunderheilers". Eine Kurzfassung daraus, die aus acht kurzen Folgen besteht, ist hier abrufbar: www.youtube.com/watch?v=q ZX1qIpcQVk&feature=related. Der Film zeigt Ausschnitte aus Grönings Wirken während der aus heutiger Sicht durch kleinkarierte Gesetze gekennzeichneten Nachkriegszeit. Das damalige durch Missgunst und juristische Verfahren gekennzeichnete Umfeld wirkt noch heute in teilweise bewusst herabmindernden Beiträgen im Internet nach, durch die man sich nicht verwirren lassen sollte. Um es mit den Worten von Gröning selbst zu sagen: *„Prüfen Sie selbst und überzeugen Sie sich selbst."* Alles andere ist ohnehin auf Dauer völlig wertlos.

Heilung durch reines Empfinden und universelles Licht

Du brauchst nach Gott nicht schreien;
Der Brunnquell liegt in Dir.
Stopftest Du den Ausgang nicht,
Es flösse für und für.
Angelus Silesius (1624-1677)

Es handelt sich hierbei um eine literarisch nicht belegte Heilmethode, welche die von Bruno Gröning formulierten Grundsätze beachtet, d.h. zuallererst die von ihm empfohlene äußere Haltung und Erdung sowie die innere Einstellung. Hinzukommend wird das menschliche Empfinden bewusst aktiviert.

Stellen Sie sich beispielsweise das Gefühl *Wertschätzung* vor und erleben Sie jetzt die damit verbundene Erfahrung. Der Zugang dazu mag auf vielerlei Weise erfolgen. Am einfachsten ist der Zugang, wenn Sie sich fragen: „Wie fühlt sich Wertschätzung in mir an?" Horchen Sie bitte einige Minuten lang konzentriert in sich hinein. Das Gefühl, das Sie erleben werden, dürfte sich von Ihrem Schwingungszustand von vorher unterscheiden und als rundum angenehm erfahren werden.

Noch schneller kann der erwünschte Gefühlszustand erreicht werden, wenn Sie es vermögen, sich unmittelbar dorthin zu versetzen, etwa mit den Gedanken/Worten: „Ich bin voller Wertschätzung." Wenn Sie die damit verbundene Gemütsverfassung erleben, weil Sie dies aufrichtig so wollen, haben Sie den zweiten Schritt dieser Heilungsmethode vollzogen.

Drittens imaginieren Sie, dass Sie unter einer Lichtstrahlung stehen, die aus dem Universum durch Ihr Haupt auf Sie fällt und in Ihrem Herzen fokussiert und deren Glanz Sie ganz einhüllt. Übertragen Sie viertens jetzt das in Ihnen erweckte Gefühl der Wertschätzung ganz bewusst auch auf das Licht, das auf Sie scheint, in Höhe einer Elle über dem Kopf. Ihr Gefühlszustand wird sich, so Ihnen der Transfer Ihres Gefühls auf das Licht gerade über Ihnen gelingt, nochmals intensivieren und umfassender werden. Es ist die Erfahrung einer Rückkoppelung, die zum Empfindungsverstärker wird. Geben Sie sich nun dieser Erfahrung voll und ganz hin. Es wird deutlich, dass durch diese Schritte der eigene Schwingungszustand erhöht wird, so man wahrhaft will, und man sich dadurch für die Reinheit und alles Heil, das aus dem Gottesquell in uns hervorquillt, öffnet.

Bevor Sie später wieder in Ihren normalen Gemütszustand zurückkehren, verankern Sie fünftens das Erfahrene mental bewusst fest in Ihrem Blut, damit Ihr Seinszustand möglichst bleibend auf ein höheres Niveau erhoben wird. Geben Sie Ihrem Körper den Befehl, den lichtvoll erfahrenen Zustand jederzeit wieder aufrufbar abzuspeichern. So können Sie den als erhaben erfahrenen Seinszustand schrittweise verinnerlichen.

Möglicherweise müssen Sie die hier gedrängt zusammengefassten fünf Phasen einzeln üben, ehe Sie diese erfolgreich kombiniert anwenden können. Das sollte Sie nicht stören. Tun Sie es!

Während der Erfahrung der Lichteinstrahlung unter Rückkoppelung des aufgerufenen Gefühls geschieht psychische Heilung, der auch eine körperliche Gesundung folgen kann. In welchem Umfang und auf welchem Sektor Heilung geschieht ist allerdings außerhalb unserer Kontrolle. Wir werden so beschenkt, wie es von höherer Warte aus angemessen erscheint. Vermutlich besteht allerdings eine Resonanz zu dem jeweils aufgerufenen Gefühl. Sie können nämlich das auch mit anderen Begriffen, die Seinszustände beschreiben, tun. Statt *Wertschätzung* bieten sich beispielsweise folgende Seins- und Gefühlsaspekte zur Aktivierung an: *Vertrauen, Dankbarkeit, Harmonie, Frieden, Freude, Liebe* oder *Wahrhaftigkeit.* Der Begriff *Liebe* ist bekanntlich in unserer Zeit für viele missverständlich, da man allzu leicht damit Sex oder familiäre oder sonstige Verknüpfungen assoziiert, statt der universellen Liebe, die nichts ausschließt und alles umfasst.

Aus dem Kapitel über die Heilmethode *Jin Shin Jyutsu* wissen Sie, dass *Vertrauen und Glaube* die Wandlung von *Sorgen* bringt, die zumeist mit dem Magen oder der Milz korrelieren, während *Liebe* die Auflösung von *Ängsten* bringt, die sich vornehmlich in Niere und Blase niederschlagen oder *Freude* die Auflösung von *Traurigkeit* und *Melancholie* beschert, die vorwiegend mit den Atmungsorganen sowie dem Dickdarm verknüpft sind. So weit nur einige Beispiele an reinen Empfindungen, mit denen Sie arbeiten können.

Wenn Sie diese Methode beherrschen, können Sie anschließend einen weiteren Schritt gehen, nämlich den in Ihnen erfahrenen Wert, z. B. *Harmonie,* auf alle übertragen, mit denen Sie verbunden sind, sei die Verbindung positiv mit Ihren Liebsten, jedoch erst recht und mit gleicher, bedingungsloser Liebe auch auf all diejenigen, mit denen Sie bislang eine negative Bindung hegten, die Sie nicht mochten. Sie werden sich wundern, was dies für Auswirkungen zeitigt, nicht nur für Sie selbst, sondern auf alle. Dies gilt insbesondere, wenn Sie eine solche Lebenshaltung täglich und immer wieder praktizieren. Es handelt sich in Wahrheit um eine sehr wirksame, befreiende Form von *Beten und Tun,* die geeignet ist, die Welt mit großer Dynamik zum Guten zu wandeln. Ob es das *ora et labora* des Benedikt von Nursia in seiner ursprünglichen Intention widerspiegelt?

Eine genaue „Steuerung" der Heilung ist mittels dieser Methode nicht möglich. Sie gipfelt, wie das christliche Gebet um Heilung, in der Haltung: *„Nicht mein, sondern Dein Wille geschehe!"*

Noch Zweifelnden sei versichert, es gibt einen Weg aus den in dieser polaren Natur selbstverständlich dipolaren Werten, die stets verborgen auch ihr Gegenteil beinhalten hin zu den göttlichen Emanationen der Harmonie, des Friedens, der Liebe und Weisheit. Über diesen Prozess ist in weiteren Kapiteln noch zu sprechen.

Diese Heilmethode durch *reines Empfinden und universelles Licht* fußt auf der Erkenntnis, dass alles, auch die Materie und damit der Mensch als informationsgeprägte Schwingung anzusehen ist. Je höher diese Schwingung ist – denken Sie an die bereits beschriebene Skala von Hawkins –, desto besser erfolgt auch die Reproduktion von DNS und der Zellen und desto gesünder ist der Mensch.

Eine einfache Abwandlung der Methode besteht in der Vorstellung des Badens der betroffenen Organe im Licht oder das Hinschicken von Freude und Leben. Je lichter die übertragene Schwingung, desto heilsamer die Folgen.

24 Die Verankerung durch herzgesteuerte manuelle Heilprogrammierung

Licht, Liebe, Leben
Wahlspruch von Johann Gottfried von Herder (1744-1803)

Wichtig bei allen Heilungen ist, dass diese bleibend im menschlichen System verankert werden. Nur wenn das Unterbewusstsein nicht mehr durch falsche Glaubenssätze, Fremdprogramme oder andere Störfaktoren einen ungünstigen Einfluss auf das Reproduktionsprogramm der Zellen (DNS) ausübt und dieses Programm lebensbejahend gesteuert wird, kann nachhaltige Genesung gelingen. Eine besonders effiziente Methode dazu liegt in der herzgesteuerten manuellen Heilprogrammierung.

Diese vollzieht sich in sieben Schritten und hat ihren Ausgangspunkt im menschlichen Herzen. Sie beginnt mit der im menschlichen System eingeborenen bedingungslosen Liebe. Wenn Sie das in einem der vorangegangenen Kapitel beschriebene Prozedere vollzogen haben, kann mit geschlossenen Augen eine Verankerung in folgenden sieben Schritten angestrebt werden:

1. Legen Sie die Fingerkuppen der Linken auf das Sternum und die der Rechten darüber (Schnabelhand, wie im Kapitel *Schnellheilungen durch Körpergriffe* beschrieben) und gehen ganz in Ihr Herzensgefühl.
2. Führen Sie Ihre Schnabelhände (die Fingerspitzen müssen einander nicht berühren) links und rechts vor ihre Ohren in etwa 3-8 cm Abstand, je nachdem, in welchem Abstand Sie die stärkste energetische Strömung verspüren.
3. Führen Sie Ihre Schnabelhände links und rechts in gleichem Abstand vor Ihre Schläfen. Sie sollten dabei, wie bei jedem anderen Griff, spüren, wie die Energie von der rechten Hand durch den Kopf zur anderen Hand fließt und zurück.
4. Führen Sie die linke Schnabelhand auf den Kehlkopf und die Fingerkuppen der Rechten auf die Knöchel der Linken.
5. Führen Sie die linke Schnabelhand etwa 10 cm vor und über Ihre Stirn und die Rechte in deren Verlängerung hinter den Kopf in Höhe des Haaransatzes. Es entsteht somit ein Winkel von rund 45 Grad zur Körperachse. Hierbei kann die rechte Hand offen bleiben.
6. Führen Sie die linke Schnabelhand wiederum 4-10 cm vor die Nasenwurzel, bzw. in Richtung zwischen die Augenbrauen und die rechte Hand in entsprechendem Abstand hinter den Hinterkopf, sodass sich eine horizontale Linie ergibt. Auch hier kann die rechte Hand ganz offen bleiben.
7. Führen Sie beide Hände leicht gekrümmt und berührungsfrei nebeneinander (Ellenbogen ganz nach vorne) über den Kopf, dass die Rechte über der rechten Hirnhälfte und die Linke über der linken Gehirnhälfte schwebt.

Fühlen Sie bitte bei allen Handhaltungen, wie heilende Energieströme aus Ihren Fingern oder den Handflächen in und durch die jeweils angesprochenen Körperzentren fließen. Falls Sie anfangs noch nichts fühlen können, dann imaginieren Sie sich das bitte, was ebenso hilft. Für jede vollzogene Handhaltung lassen Sie sich rund eine Minute Zeit. Man kann jedoch bereits vorher einen Wechsel vornehmen, wann immer (unwillkürlich!) ein tieferer Atemzug oder Seufzer oder ein entspannendes Gähnen vollzogen wurde. Es sei daran erinnert, dass die Augen währenddessen geschlossen sind.

Mit den sieben unterschiedlichen Handpositionen werden ausgehend vom Lebenszentrum Herz alle im Hirn vernetzten Schaltzentren, wie Zirbeldrüse, Hypophyse, Epiphyse, Hypothalamus, Amygdala, Hypocampus, Schilddrüse, das Rückenmark sowie alle anderen Hirnareale angesprochen, wodurch das Unterbewusstsein zu einer Umprogrammierung entsprechend der ursprünglichen schöpferischen Norm angeregt wird.

Es wird als selbstverständlich vorausgesetzt, dass das zu behandelnde Problem, bzw. den darin involvierten Personen, Umständen, Kräften, Organen und nicht zuletzt sich selbst aufrichtig, also mit ganzem Herzensgefühl zuvor verziehen wurde, denn wer nicht vergibt, mündet in Selbstzerstörung. Während der manuellen Heilprogrammierung ist der jeweils geheilte Zustand (also Ihr gelöstes Problem jetzt positiv formuliert) innerlich zu erleben, zumindest jedoch vorzustellen und dafür Dankbarkeit zu fühlen und leise auszusprechen. Je tiefer Sie in Ihren Gefühlen sind, desto wirksamer das Ergebnis.

Wenn das behandelte Problem nicht zu gravierend ist oder Sie begnadet sind, kann eine einzige Anwendung dieser herzgesteuerten manuellen Heilprogrammierung bereits den gewünschten psychischen oder auch körperlichen Erfolg bringen. Ansonsten ist das Prozedere täglich mehrmals über ein paar Wochen lang zu wiederholen, bis das gegebene Problem aufgelöst ist.

Diese Heilprogrammierung kann auch bei Dritten ausgeführt werden, wobei grundsätzlich auf eine Berührung der behandelten Person verzichtet wird. Die Linke wird dabei vor Herz/Sternum oder den Kehlkopf und die Rechte in einiger Entfernung an die jeweilige Körperrückseite gehalten. Wenn der Behandelnde über eine sehr kräftige Ausstrahlung der Hände verfügt, kann statt der Schnabelhand auch jeweils die Handinnenfläche als Zentrierungspunkt gewählt werden. Der Behandelnde hat die in den vorigen Kapiteln beschriebenen Anforderungen zu erfüllen.

Die herzgesteuerte manuelle Heilprogrammierung ist nur zum gesundheitlichen Wohl des Einzelnen sowie aller Geschöpfe anwendbar. Im Namen des eingeborenen Gottes, Christus, erfahren Seele und Körper Heilung, wenn es nach dem Lebensplan der Seele statthaft ist. Selbstsüchtige Absichten zeitigen hingegen deutliche Rückwirkungen!

25 Ziel allen Seins

*Ihr seid Götter und allzumal Söhne des Höchsten;
Aber ihr werdet sterben wie Menschen...*

Psalm 82

Über das Ziel unseres Menschseins zu sprechen heißt, Stellung zu beziehen; denn nur wissenschaftliche oder philosophische Erörterungen allein sind in letzter Konsequenz sinnlos. Wissen, das nicht im täglichen Leben umgesetzt wird, entpuppt sich als Mühlstein am Hals. Wer nicht will und deshalb auch nicht zu können vermeint, sollte sich diese Gewichte ersparen. Wer nur im Außen wirkt, wird es bestenfalls wie Alexander dem Großen ergehen. Dieser soll auf seinem Sterbebett befohlen haben, ihn mit offenen nach oben geöffneten Händen zu beerdigen als Zeichen und anderen zur Mahnung, dass er trotz Erringung eines Weltreiches nichts wirklich Wesentliches in seinem Leben erreicht, sondern vielmehr seine Lebensaufgabe verfehlt habe.

Das obige Zitat aus dem Psalm 82 verdeutlicht nochmals die Gespaltenheit des Menschen, einerseits das göttliche Erbe, andererseits die Gebundenheit an eine vergängliche, dipolare Offenbarung. Das „bescheidene" Ziel allen Seins besteht in der Überwindung dieser Diskrepanz. Die großen Avatare, die freiwilligen Inkarnationen des Göttlichen, haben den Weg gelehrt, den wir, ob der vielen in Jahrhunderten und Jahrtausenden hinzugefügten „Schmückungen" und „Verbesserungen" kaum noch ohne Sehhilfe erkennen können. Schlimmer noch: Die Menschen halten diese „Ausschmückungen" für das Wesentliche, klammern sich daran, weil sie nichts von einem innereigenen Wertmesser wissen und dessen ermangeln. Vielfach haben sie auch alles, was nur im Entferntesten mit Religion zu tun haben könnte, gründlich satt. Das ist verständlich, zumal sie selbst und/oder ihre Eltern erleben durften, dass das ganze Gebäude dazu benutzt wurde, sie an der Nase herumzuführen.

Alle Reaktionen sind nachvollziehbar. Sie entheben allerdings nicht von der im menschlichen Kernwesen eingeborenen Aufgabe, dem Ziel seines Seins nachzustreben. Nur dann und solange wir uns in Richtung dieses Zieles bewegen, erfahren wir Harmonie und inneren Frieden, die Bestand haben.

Betrachten wir nun den Prozess eingehender.

Der spirituelle Weg jenseits der Grenzen menschlicher Logik

*Immer ist die wichtigste Stunde die gegenwärtige;
Immer ist der wichtigste Mensch,
der dir gerade gegenübersteht;
Immer ist die wichtigste Tat die Liebe.*

Meister Eckehart (ca. 1260-1328)

Wir Menschen sind stolz auf unsere „Logik", auf unser – wie wir meinen – folgerichtiges Denken. Ist oder war mit Logik aber nicht ursprünglich ein „den Gesetzen des Logos entsprechendes Denken" gemeint? Ist folgerichtiges Denken etwa dasselbe?

Die Grenzen unseres Denkens sind schnell erreicht. Das hat der Mathematiker O.P. Ouspensky in dem Buch *Tertium Organum* trefflich veranschaulicht, („Tertium Organum, Der dritte Kanon des Denkens – Ein Schlüssel zu den Rätseln der Welt", 3. Auflage 1988, Otto Wilhelm Barth Verlag). Das Buch trägt diesen Namen im Anklang an zwei andere Bücher der Vergangenheit. Das erste wurde von Aristoteles geschrieben und heißt Organum. Das zweite heißt *Novum Or-*

ganum (Neuer Kanon des Denkens) (http://de.wikipedia.org/wiki/Novum_Organum) und stammt von Francis Bacon.

Ouspensky erklärt gleich zu Beginn des Buches: *„Obwohl ich es den dritten Kanon des Denkens nenne, existierte er schon vor dem ersten."* Das soll heißen, dass hier ein universell existierendes Gesetz angesprochen wird.

Lassen Sie uns wesentliche Aussagen des Mathematikers Ouspensky vergegenwärtigen:

„Wenn wir Axiome der Logik von Aristoteles und Bacon mit den Axiomen der Mathematik, wie sie allgemein bekannt ist, vergleichen, finden wir zwischen ihnen eine vollkommene Gleichheit. Die Axiome der Logik sagen unter anderem:
Jede Größe ist sich selbst gleich, d.h.
A ist A und nichts anderes.
Oder: Etwas ist entweder A oder nicht-A.
Der Teil ist weniger als das Ganze.
Sind zwei Größen jeweils einer dritten gleich, sind sie auch untereinander gleich, usw.

Diese Axiome der Mathematik sind jedoch in Beziehung zu unendlichen und veränderlichen Größen unrichtig! Die Mathematik der sogenannten überendlichen Zahlen mag als ein Beispiel der ‚wirklichen Mathematik' dienen, welche die grundlegenden Axiome unserer üblichen Mathematik und Logik verletzt. Die Unendlichkeit, wie sie durch das Zeichen der liegenden Acht dargestellt wird, ist ein mathematischer Ausdruck, mit dem es möglich ist, alle Operationen auszuführen, nämlich zu dividieren, multiplizieren, potenzieren. Es ist möglich, unendlich mit unendlich zu potenzieren, man erhält eine Größe, die unendlich mal größer ist als einfache Unendlichkeit. Und gleichzeitig sind beide gleich."

Das üblicherweise verkündete Gebot, das sei nicht erlaubt, ist bekanntlich nur deshalb erteilt worden, um einem „logischen" Konflikt aus dem Wege zu gehen, aber gerade dieser Konflikt ist geeignet, Grenzen aufzuzeigen. Ouspensky führt aus: *„Dies ist die bemerkenswerte Eigenschaft der überendlichen Zahlen. Man kann mit ihnen jede, wie immer geartete Rechenoperation ausführen, sie werden sich in einer entsprechenden Weise ändern und gleichzeitig gleich bleiben.*

Dies aber verletzt die grundlegenden Gesetze der Mathematik, die für endliche Zahlen angenommen wurde. Nach einer Veränderung kann nämlich die veränderliche Zahl nicht mit sich selbst gleich sein. Doch hier, bei den überendlichen Zahlen sehen wir, wie die überendliche Zahl, indem sie sich ändert, doch mit sich selbst gleich bleibt."

Die Mathematik dient somit dem Mathematiker Ouspensky als Beschreibungsbrücke für den Konflikt zwischen Ewigkeit und Zeitlichkeit, der überwunden werden will.

Schließlich sind die überendlichen Zahlen völlig wirklich. Wir können Beispiele in unserer Welt finden, die dem Ausdruck unendlich und sogar unendlich in Potenz entsprechen. Eine Linie von nur 1 cm enthält eine unendliche Anzahl von Punkten auf dieser Linie, denn ein Punkt hat keine Dimension. Wenn wir uns daneben eine einen Kilometer lange Linie vorstellen, dann wird jeder Punkt in dem kleinen Abschnitt einem Punkt in dem langen Abschnitt entsprechen. In beiden Abschnitten ist die Anzahl der Punkte unendlich, wiewohl der lange 100.000 mal größer ist. Stellt man sich dies als Fläche vor oder gar als ein dreidimensionales Gebilde, dann hat man unendlich mal unendlich mal unendlich.

Und das heißt, dass eine Unendlichkeit stark zunimmt und gleichzeitig unverändert bleibt. Somit erscheinen bei den unendlichen Zahlen die Axiome dieser Mathematik wie Absurditäten, nämlich:
„Eine Größe kann mit sich selbst ungleich sein.
Ein Teil kann dem Ganzen gleich sein oder er kann größer als das Ganze sein.
Eine von zwei gleichen Größen kann

unendlich größer sein als die andere. Alle unterschiedlichen Größen sind untereinander gleich."

„So absurd dies uns alles erscheinen mag", führt Ouspensky aus, *„die (herkömmliche) Mathematik ist nicht alles. Bei meinem Meister George Gurdjeff habe ich die mystische Erfahrung kennengelernt, und nun kann ich sagen: Es gibt eine höhere Mathematik, und nach ihr kann ein Teil nicht nur gleich dem Ganzen sein, sondern sogar größer als das Ganze."*

Damit betreten wir eine unbekannte Welt, in welcher ein Teil nicht nur gleich dem Ganzen, sondern sogar größer als das Ganze sein kann. Logisch gesehen ist das absurd, noch dazu aus dem Munde eines Mathematikers.

Ouspensky sagt dazu: *„Es ist mir fast peinlich, diese Behauptung aufzustellen. Als Mathematiker müsste ich es eigentlich von mir weisen, aber was kann ich tun gegen die existenzielle Erfahrung? Wenn es eine Erfahrung ist – Mathematik hin, Mathematik her –, dann muss ich es exakt so sagen, wie es ist."*

Der Schluss daraus heißt: Unsere Logik reicht nicht weit. Sie gilt nur im Bereich des Endlichen. Im Bereich unserer messbaren, dualen oder dipolaren, d.h. durch Gegensatzpaare (Tag Nacht, lang-kurz, gut-böse, hell-dunkel, schön-hässlich etc. pp.) gekennzeichneten Natur. In der Welt des Unendlichen gelten andere Axiome, wie z.B. die Allgegenwärtigkeit. Ferner: Das Gestern, das Heute und das Morgen sind eins und das Hier und das Entfernte sind zugleich gegenwärtig. Eine absurde Erfahrung, auf die in den sogenannten heiligen Schriften immer wieder hingewiesen wird und die uns heute, infolge der Ergebnisse der Quantenphysik, auf einmal nicht nur als denkbar vorkommen, sondern wir müssen sie sogar als mehr als wahrscheinlich ansehen, auch wenn uns die inneren Zusammenhänge noch verschlossen sind.

In unserer herkömmlichen Welt ist dies freilich absurd. Ob wohl deshalb in allen heiligen Schriften nirgendwo die göttliche Welt beschrieben ist? Offensichtlich kann sie mit unseren Worten und Erfahrungen, die aus der dipolaren Welt stammen, nicht beschrieben werden. Die heiligen Schriften sprechen deshalb nur ganz allgemein über ein *Reich-nicht-von-dieser-Welt* oder dem *großen Tao* oder dem *Reich Gottes* und erklären: Es besteht aus Kraft, Liebe, Weisheit, Gerechtigkeit, Freiheit, Licht; aber alles gewiss nicht so, wie wir gemäß unserer Natur geneigt sind, diese zu interpretieren. Detaillierte Beschreibungen sind nicht zu erhalten und können in menschlicher Sprache auch nicht gegeben werden, weil diese transzendente Inhalte nicht erfassen kann.

Gelegentliche, insbesondere in der Sekundär-Literatur früherer Jahrhunderte, d.h. allesamt von Nicht-Hierophanten stammende „Beschreibungen" des Gottesreiches sind mehr oder minder ausgeprägte intellektuelle Spekulationen mit oftmals durchsichtigen Zielen und würden heute als ideologische Science-Fiction bewertet.

Unbeschadet dessen gilt es, die Gegensätze dieser, unserer Natur zu sehen und zu erkennen, dass sie sich ergänzen. Befreien kann man sich von ihnen nur, indem man die Mitte findet, die Gegensätze in sich versöhnt. Das ist das Ziel jeder Re-ligio, d.h. der Wiederverknüpfung mit der göttlichen Welt und deren Verwirklichung im Menschen. Dies wurde vorgelebt u. a. durch Lao Tse, Buddha und Jesus, der zum Christus wurde, wodurch jeder der Genannten zum Ganzen wurde, ja mehr als das Ganze, wiewohl er ein Teil davon ist.

Betrachten wir ein zweites Bild: Die frühen Gnostiker lehrten, dass es zwei Naturordnungen gibt und dass alles, was wir in dieser unserer Natur wahrnehmen können, Schein oder – in indischer Diktion – Maja ist. Dies vor allem, weil es der Veränderung unterworfen ist.

Im 1. Johannesbrief, Kap. 2, 15-17 wird ganz damit konform folgende Aussage getroffen:

„Habt nicht lieb die Welt, noch was in der Welt ist. So jemand die Welt liebhat, in dem ist nicht die Liebe des Vaters. Denn alles, was in der Welt ist, des Fleisches Lust und der Augen Lust und hoffärtiges Leben, ist nicht vom Vater, sondern von der Welt. Und die Welt vergeht mit ihrer Lust; wer aber den Willen Gottes tut, der bleibt in Ewigkeit."

Jakob Böhme, der Philosophus Teutonicus, fußt auf dieser Aussage, wenn er sagt, dass die gesamte Erde, auch das Firmament mit allen Gestirnen in der Ungöttlichkeit gefangen liegt. Er sprach von dem Weltall als *„Haus des Todes"*, in welchem alles Sein der Erfahrung vom Werden und vom Vergehen unterworfen ist. Und dennoch ist der Mensch – zumindest potenziell – Bewohner zweier Welten, wovon die ewige erst durch einen Entwicklungs-Prozess erfahren und befreit werden kann.

Die große existenzielle Dualität wird auch zu Beginn des Johannesevangeliums verdeutlicht: *„Am Anfang war Logos und Gott war Logos. Alle Dinge sind durch dasselbe gemacht, und ohne dasselbe ist nichts gemacht, was gemacht ist. In ihm ist das Leben und das Leben ist das Licht der Menschen. Und das Licht scheint in die Finsternis, und die Finsternis hat's nicht ergriffen."* Aus Gott und zu Gott sind alle Dinge. Er ist das Eine, das alles umfasst und trägt. Er ist Eins.

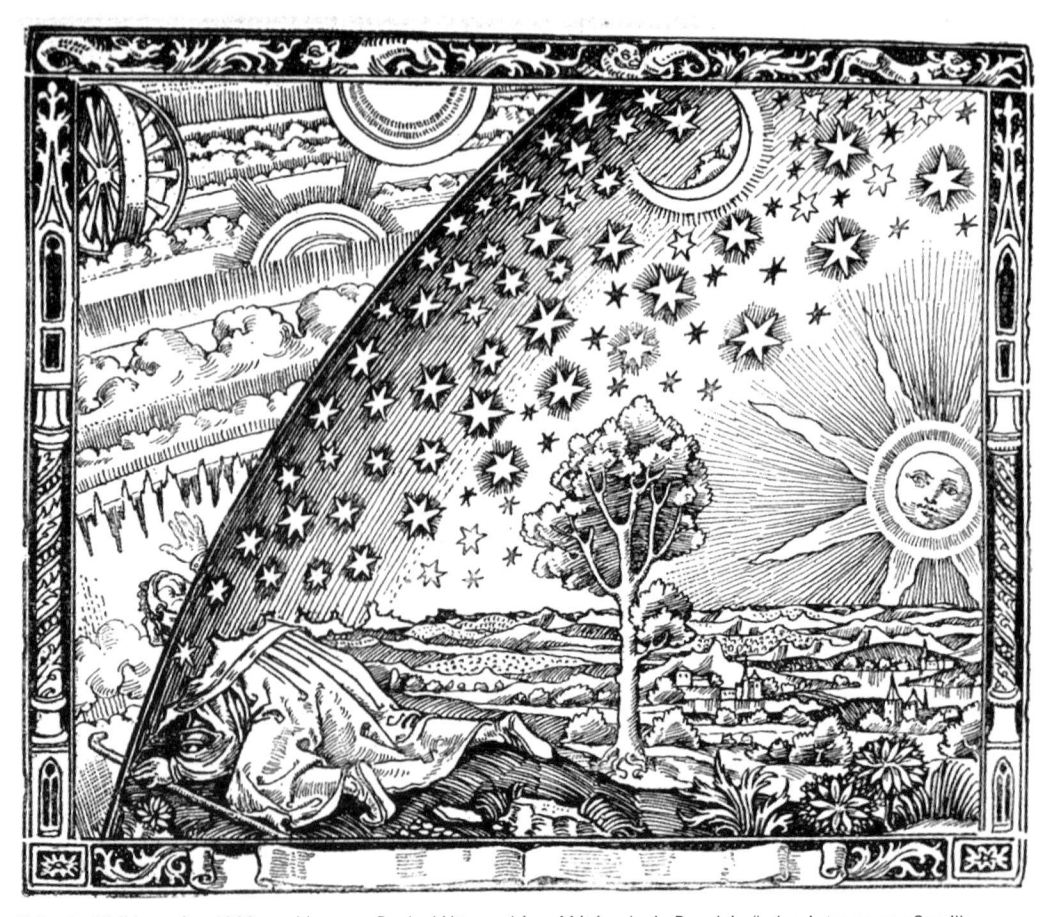

Holzschnittbild aus dem 1888 erschienenen Buch „L'Atmosphère. Météorologie Populaire", des Astronomen Camille Flammarion: Ein Mensch, der durch die Grenzen der Welt hindurchbricht und ein in einem total anderen Frequenzbereich schwingendes Universum mit dem Rad im Rade entdeckt. Wohl unbewusst hat der Schöpfer des Bildes die philosophische Sichtweise der Schöpfung nach Jakob Böhme eingefangen.

Im Evangelium nach Thomas heißt es in Vers 2: *„Jesus sprach: Wer sucht, höre nicht auf zu suchen, bis er findet. Wenn er findet, wird er erschüttert sein. Ist er erschüttert, wird er staunen. Und dann wird er über das All herrschen."*

Ist das jetzt alles ein Widerspruch zu dem zuvor Gesagten, zu dem zitierten Jacob Böhme? Nein, denn alle Dinge und Menschen schwingen, vibrieren oder leben offensichtlich nicht in der göttlichen Schwingung, sondern im „Haus des Todes", auch wenn die Welt des Göttlichen sie durchdringt. Sie sind aber kraft des Samens, den sie in ihrem Innersten tragen, gerufen.

Selbst hier in dieser unserer Natur sind Leben und Tod – wiederum die dualen Gegensätze – nicht zwingend Feinde, sondern Phasen eines Ganzen. Der Tod ist nicht nur das Ende des Lebens, sondern vor allem dessen Erneuerung. Er gibt dem Leben eine neue Form, eine neue Bewusstseinsebene und somit ist der Tod vor allem auch ein lebenserneuernder Vorgang. Denn jeder Gegensatz trägt zum Ganzen bei. Alles ist eingeschlossen. Dasjenige, das jedoch aus der Mitte, dem universellen Quell entspringt, kennt keine Widersprüche, keine Extreme und Gegensätze, sondern allein die Einheit von allem, was aus dem Einen Quell hervorkommt.

Wer diese Einheit von allem Geschaffenen erfahren darf, ist ohne Angst oder Sorge und achtet darauf, dass er in der Mitte bleibt.

Im Tao Te King schreibt Lao Tse:
„Tao ist in seiner Schöpfung
unbestimmt und verwirrend.
Wie verwirrend! Wie unbestimmt!
Und doch enthält seine Mitte alle Bilder.
O, wie unbestimmt, wie verwirrend!
Und doch ist in der Mitte das
spirituelle Wesen.
Dieses Wesen ist höchst real und
enthält das unfehlbare Zeugnis."

So wie der Mathematiker Ouspensky verwirrt war, ehe er zu neuen Einsichten kam, geht es jedem, der die Grenzen überschreiten möchte. Die menschliche Logik erfährt ein Halt! So man seinen Verstand gebraucht, die Dinge intensiv genug beobachtet und erfährt, wird man verwirrt sein.

Wer nicht für sich selbst entscheiden kann und gleich unmündigen Kindern an die Hand genommen werden möchte, wird an die Hand genommen werden... von den nächstbesten Gurus, Gemeinschaften, Kirchen oder Sekten. Und da es auf dem weiten Feld der Esoterik und Religion nicht weniger Nebenabsichten, Täuschungen und Ent-Täuschungen geben soll als auf dem unsicheren Feld der Finanzanlagen und der grauen Kapitalmärkte, kann man sich das Ergebnis leicht vorstellen. Das Opfer wird gemolken werden, ohne dass es dieses merkt, ja unter Umständen für eine gewisse Zeit sogar noch begeistert sein. Aber auch wer eigenverantwortlich und selbständig ist, kann sich im Irrgarten verlaufen, da der Schleier Majas über der gesamten Schöpfung liegt. Er wird geneigt sein, seinen Intellekt zu überschätzen und deshalb alles, was jenseits der Welt des Materiellen sowie der Welt seines Bauchgefühls und vor allem seiner Gedanken liegt, zu negieren.

Hätte er doch auf die Stimme des Herzens gehört!

Die mittelalterlichen Alchimisten sprachen von **Vitriol**, nicht das giftige Spritzmittel, sondern die Abkürzung für *visita interiora terrae, rectificando invenies occultum lapidem:* Suche das Innere der Erde auf, und indem du dich reinigst, findest du den verborgenen Stein. Also steige hinab in deinen von der Erde stammenden Körper und du wirst, so du dich reinigst, nach Lao Tse in der Mitte, das heißt im Herzen, den verborgenen Stein finden. Welchen Stein? Es ist *Der Stein, den die Bauleute verworfen haben,* Jesus Christus oder der ins Menschenherz eingeborene Gott.

Wer die Stimme, die aus dem Herzen Taos strömt, aus dem Kernprinzip seines eigenen

Seins vernimmt, „hört" die Strahlungsbotschaft des Logos. Sie ist, wie Lao Tse sagt, real und stammt aus der Mitte, vor allem aus der Einheit.

Nochmals, warum nicht aus „unserer" Welt der Dualität? Weil die Dualität, die dipolare Welt stets bindet. Sie zieht an – auf der einen Seite – und stößt ab – auf der anderen Seite –, macht das vermeintlich „Gute" zum „Bösen". Deshalb stellt man sich den Gehörnten mit zwei Hörnern vor, der einerseits anzieht, verführt und sodann zerstört; und dies in stetem Wandel. Das Bild ist nichts anderes als das Sinnbild der zwischen Extremen hin und her pendelnden Anschauungen. Zweifel ist seine Losung.

Bekanntlich gibt es ja viele Bestrebungen, die „Einweihung" anbieten, aber nicht den oben beschriebenen Weg in die Mitte, ins Herz beschreiben wollen, sondern spekulativ mit der Kundalini des Beckens arbeiten, wo die Schlange ihres noch unerlösten Karmas wohnt. Sie wundern sich, dass sie erfolglos bleiben oder Schiffbruch erleiden oder wenige auch eine Lichtgeburt in Luzifer erfahren. Jesus nannte diese Menschen *Einbrecher und Räuber*, weil sie nicht durch die Tür des Herzens eintreten wollen, weil sie sich und ihr Ego bereichern wollen. *Sie kommen nicht durch die Tür.* (Johannesevangelium, Kapitel 10,1) Die Tür aber ist Christus selbst. Und durch diese Nadelöhr-Pforte kommt das Ego nicht hindurch; siehe das Kapitel: *Das christliche Heilsgebet*.

So wird es auch niemanden verwundern, wenn Menschen voller Misstrauen sind, beruht es doch darauf, dass sie sich ihres eigenen inneren Seins nicht bewusst sind. Wie könnten sie da einem Gautama Buddha glauben, dass in der inneren Stille des Herzens die höchste Ekstase zu finden ist?

Ist es empfehlenswert, sich die Persiflage aus einem hessischen Mundartstück zu Eigen zu machen? *„Jedes Schlitzohr erlebt und erfährt unausweichlich einmal seine Stunde der Wahrheit und dann heißt es... lügen, lügen und nochmals lügen und leugnen!"* Es besteht keine Notwendigkeit, in diesem Zusammenhang an Jean Claude Junker, Luxemburgs Premier und Sprecher der Euro-Gruppe zu denken, der gemäß FAZnet vom 11.03.2011 vor Zeugen gesagt haben soll: *„Wenn es ernst wird, muss man lügen."* Vermutlich liegt die Stunde seiner Wahrheit noch in der Zukunft beschlossen.

Das Eins-sein des Hauptes, insbesondere des Willens, mit dem Herzen wird in unserer Kultur durch das Einhorn symbolisiert. Hierüber gibt es schöne Illustrationen, z.B. auf der Wartburg (Gobelin), in Erfurt an der alten Bibliothek und insbesondere dem Flügelaltar im Erfurter Dom.

Das Einhorn, Symbol eines in Gott erneuerten Willens, legt seinen Kopf in den Schoß der Jungfrau Maria, d.h. des reinen, bzw. gereinigten Herzens, das niemandem mehr Übles will, noch an den Dingen dieser Welt hängt. Das bereits zeigt die geforderte Lebenseinstellung: Sich nicht mehr innerlich mit den Kräften der Dualität verbinden, sondern sich von diesen freihalten.

Wir Menschen verbinden uns jedoch fortwährend mit den Kräften der Dualität, insbesondere wenn wir urteilen, wenn wir loben und/oder tadeln. Im selben Moment, wo gefühlsmäßig und/oder mental geurteilt wird und erst recht, wenn dieses Urteil ausgesprochen wird, wird eine magnetische Bindung verursacht. Die Auswirkungen richten sich nicht nur gegen den Ver- oder Beurteilten, sondern vor allem gegen den jeweiligen Richter selbst.

Deshalb wurde oben die alte, erfolgversprechende Methode des urteilsfreien Beobachtens, des Wahrnehmens herausgestellt, die nicht nur von allen spirituellen Lehrern, sondern auch von modernen Hirnforschern und Psychologen als Weg zur eigenen Mitte beschrieben wird. Zentral steht: *„Urteile nicht!"* und Jesus sagte: *„Ich urteile niemanden."*

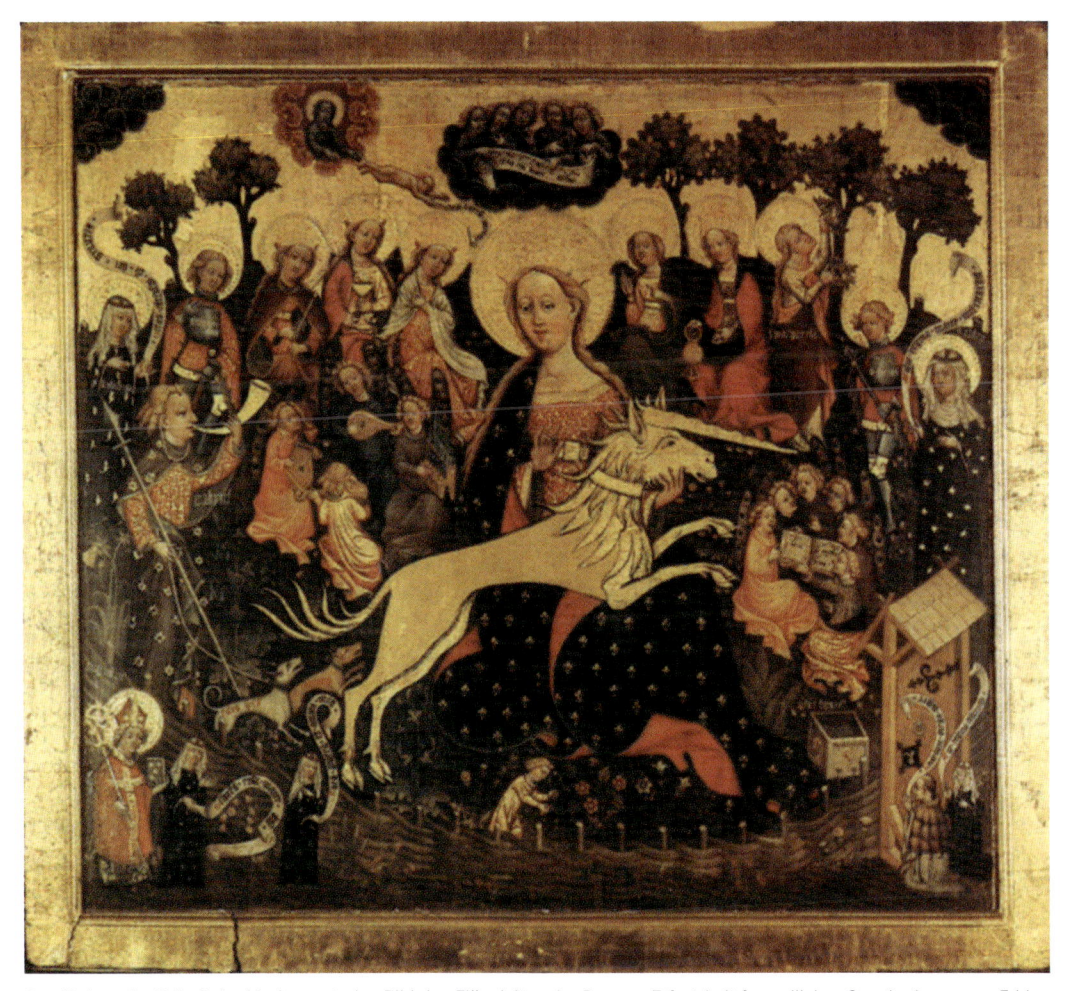

Das Einhorn im Schoß der Maria, zentrales Bild des Flügelaltars im Dom zu Erfurt (mit freundlicher Genehmigung von Edda Henning)

Daraus kann man begründet schließen, dass das überkommene Predigen von Moral nichts anderes ist als ein fortwährendes Urteilen und Verurteilen. Es dient primär dem Zweck, Machthierarchien aufzurichten und/oder instand zu halten! Kein Wunder, dass davon niemand etwas wissen will.

Das sah nicht nur Jesus so, sondern zuvor bereits Lao Tse, der sagte: „Als Tao vernachlässigt wurde, entstanden Menschenfreundlichkeit und Gerechtigkeit". Es war die Geburtsstunde von Moral und Gesetz.

Das menschliche Bewusstsein spielt in diesem Prozess eine entscheidende Rolle. Das menschliche Denken bleibt allzu leicht auf niederer Ebene stecken, die ein Schlager aus dem Anfang der 1990er Jahre aufs Korn nahm:

„Immer wenn du denkst, du denkst,
Denkst nur du, du denkst, dass du denkst."

Häufig wird die Meinung vertreten, es sei zweckdienlich, die Aufmerksamkeit auf all diejenigen Aspekte zu lenken, die noch unvollkommen sind, weil man daran folgende Erwartung knüpft: *Wenn wir nur unsere Fehler bestens kennen, können wir diese dann auch künftig mit gutem Willen oder noch etwas mehr an gutem Willen abstellen.* Die Erfahrung lehrt jedoch, dass dies allzu leicht zu einer Bespiegelung des leider noch immer unvollkommenen Seinszustandes des Einzelnen oder einer Gruppe oder Gemeinschaft führt. Und so wird der Einzelne wie die Gruppe von dem Unerfreulichen mit Leichtigkeit gebunden. Und alles bleibt wie zuvor. Nur die allgemeine Stimmung wird allmählich weiter eingetrübt.

Warum spiegelt sich dieser Prozess geradezu zwangsläufig ab? Wenn wir uns mit Unvollkommenheiten befassen, lenken wir unsere Aufmerksamkeit auf die Welt des Unvollkommenen, des Dipolaren. Die Situation wird durch die aktuelle Verfassung eines für Disharmonien geöffneten Bewusstseins gesteuert und auf seine Weise entsprechend erledigt. Das individuelle wie das kollektive Bewusstsein (morphische Felder) verbindet sich allzu bereitwillig mit den Aspekten der Unvollkommenheit. Auch hier gilt: Worauf die Aufmerksamkeit gelenkt wird, dorthin fließen Energie und Wachstum. Das hat dann zur Folge, dass trotz intensiven Bemühens und guten Wollens kritische Einstellungen nicht überwunden werden, sondern oftmals im Gegenteil wider Willen sogar belebt werden.

Kirchgänger entsinnen sich der klassischen Klage von Paulus: *„Das Gute, das ich tun will, tue ich nicht, aber das Böse, das ich nicht will, das tue ich".* (Römer 7,19).

So kennt jeder von uns seine Erfahrungen. Auch diejenigen Erfahrungen, die aus dem Wunsch entspringen, z.B. bei Kindern, für die wir uns verantwortlich fühlen oder sind, das Bewusstsein zu ändern, zu schärfen oder auf ein höheres Niveau zu heben, und das, was daraus unmittelbar geworden ist oder üblicherweise daraus entsteht. Gewiss kennen wir noch so manche Erfahrungen, die wir erleidend, infolge solcher mehr oder minder „liebevollen Bemühungen" anderer durchgemacht haben.

Eine nachhaltige Bewusstseinsänderung bei anderen Menschen scheint – wahrscheinlich sogar glücklicherweise – nicht oder kaum auf Dauer zu klappen, sonst hätten wir nämlich längst weltweit den kleriko- oder kommunisto- oder faschistoiden Einheitsmenschen. So bleibt nichts anderes übrig, als dass ein jeder kraft seines Erwachsenwerdens dazu aufgerufen ist, den eigenen Bewusstseinszustand zu erheben, sobald er dies als Aufgabe erkannt hat.

Welche Bedingungen müssen vorhanden sein, dass das Bewusstsein von innen heraus eine Änderung des eigenen Seinszustandes zulässt bzw. sogar anstrebt? Anerkennung und Vertrauen sind wesentliche Rahmenbedingungen. Gute Vorsätze sind zwar nötig, aber allein langen sie nicht. Mit guten Vorsätzen ist vor allem der Weg ins Inferno gepflastert. Es bedarf neben dem positiven Willensimpuls und der richtigen Einstellung vor allem der intelligenten Handlung.

In der neuesten Forschung wird die Materie als kristallisierte oder ausgeflockte oder emanierte Form von Energie betrachtet, die in sich selbst Struktur, das heißt Gesetzmäßigkeit und Information trägt. Bekanntlich erklärt auch der Wissenschaftszweig Chaosforschung, dass das Chaos überall ist und funktioniert und dass sogar auch das Chaos in gewissem Sinne strukturiert ist. Wenn wir dem Bewusstsein, das Energie und Informationen vereint, einen hohen Stellenwert einräumen, wird dessen Wert nicht geschmälert, wenn die Weisen erklären: *„summa scientia, nil scire",* die Summe alles Wissens ist, nichts zu wissen, und *„scio, nescio",* ich weiß, dass ich nichts weiß.

Nämlich nichts Wesentliches und schon gar nichts Göttliches kann der Mensch wissen, denn dies ist gegenüber dem Verstand transzendent. Das heißt, wirkliches Wissen kommt aus einer anderen Quelle: aus der Mitte, wie Lao Tse lehrte, oder in christlicher Diktion aus dem Eingeborenen Sohn im Menschenherzen und nicht aus dem Verstand, der Schlange, dem alten Hirn-Rückenmark-System = der alten Schlange – gesehen im Sagittalschnitt –, die ihrem alten Inhalt nach untergehen muss.

Aber kehren wir zunächst zum Bewusstsein zurück. Es ist primär bildlich. Wir denken primär in Bildern und behalten in Bildern. Der Mensch träumt in Bildern. Wir können nicht anders als uns bildhafte Vorstellungen machen. Und wenn das einmal nicht so sein sollte, dann sind unsere Vorstellungen zumeist noch verschwommen und noch nicht klar. Unser Bewusstsein kennt – wie wir bereits gesehen hatten – auch keine Verneinung im Sinne einer Nicht-Vorstellung von Gedankenbildern. Das heißt Negationen kann man sich nicht vorstellen. Oder etwa doch?

Dann stellen Sie sich mal nicht vor: einen rosa Elefanten mit großen Ohren und einer hellblauen Binde um den Hals! Na, klappt es, das Nicht-Vorstellen? Es ist deshalb nicht verwunderlich, dass alle Verbote auf allen Ebenen des Seins so wenig fruchten. Der Mensch hört aus dem alten Testament: *„Du sollst nicht..."*

Aber Bilder, auch verbotene Bilder, prägen sich unserem Bewusstsein und Gedächtnis ein. Und das, was im Bewusstsein lebt, will bedacht und möglichst auch Wirklichkeit werden. Aus diesem Grund bringt es letztlich so wenig Gewinn, sich mit den Unvollkommenheiten in uns und um uns hin zu befassen und diese dauernd zu bedenken. Erfolgreich hingegen ist es, sich auf das erwünschte Ziel abzustimmen, es als erstrebenswert darzustellen, zu betrachten und dann das als notwendig Erkannte zu tun.

Nicht von ungefähr werden im Neuen Testament dem Menschen Gebote und nicht mehr Verbote gegeben, und dann auch nur noch zwei: *„Liebe den Herren deinen Gott von ganzem Herzen, von ganzer Seele, von ganzem Gemüte und mit all deinen Kräften"* (Markus 12,29ff.) oder in Kurzfassung: *„Liebe Gott über alles"* und zweitens: *„Liebe deinen Nächsten wie dich selbst."* Aber das alles liegt nicht auf unserer gewöhnlichen Ebene, was das Verständnis erschwert.

Die moderne Bewusstseinsgestaltung mit ihren Vertretern José Silva, Anthony Robins u. v. a. m. machen verschiedene bereits grob gezeichnete Gesetzmäßigkeiten des menschlichen Bewusstseins nutzbar und bieten Hilfe an bei einer Lebensumgestaltung, häufig sehr wirksam und überaus erfolgreich, wobei Ziele und Resultate allerdings im Verhaltensbereich und/oder im wirtschaftlichen Bereich zu finden waren und sind. Kritisch könnte man äußern, dass noch nie berichtet wurde, dass laut und vereint *„Wir sind Adler"* schreiende „Hühner", die die Flügel spreizen, sich in solche verwandelt hätten. In aller Regel ist und war von der Verankerung neuer Illusionen die Rede.

Die fundamentale Krise des menschlichen Seins, das Heimweh, die Sehnsucht nach der Re-ligio, der Wiederverknüpfung mit dem ursprünglichen Leben wird so nicht erfüllt und kann nicht erfüllt werden, sondern wird allenfalls verdrängt. Das natürliche Leben kann sich durch Bewusstseinsumgestaltung, durch Imagination und Suggestion häufig zwar auf ein materiell und auch ein kulturell höheres Niveau erheben, es bleibt jedoch dem Wesen nach das, was es zuvor war: Schein, Maja.

Und vor Sehnsucht nach dem Unstillbaren machen manche große Reisen, besuchen alte Klöster, alte Kirchen, noch ältere Tempel u. v. a. m. Nachhaltig helfen tut es nicht, solange die Pilgerreise ins eigene Sein nicht angetreten wird.

Sehr eindringlich wird dieser erforderliche Prozess als „Reise" beschrieben, beispielsweise von Hermann Hesse in *Die Morgenlandfahrt*. Sie sollten das Büchlein aus Ihrem Bücherschrank hervorkramen, um es erneut zu lesen. Oder denken Sie an John Bunyan, *Pilgerreise*. Kein Gringerer als Meister Eckehart gibt in wenigen Worten die beste Orientierungshilfe. Er sagte: *„Gott ist immer in uns, nur wir sind so selten zu Hause."*

Der befreiende Prozess wird im Neuen Testament als die *Wiedergeburt aus Wasser und Geist* bezeichnet. Und Paulus sagt diesbezüglich: *"Keine einzige Entwicklung ist von Bedeutung, sondern die, dass man ein Neuer Mensch geworden ist."* Prinzipiell geht der befreiende und erlösende Prozess über Etappen. Die drei entscheidenden Stufen sind Einsicht, primär in den eigenen Seinszustand, zweitens das Heilwerdungs-Begehren der Seele und auch des Körpers und drittens die Aufgabe des eigenen Selbst, das heißt die Übergabe oder Widmung des Willens (Einhorn-Symbol) und des eigenen Seins an Gott sowie das anhaltende, freiwillige Dienen dem eingeborenen Gott. Die Widerstände liegen also in unserem gewohnheitsgeprägten Denken, Fühlen und Wollen. Deshalb ist Reinemachen angesagt. Der Widerstände größter liegt in unserem Verstand, dem höchstentwickelten Werkzeug der Natur. Aber dieses Werkzeug, dieser ständig unter Strom stehende Computer, hat sich verselbständigt und ist nicht mehr Diener, sondern spielt nur zu gerne unsren Herrn. Selbst wenn wir alleine sind, lässt er dauernd Gedanken zu und bedenkt und grübelt über das, was wir bereits unzählige Male bedacht haben... und erschöpft sich selbst.

Einmalig schön hat die dem Menschen gestellte Forderung Mikhail Naimy in „Das Buch Mirdad", Rozekruis Pers, 1968, beschrieben. Nachfolgend übersetzend zitiert nach der englischen Ausgabe „The Book of Mirdad", Beirut, 1962:

*Denkt so, als ob jeder eurer Gedanken in
Feuerschrift am Firmament eingeätzt sei,
für alle und ein jedes zu lesen.
Denn so ist es in Wahrheit.
Sprecht so, als ob die ganze Welt ein
einziges Ohr sei, das hören wolle,
was ihr sagt.
Und so ist es in Wahrheit.
Handelt so, als ob jede euerer Taten
auf euer Haupt zurückfiele.
Und so geschieht es in Wahrheit.*
*Wünscht so, als ob ihr selbst das
Gewünschte wäret.
Und das seid ihr in Wahrheit.
Lebt so, als ob Gott selbst euch nötig hätte,
um sein Leben zu leben.
Und das hat er in Wahrheit.*

Alle menschlichen Lebensaspekte zusammenfassend lautet das unseren Seinszustand verändernde Lebensmotto in Kurzform: *Achte auf deine Willensimpulse, deine Gedanken und deine Gefühle, denn sie bestimmen dein Leben!*

Wenn das ursprüngliche höchste göttliche Reich weder im Diesseits noch im Jenseits zu finden ist, kann es auch weder im Stoff noch durch menschliches Denken, Wollen oder Empfinden umfasst werden. Etwas, das nicht aus dieser, unserer dipolaren Welt stammt, die dem permanenten Wandel von Wachsen, Erblühen, Reifen und Vergehen unterliegt, kann mit den unzureichenden Mitteln dieser Natur nicht erfasst werden. Und dennoch ist das ES der Urgrund oder die UR-Sache aus der alles entstanden ist und ersteht. Es ist also ein nicht beschreibbares All-Eines, das der Welt der Grobstofflichkeit wie der Feinstofflichkeit und damit der Reichweite der menschlichen Erfahrbarkeit enthoben ist. Und dennoch lehren die Weisheitslehrer, dass diese Kraft unsere Welt durchdringt und allgegenwärtig ist.

„Es gibt keinen leeren Raum" ist nicht nur eine Erkenntnis der Quantenphysik, sondern ein uraltes christliches Axiom, das besagt, dass das Reich Gottes gegenüber diesem Kosmos, von dem die Erde ein winziges Teilchen ist, sowohl transzendent als auch immanent ist. Dies will sagen, dass wir Es mit unseren natürlichen Gaben nicht erreichen noch verstehen können und doch durchdringt Es gleichzeitig diese Welt. Jesus sagte: *„Hebe einen Stein auf, und Du wirst mich finden."* (Thomasevangelium). Es handelt sich somit nicht so sehr um moderne Erkenntnisse, sondern um uraltes Wissen.

Eine Rückkehr der Monade, der göttlichen Seele, in das mit unseren Begriffen so gut wie nicht beschreibbare Reich Gottes, wird somit erst dann möglich, wenn sich eine irdische, also vergängliche Seele und Persönlichkeit ganz dem Dienst der Monade, die sie tragen darf, weiht und ihr zur Regeneration verhilft. Es geht um die Heimreise, die endgültige Genesung. Nach dem in allen heiligen Schriften mehr oder minder blumig umschriebenen sogenannten Sündenfall aus der göttlichen Einheit in diese Welt der Bipolaritäten folgt, nach Erfahrungen und Reifung im Rad der Reinkarnationen, die Heimkehr des „verlorenen Sohnes".

Die Reinigung des Herzens

Wer Gottes Lieb' im Herz verspürt,
Mehre sie durch Geben.
Wer sie für sich bewahren will,
Verliert die holde Gabe.

Forderungen sind bekanntlich schnell erhoben: Reinheit der Motive, Reinheit des Verlangens, Reinheit von Glauben, Hoffnung und Liebe. Das ist seit jeher bekannt, hat sich jedoch als mehr oder minder nutzlos erwiesen, denn mit solchen Forderungen konnte seit Adam kaum einer was Rechtes beginnen. Der vernünftig denkende Mensch, der sich auf dem Boden der Realitäten wähnt, wird deshalb zu Recht denken: Das alles klingt ziemlich ausgelutscht, allenfalls geeignet für einen Teil einer zu Herzen gehenden Ansprache, die bald wieder vergessen ist. Aber das lässt sich doch in der Praxis meines Lebens nicht umsetzten!

Gemach, gemach. Ausschließlich Forderungen zu stellen, ist wirklich unzureichend, solange das Warum und Wozu sowie das Werkzeug zur Umsetzung vorenthalten werden. Deshalb wollen wir jetzt darüber sprechen, was man tun und lassen kann und auch über das Wie. Und das Besondere dabei wird sein, dass ein Jeder, der die Rezepte umsetzt, dabei unmittelbar Erfolgserlebnisse und Freude erfahren wird. Denn, frei nach Goethe, sind mehr Dinge möglich zwischen Himmel und Erde, als der konditionierte Gewohnheitsmensch in all seiner Schulweisheit erträumen kann.

Die Wissenschaftler des bereits oben zitierten *Institute of HeartMath* sagen: *Konzentrieren Sie sich beim Einatmen auf Ihr Herz und das dreimal täglich 3-5 Minuten.* Das ist gewiss eine große Hilfe. Es ist bei dieser Konzentration sehr vorteilhaft, die oben beschriebene Kutscherhaltung nach Bruno Gröning einzunehmen. Herz und Hirn finden allmählich Harmonie. Der Streit zwischen Denken und Gefühl lässt nach und innerer Friede kann nach einer gewissen Zeit erreicht werden. Zu Beginn werden sich vielleicht einige Themen noch in den Vordergrund schieben, die noch nicht abgearbeitet sind. Dann tun Sie das. Sie haben dazu jetzt die Mittel bereits an der Hand. Um nur einige wenige zu wiederholen, denken Sie an die heilenden Sätze von Ho'oponopono, an das Heilsgebet, die Heilung durch Atemtechnik und rechte Vorstellung, an die Ratschläge von Bruno Gröning oder an die Auflösung von selbst geschaffenen Überschattungen.

Alle diese Losungsansätze bergen in sich heilende Sätze und/oder Wirkungen, die vorhandene Mängel auflösen. Es sind letztlich nur wenige Schritte, die Sie in sich in voller Ehrlichkeit zu vollziehen haben, nachdem Sie sich in eine vollkommene innere Harmonie begeben haben. Zuerst die Akzeptanz, das Anerkennen des innereigenen Problems (z.B. Zweifel, Sorge, Angst, Vertrauensmangel, Lieblosigkeit) in klarer Aussage als einen selbst erschaffenen oder zugelassenen Mangel. Dann nehmen Sie Ihre Herausforderung (aus sehr vielen Möglichkeiten wurde nachfolgend als Beispiel die *Spott- oder Kritiksucht* gewählt, die aus einem Vertrauensdefizit in sich selbst entspringt), also Ihre Kritiksucht gedanklich erstmals auf Ihren Schoß. Sie wissen, es handelt sich dabei um Ihr eigenes, wenn auch bislang ungeliebtes Geschöpf, um einen von Ihnen selbst gezeugten und genährten Lebensaspekt. Und nun drücken Sie diesen Aspekt in Liebe an Ihr Herz, segnen ihn und übergeben Sie ihn dem Licht zur Wandlung in Liebe, in das Gegenteil des Defizits, nämlich den absoluten Wert (Tugend). Schließen Sie den Prozess ab mit der Bekräftigung der positiven, verwandelten Ansicht und der Danksagung. Wählen Sie beispielsweise folgende Worte:

„Ich akzeptiere meine Kritiksucht. Ich weiß nicht mehr, wann ich sie zuerst geschaffen habe. Sie stammt aus meinem Vertrauensdefizit in mich selbst und gegenüber Gott in meinem Herzen. Ich nehme das selbst geschaffene Vertrauensdefizit als meine eigene Schöpfung in Liebe an. Ich gebe meiner Kritiksucht einen Platz an meinem Herzen, damit sie dort in der Kraft des universellen Lichtes verwandelt werde. Ich lasse los, was mich bisher gebunden hat und segne diesen Mangel, der mich an meine eigene Unvollkommenheit erinnerte. Ich übergebe die Kritiksucht und alle damit zusammenhängenden Ursachen und Probleme der Kraft der göttlichen Liebe. (Konzentration auf diesen Vorgang) Ich danke Gott für die Wandlung dieser Sucht in tiefes Vertrauen. Ich vertraue mir jetzt, denn ich kann jetzt und immer der Stimme meines Herzens folgen."

Das ist der Weg der Heilung und Erlösung durch Wandlung. Je hingebungsvoller Sie sind und je tiefer Sie das Gefühl in Ihrem Herzen erfahren, desto vollkommener wird die Wandlung.

Dieses Ritual kann mit allen erkannten Defiziten, bzw. unerwünschten Gefühlen, falschen Denkmustern und eingeschliffenen lebensfeindlichen Verhaltensweisen durchgeführt werden. Sie haben bereits (in Jin Shin Jyutsu) die Wandlungsrichtungen gesehen: Sorgen in Vertrauen, Ängste in Liebe, Zorn und Ärger in Frieden, Traurigkeit und Melancholie in Freude, Schein in Wahrheit. Das kann mit allen jeweils verwandten unglücklich machenden Emotionen geschehen. Wenn die negativen Emotionen daraufhin weggefallen sind, und das werden sie, oftmals bereits nach dem ersten Mal, vergehen auch die korrelierenden im Körper manifestierten Leiden. Fühlen Sie die Stimme Ihres Innersten und die erfahrene Erleichterung! Das ist Heilung durch Aufhebung der krank machenden Ursachen, nicht nur die Beseitigung von Symptomen. Dabei wird schrittweise die Welt der Relativität und erfahrbaren Gegensätze, die am „alten" Ego anknüpfen, verlassen. Es schwindet wie Schnee in der Sonne.

Die nach der seelischen Heilung einsetzende körperliche Heilung kann sehr schnell erfolgen, wenn „nur" funktionale Störungen vorhanden waren. Es kann auch sein, dass erst Entgiftungsprozesse laufen, die einige Tage anhalten, um im Körper eingelagerte Krankheitsherde zu entfernen. Das wird dann zumeist als äußerst lästig erachtet, statt das zu begrüßen; nur weil die Krankheitssymptome nochmals aufflackern. Man sollte diese dann nicht bekämpfen, sondern allein die Regenerationskräfte des Körpers unterstützen. Nach der Entgiftung folgt ein hoher Gewinn an Lebensqualität. Lagen bereits organische Belastungen vor, braucht es häufig einige Zeit, bis diese behoben sind, so sie aufgelöst werden dürfen. Dabei können heftige Regelungen auftreten, das sind Heilschmerzen, die sich ergeben, wenn das Leben in stillliegende Bereiche zurückkehrt.

Ausschließlich Symptome zu „heilen" ist keine echte Heilung, weil die krank machenden Ursachen nicht beseitigt sind. Die unaufgelösten Ursachen werden sich nämlich später, ggf. in anderen körperlichen oder psychischen Bereichen erneut Geltung verschaffen. Werden jedoch die Ursachen behoben, ist eine erneute Erkrankung nicht zu befürchten, es sei denn, der Geheilte fällt in alte, bereits hinter sich gelassene, negative Verhaltensmuster zurück. Eine neue Lebenseinstellung ist somit bleibende Bedingung.

Nutzen Sie diese befreienden Möglichkeiten der Heilung, denn *des Menschen Sohn hat die volle Macht auf Erden, die Sünden zu vergeben* (Matt. 9,6). Ihre darauffolgenden Konzentrationen auf Ihr Herz werden Ihnen neue Erfahrungen bescheren. Eine anhaltende und regelmäßige Versenkung in diesen Prozess hat wesentlich weiter reichende Folgen als die vom Institute of HeartMath angestrebte körperliche Harmonie und Ausgeglichenheit. Bereits der große Mystiker Rumi aus Kleinasien bekannte:

„Die ganze Welt habe ich durchstreift auf der Suche nach Dir, o mein Gott, vergebens. Aber als ich nach Hause kam, siehe da fand ich Dich auf der Schwelle meines Herzens, wo Du seit Ewigkeiten auf mich wartest, dass ich Dich fände."

Eine ernsthafte, jedoch unverkrampfte Versenkung in diesen Urquell lässt Glauben an die göttliche Kraft im Menschen entstehen. Denn diese wird als Kraft im eigenen Herzen, im eigenen Sein erfahren. Das menschliche Herz ist der Ort, wo das göttliche Saatatom im Menschen verborgen ist und erwachen möchte. Das Bewusstsein wird sodann von der Zerstreutheit in die Einheit geführt und kommt im Mittelpunkt des menschlichen Systems, dem Herzen, zur Ruhe. Sie werden erleben können, wie angeflogene oder aus dem eigenen Wesen aufsteigende Gedanken, Gefühle und Willensimpulse im Feuer des Herzens verbrannt werden. Das ist Reinigung des Herzens. Nur so kann Reinheit entstehen. Dennoch werden Sie darauf niemals stolz sein, denn es ist eine Kraft, die nicht aus Ihrem Persönlichkeitsvermögen entspringt und doch alles gutmacht. Sie ist ein Geschenk, ein Aspekt der göttlichen Liebe, die sich im Menschen zu erkennen gibt. Und in genau dem Maße, wie Sie sich diesem Prozess widmen, wird sich Ihnen schrittweise ein Neues Bewusstsein offenbaren. Und auch das werden Sie in sich erfahren, wenn und solange sie der Kraft der Liebesstrahlung, die die Wege bereitet, in Freude folgen.

„Lumpi" hingegen denkt beim Wort „Liebe" an seine erste Flamme und wie ihm damals das Herz hüpfte. Aber das ist hierbei nicht gemeint, wiewohl das Brennen des Herzens ähnlich, wenngleich um ein Vielfaches harmonischer beschrieben und erfahren wird. Aber der Prozess geht weiter.

Sie werden jetzt verstehen, was mit der Mahnung gemeint ist: *„Kehret zur ersten Liebe zurück und tut die ersten Werke!"* Es geht um die Widmung Ihres ganzen Seins an die in Ihrem Herzen wohnende göttliche Liebeskraft. Alles Übrige folgt dann. Spekulationen oder Berichte zu verfolgen über das weitere Geschehen und das Wie erübrigen sich, denn Sie werden alles in sich erfahren, so Sie dieser erwachten Liebe unbeirrt folgen. Es gilt der von Matthias Claudius in Verse gegossene Grundsatz:

„Die Liebe hemmet nichts, sie kennt nicht Schloss noch Riegel Und dringt durch alles sich. Sie ist ohn' Anbeginn, schlug ewig ihre Flügel Und schlägt sie ewiglich"

Diese Liebe ist wie die Sonne, sie scheint über alle und alles, ist absichtslos. Paulus sagte: *Die Liebe deckt der Sünden manche zu.* Die selbstlose Liebe aus dem universellen Herzen ist also das universelle Heilmittel, das Verstöße gegen die Lebensgesetze heilt; denn die Liebe erhöht die menschliche Eigenschwingung mehr als jedes andere Mittel. Die universellen Ordnungsgesetze sind jedoch künftighin zu beachten. Das ist alles.

Und doch könnten Sie mehr Informationen wünschen. Bitte sehr: Im Lukasevangelium 12,24 heißt es: *„Wo euer Schatz ist, da ist auch euer Herz."* Ein Hinweis, dass wir die 1001 Dinge dieser Welt viel zu sehr bedenken und erwägen. Sie nehmen in unserem Leben mehr Raum ein, als nötig ist und beherrschen dann unser Denken und auch die Gefühle. Deshalb spricht Jesus seine Jünger an mit den Worten: „Seid wachsam!" Und als positiven Rat zur Auflösung der Hindernisse empfiehlt er: „Trachtet am ersten nach dem Reich Gottes, alles andere wird euch dann zufallen!" Aber wo ist das Reich Gottes denn zu erfahren? Der Anknüpfungspunkt zu ihm liegt, wie wir erfahren durften, in uns, ist in unserem Herzen beschlossen. Bruno Gröning lehrte diesbezüglich:

„Die Seele ist einer wundervollen, schönen Blüte, in der Größe meiner geöffneten Handfläche, vergleichbar. Wenn ein Mensch das Gute will, dann öffnet sich seine Seele wie eine Parabolantenne – und die göttliche Energie strömt voll hinein. Nimmt jedoch ein Mensch einen einzigen unguten Gedanken auf, so schließt sich augenblicklich seine Seele und die Verbindung zu Gott ist unterbrochen. Die Seele ist also das Empfangsgerät für den Heilstrom: Der gute Wille öffnet den Seelenspiegel und die Kraft kann fließen. Sie lässt jedoch nicht das geringste böse Gefühl hinein, weil sie sich blitzschnell schließt. Daher ist die Seele der Sitz des Gottesfunkens im Menschen, an den nichts Böses herankann. Aus diesem Grunde sage ich immer wieder: Es gibt auf dieser Welt keine schlechten Menschen, sondern nur solche, mit schlechten Gewohnheiten." (aus „Kräfte des Geistes", S. 209).

Daher ist es gut, wenn wir unsere Aufmerksamkeit nicht auf das Unvollkommene richten, sondern auf den Gottesfunken in uns und unseren Nächsten. Aus ihm erwachsen Harmonie, Frieden, Liebe und alle anderen Attribute einer in dem göttlichen Kraftstrom vibrierenden Seele. Man finde also den im eigenen Herzen auffindbaren Aspekt der Wertschätzung, des Glaubens oder des Vertrauens, der Harmonie oder auch unmittelbar der bedingungslosen Liebe, welche die größte Kraft im Kosmos ist. Indem Sie die von Ihnen gewählte Tugend (der Begriff kommt von taugen) immerfort zu fühlen trachten und an sie denken, wissend wie sie sich anfühlt, wird allmählich Ihr gesamtes Sein mit dieser tauglichen Kraft erfüllt. Alle Blockaden, vor die Sie gestellt werden, akzeptieren und beschauen Sie urteilsfrei, vergeben der Blockade und sich selbst, tauchen diese und sich selbst in bedingungslose Liebe. Diese heilt dann und verwandelt das Hindernis in neues Vermögen, sodass in Ihnen eine tiefe Dankbarkeit aufsteigt.

In wunderbarer Form hat diesen Licht-Prozess Karl von Eckartshausen in seinem Dritten Brief erklärt. Er schildert das Mysterium der christlichen Geburt, Weihnacht, wie folgt:

„Wenn unser Herz durch den lebendigen Glauben Christum in sich aufgenommen hat, so wird dieses Licht der Welt in unserem Herzen gleichsam wie in einem armseligen Stall geboren. Alles in uns ist unrein, mit Spinnengeweben der Eitelkeit umgeben und mit dem Kot der Sinnlichkeit bedeckt.
Unser Wille ist der Zugochse ans Joch der Leidenschaften gespannt. Unsere Vernunft ist der Esel, der an der Halsstarrigkeit seiner Meinungen hängt und an seinen Vorurteilen und Torheiten. In dieser elenden, zusammengefallenen Hütte, in der Wohnstätte tierischer Leidenschaften wird Christus durch den Glauben in uns geboren.
Die Einfalt unserer Seele ist der Hirtenstand, der ihm die ersten Opfer bringt. Bis endlich die drei Hauptkräfte unserer Königswürde; unsere Vernunft, unser Wille und unsere Tätigkeit sich vor dem Herren niederwerfen und ihm die Gaben der Wahrheit, Weisheit und Liebe opfern. Nach und nach verwandelt sich der Stall unseres Herzens zu einem äußeren Tempel, Christus lehrt in demselben. Allein – dieser Tempel ist noch voll von Schriftgelehrten und Pharisäern; die Taubenhändler und Makler befinden sich noch in demselben, und diese müssen ausgetrieben und der Tempel in ein Bethaus verwandelt werden.

Nach und nach wählt sich Christus alle tauglichen Kräfte in uns zu seinen Verkündigern. Er heilt unsere Blindheit, reinigt unseren Aussatz, macht das Tote in uns lebendig, das Böse tot in uns, ist gekreuzigt in uns, stirbt und steht glorreich in uns auf."

Wichtig ist, dass diese Beschreibung nicht als eine mystische Mär angesehen wird, sondern als eine erfahrbare Berührung, als ein Geschehen in der eigenen Brust. Es handelt sich um eine absolut neue und befreiende Realität, die im eigenen Sein erfahren werden kann. Mittelalterliche Christen fassten den Lichtprozess im Menschen zusammen mit den Worten: *Ex deo nascimur, in Jesu morimur, per spiritum sanctum reviviscimus. Aus Gott wird das Glaubenslicht im Herzen geboren, in Jesu sterben wir, das heißt, geben wir unser Ichbewusstsein auf, für Gott in uns. Und durch den Heiligen Geist werden wir wiedergeboren.* Für solch einen Prozess bedarf es eines unerschütterlichen Vertrauens und der Zuwendung an die erfahrene und erfahrbare innereigene Berührung und deren Entfachung. Alles andere folgt dann, wie es Karl von Eckartshausen beschrieben hat. Und es ist auch nicht erforderlich, alles, was geschehen wird, im Voraus theoretisch zu wissen, ja, das ist zumeist sogar unnützer Ballast. Ein unbegrenztes Vertrauen entwickelt zu haben, langt. Denn nicht wir, sondern ER macht die Pfade recht. Deshalb folgte auch *Dante* ohne Zögern der *Beatrice* und deshalb übergibt im heiligen Buch der Inder, der Bhagavad Gita, *Arjuna* die Zügel seines Seins an *Krishna*, die Gottheit selbst. Mein Lehrer Jan van Rijckenborgh (1896-1968) gab in diesem Zusammenhang den Rat zur Konzentration auf das eigene Herz:

„Der Mensch, der mit nicht nachlassendem Eifer, mit seiner ganzen suchenden Seele, seine Aufmerksamkeit auf das Geistfunkenatom richtet, macht wunderbare Entdeckungen, so wunderbar und im Resultat so unbegrenzt, dass eine große Dankbarkeit in ihm aufsteigt.

Denn der Gottesfunken ist der Schlüssel zu Ihrem wahren, wirklichen Dasein! Es ist das Mysterium aller Mysterien, der Beginn und das Ende allen neuen Werdens." (Van Rijckenborgh, *Kommentar zum Evangelium der Pistis Sophia von Valentinus*)

Wer dieser Aufforderung folgt, wird seine suchende Aufmerksamkeit stets auf den in ihm liegenden Gottesfunken richten und damit prozessmäßig „König" Ich entthronen. Wer es vermag, alle seine Gedanken und seine Liebe auf den Wesenskern im eigenen Sein zu richten, wird den Christus im eigenen Herzen finden, der seit Anbeginn darauf wartet. Wer hingegen alles in dieser Welt gelernt hat und alles weiß, aber der Liebe ermangelt, steht am Ende mit leeren Händen da. Wer jedoch nichts weiß, aber diese Liebe gesucht und gefunden hat, hat alles. Denn aus dieser Quelle entspringt die höchste Intelligenz, kraft derer man alles Wesentliche wissen darf, ohne gelernt zu haben. Und darum führt die Liebe in ihrer höchsten Form immer zur Weisheit.

Bruno Gröning sagte von sich, dass er *von Minute zu Minute, ja von Sekunde zu Sekunde* in dieser Ausrichtung und Verbindung zum Göttlichen stehe oder in den Worten von Jan van Rijckenborgh *von Atemzug zu Atemzug*, also nicht nur gelegentlich oder bei besonderem Anlass.

Diese Forderung mag zunächst utopisch klingen. Aber in Wahrheit ist es möglich, ihr in einem viel größeren Umfang zu entsprechen, als wir geneigt sind, uns vorzustellen. Wann immer wir mit Warten unsere Zeit vertun, wann wir hinter dem Steuer sitzen oder in der Bahn oder wann immer wir einfache Routinetätigkeiten ausführen, bei denen bisher unsere Gedanken spazieren gingen, ist es möglich, uns auf unser Herz auszurichten. Es ist nur eine Frage unserer Achtsamkeit und letztlich unseres freien Willens. Der Rest kommt dann gewiss ganz von selbst.

Wer immer dies eine Zeitlang gemacht hat, wird erfahren haben, dass ihm daraus eine große Kraft zufließt, neue Erkenntnisse und eine positiv gewandelte, gesunde neue Lebenseinstellung. Hierzu sind alle Menschen gerufen. Man vergesse dabei jedoch nie die Bedürfnisse des Körpers! Er ist unser Wahrnehmungs- und Messinstrument. Er bedarf der Pflege. In der heutigen Zeit braucht er vor allem hinreichende Bewegung, eine gute Zwerchfellatmung sowie eine vitalstoffreiche, weitestgehend pflanzliche Ernährung. Denken Sie immer daran: Ihr Körper ist das Instrument, das Sie für Ihre Entwicklung zur Verfügung haben. Pflegen Sie es in Dankbarkeit, ansonsten erschweren Sie sich völlig unnötig Ihr Leben.

Wen oder was nennen wir Gott?

Wer in seinem Herzen in mir Ruhe findet und mir in beständiger Ergebung dient, wer den vollkommenen Glauben hat, der ist mir am nächsten.
Bhagavad Gita

Die Frage nach Gott ist so alt wie die Menschheit. Die Erklärungsversuche und die Leugnungen sind Legion. Von realen Naturgrößen bis zum durch Menschen geschaffenen Überbau reicht das Spektrum der Deutungen. Die in allen heiligen Schriften genannten Seinsaspekte Gottes – nicht Eigenschaften, denn diese sind bekanntlich dem Wandel unterworfen – werden in hohen Begriffen tradiert. Man nennt die Gottesaspekte *Allmacht; Liebe; Weisheit; Logos; Güte; Schöpfer von allem, was ist, war und kommen wird; Auge, das alles sieht; Ohr, das alles hört; Wahrnehmung, die die feinsten Gedanken und Gefühle registriert; Letzte aller Ur-Sachen von dem, was ist und geschieht; das Währen ist seine Macht; das Allbewusstsein; Kraft und Herrlichkeit ohne Anfang und Ende; das Alpha und das Omega.* Die Aufzählungen sind ohne Ende. Und doch sind unzählige Menschen damit nicht zufrieden, da mit diesen Begriffen alles oder aber auch nur sehr wenig verstanden werden kann.

Niemals wird ein Mensch sagen können, was Gott ist, es sei denn, er ist selbst zu Gott geworden. Das jedoch ist die Verheißung, die uns Menschen gegeben ist: *„Ich sage euch, ihr seid Götter."* Wer ist je einem solchen begegnet? Dabei ist gewiss nicht der natürliche menschliche Zustand gemeint, nach welchem wir auch über so mancherlei schöpferische Gaben verfügen und potenzielle Götter sein mögen. Deshalb können wir auch nicht sagen, was Gott ist. Deshalb heißt es zu Recht: *„Du sollst Dir kein Bildnis und Gleichnis machen",* denn alle Vorstellung ist bewusstseinsverengend und bindet, ist also letztlich unvollkommen und falsch. Deshalb glaubt auch kein vernünftiger Mensch, Gott sei ein alter Mann mit Bart. Das unterstellen nur Gottesleugner, wiewohl Gott auch in diesen lebt, nur, sie wissen es nicht. Somit können wir allenfalls andeuten, wen oder was wir Gott nennen.

Die Summe aller Gesetze, der Energien und der Regeln, nach denen sie ablaufen und auch angewandt werden können, aller Gesetze, seien sie uns bewusst oder, was zumeist der Fall sein dürfte, noch unbekannt und zwar auf allen Ebenen des Seins, auch denjenigen Dimensionen, von denen wir nichts oder noch nichts wissen, die nennen wir die offenbarte Gottheit, unendlich hoch schwingende, alles durchdringende, strukturierte Lichtenergie. Diese Offenbarungsform hat in ihrer Gesamtheit eine Ur-Sache, einen Ur-Grund. Diesen Ur-Grund nennen wir die in sich ruhende, ewig in sich gleichbleibende ungeoffenbarte Gottheit. Drittens sind alle Gesetzmäßigkeiten zugleich in das Zentrum der unsterblichen Seele, ungeoffenbart ins menschliche Herz geschrieben, um dort als Verheißung schließlich entdeckt, gelesen und gelebt zu werden. Diese Quelle aller Weisheit und Liebe, dieser universelle Geist der Wahrheit liegt im menschlichen Herzen beschlossen. Es ist der dritte Gottesaspekt im – so es gut ist – wiedererwachenden Menschen, der ewige **Ich bin.**

Es ist somit nochmals ersichtlich, dass sich das Gottesbemühen nicht primär auf die menschliche Persönlichkeit oder gar das Ego richtet, sondern auf „das, was verloren ging", den göttlichen Kern im Menschen. Deshalb ist das Göttliche in seiner Fülle auch nicht mit unseren natürlichen Sinnen, Denken und sonstigem Vermögen erfassbar, weder beweisbar noch widerlegbar. Nur der Andere in uns, oder mit den Worten von Paulus (Galater 2,20): *„Nicht ich, sondern Christus in mir"* ist primäres Ziel der göttlichen Lichtbotschaft. Die Persönlichkeit hält jedoch eine Schlüsselfunktion in diesem Prozess der Wiederheilwerdung der ursprünglichen Geistseele.

In dem aus dem 19. Jahrhundert stammenden Werk von Baird T. Spaldling, „Leben und Lehren der Meister im Fernen Osten", wieder aufgelegt im Drei Eichen Verlag, kommt ein buddhistischer Priester zu Wort, der anhand uralter Tafeln zitiert:

„Dass es einen allweisen, intelligenten Geist gibt, dass diese Intelligenz göttlich ist und unendlich und dass sie alle Dinge durchdringt, kann nicht widerlegt werden. Da diese Intelligenz alles durchdringt, ist sie unendlich und auch die Quelle von allem. Sie ist göttlich, und ihre Göttlichkeit, in denkbare oder sichtbare Form gebracht, ist die Wirklichkeit oder Wahrheit aller Dinge.
   Man kann diesen allweisen, intelligenten Geist Gott heißen, oder das Gute, oder wie man will, da ja doch der Mensch für alles einen Namen haben muss. Wenn er etwas benannt hat, so hat er auch die Macht, es in Existenz zu bringen. Und wenn der Mensch etwas mit wahrer Ehrfurcht und Anbetung und Lobpreisung benannt hat, so kann er zu dem, was er benannt hat, selber werden und wird es auch... Als der Mensch nach dem göttlichen Ideal der allweisen Intelligenz geschaffen wurde, kam er in die Existenz als Sohn des Prinzips, begabt mit der Herrschaft über jede Eigenschaft, über jeden Umstand... Dieses unsterbliche Ideal muss immer einen Teil, einen Funken des Zentralfeuers dessen in sich schließen, der es hervorgebracht oder in die Existenz hineinprojiziert hat... Dieses höheren (göttlichen) Selbstes muss er (der Mensch) eingedenk sein, muss es anbeten und segnen als etwas, das immer in ihm ist. Zuerst muss der Glaube da sein, dass ES da ist. Dann entsteht das Wissen, dass ES im Menschen existiert; dann bringen Segnungen und Danksagung (und die vollkommene Widmung des eigenen Seins) ES in Erscheinung." (a. a. O., S. 377ff.)

Bereits im Tao Te King heißt es im 1. Kapitel (jeweils zitiert nach „Die chinesische Urgnosis" von J. van Rijckenborgh) diesbezüglich:

Könnte Tao gesagt werden,
dann wäre es nicht das ewige Tao.
Könnte der Name genannt werden,
wäre es nicht der ewige Name.
Als Nicht-Sein kann der Grund der
All-Offenbarung angedeutet werden.
Als Sein ist es die Mutter aller Dinge.
Wenn daher das Herz fortwährend nicht-ist,
das heißt frei von allen irdischen
Ausrichtungen und Begierden,
dann kann man das Mysterium der
spirituellen Essenz Tao's anschauen.
Beide, Sein und Nicht-Sein, entspringen
dem gleichen Quell, haben jedoch
verschiedene Wirkungen und Ziele.
Beide sind vom Mysterium erfüllt,
und dieses Mysterium ist die Pforte des
Lebens.

Und im Kapitel 4 des Tao Te King steht:

Tao ist leer, und seine Strahlungen
und Wirkungen sind unerschöpflich.
O wie tief ist es. Es ist der Urvater
aller Dinge. Es mildert seine Schärfe,
vereinfacht seine Komplexität,
mäßigt seinen blendenden Glanz
und gleicht sich dem Stoff an.
O wie ruhig ist es. Es besteht ewig.

So, wie gemäß einer uralten chinesischen Legende, die zugleich im Buddhismus tradiert ist, und auch von Albert Einstein zitiert wurde, werden die Fische zuallerletzt darauf kommen, dass sie im und vom Wasser leben. Und genauso ergeht es dem Menschen. Er will nicht erkennen, dass er in und aus Gott lebt, dass er in Wahrheit selbst ein Kind Gottes ist, gerufen, das Göttliche in sich zu erwecken.

Auch Valentinus (gestorben zwischen 150 und 160) erklärt in dem ihm zugeschriebenen „Evangelium der Pistis Sophia", deutsche Ausgabe, Verlag hermanes T. von 1987, die Offenbarung Gottes als ein jenseits aller Vorstellungen hoch schwingendes Lichtmysterium und dass die menschliche Seele in dem Maße, wie sie sich ihm nähere, Licht werde; einer Vorstellung, der sich viele Quantenphysiker anschließen dürften, selbst wenn sie es bei der Erkenntnis belassen.

Folgen einer neuen Lebenseinstellung

Von der Gewalt, die alle Wesen bindet,
befreit der Mensch sich, der sich überwindet.
J.W. v. Goethe (1749-1832)

Eine veränderte Lebenseinstellung, welche die Bedürfnisse der Seele, die im Herzen zum Ausdruck kommen, an erste Stelle setzt, zeitigt Folgen, sowohl im Innen als auch im Außen. Wer danach strebt, die oben angesagte Lebenshaltung vom Aufwachen bis zum Einschlafen durchzuführen, wird in sich bald eine große Ruhe erfahren. Die Unruhe des gedanklichen und emotionalen Wechselspiels wird prozessmäßig abnehmen. Neue Prioritäten, die als glückbringend erfahren werden, gewinnen im Leben an Bedeutung. Die eigene empfundene Dankbarkeit gegenüber allem und allen wächst. Akzeptanz, Verzeihen und Lieben steigern sich.

Das wird sich auch im Außen beweisen. Man denke an Goethes Aussage: *„Wer die Menschen behandelt, wie sie sind, macht sie schlechter. Wer sie aber behandelt, wie sie sein könnten, macht sie besser."* Da Sie aufgrund der in Ihnen zu Wege gebrachten Veränderungen zum Guten auch in anderen Menschen das Gute sehen, so Sie wollen, gilt für Sie von nun an das Motto: *Behandle die Menschen so, als wären sie, was sie sein sollten, und du hilfst ihnen zu werden, was sie sein können.*

Bis zum heutigen Tag lebt die politische, wirtschaftliche und gesellschaftliche Welt überwiegend nach dem jüdisch-alttestamentarischen Prinzip *„Auge um Auge, Zahn um Zahn"*. Reaktionen erfolgen unter Umständen sogar mit einem Multiplikator versehen und der menschliche Verstand dient vornehmlich als Instrument der Zerstörung, als Schlächter aller Dinge. Das ist jedoch nichts anderes als ein Beweis von banaler bis hochgradig „intelligenter" Unreife, gekoppelt an eine totale Unwissenheit über die Gesetze des Lebens.

Die von Jesus geforderte Feindesliebe lässt sich zwar nicht experimentell anwenden, sie funktioniert aber bei jedem entsprechend dem Maße, wie das Liebesgesetz in sich selbst verwirklicht wurde. Es ist *Die harmonische Methode*, die äußeren Lebensumstände zum Guten zu wandeln.

Es sei, bei aller gebotenen Zurückhaltung gegenüber der Lehre, hier an die Maharishi-Experimente erinnert (http://en.wikipedia.org/wiki/TM-Sidhi_program). Sie zeigten an, wie viele Menschen in einem hier freilich zeitlich begrenzten, höheren Bewusstseinszustand verweilen müssen, um eine Gesellschaft vorübergehend zu ändern. Das Ergebnis war, dass bereits die Quadratwurzel von 1 Prozent der Bevölkerung ausreiche, um die Gesamtbevölkerung in ihrem Verhalten signifikant zu beeinflussen. Das ist ein geradezu gigantisches Verhältnis. So können vorherrschende Meinungen und Verhaltensweisen gewaltfrei und ohne eigene Nebenabsichten umgekrem-

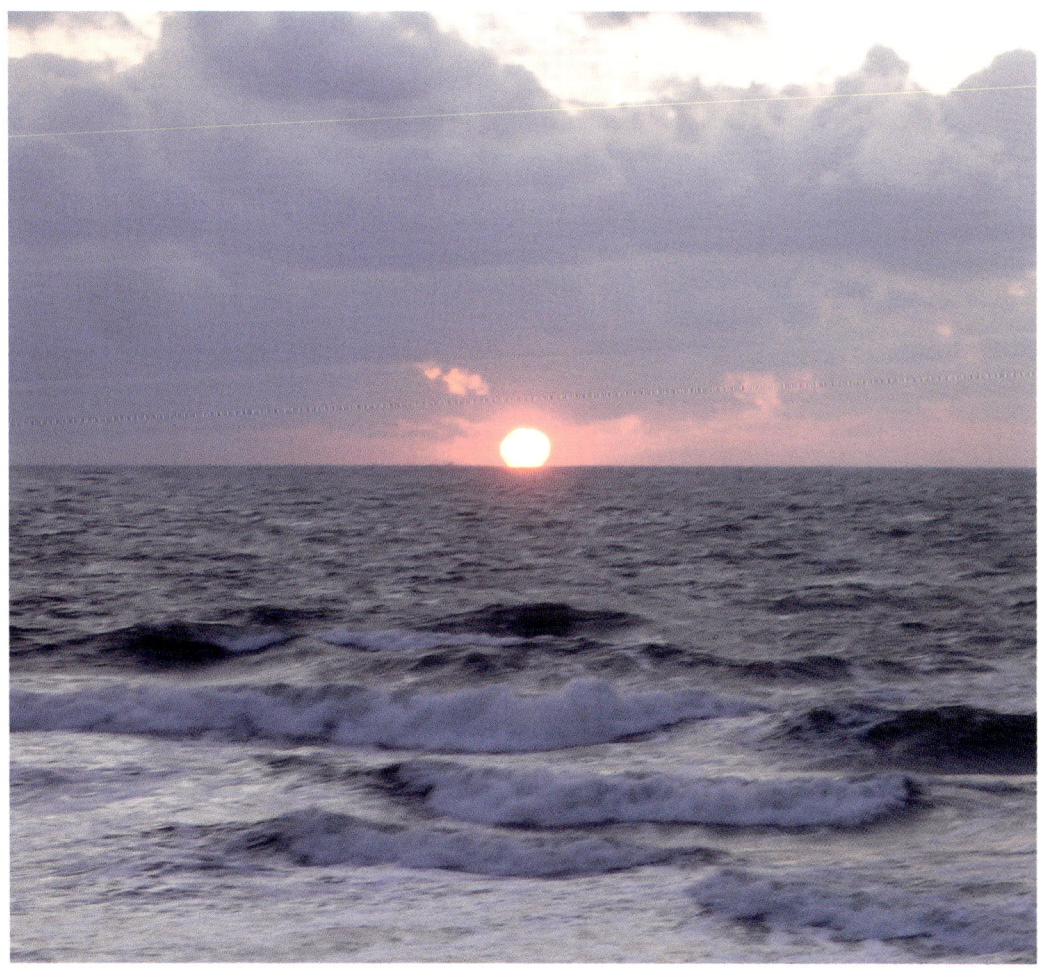

Hinter dem Sturm liegt die Verheißung eines neuen Morgens

pelt werden. Vermutlich dürfte das Verhältnis noch gigantischer sein, zumindest wenn man die Heilige Schrift wörtlich nimmt, wo es heißt, wenn nur drei oder auch nur zwei reine Menschen gewesen wären, wäre Sodom verschont geblieben. Der höhere Bewusstseinszustand ist in diesem Fall erhärtet und nicht, wie im Maharishi-Experiment mehr oder minder forciert und deshalb auf Dauer nicht aufrechtzuerhalten. Ein Mensch allein reicht jedoch nicht. Der Quantentheoretiker Sheldrake bestätigt dies aus seiner Sicht, indem er sagt, dass weder die Finanzelite noch die Herrschenden, nicht Obertan noch Hintertan, sondern *die wirkliche Bewusstseins-Elite, das allgemeine Bewusstsein via morphogenetisches Feld entscheidend prägt – sobald diese Elite eine kritische Größe erlangt.*

Aus diesem Grund ist es auch dumm, den Machthabern Kritik und schlechte Wünsche entgegenzusetzen. Denn alles, was Sie aussenden, kehrt zu Ihnen zurück. Wünschen Sie den Machthabern vielmehr mit Ihrem ganzen Verstand und Herzen, dass sie das Land und die Menschen wahrhaft lieben mögen, dass sie Entscheidungen treffen mögen, die dem Lande und seinen Bewohnern gut tun, dass sie sich ihrer Verantwortung bewusst sind, zumal sie sich ihrer nicht werden entledigen können, und dass sie Fehlentscheidungen schnell korrigieren. Wenn keine chaotischen und verderblichen Qualitäten ausgesandt werden, weil Sie, der Sender, harmonisch in sich ruhend geworden sind und ein harmonisches Programm aussenden, werden auch keine negativen Impulse zu Ihnen zurückkehren. Vielmehr kann sich die gesamte Gesellschaft auf ein bewussteres, lebensfreundlicheres Niveau erheben.

Die Chance, die Rahmenbedingungen unseres Lebens zu ändern, ist immer gegeben. Sei es in der eigenen Familie, im Freundeskreis oder in der Arbeitswelt. Man muss nur wollen und an erster Stelle *sich selbst ändern*. Und wer selbstverloren für seine eigene Heilung sorgt, heilt seine Nächsten und die Welt. Ob und inwieweit die große Politik mit all ihren planetarisch zerstörerischen Aspekten noch zu heilen ist, überlasse man getrost den himmlischen Mächten. Alles, was nicht im Einklang mit den göttlichen Gesetzen strebt, zerlegt sich ohnehin zwingend selbst. So lautet das Gesetz.

Christlich orientierte Leser dürfen an Paulus denken: *Widerstrebt dem Bösen nicht!* Denn das Böse überwindet niemand, indem er oder sie dagegen ankämpft, sondern allein indem er oder sie Gutes ausstrahlt und tut. *Die Liebe allein überwindet alles.*

Lassen Sie uns dieses Kapitel mit einem Wort, das Lao Tse zugeschrieben wird, beschließen:

Pflicht ohne Liebe macht verdrießlich.
Verantwortung ohne Liebe macht rücksichtslos.
Gerechtigkeit ohne Liebe macht hart.
Wahrheit ohne Liebe macht kritiksüchtig.
Klugheit ohne Liebe macht betrügerisch.
Freundlichkeit ohne Liebe macht heuchlerisch.
Ordnung ohne Liebe macht kleinlich.
Sachkenntnis ohne Liebe macht rechthaberisch.
Macht ohne Liebe macht grausam.
Ehre ohne Liebe macht hochmütig.
Besitz ohne Liebe macht geizig.
Glaube ohne Liebe macht fanatisch.

Gelassenheit des eigenen Seins

Tu zuerst das Notwendige,
Dann das Mögliche,
Und plötzlich schaffst du das Unmögliche.
Franz von Assisi (1181-1226)

Auch wenn wir oben das Ziel des menschlichen Seins als die Botschaft von Jesus erläutert haben: *„Ich sage euch ihr seid Götter"* und Schöpfer eures Seins, wenn dem Menschen nach vielen Erfahrungen verheißen ist, eine *Säule im Tempel Gottes* zu sein, ohne wieder auszugehen und durch das Rad von Geburt und Tod zu müssen, wird es für jeden, der in der Kraft der göttlichen Liebesberührung stehen darf, letztlich uninteressant, wann dies der Fall sein mag. Hauptsache ist, er darf in der Kraft selbst stehen, die sein ganzes Sein umfassen möchte. Aus dieser Erfahrung sagten die mittelalterlichen Gnostiker und Rosenkreuzer: *Jesu mihi omnia, Jesus ist mir alles,* indem sie diese, ins irdische, eigene Fleisch einstrahlende Liebeskraft als Jesus bezeichneten.

Um die Botschaft der Erlösung vom Rad der Wiedergeburt nochmals in den Worten unserer Zeit zu wiederholen, sei nochmals Bruno Gröning zitiert: *„Nur in einem Körper kann der – ansonsten an eine ihm entsprechende Sphäre gebundene Geist – all das lernen, was ihn frei macht. Hier auf Erden muss er das in die Tat umsetzen, was er vor seiner Geburt versprochen hat. In der geistigen Welt nimmt sich der feinstoffliche Mensch vor, seine einmal begangenen Fehler wieder gutzumachen. Das aber ist nur in der irdischen Welt von Ursache und Wirkung, durch gesetzte Entschlüsse und Handlungen, durchführbar. Es muss dort alles getan werden, wo es durch eigenes Wollen zu verwirklichen ist oder die Verfehlungen in Liebe abgetragen werden können. Aus diesem Grunde muss auch ein in totaler Abgeschiedenheit lebender, seelisch-geistig hochstehender Meister nochmals wiedergeboren werden, um* im normalen Zusammenleben mit fehlerhaften Mitmenschen, all das in selbstloser Liebe zu verwirklichen, was einst in der Eremitage als göttliche Weisheit erkannt wurde. Nur ein Mensch, der im täglichen Leben allen Versuchungen widersteht und sich durch nichts, aber auch gar nichts aus der göttlichen Ruhe bringen lässt, kann sich von allen Bindungen lösen und ist erst dann auch wirklich erlöst." (Hosp, a. a. O. S. 239f.)

Dieses Ziel, die Verwirklichung des Christus in uns, hatte Angelus Silesius in den Vers gekleidet:

Mensch, bleib doch nicht Mensch,
man muß aufs Höchste kommen;
Bei Gott werden nur die Götter
angenommen.

Zu diesem Ziel unterwegs zu sein, ist der Seele Aufgabe. Wann es erreicht wird, soll nicht unsere Sorge sein. Vielmehr ist Gelassenheit angesagt. An einem hessischen mittelalterlichen Haus in Hochstadt steht der Franz von Assisi zugeschriebene Ausspruch:

Gott gebe mir die Gelassenheit,
Dinge hinzunehmen, die ich nicht ändern kann, den Mut, Dinge zu ändern,
die ich ändern kann und die Weisheit,
das eine vom anderen zu unterscheiden.

Die Fähigkeit, verzeihen zu können, anderen wie auch sich selbst, ist der Schlüssel zur Liebe, die uns und unsere Welt zum Guten wendet. Das Unterordnen des Hauptes unter das Herz, Dankbarkeit und das Segnen von allem, was ist, führt zum Ziel eines inneren Gott verbundenen Lebens. Und das ist alles und in sich selbst die Fülle. Wenn wir uns ändern, ändert sich die Welt. Also ändern wir uns, indem wir alle alten eingefahrenen Denk-, Gefühls- und Verhaltensmuster ablegen und Wahrhaftigkeit, Liebe und Weisheit leben und sind.

Körperliche Heilung erfahren

Heilung bedeutet, dass der Mensch erfährt,
was ihn trägt, wenn alles andere aufhört,
ihn zu tragen.
Wolfram von Eschenbach (ca. 1170-1220)

Wenn es Ihnen gelingt, die heilenden Schwingungen des Universums aufzufangen und zu erfahren, werden Sie von innen heraus, aus erster Hand wissen, worum es sich handelt. Und warum sollten Sie ES nicht erfahren können? Sie sind doch auch ein Kind Gottes. Deshalb nochmals das, was Sie tun und oder lassen dürfen, in ganz einfachen Worten, ohne mystische oder religiöse Zitate, sodass Sie es in und an sich selbst nachvollziehen können. Setzen Sie sich bei warmem, ungestörtem Umfeld gelassen auf einen Stuhl, die Beine nebeneinander gut geerdet am Boden, die Handflächen nach oben, auf den Knien oder Oberschenkeln und lassen Sie dann Ihr Ego los, aber schlafen Sie nicht ein. Hören Sie auf, spekulierend zu denken, zu imaginieren oder zu beten. Richten Sie vielmehr zunächst Ihre gesamte Aufmerksamkeit auf Ihre Handinnenflächen. Spüren Sie, wie dort die Energie einströmt? Geben Sie die Erlaubnis, dass es geschieht!

Wenn es noch nicht geschieht, reiben Sie die Hände kurz aneinander und halten dann die Hände in gewissem Abstand gegeneinander. Lassen Sie alle Anstrengung fahren, atmen Sie mit dem Zwerchfell und seien Sie gelassen. Merken Sie, wie jetzt die Energie zwischen den Händen strömt? Es sei unter anderem erinnert an die vorangegangenen Erörterungen über die Energiebälle der Indianer oder die Heilung mit Bruno Gröning.

Jetzt schließen Sie die Augen und beobachten Sie, ohne zu beurteilen und ohne zu kommentieren. Fühlen Sie, wie diese Energie in Ihren Händen immer stärker wird und sich ausbreitet. Nochmals, lassen Sie alle Ihre Kommentare, Wünsche und Gebete beiseite – die sind bereits lange bekannt – und auch Ihre Autosuggestionen. Beobachten und fühlen Sie ausschließlich, was geschieht, ohne zu urteilen. Sie werden erleben, wie von der Energie allmählich Ihre gesamten Arme erfasst werden. Auch die Füße werden von ihr durchdrungen und erwecken den Eindruck, in Energie zu vibrieren. Lassen Sie dies zu und beobachten Sie, wie allmählich diese Energie die Waden und Schenkel, die ganzen Beine erfasst. Je mehr Sie Ihre Aufmerksamkeit auf diese Energie lenken, desto stärker wird sie, desto intensiver werden Sie diese erfahren. Lassen Sie sich Zeit. Beim Leib selbst mag es einen Moment dauern, bis die Energie alle inneren Organe erfasst hat und gewissermaßen „durchglüht". Schließlich durchdringt die Energie Ihren gesamten Körper. Beobachten und fühlen Sie die Energie. Fühlen Sie, wie die Energie überall, wo sie hinströmt, die Leitung übernimmt, wie sie immer machtvoller wird. Lassen Sie es geschehen. Und Sie werden dieser Energie in Ihrer Brust und um sich zusehends immer bewusster. Und auf einmal erleben Sie nur noch eines, nämlich *Inneren Frieden*. Aus und in diesem Frieden geschieht Heilung. Ihre Heilung. Aus der Heilung in sich selbst erwächst auch die Fähigkeit, diese Kraft zur Genesung anderen zu schenken.

Und dann achten Sie weiter auf Ihr Innerstes, auf Ihr Herz. Sie werden feststellen dürfen, dass es auf einer höheren Oktave schwingt, in einer noch subtileren Kraft. Vertrauen Sie sich ganz dieser Kraft an. Es ist möglich, dass sie sich ausbreitet, Milz und Leber erfasst und schließlich aufsteigt und Ihre Stirn berührt, ja letztlich, so es Ihr System zulässt, sogar weiter aufwärts und auf Ihrem Scheitel zur Ruhe kommt. Erfahren werden Sie in sich: Frieden und die freudevolle Ruhe eines vollkommenen Seins.

Wenn Sie dann, nach fünfzehn Minuten oder auch einer Stunde, die Augen wieder öffnen, werden Sie sich verändert haben. Sie werden entschleunigt sein und die erfahrene Gelassenheit in Ihr normales Leben weitertragen, das sich dann bald auch anders anfühlen wird.

Fragen Sie nicht, welche Energien das im Einzelnen nun seien. Wiewohl vertraut, vermag ich nicht, sie zu benennen. Und ich mag auch nicht mit den verschiedenen wissenschaftlichen oder pseudowissenschaftlichen, den esoterischen oder den religiösen Begriffen operieren, die alle wohl bekannt sind und doch Vielen so wenig sagen. Denn Namen sind Schall und Rauch und führen nur zu Begriffen, die wir dann in „wohlgeordnete" Schubladen stecken. Dazu jedoch, zum Beurteilen, sind wir nicht hier. Das ist Teil unserer Vergangenheit, die wir in Frieden ruhen lassen können. Wir wollen leben und sein im Hier und im Jetzt.

Schlussbetrachtung

> *Wenn einer, der mit Mühe kaum*
> *Gekrochen ist auf einen Baum,*
> *Schon meint, dass er ein Vogel wär,*
> *So irrt sich der.*
>
> Wilhelm Busch (1832-1908)

Wesentlich für Erfolg auf dem Weg zu mehr Gesundheit und einer erhöhten Leistungsfähigkeit ist, dass Sie das auch wirklich wollen und eigenverantwortlich entsprechend handeln. Die Akzeptanz der Eigenverantwortung in allen Lebensbereichen statt der Abwälzung der Verantwortlichkeiten auf andere und Umstände ist der erste befreiende Schritt. Dann folgt die Umsetzung. Die oftmals tiefe Kluft zwischen Erkenntnis und Tun ist zu überwinden. Sagen Sie nicht, das sei selbstverständlich. Das menschliche Trägheitsmoment ist voller Schliche und kolossal. Nur Beharrlichkeit bringt den gewünschten Erfolg. Die Antwort, wie es um Ihr folgerichtiges Handeln bestellt ist, können Sie sich, wenn Sie den in diesem Buch gegebenen Ratschlägen folgen, binnen sechs Wochen selbst geben!

Alle angeführten Methoden tragen auf ihre Weise dazu bei, dass im Grobstofflichen und/oder Feinstofflichen Behinderungen aufgelöst werden. Dadurch wird nicht nur der als naturgegeben angesehene Alterungsprozess für lange Jahre aufgehalten, sondern darüber hinaus eine nachhaltige biologische Verjüngung erzielt. Vor allem jedoch ist die Möglichkeit eröffnet, dass der Reifeprozess der Seele voranschreiten kann, ohne dass die Aufmerksamkeit immer wieder auf körperliche oder psychische Unvollkommenheiten gelenkt wird. Das Geheimnis zu einer möglichst vollkommenen Gesundheit liegt somit darin beschlossen, dass der eigene Schwingungszustand nicht nur in Teilaspekten, sondern ganzheitlich so erhöht wird, dass niedrig schwingende, Krankheiten begünstigende Frequenzen keinen Zugang mehr finden.

Bei allem erforderlichen Streben ist dabei Ehrgeiz gewiss ein schlechter Ratgeber, da er in Selbstsucht ankert und auf Sicht alles zerstört. Vielmehr ist Gelassenheit angesagt und es wird sich, je weiter wir kommen, am Ende eine erhebliche Portion Demut einstellen. Wille, Vorstellung und eigener Einsatz können zwar unsere kleine Welt in erheblichem Maße gestalten und auch erneuern; letztlich bedarf es aber mehr, um das Schicksal zu wenden. Es bedarf der Gnade von höherer Warte. Und diese kann man weder einfordern noch verdienen. Sie bleibt ein Geschenk, für das wir uns jedoch bereit machen können.

Wenn jetzt jemand fragte, welche Methode zur Erringung von Gesundheit auf allen Ebenen des Seins die erfolgreichste sei, dann lautet die Antwort: Das hängt davon ab, welches Ziel Sie erreichen möchten. Am weitestgehenden sind verständlicherweise diejenigen, die bei der Seele des Menschen ansetzen. Hier können innerhalb kürzester Zeit entscheidende Besserungen und vielfach auch spontane Heilungen bewirkt werden, wenn der Genesung Suchende eine innere Umkehr vollzieht und sein Bewusstsein bleibend auf eine höhere Schwingungsfrequenz erhebt. Er kann zugleich aber wissen, dass ohne nachhaltige Beachtung der Lebensgesetze und ohne anhaltende und umfassende Sorge für einen gesunden Körper alle empfangenen Heilungen über kurz oder lang ins Leere laufen und verloren gehen. Denn der Mensch ist eine Einheit aus verstand- und gefühlbegabtem Körper sowie der göttlichen Seele, in der sich der universelle Geist offenbaren will.

Wesentlich ist, dass sich jeder Mensch selbst fragen kann, was er in diesem seinem Leben wirklich will, frei von allen äußeren Beeinflussungen, die ihn unmündig machen wollen, und dass jeder Mensch die Verantwortung für das eigene Sein selbst übernehmen darf, so er nur will. Hat er sich dafür entschieden, entdeckt er auch die Kraft in sich, die dazu befähigt, durch eigenverantwortliches Handeln seinen Seinszustand zu erheben.

Der Leser wird bemerkt haben, dass physische Störungen die materiellen Niederschläge von lebensfeindlichen Empfindungen, Überzeugungen und Lebensweisen darstellen. Können letztere behoben werden, lösen sich auch die physischen Störungen auf. Für die meisten Menschen wird es jedoch viel einfacher, wenngleich nicht ohne Mühe sein, den Weg zu mehr Gesundheit vor allem auch von unten herauf anzugehen. Denn auch der Weg über die Verbesserung unseres Bios durch gesundes Essen & Trinken, richtiges Atmen, ausreichende Bewegung und mehr, zeitigt so manche heilsame Folge für unsere Psyche.

Auch wenn Sie immer wieder erleben sollten, dass nicht alles so läuft, wie Sie erhoffen und Prüfungen, auch gesundheitlicher Art, weiterhin auf Sie zukommen, trainieren Sie Ihre Muskulatur, machen Sie öfters eine ausgiebige Bergwanderung und achten Sie auf eine naturnahe, vitalstoffreiche Ernährung. Sie werden überrascht sein, wie sehr das dazu beiträgt, dass sich all Ihre Lebensprozesse regenerieren und Sie motiviert werden, weitere, Ihr Bewusstsein und Ihre seelische Entwicklung fördernde Schritte zu unternehmen. Einsicht, Umkehr, Vergebung und die Liebe zum Göttlichen in uns selbst und unseren Nächsten wie aller Schöpfung, das ist der Schlüssel.

Viel Erfolg!

Literatur

Lesenswerte Literatur

Apokryphe Evangelien aus Nag Hammadi, kommentiert von Konrad Dietzfelbinger, Dingfelder Verlag
Rolf Carson, *Zukunftschance Gesundheit,* Günter Albert Ulmer Verlag
Gregg Braden, *Im Einklang mit der göttlichen Matrix,* Koha-Verlag
Eileen Caddy, *Herzenstüren öffnen,* Greuthof-Verlag
Sepp Holzer, *Sepp Holzers Permakultur für Garten, Obst und Landwirtschaft,* Leopold Stocker Verlag
Herrmann Hesse, *Morgenlandfahrt,* Suhrkamp Verlag
Alfred Hosp, *Kräfte des Geistes,* Verlag zur Förderung seelisch-geistiger & natürlicher Lebensgrundlagen
Nikolaij Leskow, *Der Gaukler Pamphalon,* Verlag Reclam
Andrey Novozhilov, *Leben ohne Asthma – Die Buteyko-Methode,* Mobiwell Verlag
Jan van Rijckenborgh, *Die Chinesische Gnosis – Kommentar zum Tao Teh King,* Rozekruis Pers
Galina Schatalova, *Wir fressen uns zu Tode,* Arkana Verlag Goldmann
Nobuo Shioya, *Der Jungbrunnen des Dr. Shiboya,* KOHA-Verlag
Hiromi Shinya, *Lang leben ohne Krankheit,* Arkana Verlag Goldmann
Baird T. Spalding, *Leben und Lehren der Meister im fernen Osten,* Drei Eichen Verlag
Anton Styger, *Erlebnisse mit den Zwischenwelten,* Styger-Verlag
Anton Styger, *Gebete für die Seele,* Styger-Verlag

Weitere, angeführte Literatur

Reimar Banis, *Durch Energieheilung zu neuem Leben,* Verlag Via Nova
Richard Bartlett, *Matrix Energetics,* VAK Verlag
T. Colin Campbell. Thomas M. Campbell, *Die „China Study" und ihre verblüffenden Konsequenzen für die Lebensführung: [die wohl umfangreichste Studie zu Ernährung und Krankheit],* Verlag für Ganzheitliche Medizin.
Christian und Gudrun-Anna Bauer, *Was wir Euch noch sagen wollten, Besetzungen durch Verstorbene und deren Erlösung,* Verlag Lebenswerkstatt
Christian und Gudrun-Anna Bauer, *Vom Sterben und dem Leben danach,* Verlag Lebenswerkstatt
Beck, Ebeling, Oetinger, *Kleine Schritte zu langem, gesunden Leben,* Buchdienst Oetinger, 3. Auflage 2010
Anette Bopp und Vera Herbst, *Handbuch Rezeptfreie Medikamente,* Verlag Stiftung Warentest
Rudolf Breuß, *Ratschläge zur Vorbeugung und Behandlung vieler Krankheiten,* Eigenverlag Breuß
Bernd Bruns, *Wasser ist ein ganz besonderes Erlebnis – Neue Forschungen und Bilder aus dem Wasser,* Radionik Verlag
John Bunyan, *Pilgerreise zur seligen Ewigkeit,* Verlag der St.-Johannis-Druckerei
Dian Dincin Buchman, *Das grosse Handbuch der Wassertherapie,* Reuille Verlag 1994
Walter Wilhelm Busam, *Aus dem Werk von Bruno Gröning – Eine Anthologie,* Edition Busam
Bob Capelli und Gerald Cysewski, *Natürliches Astaxanthin – Der Stoff der Zukunft,* Esovita Ltd.
Ulrich Emil Dupree, *Heile dich selbst und heile die Welt, Ho'oponopono,* Zenit und Nadir Verlag
Christos Drossinakis, *Geistiges Heilen,* Eigenverlag
Karl von Eckartshausen, *Erlösung,* Karl Rohm Verlag
René Egli, *Das LOLA-Prinzip – Die Vollkommenheit der Welt,* Ewert Verlag
Evangelium des Vollkommenen Lebens, Humata Verlag
Reiner und Regina Franke, *Sorgenfrei in Minuten,* Integral Verlag
Reiner und Regina Franke, *Ab sofort Nichtraucher,* Kopp-Verlag
Grigori Grabovoi, *Wiederherstellung des menschlichen Organismus durch Konzentration auf Zahlen,* Rare Ware Medienverlag
Lothar Hollerbach, *Der Quanten Code,* Trinity Verlag
Jim Humble, *MMS – Der Durchbruch,* Mobiwell Verlag
Robert C. Kane, *Cellular Telephone – Russian Roulette, A Historical and Scientific Perspective*
Annette Kerkhoff, *Ölziehen mit Sonnenblumenöl,* Verlag Natur & Medizin
Serge King, *Instant Healing Jetzt,* Lüchow Verlag
Frank Kinslow, *Quanten Heilung,* VAK Verlag
Frank Kinslow, *Quanten Heilung erleben,* VAK Verlag
Johann Kössner, *Wenn Seelen Schöpfer werden,* Eigenverlag
Viltor Krauter, *Die Buteyko-Methode,* Problembewältigungsverlag Krauter
Dietrich Klinghardt, *Handbuch der Mentalfeld-Techniken,* VAK Verlag
Jiddu Krishnamurti, *The Flight of the Eagle,* Krishnamurti Foundation
Walter van Laak, *Wer stirbt ist nicht tot,* Verlag BOD
Walter Mauch, *Die Bombe unter der Achselhöhle,* Verlagsbuchhandlung F. A. Herbig
Hartmut Müller et al. *Global Scaling – Basis eines neuen wissenschaftlichen Weltbildes,* Wissenschaftlicher Förderverein Global Scaling e.V.
Mikhail Naimy, *Das Buch Mirdad,* Rozekruis Pers
Mirsakarim Norbekov, *Eselsweisheit – Der Schlüssel zum Durchblick oder wie Sie Ihre Brille loswerden,* Arkana Verlag Goldmann
Elaine Pagels, *Versuchung durch Erkenntnis, Die gnostischen Evangelien,* Insel Verlag
Arkadij Petrov, *Rette Dich, Trilogie, Die Erschaffung der Welt,* Rare Ware Medienverlag
Fritz Popp, *Bericht an Bonn,* Verlag für Ganzheitsmedizin
James Morgan Prye, *Reinkarnation im Neuen Testament,* Ansata Verlag
P. D. Ouspensky, *Tertium Organum, Der dritte Kanon des Denkens – Ein Schlüssel zu den Rätseln der Welt,* Otto Wilhelm Barth-Verlag

Bettina Rocccor, *Stabilisierter Sauerstoff – Das elementare Gesundheitsmittel der Zukunft,* She-Sam Verlag

Robert und Gabriele Rother, *Klopf-Akupresssur – Schnelle Selbsthilfe mit EFT,* Gräfe und Unzer Verlag

Galina Schatalova, *Heilkräftige Ernährung,* Arkana Verlag Goldmann

Galina Schatalova, *Philosophie der Gesundheit,* Arkana Verlag Goldmann

Günter Scheich, *Positives Denken macht krank,* Eichborn Verlag

Peter Schleicher, *Natürlich Heilen mit Schwarzkümmel,* Südwest-Verlag

H. & A. Schreiner, *Mobilfunk, die verkaufte Gesundheit,* Michaelsverlag

Svetlana Smirnova, Sergey Jelezky, *Heilungsmethoden mit Hilfe des Bewusstseins – Allgemeine Rettung und harmonische Entwicklung nach der Lehre von Grigori Grabavoi,* Rare Ware Medienverlag

Hegall Vollert, *START in ein neues Therapiezeitalter, Die Basis einer biophysikalisch energetisierenden Medizin,* Ulmer Verlag

Felicitas Gräfin Waldeck, *Jin Shin Jyutsu – Schnelle Hilfe und Heilung von A – Z durch Auflegen der Hände,* Verlag nymphenburger

C. Samuel West, *The Golden Seven Plus One,* Samuel Publishing Co.

Ruy Takahashi, *Heilen mit Quantenenergie,* Verlag Books on Demand

Valentinus, *Evangelium der Pistis Sophia,* deutsche Ausgabe, Verlag hermanes T.

Klaus Volkamer, *Feinstoffliche Erweiterung unseres Weltbildes,* Weißensee Verlag

Wolfgang Zimmer, *Angstfrei mit Quantenenergie,* Books on Demand

Wolfgang Zimmer, *Quantenenergie in der Praxis,* Books on Demand

Ergänzende Literatur

Dawson Church, *Die neue Medizin des Bewusstseins,* VAK Verlag

Konrad Dietzfelbinger, *Erlösung durch Erkenntnis,* Königsdorfer Verlag

Thorwald Dethlefsen, Ruediger Dahlke, *Krankheit als Weg,* Verlag Arkana Goldmann

Karl von Eckartshausen, *Über die wichtigsten Mysterien der Religion,* Rozekruis Pers

Meister Eckehart, *Deutsche Predigten und Traktate,* Carl Hanser Verlag

Joachim Faulstich, *Das Geheimnis der Heilung – Wie altes Wissen die Medizin verändert,* Knaur Verlag

Louise L. Hay, *Heile Deinen Körper – Seelisch-geistige Gründe für körperliche Krankheit,* Verlag Lüchow

Bert Hellinger, Gabriele ten Hövel, *Anerkennen, was ist,* Kösel-Verlag

Bert Hellinger, *Die Mitte fühlt sich leicht an,* Kösel-Verlag

Mathias Kamp, *Bruno Gröning – Revolution in der Medizin,* 1993 Grete Häusler Verlag

Peter Kolb, *Eine Einführung für Ärzte in die Buteyko-Methode,* Mobiwell Verlag

Peter Kelder, *Die fünf „Tibeter",* Verlag Integral

Bruce Lipton, *Intelligente Zellen, Wie Erfahrungen unsere Gene steuern,* KOHA Verlag

Bruce Lipton, Steve Bhaerman, *Spontane Evolution – Wege zum neuen Menschen,* KOHA Verlag

Norbert Messing, Dr. Holger Metz, *Hefen und Bakterien stärken unsere Gesundheit,* Ganzheitliche Gesundheit

Lynne McTaggart, *Intention – Mit Gedankenkraft die Welt verändern,* VAK Verlag

Mirsakarim Norbekov, *Wie findet man ohne großen Aufwand eine Million Lösungen,* Arkana Verlag Goldmann

Karl Hecht, *Naturmineralien – Regulation – Gesundheit,* Spurbuchverlag

Arcadij Petrov, *Kosmo Psychologie,* rare ware Medienverlag

Thomas Schäfer, *Was die Seele krank macht und was sie heilt,* Verlag Knaur MensSana

Schöpfungsberichte aus Nag Hammadi, kommentiert von Konrad Dietzfelbinger, Edition Argo, Dingfelder Verlag

Jörg Starkmuth, *Die Entstehung der Realität – Wie das Bewusstsein die Welt erschafft,* GGP Media Verlag

Giancarlo Tarozzi, Maria Pia Fiorentino, *Calligaris – Vorläufer einer neuen Ära,* Verlag für Ganzheitsmedizin

Kurt Tepperwein, *Die geistigen Gesetze,* Verlag Arkana Goldmann

Verzeichnis der angeführten Internetreferenzen

https://apps.who.int/aboutwho/en/definition.html
 Gesundheitsdefinition der WHO Weltgesundheitsorganisation

http://epremed.org/docs/Konig_Gesundheitswesen_2005.pdf
 Bericht über den Gesundheitszustand der deutschen Bevölkerung

www.euro.who.int/__data/assets/pdf_file/0011/97598/E91713.pdf
 Atlas of Health in Europe, 2nd edition 2008

www.novafeel.de/bmi/bmi.htm
 Kalkulator zur Berechnung des Body-Mass-Indexes

www.ftd.de/wissen/leben/:gefahr-im-buero-wer-viel-sitzt-stirbt-frueher/60076112.html
 Viel sitzen verkürzt die Lebensdauer und begünstigt Krankheiten

http://de.wikipedia.org/wiki/Body-Mass-Index
 Ausführungen zum Body-Mass-Index

www.andreahofmann.at
 Homepage der Marathon-Trainerin Dr. Andrea Hofmann

www.novafeel.de/fitness/herzfrequenzzonen-fettverbrennungszone.htm
 Kalkulator zur Berechnung der optimalen Herzfrequenzen, der Fettverbrennungs- und aeroben Zone

Verzeichnis der angeführten Internetreferenzen

www.laufszene.de/Training/Training.htm
Berechnung der persönlichen Trainingsintensität aufgrund der maximalen Herzfrequenz

www.spiridon-frankfurt.de
Homepage der Spiridon Laufgruppe

www.dw-popp.de/
Informationsseite über die dynamische Wirbelsäulentherapie nach Popp

www.novafeel.de/fitness/kalorienverbrauch.htm
Kalkulator zur Berechnung des Kalorienverbrauchs bei unterschiedlichen Sportarten und unterschiedlicher Dauer

www.ssms.ch/ssms_publication/file/354/Lactate_3-09.pdf
Sportmedizinische Studie zu Laktat

www.fuenf-tibeter.org/
Homepage des Dachverbands Fünf Tibeter

www.naturheilt.com/Inhalt/5Tibeter.htm
Konzentrierte Darstellung der Tibeter-Übungen (Seite runterrollen)

www.shiatsu-valk.de/Die_Meridian-Ubungen.pdf
Dehnungsübungen für die Meridiane im Körper, wodurch der Energiefluss verbessert wird

www.biokinematik.de
Überblick über die biokinematische Therapie zur Schmerzbehebung

www.gammaswing.at
Trampolin invers zur Behebung von Wirbelsäulenproblemen

www.gesundheit-mit-sport.de/?Sport_Fitness_Training:Fitnesstraining
Training mit dem Trampolin

www.spielturm.de/huepfburg-spielturm-blog/trampolin/ndr-fernsehen-berichtet-ueber-osteoporose-studie-mit-trampolinen-205.html
Erhöhung der Knochendichte durch Trampolinschwingen (Osteoporose-Studie des NDR)

www.trampolinspecialisten.com
Eine Bezugsquelle für große Sporttrampoline (nur für Gärten)

www.bellicon.de
Homepage des Herstellers für hervorragende medizinische Trampoline

www.youtube.com/watch?v=TBvF6r6DOvc
Film über Tai Chi

http://de.wikipedia.org/wiki/Bohr-Effekt
Beschreibung des Bohr-Effektes des Blutes

http://de.wikipedia.org/wiki/Alkalose
Alkalose, Störung des Säure-Basen Haushalts im Menschen

www.aerzteblatt.de/v4/archiv/pdf.asp?id=16088
Hypoxie und das Hyperventilationssyndrom

www.atemweite.de/
Atemschule von Dr. Smolka nach der Methode Buteyko

www.normalbreathing.com/
Dokumentation der Erfolge der Atemtherapie nach Buteyko

www.youtube.com/watch?v=biZr0kQhiWY
Lied von Albert Lortzing „Auch ich war ein Jüngling..."

www.youtube.com/watch?v=kUbsyI2Rork&feature=related
Persiflage desselben von Heinz Ehrhardt

www.netdoktor.de/Diagnostik+Behandlungen/Laborwerte/pH-Wert-1411.html
Information zum pH-Wert

http://de.wikipedia.org/wiki/Divertikel Beschreibungen und Abbildungen von Divertikel im Darm

http://www.lyricstime.com/annett-louisan-die-l-sung-lyrics.html
Annett Louisan: Geh' mir weg mit deiner Lösung ...

http://de.wikipedia.org/wiki/Carl_von_Voit
Lebensabriss von Carl von Voit

www.just-fit.de/diaet/uebergewicht/berechnung.htm
Herkömmlicher Kalkulator zur Berechnung des täglichen Kalorienbedarfs

http://de.wikipedia.org/wiki/Joule
Erläuterung der Messeinheit Joule

www.dr-moosburger.at/pub/pub014.pdf
Ausführungen zum Energieumsatz des Menschen

http://www.univie.ac.at/NuHAG/FEICOURS/WS0203/PROSEM/energie.doc
Energieverbrauch beim Menschen, Proseminar angewandte Mathematik bei Prof. Dr. Feichtinger

http://de.wikipedia.org/wiki/Morphisches_Feld
Erläuterung des morphischen Feldes

www.reformhaus-fachlexikon.de/fp/archiv/reformer/bircher-benner.php
Die 9 Ordnungsgesetze des Ernährungslehrers Dr. Bircher-Benner

www.gesundheit.com/gc_detail_1_aheilw17_3.html
Die Bircher-Benner-Diät nimmt Sonnenenergie auf

http://biophotonik.de/video.php?Video=133&Teil=01&Sprache=DEU
Vortrag von Professor F. A. Popp. Kohärenz als Grundprinzip biophysikalischer Informationsprozesse

http://de.wikipedia.org/wiki/Lichtnahrung
Bericht zur Lichtnahrung

www.lauretana.de/herkunft.php?a=2
Laurentia Wasser aus dem Piemont

www.acquaplose.it
Plose Wasser aus Südtirol, Herstellerinformation

www.ink.agINK
Institut für Neurobiologie nach Dr. Klinghardt, Freiburg im Breisgau

www.masaru-emoto.net/
Bild und Homepage des japanischen Wasserexperten Masuru Emoto

http://de.wikipedia.org/wiki/Masaru_Emoto
Wikipedias Einstufung von Masuru Emoto

www.mehrnerheilwasser.com/
Informationen zum von Emoto favorisierten Heilwasser aus Bad Mehrn, Tirol

http://idw-online.de/pages/de/news452353
Zur EU-Verordnung: „Wasseraufnahme verringert Dehydration nicht"

www.naturalnews.com/029314_waterways_contamination.html
Die Bedrohung der Wasserqualität durch die Pharmazie

www.trink-wasserfilter.de/
Homepage des Trinkwasserfilter-Herstellers PWS

www.cristallwasser.com
Homepage und Wassertechnik von Högerle Energiesysteme

www.alternative-energie.com/ae/ae-wasserb/index.html
Energetisiertes Wasser. Wasser kann Energieinformationen aufnehmen... Wasserspezialist Bernd Bruns von Alternative Energie

http://de.wikipedia.org/wiki/Fullerene
Erläuterung der besonderen Kohlenstoff-Moleküle

www.schungit-mineralien.de/schungit/schungit.html
Schungit und seine Eigenschaften
http://www.schungit.com/
Bezugsquelle für Schungit
www.biotic-institute.com/pmwiki.php/Veranstaltungen/Tachyon
SOEFSubtil organisierte Energie Felder
www.zuckerinfo.de/inhalte/1_europa/1_1_5_verbrauch.htm
Zuckerverbrauch in Europa
www.faz.net/aktuell/wissen/medizin/diaetlimonade-verdaechtiger-zuckerersatz-11729066.html
Schäden durch Zuckerersatzstoffe (Gefäßschäden, Herzinfarkt, Schlaganfall, erhöhtes Risiko einer Frühgeburt)
http://www.heise.de/tp/blogs/3/148562
Heise-Bericht: Die geheime Macht der Fettzellen
http://de.wikipedia.org/wiki/K%C3%B6rperfettanteil
Abhandlung über Körperfettanteil
www.cactus2000.de/de/unit/massfat.shtml
Kalkulator zur individuellen Berechnung des Körperfettanteils
http://www.heise.de/tp/blogs/3/148130
Heise-Bericht: Immer mehr Amerikaner werden fetter
www.psfk.com/2010/06/research-links-genetically-modified-food-to-long-term-sterility.html
Genveränderte Nahrung führt zu Sterilität
www.responsibletechnology.org/utility/showArticle/?objectID=4888#hair
Risiken von Gen-Nahrung
www.biolsci.org/v05p0706.htm#headingA11
Beitrag im International Journal of Biological Sciences über die negativen Auswirkungen von Gen-Mais auf die Gesundheit
www.guardian.co.uk/society/2009/aug/16/orthorexia-mental-health-eating-disorder
„Obsession" von gesunder Nahrung
http://infokrieg.tv/wordpress/category/umwelt-gesundheit/skandale
Aspekte der Biotech-Industrie
www.3sat.de/page/?source=/ard/sendung/151494/index.html
3-sat-Sendung: Was essen wir wirklich?
www.klassenarbeiten.de/oberstufe/leistungskurs/biologie/proteineenzyme/proteineenzyme.htm
Leistungskurs Biologie: Zusammenfassung zu Proteine und Enzyme
http://de.wikipedia.org/wiki/Ballaststoffe
Erläuterung der Ballaststoffe
http://de.wikipedia.org/wiki/Arginin
Erläuterungen zum Protein L-Arginin
http://www.youtube.com/watch?v=rmReC6nDLGY
Prof. Huber: Warum Frauen länger leben.
http://de.wikipedia.org/wiki/Morgan_Spurlock
Wikipedia-Bericht über Morgan Spurlock
www.welt.de/gesundheit/article7881199/Jeder-Zweite-in-Deutschland-hat-Uebergewicht.html
Bericht der Welt über Übergewicht in Deutschland
http://www.youtube.com/results?search_query=supersize+me&aq=0s&oq=super+size
Film „Super Size Me", der aufzeigt, wohin die Ernährung mit Industrienahrung führt
www.n24.de/news/newsitem_6387283.html
Bericht von N24 über McDonald's

www.1a-krankenversicherung.de/nachrichten/greenpeace-warnt-haeufig-nanopartikel-in-lebensmitteln-10162
Greenpeace warnt vor Nanopartikeln in Nahrungsmitteln
www.stuttgarter-zeitung.de/stz/page/2669846_0_7891_-falscher-kaese-saegespaene-und-ein-dicker-werbeetat-gelesen.html
Bericht der Stuttgarter Zeitung über Käse, der keinen Käse enthält u.a.m.
www.goldseiten.de/content/diverses/artikel.php?storyid=11477
Zucker-Aspartam – der bittersüße Tod
http://de.wikipedia.org/wiki/Aspartam
Synthetischer (!) Süßstoff Aspartam
http://www.holisticmed.com/neotame/toxin.html
Neotame ein Neurotoxin wie Aspartam?
http://bungalowbillscw.blogspot.com/2010/12/sweetnos-monsanto-ready-to-market-super.html
Sweetnos, Monsantos jüngstes Produkt marktreif, so frisst auch das Vieh minderwertiges Futter
http://julius-hensel.com/2011/01/neotame-nicht-kennzeichnungspflichtig-das-schmutzige-geheimnis-nach-aspartame/
Neotame, das Nachfolgeprodukt von Aspartam, ohne Kennzeichnungspflicht
http://freeviewdocumentaries.com/2010/02/22/the-world-according-to-monsanto/
Die Welt in der Vorstellung von Monsanto
http://thetruthnews.info/wordpress/?p=1259
Wirkungen von Unkraut- & Insektenvernichtungsmitteln auf Bienen
http://lotus-online.de/modules/news/article.php?storyid=155
Percy Schmeisser: Die Auswirkungen der Gentechnik
www.abc.net.au/rural/content/2011/s3245624.htm
Bericht von ABC rural über die Rache der Natur an Gen-Futter
www.zentrum-der-gesundheit.de/mikrowelle.html
Mikrowellen schaden der Gesundheit
http://www.biokontakte.com/artikel/essen-trinken/radioaktivitaet-in-fischfanggebieten
Zur Verseuchung der Meere
http://www.naturheilbund.de
Naturheilkundlicher Ratgeber von Deutscher Naturheilbund e.V.
http://en.wikipedia.org/wiki/Mikkel_Hindhede
Bericht über die Dänische Ernährungsumstellung 1917-1919
www.youtube.com/watch?v=2rm3TSOKFZ0&feature=player_embedded#
Film gegen zu hohen Fleischkonsum
www.welt.de/die-welt/wissen/article8613514/Stillkinder-brauchen-kein-Fleisch-aus-Glaeschen.html
Film über die Zerstörung der Gesundheit von Säuglingen und Kleinkindern
www.dr-schnitzer.de/forum-hunger-bekaempfen-fst.html
Dr. Schnitzer: Kampf gegen den Hunger
http://www.dr-schnitzer.de
Homepage von Dr. Johann G. Schnitzer
www.fleisch-macht-krank.de
Informationen und Studienverzeichnis über die Auswirkungen von Fleischkonsum
http://www.lebensbewusstsein.de/naturpur/ehret.html
Person und Thesen von Professor Arnold Ehret

http://en.wikipedia.org/wiki/Arnold_Ehret
  Bericht über Arnold Ehret
www.yianniskouros.com/
  Yianniskouros, der griechische Laufgott verzichtet auf Fleisch
http://www.olympia-lexikon.de/Paavo_Nurmi
  Paavo Nurmi, der Goldmedaillensammler der Läufer
http://www.peta.de/petatvthema
  Der stärkste Mann Deutschlands lebt vegetarisch
http://de.wikipedia.org/wiki/Franz-Xaver-Mayr-Kur
  Die Franz-Xaver-Mayr-Kur
http://en.wikipedia.org/wiki/Horace_Fletcher
  Horace Fletcher, Protagonist des Flüssigkauens
www.gfg-online.de/lehrl.html
  Homepage der Gesellschaft für Gehirntraining, Dr. Siegried Lehrl
www.youtube.com/watch?v=81Ueu-ufTM&feature=player_embedded#
  Film des SWR vom 14.12.2011 über die moderne Brot- und Backindustrie
http://de.wikipedia.org/wiki/Z%C3%B6liakie
  Zöliakie, Unverträglichkeit von glutenhaltigem Getreide
www.bio-bahnhof.de/emlexikon_terrapretaundtriaterra-51.php
  Die Wundererde aus dem Amazonasbecken
www.krameterhof.at/
  Homepage des Agrarrebellen Sepp Holzer, Förderer der Permakultur
www.krameterhof.at/pdf/probleme_der_gegenwart.pdf
  Lösungsvorschläge von Sepp Holzer für gesundes Leben
www.darmhilfe.de/
  Beschreibung der Hocksitzhaltung
http://de.wikipedia.org/wiki/Ileoz%C3%A4kalklappe
  Aufbau und Funktion der Ileozäkalklappe
www.naturesplatform.co.uk/
  Anbieter von Stützplattformen
www.naturesplatform.com/testimonials.html?sid=NP363569-29239-1261771975&a=&p=testimonials.html&s=&c=&x=1
  Befürworterliste der Hocksitzhaltung
www.klinikpforte.de/kneip.html
  Prinzipien der Kneipptherapie
www.kneippverein-zw.de/index.php?id=301
  Wasseranwendungen nach Sebastian Kneipp
www.swiss-shield.ch
  Hersteller von Abschirmungen elektromagnetischer Strahlungen
http://info.kopp-verlag.de/hintergruende/enthuellungen/udo-ulfkotte/mobilfunkmasten-toeten-bienenvoelker.html
  Udo Ulfkotte: Mobilfunkmasten töten Bienenvölker
www.naturalnews.com/031694_honeybees_decline.html
  UN-Bericht: Weltweites massenhaftes Bienensterben
www.s-o-z.de/?p=51684#more-51684
  Industrienah, aber fern der Wahrheit - Strahlenschutz in Europa
www.global-scaling-institute.de/files/gskompv18_de.pdf
  Die Global Scaling Theorie
www.k-meyl.de/go/index.php?dir=10_Home&page=1&sublevel=0
  Professor Dr.- Ing. Konstantin Meyl; Potentialwirbel, die entdeckten Eigenschaften des elektrischen Feldes, verändern das physikalische Weltbild grundlegend

www.bion-pad.eu/
  Homepage von bion-tec
www.alpenparlament.tv/playlist/179-elektrosmog-problem-und-loesung
  Elektrosmog, Problem und Lösung, Dr. med. Dietrich Grün im Gespräch mit Michael Vogt
www.milieuziektes.nl/Rapporten/Raum&Zeit-Sonderdruck%20E-Smog%20DrGr%FCn.pdf
  Wie Elektrosmog schadet, Dr. med. Grün in Raum & Zeit
http://psychiatry.ucsd.edu/faculty/dkripke.html
  Professor Daniel F. Kripke et al. Schlafstudien
www.sleepy.ch/Erwachsene/produkt.html
  Untersetzer für schwingendes Bett für Erwachsene
www.sleepy-einschlafhilfe.de/?gclid=CMa1i_OHw-5sCFc4TzAodhCARfg
www.augsburger-allgemeine.de/Home/Nachrichten/Wirtschaft/Artikel,-Viele-Duschgele-sind-gesundheitsschaedlich-_arid,2160098_regid,2_puid,2_pageid,4557.html
  Ökotest: Viele Duschgele sind gefährlich
www.tagesanzeiger.ch/leben/gesellschaft/Keine-Seife-kein-Gestank/story/29647350
  Tagesanzeiger berichtet: Keine Seife, kein Gestank
www.youtube.com/watch?v=xTisRLjlEeM
  Wissenschaftler verurteilen die Verwendung von Fluor
www.youtube.com/watch?v=sTQ15Omtl1U&feature=player_embedded
  Fluoride, das Gift aus dem Supermarkt
www.youtube.com/watch?v=vkLialj90Fg
  Dr. Mauch über die Bombe unter der Achselhöhle
http://de.wikipedia.org/wiki/Zungenschaber
  Beschreibung und Abbildung des Zungenschabers
http://de.wikipedia.org/wiki/Maria_Treben
  Maria Treben kritisch betrachtet bei Wikipedia
http://www.heilkraeuter.de/heiler/mariatreben.htm
  Überblick über die Bücher von Maria Treben
http://www.broeckers.com/Popp.htm
  Licht des Lebens - Die Entdeckung der Bio-Photonen, F. A. Popp
http://de.wikipedia.org/wiki/Rudolf_Virchow
  Virchow aus historischer Sicht
www.plantatrakt.de/startseite.html
  Multiplasan von Plantatrakt
http://info.kopp-verlag.de/medizin-und-gesundheit/gesundes-leben/tony-isaacs/nobelpreistraeger-entdeckt-wissenschaftliche-grundlage-der-homoeopathie.html
  Beitrag des französischen Nobelpreisträgers und Virologen Luc Montagnier zur wissenschaftlichen Grundlage der Homöopathie
www.focus.de/gesundheit/ratgeber/medikamente/news/nebenhoehlenentzuendung-honig-schlaegt-antibiotika_aid_335276.html
  Bericht der Zeitschrift Focus über die Heilwirkung des Honigs
www.culturechange.de/wesensgemaesse-fuetterung-der-bienen-im-herbst.html
  Biologische Einfütterung der Bienen im Herbst
www.grenzenlos.net/archiv_new/arc_ges_megamin.htm
  Bericht zur Entdeckung von Zeolith durch Tihomir Lelas
www.seh-sam.de/index.php?id=603
  Medizinische Berichte zu Zeolith

www.Globalis.AG
Bezugsquelle für Zeolith
www.zeolithwelt.de/news/was-ist-zeolith-klinoptilolith-struktur-und-eigenschaften
Beschreibung von Klinoptilolith
www.kristallshop.ch
Bezugsquelle für Klinoptiolith
www.mjm-jatho.de
Bezugsquelle für AIONA
http://de.wikipedia.org/wiki/Maca_(Pflanze)
Die Maca-Wurzel bei Wikipedia
http://de.wikipedia.org/wiki/Skorbut
Beschreibung der Vitaminmangelkrankheit Skorbut
www.jameda.de/hausmittel/leinsamen-schleim
Leinsamen bei Arztempfehlung jameda
web.archive.org/web/20051024002314/http://www.hc-sc.gc.ca/ewh-semt/water-eau/drink-potab/cyanobacteria-cyanobacteries_e.html
Kritische Stellungnahme der kanadischen Gesundheitsbehörde zu Algen-Präparaten
www.phytodoc.de/heilpflanze/spirulina/
Abhandlung über Spirulina bei Phytodoc.de
www.naturspiruvital.de
Bezugsquelle für Spirulina
http://de.wikipedia.org/wiki/H%C3%A4me_(Stoffgruppe)
Wissenschaftliche Beschreibung von Häme
http://de.wikipedia.org/wiki/Chlorophyll
Beschreibung des Chlorophylls
http://en.wikipedia.org/wiki/Ann_Wigmore
Kurzbeschreibung von Ann Wigmore
http://www.barleygreen-store.com/yoshide-hagiwara.html
Dr. Yoshihide Hagiwara, M.D.
www.communityofpeace.net/Britxt/B03profes.htm
Biographie von Edmond Bordeaux Szekely
www.cysticus.de/oelziehen.htm
Beschreibung des Ölkauens, bzw. des Ölziehens
www.naturundmedizin.de/index.php
Medizinischer Bericht über das Olziehen
www.barfuss-leguano.com
Hersteller der Barfuß-Laufsocken
www.achtzeichen.de
Dr. Holger Hupfer, Energetische Hilfe in der Landwirtschaft
www.xylismile.de/download/maekineninxylitolorg.pdf
Professor Kauko K. Mäkinen beschreibt Xylit
www.xylitquelle.de
Bezugsquelle für Xylit
http://de.wikipedia.org/wiki/Otto_Heinrich_Warburg
Biochemiker und Nobelpreisträger Otto Warburg
www.calcfine.ch/ox/problematik.htm
Sauerstoff ist essenziell. Die Sauerstoffkonzentration nimmt ab
www.naturheilpraxis-doll.de/therapie/sauerst.htm
Sauerstofftherapien
www.sauerstoffkur-rhein-main.de/manfredvonardenne.html
Professor Manfred von Ardenne
www.aerobic-oxygen.bize-d-goodloe.htm
Flüssiger stabilisierter Sauerstoff nach Dr. Goodloe
www.seh-sam.de/uploads/media/Sonderdruck-ASO-Sauerstoff_im_Leistungssport.pdf
Sauerstoff im Leistungssport, eine Kurzstudie des seh-sam Verlags

www.aerobic-oxygen.com/
Bezugsquelle für Aerobisch stabilisierten Sauerstoff
www.reso-energy.at/
Bezugsquelle für Aquantin
http://de.wikipedia.org/wiki/Hunzukuc
Überblick über das üblicherweise als Hunza bezeichnete Gebiet
http://www.flanagan-forschung.de/
Deutsche Homepage der Flanagan-Forschungs-Gruppe
www.ph74.de
Bezugsquelle für Astaxanthin, das stärkste natürliche Antioxidans und Basenwasser
www.youtube.com/watch?v=yDteOvWCbdw
Film über die wissenschaftliche Studie betreffend ASÉA
www.asea.net
Internetadresse der Firma ASÉA mit weiteren Verknüpfungen zu Redox-Signal-Molekülen
www.niedermaier-pharma.de
Homepage des Herstellers von Rechts-Regulat (Enzyme)
http://de.wikipedia.org/wiki/Hyalurons%C3%A4ure
Eigenschaften des Hyaluronsäure
http://de.wikipedia.org/wiki/Biologische_Wertigkeit
Zur biologischen Wertigkeit von Eiweißen
www.vianesse-therapeut.de/indexd.html
Internetadresse von Vianesse
www.quantuminplus.com
Internetseite zu Quantum in plus
www.vakverlag.de/vak_pdf/leseprobe/978-3-86731-035-2.pdf
Geschichte der Heilwirkungen des Olivenblattes
www.evergreenlife.it/info-scientifiche-P3-it.html
Wissenschaftliche Nachweise für die Wirksamkeit von OLIVUM
www.evergreenlife.it
Bezugsquelle für OLIVUM-Produkte
www.sehestedter-naturfarben.de/merkblatt/turmalin-4s.pdf
Verwendungsalternativen von Turmalin
http://de.wikipedia.org/wiki/Dextrine
Erläuterungen der Dextrine
http://de.wikipedia.org/wiki/Japanische_Wollmispel
Detailinformationen zur japanischen Wollmispel
www.inform24.de/chitosan.html
Kritischer Bericht über Chitosan
www.kenrico.com
Englische Internetadresse des Herstellers von Entgiftungspflastern
www.kenrico.com/research.html#HEAVYMETALS2009
Analyse der Wirkung des Entgiftungspflasters
http://de.wikipedia.org/wiki/Wilhelm_Reich
Kritik zur Orgon-Energie von Wilhelm Reich
http://de.wikipedia.org/wiki/Orgondto
http://www.biophotonik.de/
Internetadresse vom Fritz-Albert Popp Institut, Neuss
www.bion-tec.de/
Internetadresse von bion-tec, dem Hersteller von Pflastern
http://de.wikipedia.org/wiki/Clark-Therapie
Die Zapper-Technik nach Hulda Clark
www.drclark.net/
Homepage für die Zappertechnik von Dr. Hulda Clark
http://de.wikipedia.org/wiki/Royal_Rife
Abriss des Lebenslaufes von Royal Raymond Rife
www.gematria.com/v/vspfiles/laser.html
Homepage von Gematia Products, Dr. Ovokaitys

www.alpenparlament.tv/index.php?option=com_conten
t&view=article&id=67:neueste-studien-mit-der-power-
quickzap-tens-technikr-prof-dr-dr-parlar&catid=37:liste-der-
videoaufzeichnung&Itemid=57
  Film über die Studien der TU München zur PowerTube von
  Martin Frischknecht
http://www.quickzap.ch/filme-und-videos
  Neue Berichte und Filme über die PowerTube
www.globale-evolution.de/Forum/viewtopic.
  php?f=44&p=16483#p16483
  Gesundheit ohne Medikamenteneinsatz
www.bioenergetic-prinz.at/index.html
  Bio-Energetic Institut Prinz
www.bika.at/
  QIT-Technologie gegen Elektrosmog
www.energieimpulse.net/main.php?site=koerbler
  Körblersche Strichcodes für Energieimpulse
www.energieimpulse.net/main.php?site=muskeltest
  Kinesiologischer Muskeltest
www.alpenparlament.tv/playlist/303-heilen-mit-zeichen-
  gesund-mit-der-neuen-homoeopathie
  Film über das Heilen mit Zeichen (Strichcodes nach Körbler)
www.medalon.eu Energieamulett
  Medalon nach Högerle Energiesysteme
http://de.wikipedia.org/wiki/Meridian_(TCM)
  Beschreibung und kritische Anmerkungen zu Meridianen
http://www.biophotonik.de/institut.php?Sprache=DEU&Art=
  FAP
  Interessante Filme über Biophotonen
www.puramaryam.de/merimensch.html
  Bilder über den Verlauf der Meridiane im Körper
www.gesundheits-foerderungs-praxis.de/prognos-meridiane-
  energie-messung/video-meridiane-unseres-k%C3%B6rpers/
  Kurzfilme über die Meridiane im Körper
www.shiatsu-valk.de/Die_Meridian-Ubungen.pdf
  Gymnastische Übungen zur Dehnung der Meridiane
http://www.youtube.com/watch?v=wHUTAeB5iEg
  Kurzfilme über die Meridiane
http://akupressurpunkte-liste.de/
  Verzeichnis der Akupressurpunkte im Körper
http://de.wikipedia.org/wiki/Piezoelektrizit%C3%A4t
  Erklärung der Piezoelektrizität
http://www.jin-shin-fee.de/
  Weitere Informationen über Jin Shin Jyutsu
http://de.wikipedia.org/wiki/Moxibustion
  Erklärung der Moxibustion
www.rogercallahan.com/callahan.php
  Englische Beschreibung der Gedankenfeld-Therapie
www.kinesiologieverband.de/CoMed-Artikel/0805_Erinnerung-
  George-Goodheart.pdf
  In Erinnerung an Dr. George Goodheart
http://de.wikipedia.org/wiki/Emotional_Freedom_Techniques
  Über die Klopfakupressur nach EFT
www.naturheilpraxis-am-wald.de/klinghardt-die-fuenf-ebenen-
  des-heilens.html
  Seite von Dr. Klinghardt, Die fünf Ebenen des Heilens
http://www.met2.de/wDeutsch/
  Meridian-Energie-Techniken nach Franke
http://esowatch.com/index.php?title=Dietrich_Klinghardt
  Artikel von esowatch über Dr. Klinghardt
http://de.wikipedia.org/wiki/Thymus
  Artikel über die Thymus-Drüse

www.youtube.com/watch?v=9O2ivOffpik
  Spirit-TV, Einführung in die Kinesiologie von Dr. H. Berges
www.worldlingo.com/ma/enwiki/de/Arthur_Guyton
  Der Physiologe Dr. Arthur Guyton
http://video.google.com/videoplay?docid=894824586794369
  6912#docid=263567123686104656
  Dr. Samuel West und seine Heilungsvorschläge durch Aktivierung des Lymphflusses
http://de.wikipedia.org/wiki/Tarahumara
  Über die Lebensgewohnheiten der Tarahumara
http://video.google.com/videoplay?docid=-3896004983729
  434075#
  Heilungstechniken nach Dr. West
http://de.wikipedia.org/wiki/Daniel_Kahneman
  Bericht über den Psychologen Dr. Daniel Kahneman
http://lyubomirsky.socialpsychology.org/
  Infoseite von Prof. Sonja Lyubomirsky
http://de.wikipedia.org/wiki/Martin_Seligman
  Bericht über Prof. Martin Seligman
www.psy.cmu.edu/~scohen/PA_Current_Directions_06.pdf
  Englischer Artikel über die Einwirkungen von Gefühlen auf
  die Gesundheit
www.unc.edu/peplab/home.html
  Positive Gefühle und Psyche
www.wired.com/medtech/health/news/2005/04/67243
  Englischer Artikel. Glück ist die beste Medizin
www.gluecksforschung.de/literaturverzeichnis.htm
  Literaturhinweise zur Glücksforschung
www.das-weisse-pferd.com/97_10/positives_denken.html
  Artikel über Chancen und Gefahren durch „positives" Denken
www.ipp-muenchen.de/texte/keupp_dortmund.pdf
  Prof. Heiner Keupp, Patchworkidentität
www.youtube.com/watch?v=fslNyEosjeo&feature=channel
  Video mit Dr. Klaus Volkamer
http://de.spiritualwiki.org:80/Hawkins/BigTable
  Einteilung der menschlichen Bewusstseinsebenen nach Dr.
  David Hawkins
www.bewusstseinsebenen.de/hawkins_bodo_zinser.htm
  Bodo Zinser zur Einteilung der Bewusstseinsebenen
www.bewusstseinsebenen.de/hawkins_bodo_zinser_2.htm
  Bodo Zinser, Kritik 2. Teil
www.horusmedia.de/1997-arm/arm.php
  Zuverlässiger kinesiologischer Armtest
http://www.youtube.com:80/watch?v=Q8hEBWpZMqg&feat
  ure=related
  Vortrag von Prof. Dr. Enrico Edinger zu Emotionen
www.newenrem.com/index.php?id=33
  Prävention, Konditionierung, Heilung, Akademie für Regulati-
  onsmedizin, Bewusstseinsforschung
http://de.wikipedia.org/wiki/Elija
  Informationen zum Prophet Elija
www.geschichtsforum.de/f40/theodora-kaiserin-von-byzanz-
  vom-zirkus-zum-kaiserthron-10737/
  Historische Aufzeichnungen zu Kaiserin Theodora und Kaiser
  Justinian
www.puramaryam.de/reinkarnationsbann.html
  Die Lehre von der Reinkarnation der Seele und das 5. Konzil
  zu Konstantinopel im Jahre 553
www.pm-magazin.de/r/technik/die-welt-der-quanten-wo-
  verr%C3%BCckt-sein-ganz-normal-ist
  Artikel über die Welt der Quanten, die, aus inzwischen über-
  holter Sicht, verrückt zu sein scheint

www.zeno.org/Kirchner-Michaelis-1907/A/Freiheit
   Wissenschaftliche Diskussion über die Freiheit (Willensfreiheit) des Menschen
www.philosophieverstaendlich.de/freiheit/aktuell/libet.html
   Die Libet-Experimente zur Willensfreiheit
www.art-riedel.de/Kontexte/Kontext_Wissenschaft/Kontext_Hirnforschung_1/index.html
   Dr. Markus Kiefer, Unser Hirn ist freier als gedacht
www.heise.de/tp/r4/artikel/33/33264/1.html
   Florian Rötzer: Hirnforschung über die Freiheit des Willens
http://de.wikipedia.org/wiki/%C3%89mile_Cou%C3%A9
   Der Pionier der Autosuggestion Emile Coué
http://energiebrief.dr-ramadani.de/der-nocebo-effekt-wenn-sogar-die-schein-therapie-schaden-kann
   Über den Nocebo-Effekt – Wenn sogar die Schein-Therapie schaden kann
http://de.wikipedia.org/wiki/Louis_de_Broglie
   Louis de Broglie, Entdecker der Wellennatur des Lichtes
http://de.wikipedia.org/wiki/Heisenbergsche_Unsch%C3%A4rferelation
   Beschreibung der Heisenbergschen Unschärfenrelation
http://de.wikipedia.org/wiki/Quantenverschr%C3%A4nkung
   Erläuterung der Quantenverschränkung
www.drillingsraum.de/room-10_plus_eine_dimension_6/10_plus_eine_dimension_6_i.html
   Einfache Erklärung der String-Theorie
http://de.answers.yahoo.com/question/index?qid=20070807054512AArmr53
   Anschaulicher englischsprachiger Film zur String-Theorie
http://de.wikipedia.org/wiki/Stringtheorie
   Wissenschaftliche Abhandlung zur String-Theorie
http://stevenblack.wordpress.com/2008/02/10/der-kinesiologische-muskeltest-2/
   Der kinesiologische Muskeltest
http://de.wikipedia.org/wiki/Feldenkrais-Methode
   Beschreibung der Feldenkrais-Methode
http://de.wikipedia.org/wiki/Gustave_Le_Bon
   Vorreiter der Psychologie der Massen
www.youtube.com/watch?v=nz8zdsLhyag
   Film über die Existenz von morphischen Feldern
www.youtube.com/watch?v=VYYXq1Ox4sk&feature=fvw
   Film mit Bruce Lipton, The Power of Consciousness
www.thelivingmatrixmovie.com
   Aus dem Inneren der Revolution alternativer Heilweisen
www.heartmath.org/
   Internetadresse des Institute of Heartmath von Prof. Rollin McCraty
www.horusmedia.de/2000-herz/herz.php
   Gesundsein ist Herzenssache
www.Stump-medizintechnik.de
   Hightech Mess- und Therapiegerät der Stump Medizintechnik GmbH, Mainz
www.youtube.com/watch?v=Mt0D9iKoP6M
   Film von Jim Humle, Was MMS eigentlich ist
http://naturmedizin-alternativmedizin.suite101.de/article.cfm/mms_und_die_schulmedizin
   Interview mit Jim Humble, Das Mineralpräparat MMS und die Schulmedizin
www.agenda-leben.de/thread.php?postid=3076
   MMS ist kein Allheilmittel
www.youtube.com/watch?v=SUCKaseUIc4&NR=1
   Vortrag von Dr. Peter Rohsmann über MMS
www.zeitenschrift.com/magazin/59_mms.ihtml
   Artikel aus Zeitenschrift über MMS
www.Drossinakis.de
   Internetadresse des Heilers Christos Drossinakis, Frankfurt am Main
www.mohamed-khalifa.com
   Internetadresse des Heilers von Sportverletzungen Mohamed Khalifa, Hallein
www.hellseherheiler.com
   Internetadresse des Heilers Bernhard Regner, Bad Wörishofen
www.bodenseespirit.de
   Internetadresse des Heilers Harald Jürgen Dold, Überlingen und Terlan
www.3sat.de/page/?source=/ard/sendung/151289/index.html
   3sat-Sendung: Das Geheimnis der Heilung – Wie altes Wissen die Medizin verändert
www.grabovoi.de/diplome.html
   Russischer Hellseher und Heiler Grabovoi
www.lichtarbeiter-forum.de/die-gerettete-welt-t448.html
   Mehrteiliger Film zum Werk von Grabovoi: Die gerettete Welt
www.rare-ware.info
   Internetseite des Verlags rare ware über russische Heilmethoden
http://mediathek.viciente.at/2009/11/der-ewige-jungbrunnen-russen-lassen-organe-und-zahne-nachwachsen-2/
   Russischer Film: Wurde der Jungbrunnen entdeckt?
www.gbm-medizin.de/diagnose/artikel/Biofeldtest%20-%20Grundlagen%20und%20Methodik.pdf
   Beschreibung: Der Biofeldtest von Dr. Paul Schweitzer
www.lebensmittellexikon.de/m0000260.php
   Erklärung rechtsdrehender Milchsäuren
www.youtube.com/watch?v=OL972JihAmg&feature=related
   Interview mit Dr. Hew Len in Englisch
http://de.wikipedia.org/wiki/David_Bohm
   Informationsseite über den Quantenphysiker David Bohm
www.alpenparlament.tv/playlist/256-hooponopono-heile-dich-selbst-und-heile-die-welt
   Film über die hawaiische Heilmethode Ho'oponopono
www.geobiologie.ch/meine-buecher/index.html
   Internetseite von Anton Styger
http://derstandard.at/1297821978044/Berufsbild-Exorzismus-Wenn-der-Teufel-im-Detail-steckt
   Beitrag aus Der Standard über Exorzismus heute
http://wiki.anthroposophie.net/Hauptseite
   Würdigung von Rudolf Steiner
http://wiki.anthroposophie.net/Daskalos
   Würdigung von Dr. Stylianos Atteshlis, genannt Daskalos
www.dalank.de/male/hellinger.htm
   Vortrag von Bert Hellinger, Wie Liebe gelingt
www.youtube.com/watch?v=iKP6haOni4s
   Filminterview mit Prof. Walter van Laak, Nahtoderfahrungen
www.youtube.com/watch?v=WbqSFbTCMII&feature=related
   Dr. Elisabeth Kübler-Ross über Nahtoderfahrungen
www.youtube.com/watch?v=qZX1qlpcQVk&feature=related
   Filme über das Wirken von Bruno Gröning
http://de.wikipedia.org/wiki/Novum_Organum
   Beitrag über Sir Francis Bacons Novum Organum
http://en.wikipedia.org/wiki/TM-Sidhi_program
   Bericht über den Einfluss von Meditation auf die Kriminalität gemäß dem Maharishi-Experiment (Seite runterrollen)